三维超声在产前诊断中的应用

3D ULTRASOUND IN PRENATAL DIAGNOSIS
A PRACTICAL APPROACH

第2版

主　编　Rabih Chaoui, Kai-Sven Heling

主　译　谢红宁

副主译　姜雨汀

译　者　曹海英　周　敏　姜雨汀　谢红宁

人民卫生出版社

·北　京·

Rabih Chaoui and Kai-Sven Heling: 3D Ultrasound in Prenatal Diagnosis: A Practical Approach, 2nd edition
© Walter de Gruyter GmbH Berlin Boston. All rights reserved.
This work may not be translated or copied in whole or part without the written permission of the publisher (Walter De Gruyter GmbH, Genthiner Straβe 13, 10785 Berlin, Germany).

图书在版编目（CIP）数据

三维超声在产前诊断中的应用 /（德）拉比·沙维
（Rabih Chaoui），（德）卡伊·斯文·赫林（Kai-Sven Heling）
主编；谢红宁主译. -- 北京：人民卫生出版社，2025. 5.
ISBN 978-7-117-37885-7

Ⅰ. R714. 15
中国国家版本馆 CIP 数据核字第 20250XC098 号

| 人卫智网 | www.ipmph.com | 医学教育、学术、考试、健康，购书智慧智能综合服务平台 |
| 人卫官网 | www.pmph.com | 人卫官方资讯发布平台 |

图字：01-2024-3985 号

三维超声在产前诊断中的应用
Sanwei Chaosheng zai Chanqian Zhenduanzhong de Yingyong

主　　译：谢红宁
出版发行：人民卫生出版社（中继线 010-59780011）
地　　址：北京市朝阳区潘家园南里 19 号
邮　　编：100021
E - mail：pmph @ pmph.com
购书热线：010-59787592　010-59787584　010-65264830
印　　刷：天津市光明印务有限公司
经　　销：新华书店
开　　本：889×1194　1/16　印张：19
字　　数：416 千字
版　　次：2025 年 5 月第 1 版
印　　次：2025 年 5 月第 1 次印刷
标准书号：ISBN 978-7-117-37885-7
定　　价：198.00 元
打击盗版举报电话：010-59787491　E-mail：WQ @ pmph.com
质量问题联系电话：010-59787234　E-mail：zhiliang @ pmph.com
数字融合服务电话：4001118166　E-mail：zengzhi @ pmph.com

中文版前言

我们非常荣幸地向中国同行和朋友们推出《三维超声在产前诊断中的应用》第 2 版，本书在第 1 版取得广泛认可与成功的基础上修订而成。在此，我们向中国读者致以诚挚的感谢，感谢你们对第 1 版在临床实践中的指导价值给予了高度评价与持续反馈。在本次修订中，我们延续了第 1 版清晰、易读的风格，同时结合三维超声技术的最新进展，更新了图像资料。自第 1 版出版以来，三维超声成像技术发展迅速，诸多如轮廓剪影模式等的创新性渲染工具应运而生。回顾八年前，三维超声图像尚以传统的棕褐色模式（scpia mode）呈现，而如今，高清肤色渲染技术（HDlive skin tone rendering）已几乎完全取代了传统模式。鉴于所述的技术进步，推出更新版本势在必行——不仅是为了更新图像，还要引入新技术，例如创新性的轮廓剪影模式以及电子探头技术。基于二十多年的三维超声使用和教学经验，我们进一步完善了掌握这项技术所需的必要步骤——从图像优化和三维采集，到容积渲染和后处理。最新版本以结构化、循序渐进的方式演示成像流程，为三维超声在产科领域的应用提供了一本全面且实用的指南。书中收录了 470 余幅全新图像，展示了三维超声在产前诊断各个领域的临床应用价值。我们衷心希望这本书能够满足中国读者的需求，助力各位同仁在三维超声领域进一步拓展专业视野、提升技术水平。最后，我们借此机会感谢谢红宁教授及其团队的辛勤付出，她们精心翻译此书，使其能够完美地呈现。我们还特别感谢人民卫生出版社的编辑和工作人员，他们对最新版本中文版的快速出版给予了巨大帮助，使得中国读者能够在最短时间内品阅。

Prof. Dr. Med. Rabih Chaoui
PD Dr. Med. Kai-Sven Heling
Berlin，March 2025

3

前　言

我们深感荣幸，在此隆重推出《三维超声在产前诊断中的应用》第 2 版。借此机会，我们向德文版和英文版的读者表达诚挚的感谢，他们对本书的使用方法以及在临床实践中的指导价值给予了反馈与评价。同时，我们也要向中国同行致以深深的谢意，感谢她们将本书翻译成中文，使得中国医生也能从中受益。这些积极的反馈，加之我们对学术研究的热忱，激发了我们对本书再版的动力。在获得成功之第 1 版的基础上，我们结合过去八年的实践经验，对内容进行了扩充和深化。

1989 年胎儿面部三维超声图像首获成功，标志着 3D 超声技术的诞生。约在 2000 年，随着高性能处理器的问世，三维（three-dimensional，3D）超声设备开始在医学领域得到广泛应用。时至今日，所有高端超声系统均可配置 3D/4D 功能，同时配备集成化的软件和专用的 3D 探头。尽管不同超声设备制造商生产的 3D 应用在功能上大体相似，但本书主要介绍的是我们在使用通用电气医疗集团的 Voluson E10 和 Expert 22 超声系统方面的经验和见解。这些经验同样适用于 Voluson 系列的所有较新型号。

承袭第 1 版的结构，本书依然分为三大部分：第一部分详述容积数据的获取与导航方法，第二部分介绍各种容积渲染成像模式，第三部分展示针对不同器官结构的三维超声技术的应用，例如大脑、心脏、骨骼、妊娠早期胎儿结构。本书共 20 章，总结了产前超声中应用三维技术所必备的基础知识。

在新版中，我们精心挑选了 470 多幅图像，从对各种渲染模式的介绍到其临床实际应用的说明，多角度阐释了 3D 超声技术。虽然在确定最终采用的图像时有点难以抉择，但我们仍在保证内容的广度和深度的同时，将每章的图像总数控制在 20～30 幅。基于作者自第 1 版以来的经验积累，正文内容也做了相应的更新和调整。

我们谨向以下几位专家致以诚挚的谢意，他们在探索三维超声之旅中做出了卓越的贡献：首先最需要感谢的是超声成像领域的巨人 Bernard Benoit 医生（摩纳哥），他一直是我们的灵感源泉，如果没有他丰富的技术经验和艺术家的品味，许多三维超声工具就不可能发展起来；我们还要感谢在奥地利 Kretztechnik（通用电气医疗）的工程和管理团队的通力协作，以及他们多年来，尤其是在 COVID-19 大流行期间给予的大力支持；我们还要感谢那些为本书中的所有图像做出贡献的患者，是她们不断激励我们推动这项技术的发展。另外，如果没有 De Gruyter 的专业出版团队，本书则无法顺利出版。还要特别感谢 Bettina Noto 医生、Jessika Kischke 医生、Andreas Brandmair 医生和 Jo Nagel 医生始终不渝的支持。

我们期望本书能激发您探索 3D 超声技术在胎儿医学诊断中的艺术与潜力。

Prof. Dr. Med. Rabih Chaoui
PD Dr. Med. Kai-Sven Heling
2023 年 11 月书于柏林（弗里德里希大街）

超声技术词汇

本书所有三维检查和经验均基于通用电气 GE 医疗生产的 Voluson 超声设备，所有图像均使用 Voluson E10 和 Expert 22 采集完成。术中所介绍的三维成像工具如 VCI®、TUI®、Magicut®、Glass-body mode®、Silhouette®、HDlive®、Omniview®、Sono-AVC®、VOCAL® 及其他技术名词都受专利技术保护。为了便于阅读，全书省略了"®"标识。

缩略语

3D，三维超声（three-dimensional ultrasound）

4D，四维超声（four-dimensional ultrasound）

HD，高分辨力（high-definition）

Sono-AVC，超声自动体积计算（sono automatic volume calculation）

Sono-VCAD，超声容积计算机辅助诊断技术（sonographic volume computer aided diagnosis）

SRI，斑点抑制成像（speckle reduction imaging）

TUI，断层超声成像（tomographic ultrasound imaging）

V-SRI，容积斑点噪声抑制（volume speckle reduction imaging）

VCI，容积对比成像（volume contrast imaging）

VOCAL，虚拟器官计算机辅助分析（virtual organ computer-aided analysis）

目 录

第三部分　三维超声在产前 诊断中的临床应用

第一部分　三维超声基础

1 三维和四维容积数据采集基础

1.1 简介

从二维（2D）超声扫查到将三维（3D）超声融入日常工作，并非仅仅是更换探头或激活 3D 按钮那么简单，而是开启了完全不同的工作模式。经验丰富的操作者能够在大脑中以三维立体模式进行扫查，并通过操控探头或转动胎儿，从不同的扫查角度获得一系列 2D 图像，因此他们更容易将 3D 技术融入日常工作中。然而，仍有观点认为 3D 成像是一种噱头，耗时或难以掌握，因而抵触使用 3D 成像。本书旨在帮助改变此种观念，将 3D 超声融入日常扫查中去。3D 作为一项成像技术，可以简单地看作是一个软件，它包含了许多需要掌握的工具，而学习如何使用这个软件就是本书的主题。

目前的三维超声技术是基于先进的机械或电子容积探头，具有获取单个容积（3D）或一系列单个容积（4D）的能力。采集到的 3D 容积内的图像信息以多种方式显示在屏幕上：可以是单幅或多幅 2D 图像（见第 2、4～6 章），也可以是展示容积数据的外部或内部解剖特征的立体容积图像（见第 3、7～12 章）。3D 容积数据处理的 3 个具体步骤如下：

1. 容积数据的采集
2. 容积数据的显示
3. 容积数据的后处理

容积数据集的质量是否足以提供有价值的信息或获得完美的 3D 图像，不仅取决于操作者的后处理技巧，还取决于在采集容积数据前对 2D 图像的优化。本章将讨论优化图像的方法以及容积采集的一些基本知识。

1.2 容积数据采集前的准备

在准备采集 3D 容积数据前，应考虑以下五个步骤：

1. 选择成像模式（二维、彩色多普勒）并在采集容积数据前进行图像优化。
2. 根据预期成像效果，选择最佳参考或初始切面。
3. 调整采集框的大小和形状（采集框的高度和宽度）。
4. 调整容积采集角度（采集框的深度）。
5. 调整容积数据质量（分辨率）。

1.2.1 采集容积数据前的 2D 图像优化

3D 容积数据由一系列相邻的二维图像构成，其整体分辨率随每一帧 2D 图像分辨率的提高而增加，因此在采集 3D、4D 或时间 - 空间相关成像（STIC）容积数据之前，优化 2D 图像对于获得良好的 3D 效果非常重要。参考平面或初始切面是指在开始 3D 数据采集前的 2D 起始平面。除了调节线密度和优化帧频外，优化图像的方法还包括正确地把感兴趣区域放在容积采集框内，此时，调整容积采集框的左右宽度和深度（采集角度）很有必要。如果需要采集彩色多普勒容积数据，检查者还需要优化彩色分辨率、彩色余晖和帧频。图 1-1～图 1-3 展示了采集容积数据前优化图像的方法。

差。在准备和启动容积数据采集时，操作者要对最终成像效果做出预判断。

1.2.2 采集容积数据前选择最佳初始切面

在 3D 超声中，参考切面以及与之相平行的系列切面的图像质量是最佳的，而重建的正交平面或其他倾斜切面的图像质量较

1.2.3 调整采集框或容积数据框

容积采集框或容积框的大小决定了 3D 容积数据集在 2D 图像上的两个参数，即高度和宽度（图 1-4），分别对应于 x 轴和 y 轴（图 1-5）。建议调整采集框的大小，范围应涵

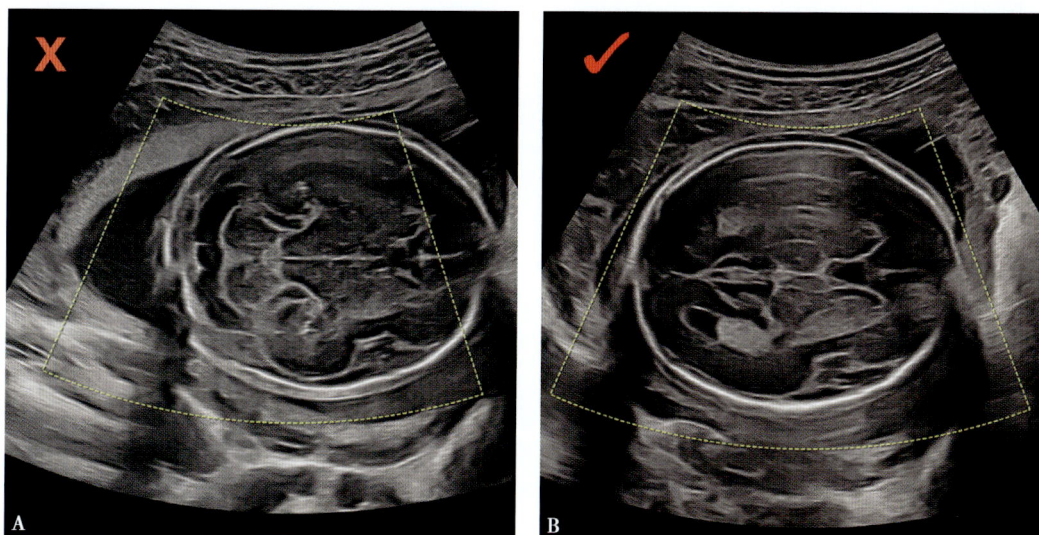

图 1-1　在采集 3D 容积数据前，必须对 2D 图像进行优化和居中处理，以包含完整的信息。A. 采集框只包含了头的一部分，所采集的 3D 容积数据会丢失部分颅脑结构信息。B. 此图中胎儿头部居中，采集框包含了完整的头颅信息，优化后的采集框适合 3D 容积数据采集。

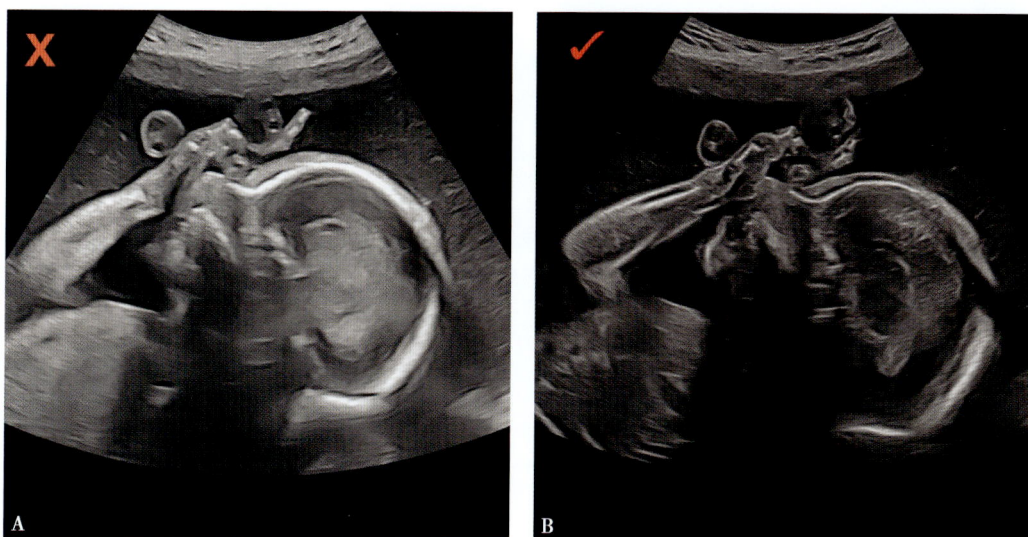

图 1-2　A. 图的灰阶图像未经优化，对于采用表面模式下进行 3D 成像来说，图像太"亮"，对比度较低。B. 图像优化后，羊水呈无回声，透声好，胎儿表面轮廓清晰。

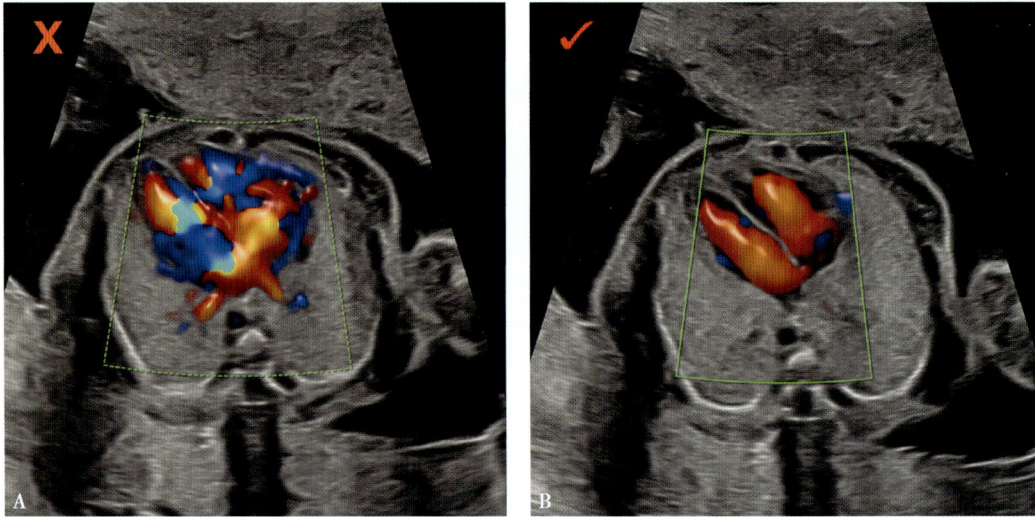

图 1-3 A. 图中的彩色增益太高,速度标尺范围较低,不是采集 STIC 容积数据的最佳条件。B. 适合 STIC 容积数据采集的图像优化设置。

盖目标容积的所有解剖结构。在采集 4D 容积数据的时候,可以把采集框的边界尽量靠近感兴趣的解剖结构,在显示 4D 图像时可以进行实时调整,但在采集静态 3D 图像时,建议把采集框调大一些,以确保在采集过程中感兴趣区域一直在采集框内。

1.2.4 容积数据集的采集角度

采集角度是指与 z 轴相对应的最终的容积数据的前后深度,即采集过程中探头内部晶片的摆动角度(图 1-5)。采集角度需在采集 3D 容积数据前设定。最佳的采集角度并

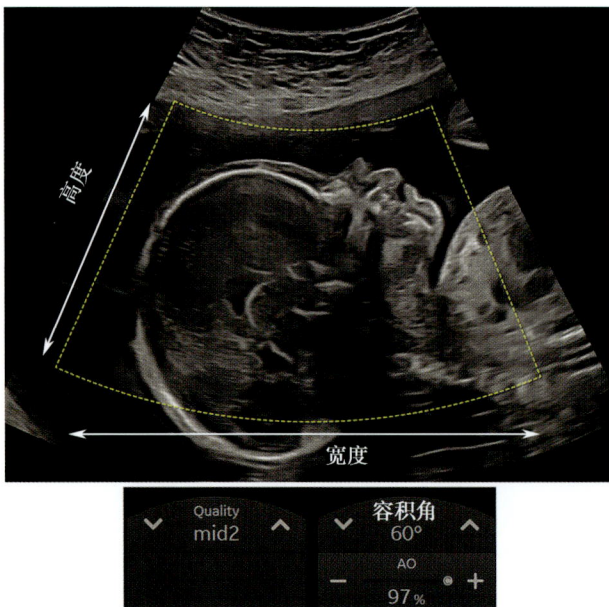

图 1-4 容积采集框有 3 个维度:高度、宽度和深度。如图所示,容积数据集的高度和宽度由所选择的采集框大小决定。容积框的深度取决于机器上所选择的容积角度。

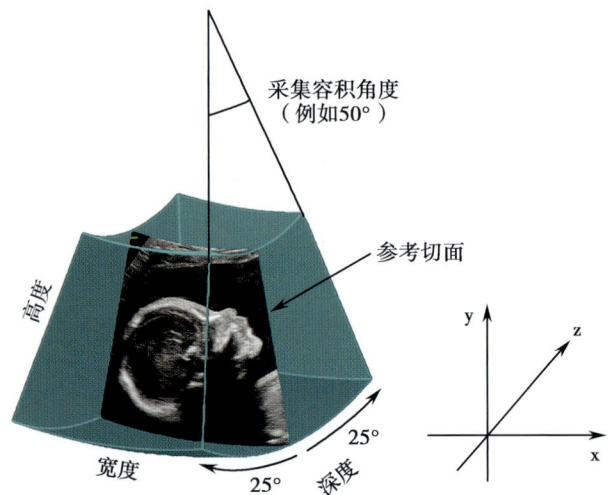

图 1-5 容积数据集的大小由高度、宽度和深度决定。采集角度就是容积的总角度,参考切面把容积角度从正中间分开,前后各一半。参考切面几乎就是 3D 图像开始采集前在屏幕上显示的初始切面。

无金标准，主要取决于目标器官的解剖结构和采集的类型。采集角度是容积数据的总角度，但在采集的过程中，一半的角度会出现在参考切面的后面，另一半在参考切面的前面（图1-5）。采集框的大小和形状取决于目标器官结构。图1-6和图1-7展示了不同类型的采集框形状。例如，在采集胎儿脊柱的容积框中，容积框很宽，但采集角度很窄（图1-6），而心脏容积框的宽度和角度几乎相等（图1-7）。

在实时4D扫查中，采集框的大小和采集角度直接影响容积帧。采集框或角度越大，容积帧频就越低。因此，在进行4D采集时，建议尽可能保持较窄的容积宽度和角度，以便实时记录连续而流畅的胎儿运动。

1.2.5 容积数据集的采集质量

3D容积数据的图像分辨率取决于所采用的质量（低、中、高、最大）设置，不同的质量设置直接影响采集容积数据所需的时间。

应注意，在相同的容积框角度下，慢速采集可以获得较多的图像和获得更好的分辨率，而快速采集所获取的图像较少，且图像的分辨率降低（图1-8）。采集框内可用于3D计算的图像越多，在多平面模式中重建的B平面和C平面的图像质量就越高。图1-9中的上、下图比较了两种条件下所获的图像。还应注意的是，并非选择最大分辨率就能获得最佳图像，操作者应摸索合适的个性化的预设。如采用光滑表面模式可使中孕期胎儿的三维面部图像更好看，因此应选择较低的分辨率（图1-10）。图1-10显示了分别使用低分辨率（左侧）、中分辨率（中间）和最高分辨率（右侧）采集的3D胎儿图像。笔者认为中间的图像质量最好，面部光滑，而右边的图像类似伪像的细节太多。然而对于早孕期时的手指、耳或面部进行成像可能需要更高的分辨率（图1-11）。在进行多平面成像，如展示大脑解剖细节的断层超声成像时，通常采用高分辨率或最高分辨率。

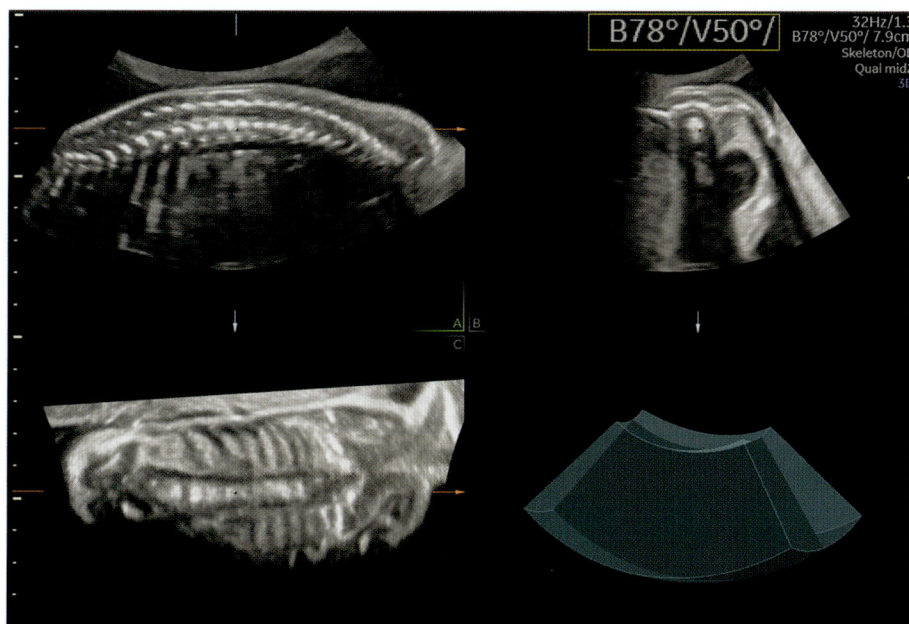

图1-6 容积数据的形状取决于被检查结构的形状。就脊柱和肋骨而言，采集框很宽且深度较浅。屏幕上显示的容积框大小以度为单位，其中B代表宽度（此处为78°），V代表容积深度（此处为50°）。

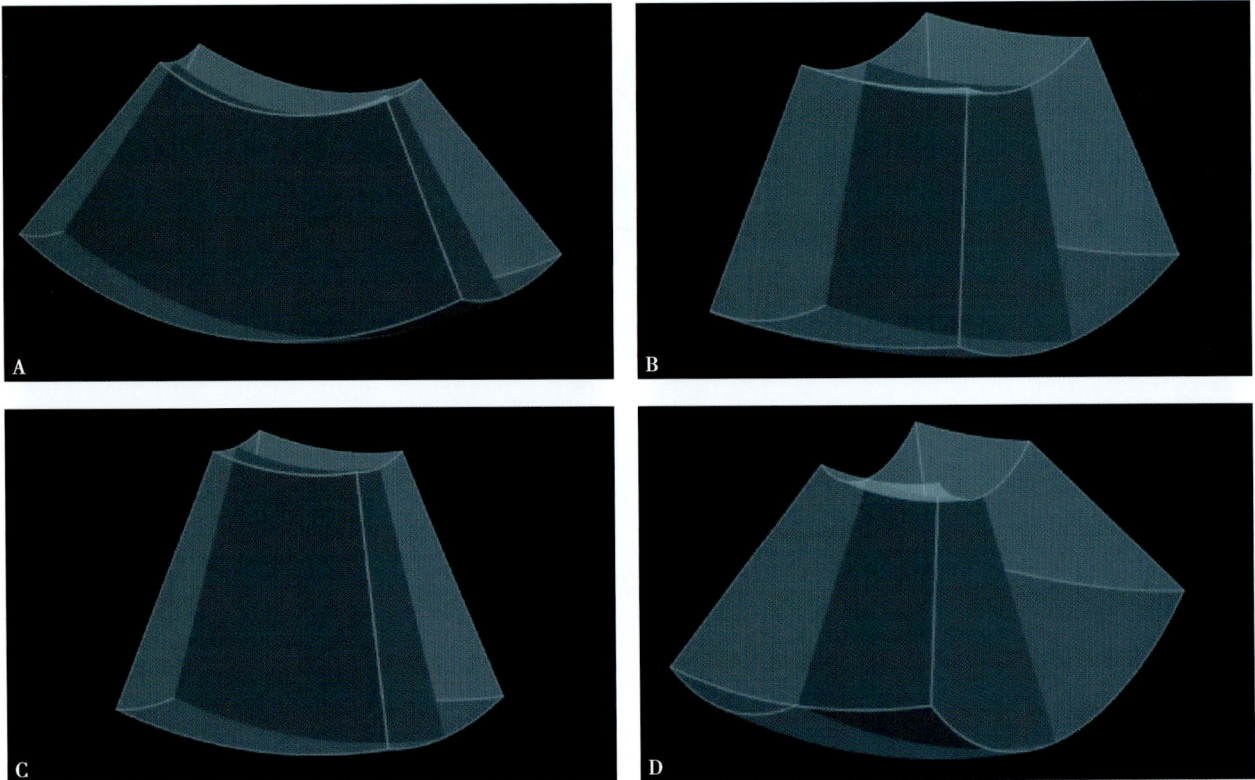

图 1-7　3D 容积采集框的形状主要取决于所观察的感兴趣区。A. 脊柱纵切面的典型的采集框形状。B. 胎儿面部的 3D 采集框形状。C. 图中的采集框是容积深度比较浅的扁平框,用于 STIC 采集。D. 图中较大的采集框则用于身体较大部位如头部、腹部和胸部、妊娠早期的整个胎儿的容积数据采集。

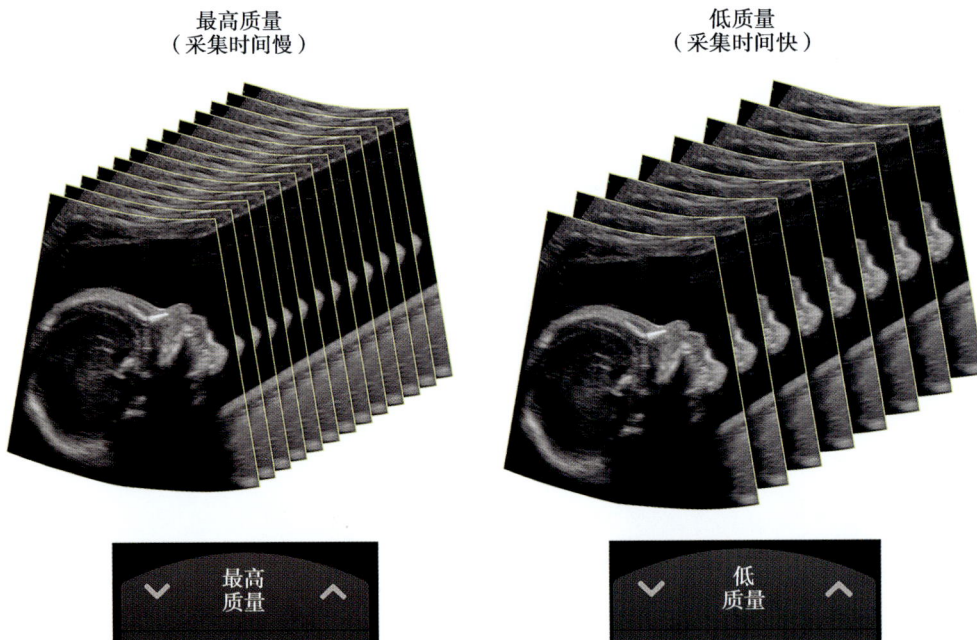

图 1-8　对于相同的容积角度,选择"高质量"采集(高 1、高 2 或最高)档时,扫查需要更多时间,采集的图像信息也更多,从而获得高分辨率的容积数据集(左图)。采用低~中分辨率时,采集速度快,但容积数据集的图像信息较少,因此容积数据质量较低(右图)。

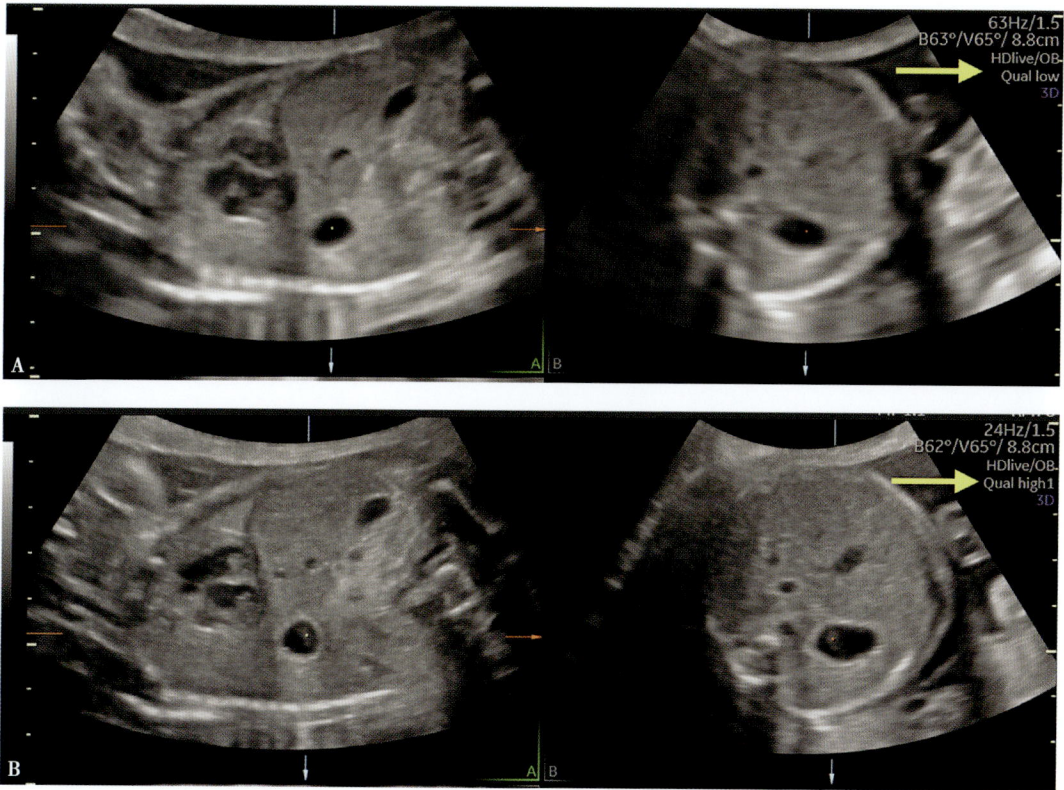

图 1-9 同一胎儿在低质量（A）和高质量（B）条件下采集的三维容积数据，两个容积数据内得到的图像可识别的细节如肝脏纹理和胃泡的边界等有所不同。

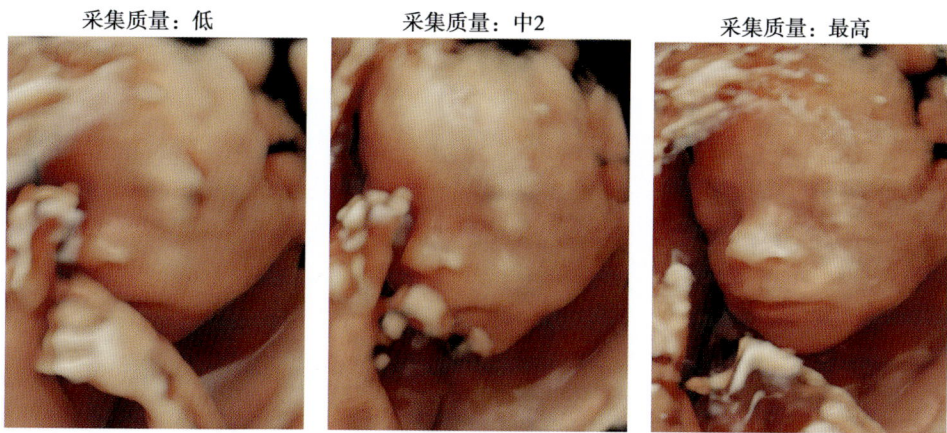

图 1-10 分别用"低"、"中 2"和"最高"质量档采集胎儿脸部三维容积数据进行静态 3D 成像。中间的图像显示最理想，说明最理想的三维图像并非一定要选择最高分辨率档。

在 4D 数据采集中，采集质量直接影响容积帧频。为了显示胎儿流畅连续的运动，容积帧频需要高于每秒 7～8 个容积帧。

对于静态 3D 和 4D 检查，采集质量档分别为低、中、高和最高。对于 STIC 采集，采集质量体现在采集所需时间上，其档次分别为 7.5、10、12.5 和 15s；e-STIC 的采集质量也分为低、中、高和最高档。图 1-12 显示了同一胎儿面部在静态 3D 图像（左图）和 4D 检查（右图）时的图像差异，两者均为中等分辨率档采集。

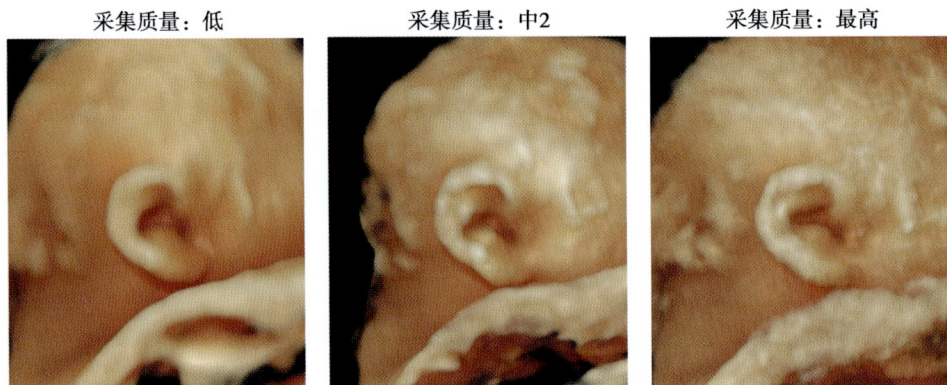

图 1-11 分别用"低"、"中 2"和"最高"质量档采集 31 周胎儿耳部的三维容积数据进行静态 3D 成像。左边的图像可用于评估耳的大体形状，而中间的图像看起来更令人满意，表明临床上并不总是需要最高分辨率档才能获得最佳效果，此图在胎儿头部和耳周还可以看到毛发。

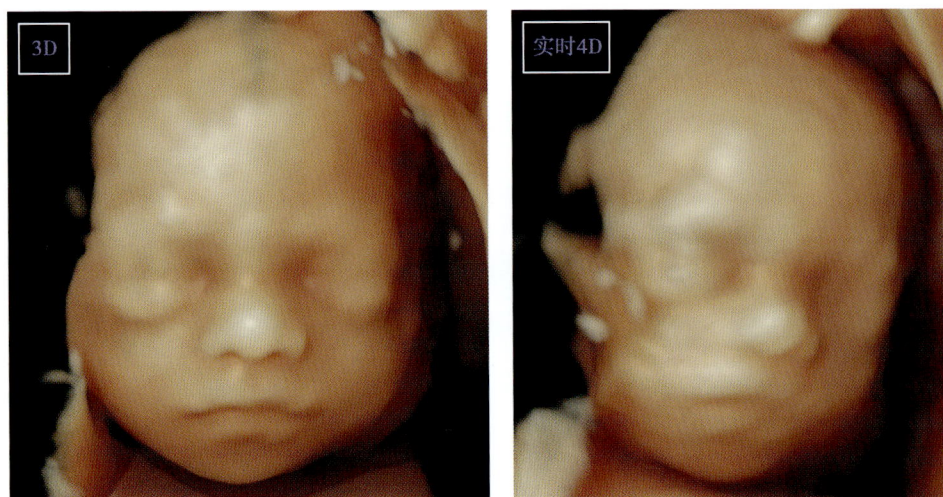

图 1-12 不同采集条件下的胎儿面部静态 3D 图像（左图以质量"中 2"档采集，右图为实时 4D 图像）。静态 3D 通常拥有更好的细节显示力和分辨率，可比较两幅图像中唇和鼻的清晰度。

1.3 采集 3D/4D 数据的探头

早期的 3D 技术中，使用常规二维超声探头，检查者将探头在孕妇腹部滑动，手动采集连续的平行切面，记录一系列图像后，在超声主机上重建成三维图像。另一种方法是在二维探头上安装位置传感器，数据接收器连接外部计算机工作站，通过记录切面的空间方位来获取容积数据，并在独立的计算机上计算 3D 数据结果。现如今，容积成像技术可使用机械和电子容积两种探头，能够快速准确地获取 3D 容积数据。

1.3.1 机械探头

机械探头是最常用的 3D 探头（包括经阴道探头），其阵元是由单排或多排阵列超声晶体（200~1 000 个）组成，安装在探头内的机械旋转电机上。按下超声仪器上的"3D"或"冻结"按钮，即可开始采集 3D 容积数据，探头停留在感兴趣区域，机械电机以特定的空间间隔和速度带动阵元偏转。空间间隔取决于选定的采集角度，速度则取决于所选定的容积分辨率。在 3D 数据采集过程中，单次扫查获得一幅（容积）图像，而实时 4D 数据的采集中记录了一系列连续的单次扫查，然后排列成一个运动周期（电影）。机械探头的主要局限性是机械部件连续偏转采集数据需要时间，以最高分辨率获取一个容积可能需要几秒钟，在扫查过程中胎儿或母亲的运动会产生运动伪像。机械探头的局限性使得实时 4D 检查中容积帧频较慢，胎儿面部扫查速度最快只有每秒 4~5 个容积。另外还有一些被称为机械矩阵探头，内置于电机上的超声晶体不是一排而是 3~5 排，呈阵列排列，可获得更高的分辨率。

1.3.2 电子矩阵探头

电子矩阵探头是复杂的全电子探头，没有机械电机，晶体的阵列也不是 3~5 排，而是一个庞大的矩阵阵列，因此晶体可达 8 000 多个，这也是探头成本要高出很多的原因。当该探头用于普通的 2D 扫查时，从探头只发射垂直于探头表面的非偏转声束，而当用于采集 3D 或 4D 信息时，则通过电子方式将声束偏转向多个方向，模拟上述机械扫查方式成像。由于没有任何机械部件，因此 4D 检查接近实时，其采集速度是机械 3D 探头的 2~4 倍，不会出现明显的信息缺失。单个 3D 或 STIC 容积的采集速度也比机械探头快得多。第 14 章将讨论该探头的其他可能的应用价值。

1.4 容积数据采集的类型

目前采集容积数据的模式有三种（图 1-13），分别是：

1. 静态 3D 采集

2. 采用机械/电子探头进行时间-空间相关成像（STIC）/电子时间-空间相关成像（eSTIC）的数据采集

3. 使用机械 3D 或电子探头进行实时 4D 采集（4D）

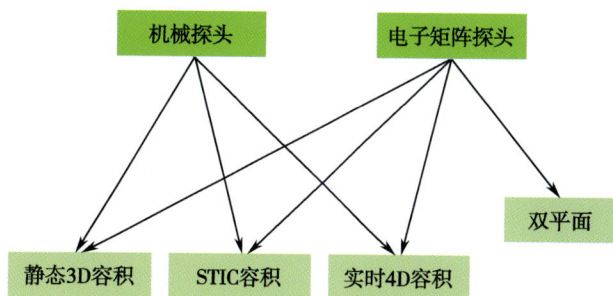

图 1-13　容积数据采集模式流程图。无论使用机械探头还是电子探头，都可以采集静态 3D 容积、STIC 容积或 4D 容积。此外，电子矩阵探头还支持双平面采集模式。

1.4.1 静态3D采集

原理：静态3D采集是指采集单一的三维容积，它包含无数的相邻的2D超声切面图，但不包含时间或空间运动信息。目前是妇产科领域最常用的容积采集方式。

可能的用途：这一类型的采集方法易学，且操作快捷，操作者可以采集多个容积数据并储存起来，进行后期分析。静态3D采集通常以灰阶为预设，但也可以联合不同的彩色多普勒预设对含血管的结构进行容积数据采集，采集后可以采用不同的渲染模式进行显示，后面的章节将更详细地讨论这些内容。

局限性：静态3D采集的主要局限性在于无法评估与运动有关的信息，尤其是在灰阶和彩色多普勒的基础上评估心脏。心脏的瓣膜运动、心肌收缩性和血流不能依赖静态3D来评估。另一局限性是采集过程受频繁出现的运动伪像影响，例如在采集胎儿的面部、四肢、脊柱或其他部位的3D容积数据时（见第2、3章）。

1.4.2 时间－空间相关成像

原理：时间-空间相关成像（STIC）容积数据的获取类似于一个7.5～15s的慢速三维容积采集，主要用于获取跳动的心脏或搏动的血管容积图像，该方法依据心脏运动时的组织同步偏移来计算心率，采集后的容积数据由计算机进行处理，收缩期峰值频率用于计算胎儿心率，容积数据则根据心动周期内的时相重新排列，形成单一心动周期跳动的心脏的电影循环。电子时间-空间相关成像（eSTIC）是指使用电子容积探头采集STIC容积数据，其采集速度更快（<5s），分辨率更高。本书中术语STIC同时指代STIC和eSTIC。

可能的用途：STIC容积采集的优势是能

够评估心肌壁运动和瓣膜位移。4D信息可在采集容积数据后的几秒内获得。参考切面一经确定，即可很容易获得STIC容积数据。STIC采集可以在灰阶模式下进行，也可以与其他成像模式如彩色多普勒、能量多普勒或高分辨血流（HDFlow）以及二维灰阶血流成像技术（B-flow）相结合。当灰阶和彩色多普勒扫查条件良好时，所采集的STIC可用于离线的平面重建和评估，这种"虚拟"心脏检查具有很大的应用潜能。其临床应用将在第19章中讨论。

局限性：STIC采集的主要缺点在于，由于其以单个心动周期循环显示，因此无法评估心律失常，尤其是异位起搏；另一个局限性是采集时间相对较长，易受胎动或者孕妇呼吸运动影响，从而在容积数据内产生伪像，特别是STIC采集，eSTIC采集则受影响较小。

1.4.3 机械或电子容积探头的实时4D成像

原理：目前大多数4D容积数据采集都是采用带有集成旋转电机的机械探头（见第1.3节），其原理与静态3D采集技术相同，区别在于其电机连续旋转，获得连续的3D容积图像，显示为实时运动的3D图。在一定的时间范围内的一系列3D容积图的组合被称为四维成像（4D）。这种方法有不同的术语，包括实时3D、实时4D或4D，本书中将主要使用术语4D。

可能的用途：应用4D采集的最大优势是能够在屏幕上实时显示当前采集的4D容积图像，令人印象深刻，尤其是看到胎儿的脸、手和脚的运动。胎儿眨眼、打哈欠或其他动作会让父母觉得胎儿更真实，更人性化。这种技术非常适合包括初学者在内的各级操作者，因为3D图像直接呈现在屏幕上，并且可以进行相应的调整。使用电子探头进行 4D 成像的速度要快得多，未来配备更快速的处理器，4D 成像速度还可以进一步提升。

局限性：这种采集类型的主要局限性在于，需要在获取高质量的 4D 图像和保证内置电机旋转速度两者之间找到最佳平衡，才能获得接近真实的效果。常规情况下胎儿面部的高分辨率 4D 图像的显示速率为每秒 4 帧，这与人眼对图像的"实时"印象所需的每秒 15 帧以上相差甚远，因此其获得的动态图像往往不流畅，除非胎儿的运动很缓慢。胎儿手臂、腿缓慢运动，或面部扮鬼脸动作、打哈欠或睁眼等比较慢的运动用此方法采集，可以获得较好的图像。4D 的主要限制是探头电机的机械偏转需要一定的时间，因此，未来随着更加高速的处理器的出现，有望进一步提升电子容积探头而非机械容积探头的 4D 成像速度。

1.5 容积数据集的显示

正如图 1-14 所示，容积数据集一旦被采集记录后，可以根据不同的关注点，以不同的方式显示在屏幕上，具体内容将在后面的章节中说明。主要的成像方式分为两大类，其一为切面成像模式，即多平面重建，其二为立体 3D 容积渲染成像模式。在多平面重建过程中，可以选择同时显示 3 个相互垂直的平面成像，称之为正交模式（见第 5 章），也可选择相互平行的多切面成像，即断层模式（见第 6 章），或仅选择单一平面显示。单一切面的获取可以通过在容积内导航，从容积数据集中提取（见第 2 章），也可以使用自由解剖成像（Omniview）工具描画直线或曲线后，从容积中"切割"出新的平面（见第 5 章）。

如果所期望的成像效果是立体 3D 渲染图像，则可以选择不同的渲染模式成像：可展示感兴趣结构的表面特征（见第 7 章）、或使容积图像更加透明进而可以观察其内在结构，突出显示骨骼（见第 8 章）及无回声区（见第 9～11 章）。如果与彩色多普勒模式结合，则可以选择玻璃体模式（见第 12 章）。最后，容积数据集还可用于体积计算（见第 13 章）。

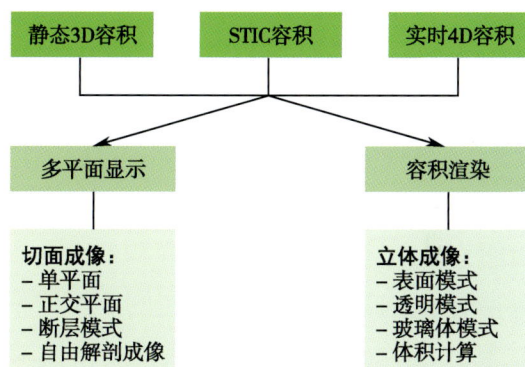

图 1-14 无论是采用静态 3D、STIC 或 4D 采集的容积数据（如图 1-13），都可以各种模式显示在屏幕上。此流程图显示各种容积渲染和图像展示的模式。一个容积数据集可以切面的模式显示，即多平面重建，也可以立体图像模式显示，即容积渲染。

1.6 结语

目前，3D 容积的采集可以通过 3D 机械探头或电子矩阵探头来实现（图 1-13）。在启动采集前，操作者需预先确定要检查的区域和预期呈现的结果，并调整图像预设和选择相应的容积数据采集类型。在采集容积数据前，通常应先选择预设条件以确定在屏幕上显示的图像模式，当然也可以在存取容积数据后再进行调整。本章简要介绍了不同的探头、采集类型和显示模式。以下章节将详细介绍显示和编辑 3D 容积数据的不同方法。

2 容积数据集的定位和导航

2.1 简介

获取 3D 容积数据集并将其显示在屏幕上，这是离线处理原始容积数据的第一步。图像可以两种不同的模式显示，即多平面模式或 3D 渲染模式，详见第 1 章。本章将展示如何以正交模式显示 3D 容积结果，以及如何在容积内导航，提取不同的 2D 切面图像。多数操作者在检查过程中保留容积数据，在检查结束后对其进行分析。要想从容积数据中获得所期望的图像，操作者应了解如何在容积数据中导航并应用不同的 3D 软件工具。换句话说，3D 容积数据的处理实际上是纯数字软件的应用，应学习掌握。只有大量练习相关软件的应用，同时阅读文献和参加 3D 超声专业课程，才能获得这种专门知识。本章的重点是为读者提供一些有用技巧，介绍如何通过容积数据导航获得最佳图像，容积数据的立体 3D 渲染模式将在第 3 章讨论。

2.2 容积数据集的存储和导出

操作者在检查过程中，通常会直接处理所获取的容积数据，这样会存在一个风险，就是如果不小心按下某个旋钮，可能会丢失容积数据。因此，对于满意的容积数据，建议在处理分析之前先存储至超声机内置硬盘，存储之前应注意确保选择正确的文件格式，通常可以通过调整超声仪器的"存储按钮"的设置来实现。

容积数据可选择保存为容积数据集（3D）格式（正确），或图像（TIFF、JPEG、PNG）文件（不正确）；采集的 STIC 或 4D 容积数据，应保存为"容积电影回放"格式而非 3D 格式，如果存储格式错误，容积数据将不能用于后处理分析。为确保容积数据或图像得到正确存储，最好在检查结束前打开和编辑所采集的图像和容积数据进行确认。STIC 和 4D 容积有一个时间轴图标，表明其为一系列的容积数据。

处理容积数据时，采用"导出"功能时可以选择导出图像（例如本书中的插图），也可导出视频（用于咨询或学术演讲），或导出数据集。若需导出检查时所采集的容积或容积数据集到外部设备上，建议将数据集导出为"非压缩的容积数据（uncompressed volume data）"的".4dv"格式。以这种格式保存后，数据集可以便利地重新导入同系列的超声仪器或在安装有 4D-view 软件的远程计算机上使用，还可以选择导出数字 3D 格式（.obj、.xyz、.stl、.ply 等）以在 3D 打印机或 3D 软件上使用。

2.3 正交平面的定位

采集容积数据后，3D 图像大多以多平面模式在屏幕上展示，通常显示为正交的 3 个平面（图 2-1），分别被标记为 A、B 和 C。屏幕左上方为 A 平面，是容积数据的参考平面（见第 1 章）。B 平面和 C 平面是垂直于 A 平面的重建平面。相对于 A 平面，B 平面垂直旋转 90 度，C 平面水平旋转 90 度。采集时选定的容积角度与 B 平面的扇角相对应，而所选定的采集框的宽度与 A 平面的宽度相对应。A 平面最接近探头采集的平面，所以其图像质量最好；B 和 C 平面是根据数字信息计算重建的图像，故分辨率较低。但是操作者也可以预设 3D 容积数据的显示模式，以便在获取容积数据后即刻在屏幕上显示为诸如 3D 渲染、断层成像或其他所需的显示模式。

2.4 正交平面上的导航

在容积数据集内进行导航可以重建新的平面，实现模拟超声检查。导航通常需要操纵 4 个按钮和轨迹球，如图 2-2 所示。一旦启用任何 3D 模式的容积数据，这些功能就会被激活。在正交模式下，屏幕上所显示的平面都是相互关联的，一个平面的任何变化都会影响其他两个平面（图 2-3～图 2-7）。所选中的激活平面即为开始平面，其对应的字母 A、B 或 C 就会变绿，由此识别被激活的平面（图 2-3）。当对激活平面执行导航时，其他两个正交平面中的图像会发生变化。操作

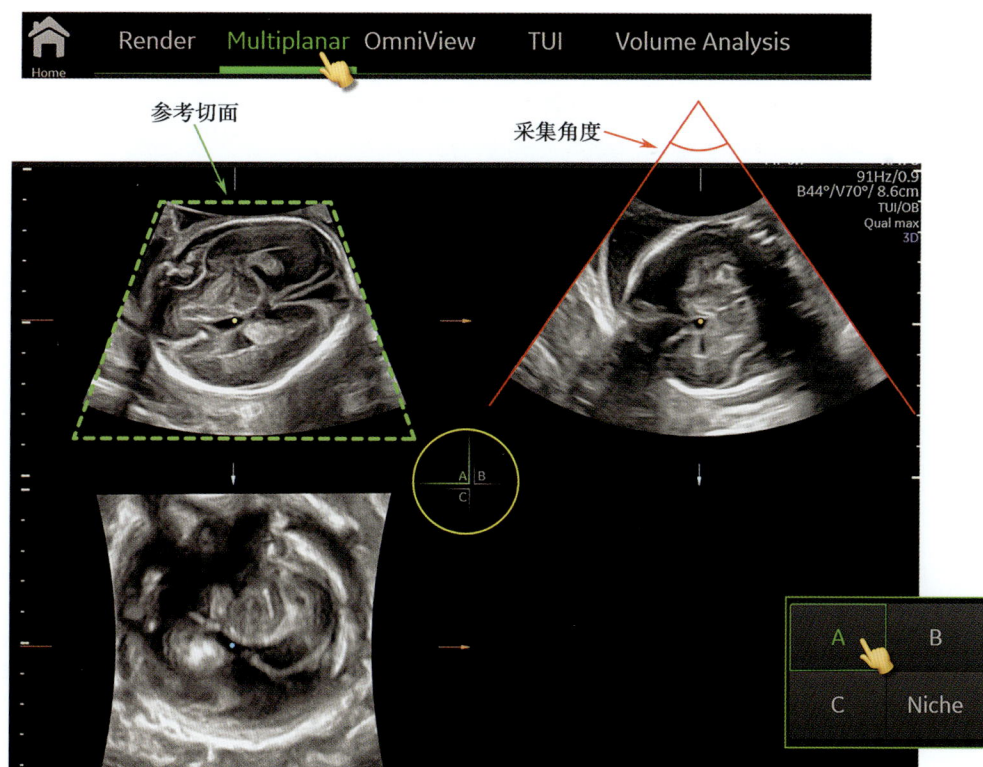

图 2-1　在正交模式（也称多平面模式）中，容积数据集显示为 3 个相互垂直的平面。左上角（圆圈）为参考平面 A；A 平面沿纵轴旋转 90° 即为 B 平面，显示在右上角；沿着水平轴旋转 90° 即为 C 平面，显示在左下角。在 B 平面上，通过图像的宽窄可识别出采集角度（容积深度）的大小。注意观察图像中心的圆圈，可提示 A、B、C 哪个平面被激活。平面被激活时，代表该平面的字母变为绿色；而未被激活的平面，代表该平面的字母呈暗色。平面的激活可通过点击超声仪器触摸屏上按钮完成，如图像右下角所示。

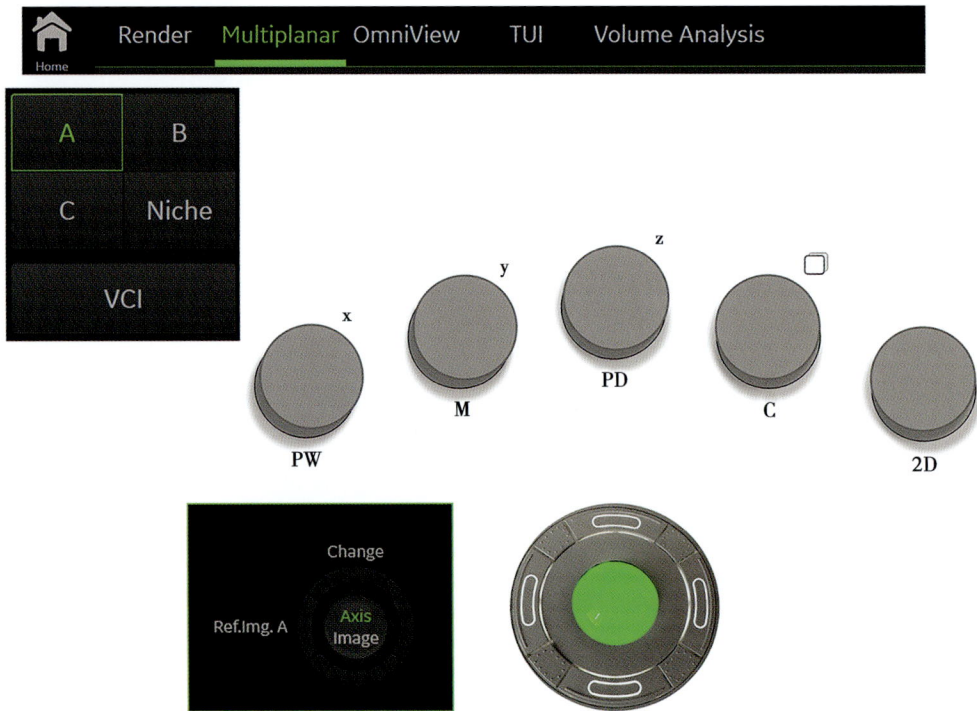

图 2-2　在触摸屏上选择多平面模式，会打开一个子菜单，显示 A、B 和 C 平面。如果需要，还可以激活容积对比成像（VCI）。操作台上的按钮可用于旋转 x、y 或 z 轴；按钮（C）可用于滚动浏览所选平面；滚动轨迹球可改变屏幕上相交点的位置。

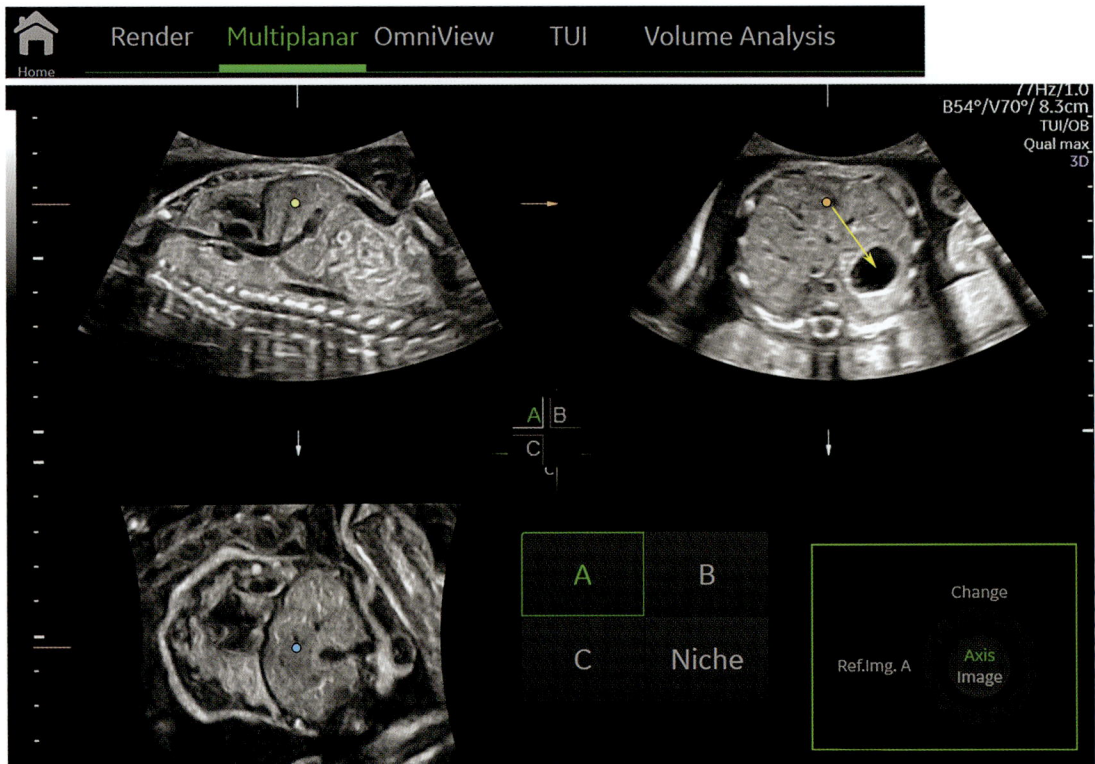

图 2-3　此图和图 2-4 说明了如何使用相交点对容积数据进行导航。选择多平面模式（正交显示模式），相交点在 A、B 和 C 平面上均为相同位置，在 A 平面（左上）中显示为黄色，在 B 平面（右上）上显示为橙色，在 C 平面（左下）上显示为青色。本例所有 3 个平面相交于胎儿肝脏。在 B 平面上可见胃泡，选择 B 平面，并把 B 平面上的相交点（箭头）移到胃泡上，A 和 B 平面发生相应变化，结果如图 2-4 所示。

者可以切换到另一个平面继续导航，该平面随即变成激活平面。3D 容积内的导航通常有三种方式：

1. 在一个平面内移动相交点（称为导航）；

2. 旋转相交轴（称为旋转）；

3. 在容积数据中前后平移获得平行的图像（称为平移）。

获得 A、B 或 C 平面（图 2-1），轴标记为 x、y 和 z，并以不同的颜色显示（图 2-8、图 2-9）。

使用相交点导航：在正交模式下，A、B、C 3 个平面相互垂直，3 个平面的交点就是相交点，显示在屏幕上（图 2-3）。操作者可以点击激活并移动该相交点，从而令其他两个平面发生变化（图 2-3～图 2-5）。由于相交点总是指向 3 个平面的同一个结构，它可以根据兴趣区域在任何平面上切换和移动，因此可以在 A、B 或 C 平面中任意切面上实现导航。图 2-3～图 2-5 分步说明了如何使用相交点导航。

旋转：选择 x、y 或 z 轴中的任一个，可使图像沿该轴旋转（图 2-6、图 2-7、图 2-8）。可以使用机器上的 3 个旋钮之一（图 2-2）或使用轨迹球选择屏幕上的一条轴线进行平面旋转。大多数初学者不会尝试记住哪个旋钮导致什么方向的旋转，而是采取试错法，通过转动旋钮观察屏幕上图像发生的变化。

前后平移：在屏幕上选择激活平面，转动平移旋钮可滚动浏览与激活平面平行的切面（图 2-9、图 2-10），这种平移类似于实时扫查时探头的移动。

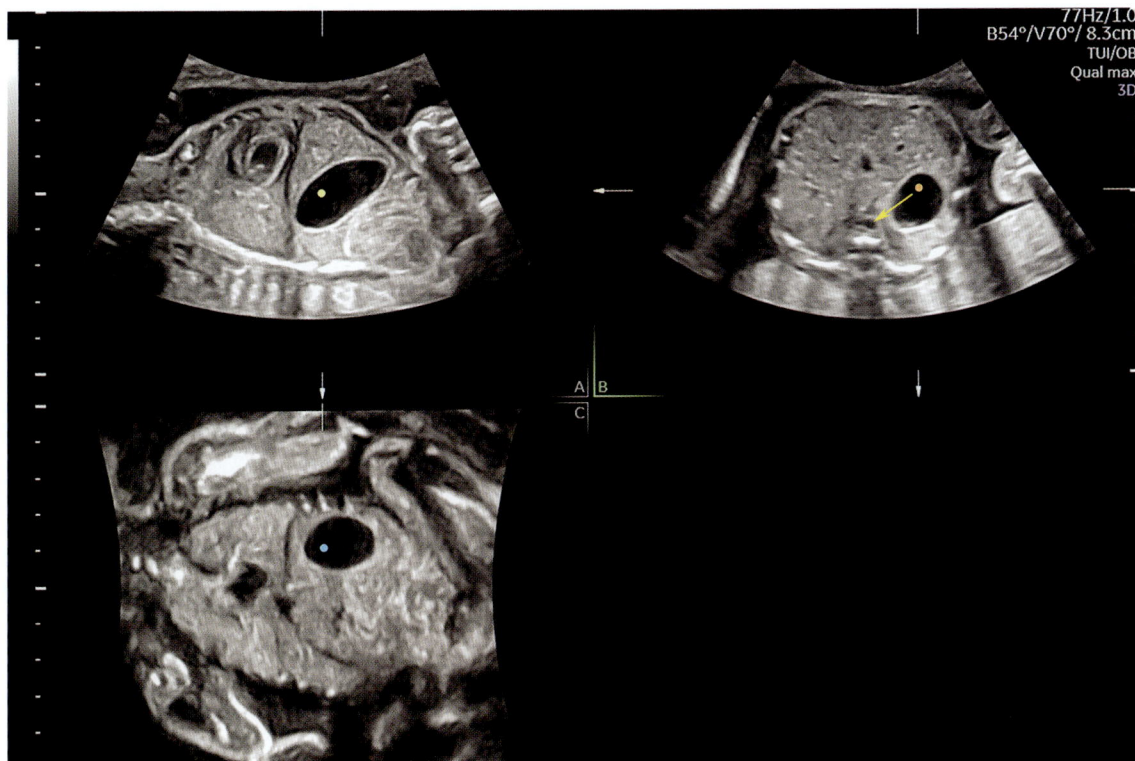

图 2-4 参见图 2-3，当 B 平面（右上）上的相交点移到胃泡时，A 平面（左上）和 C 平面（左下）的图像随之发生改变，显示出新的切面，也可以看到胃泡（彩色圆点）。在所有 3 个平面上，相交点总是定在同一位置。此时若要显示降主动脉，则可将 B 平面的相交点移到降主动脉处（箭头），则 A、C 平面可出现新的切面图像，如图 2-5 所示。

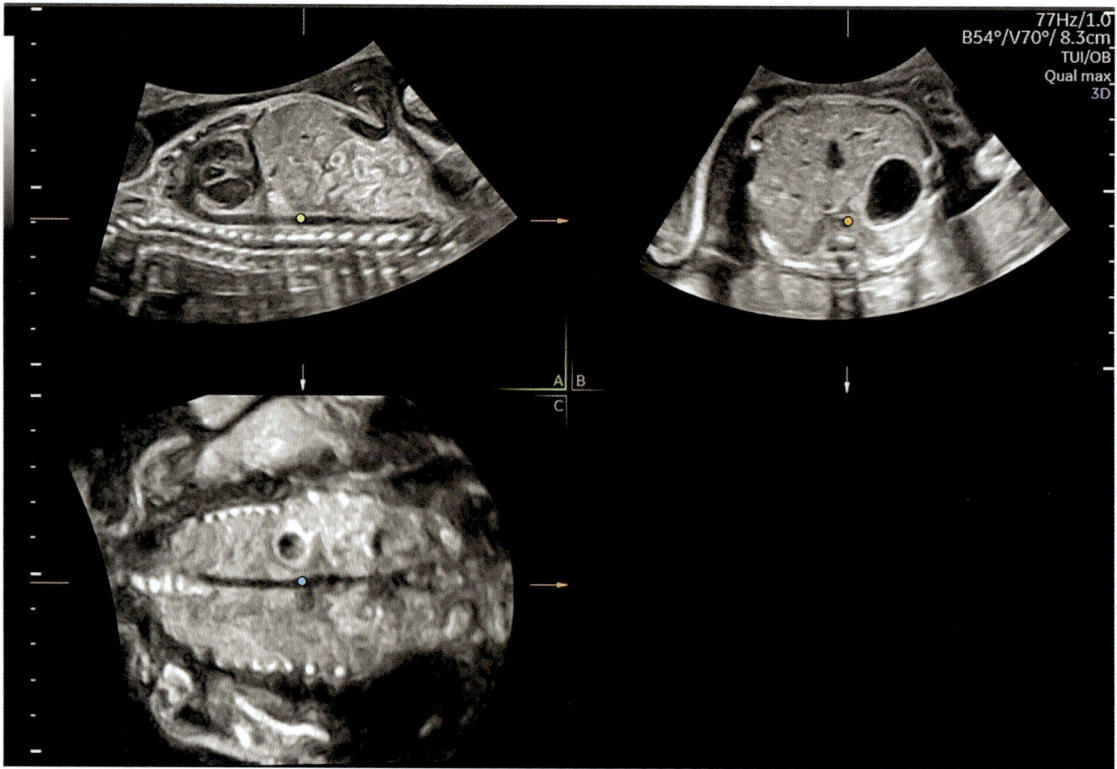

图 2-5　参见图 2-3 和图 2-4，此图中相交点位于 B 平面（右上）上的主动脉，其在 A 平面（左上）和 C 平面（左下）上也同时显示出来。旋转 A 平面进行调整，使主动脉呈水平位。

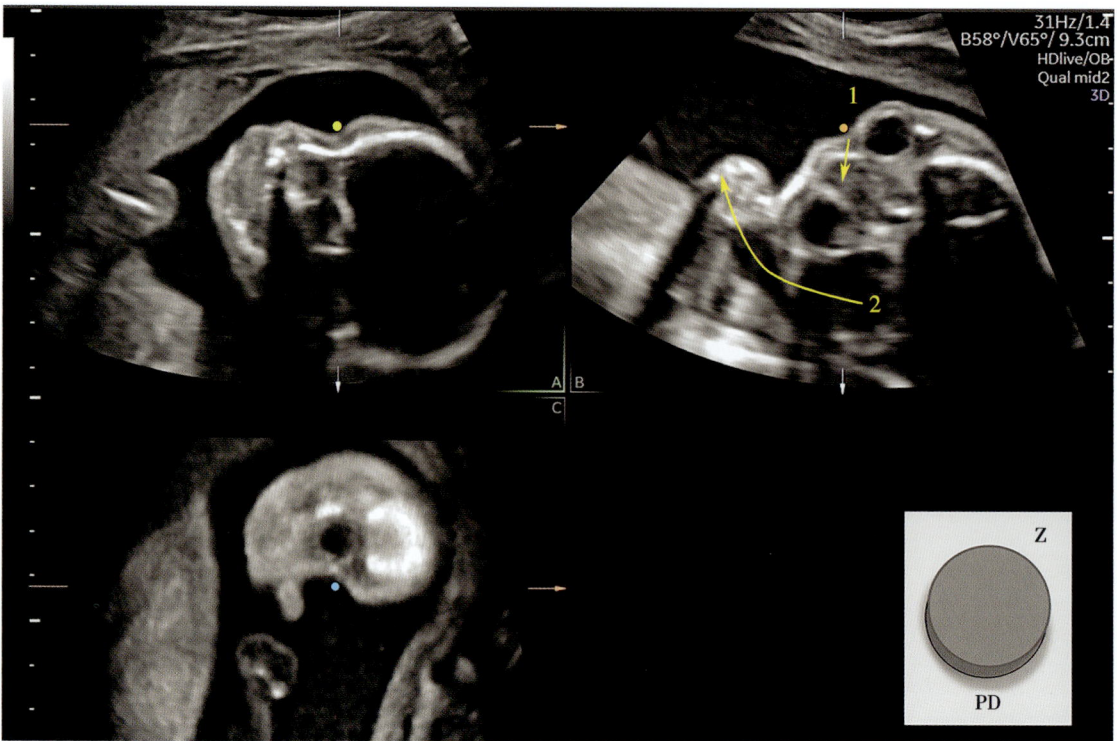

图 2-6　在正交显示模式下显示胎儿面部的 3D 容积数据。A 平面（左上）中比较容易识别胎儿面部轮廓，但 B 平面（右上）和 C 平面（左下）显示的是面部斜切面。调整容积数据时可把 B 平面的相交点移到鼻部（1，短箭头）（如图 2-1），然后通过旋转旋钮（Z）（右下角）使图像围绕该点旋转（2，弯曲箭头），直到双眼呈水平位置，此时 A 平面中的颜面轮廓正好是正中矢状切面，如图 2-7 所示。这一步操作称为旋转。

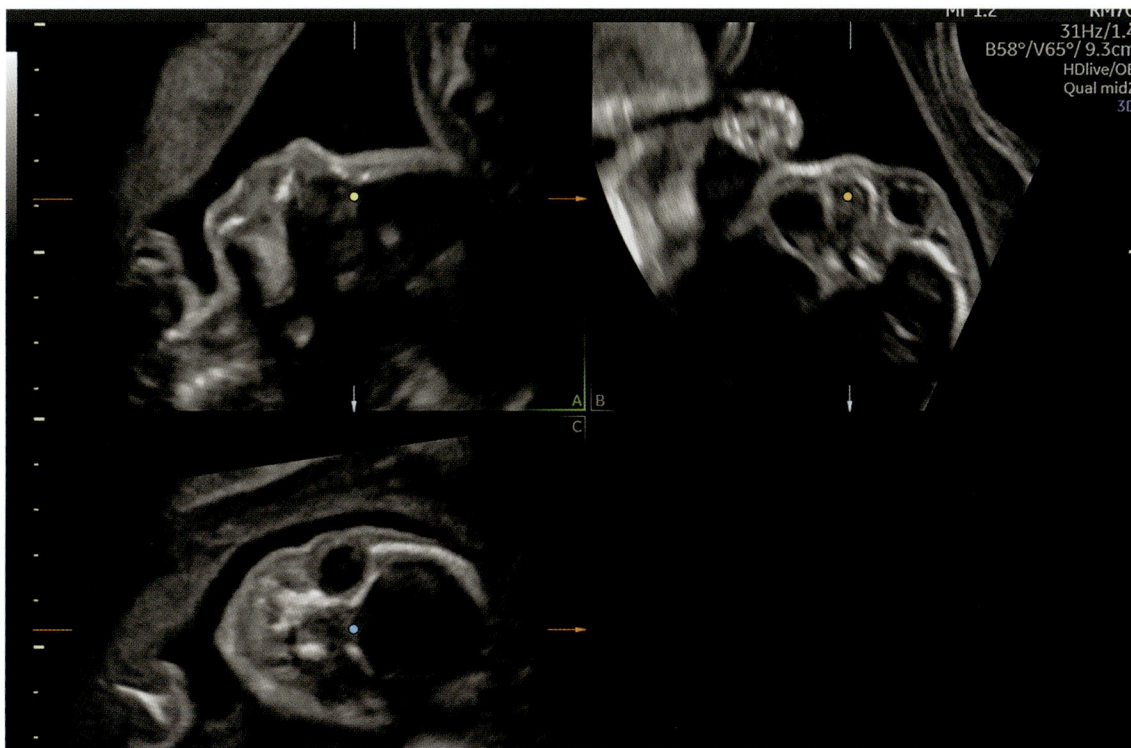

图 2-7　图 2-6 中的 3D 容积数据经调整后，B 平面（右上）上的双眼处于水平位。下一步是调整 C 平面（左下角），使面部长轴处于水平线上，此时 A 平面上获得标准的胎儿正中矢状切面的侧脸轮廓。

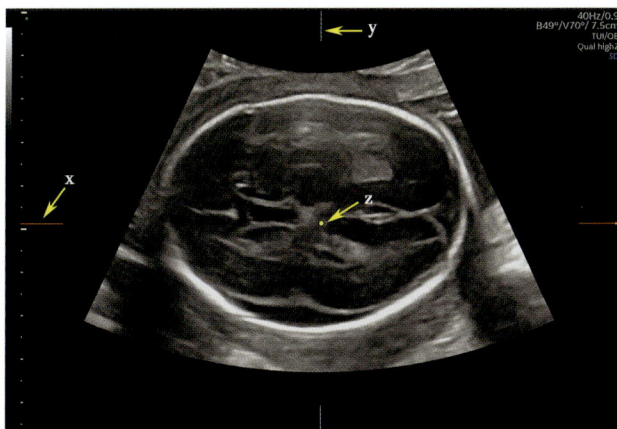

图 2-8　该图是以正交模式显示 3D 容积数据中的一个平面，此 A 平面上分别以水平线、垂直线和点展示了 x、y 和 z 轴。

复位"INIT"：有时候在转动各种旋钮和移动相交点后，操作者可能会迷失图像方向（图 2-11）。最简单的恢复方法是按下复位按钮"INIT"，然后返回到容积数据采集后或存储后的初始状态（图 2-11、图 2-12），再重新操作。

2.5　多平面模式的伪像

3D 超声中的伪像比 2D 超声更为常见，通常发生在 3D 容积数据采集过程中，由孕妇的运动，如呼吸、笑，或由更为常见的胎动所引起。在容积数据采集过程中产生的运动伪像很容易在正交模式下的 B 或 C 平面上检测到（图 2-13、图 2-14）。虽然明显的运动伪像很容易被检测到，但微小的运动伪像只导致图像的轻微失真，因而不易被察觉。在采集大脑、心脏、腹部器官或骨骼等脏器的容积数据时，微小的运动伪像通常比较隐匿。因此，操作者应始终牢记，3D 检查是对获得的平面进行重建的检查，在进行测量时应特别注意这一点。

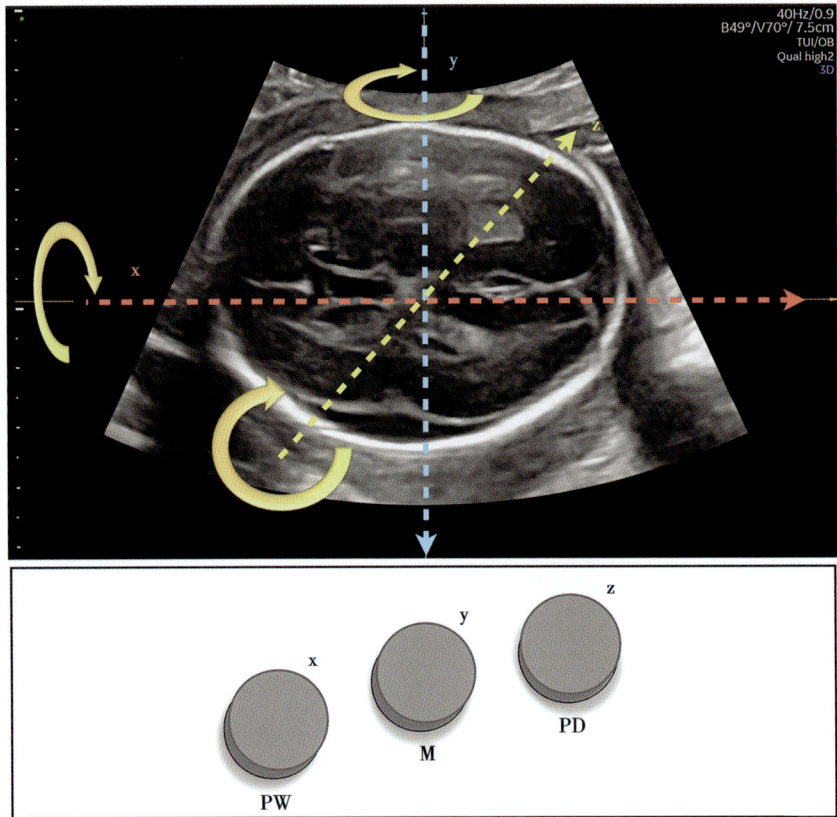

图 2-9　正交平面显示 X、Y 和 Z 轴的示意图,可更好理解 3 条轴线的方向。箭头显示了平面的旋转的方向,通过旋转旋钮,平面可沿着 x、y 或 z 轴旋转。底部的面板示意图显示了脉冲波多普勒(PW)旋钮、M 模式(M)旋钮和能量多普勒(PD)旋钮在操作 3D 容积数据时的功能变化,它们变成了使平面沿着 x、y 和 z 轴旋转的旋钮。

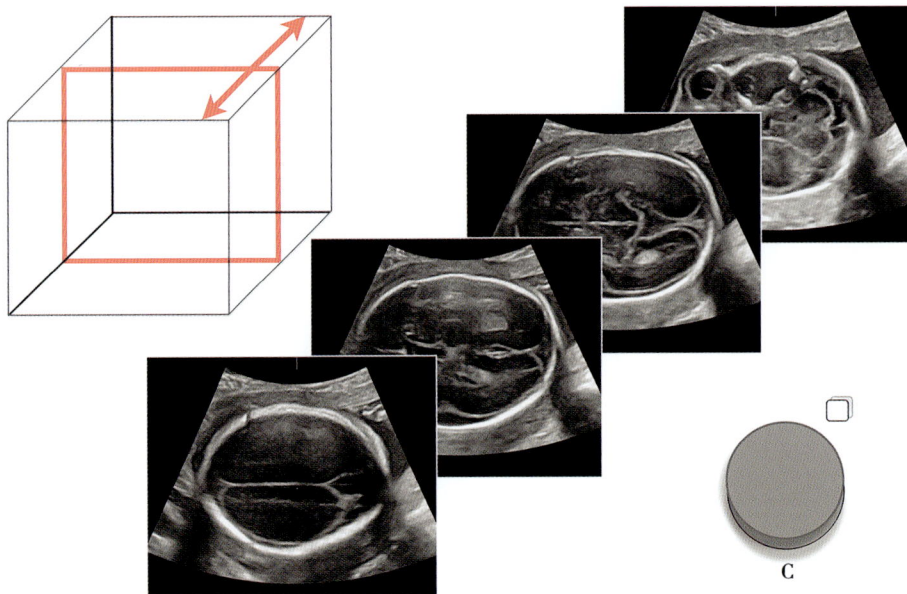

图 2-10　滚动浏览容积数据可显示与初始切面平行的切面,滚动浏览就是平移,它是沿着前后方向的水平轴(左上图)移动。右下角显示彩色多普勒旋钮(C)在获取 3D 容积后其功能变成了平移旋钮。将其左右旋转即可上下平移容积数据切面。除了已介绍的导航工具(例如相交点以及 x、y 和 z 轴旋转)外,平移是用于 3D 容积数据集导航的第三个工具。

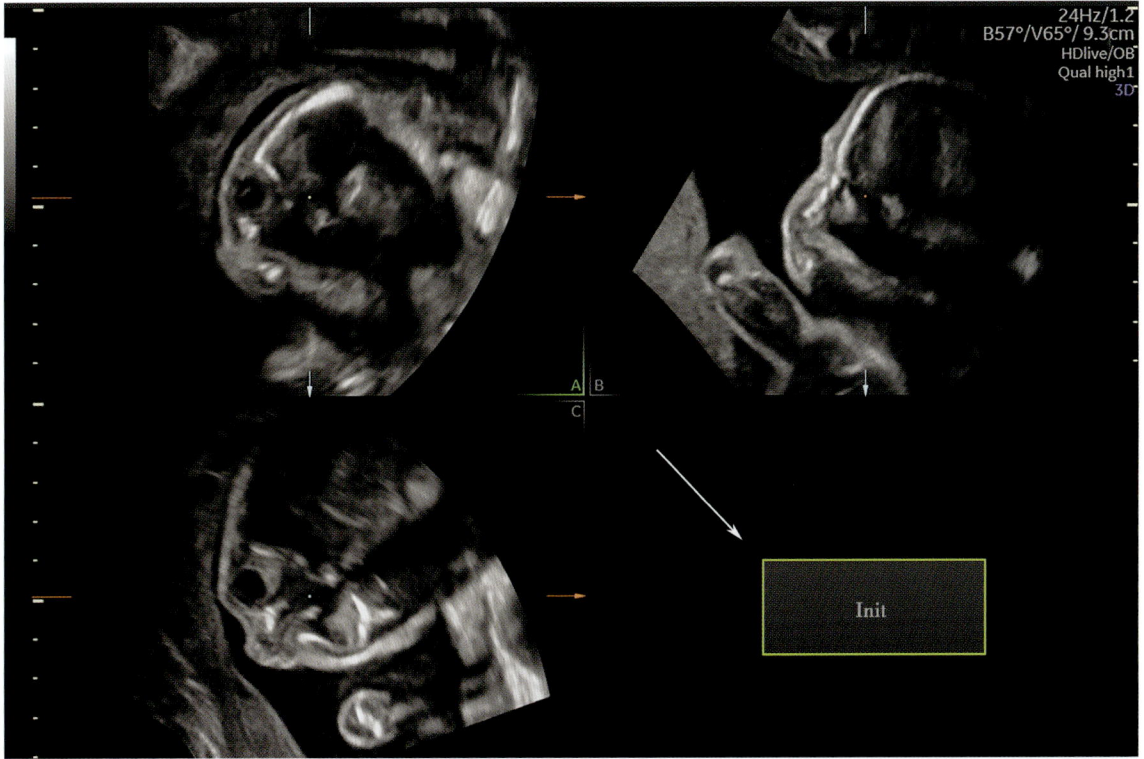

图 2-11　旋转和平移对容积数据集进行导航时，操作者如果丢失了图像的方向，可激活触摸屏上的复位（INIT）按钮，即可将图像恢复到容积数据采集后的初始状态，类似于"撤消"功能。

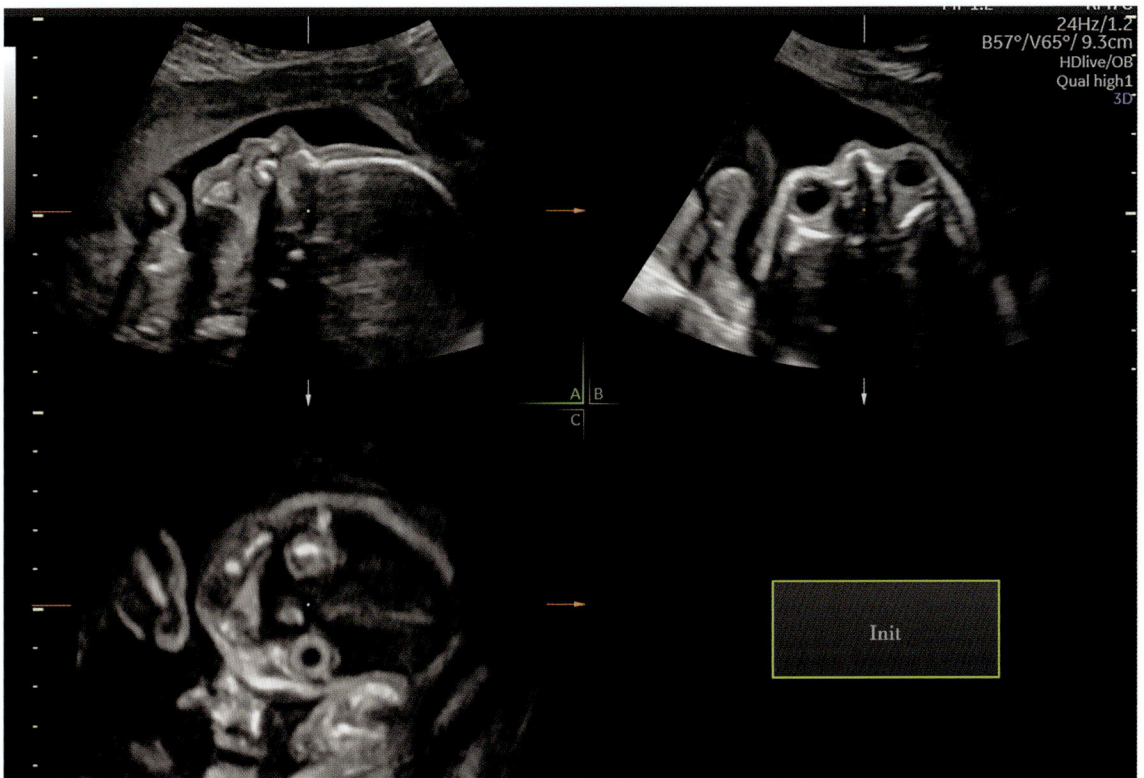

图 2-12　图中显示了激活复位"INIT"功能按钮后，图 2-11 恢复到初始状态，此时可以看到采集原始容积数据时的初始切面，即胎儿的侧脸。

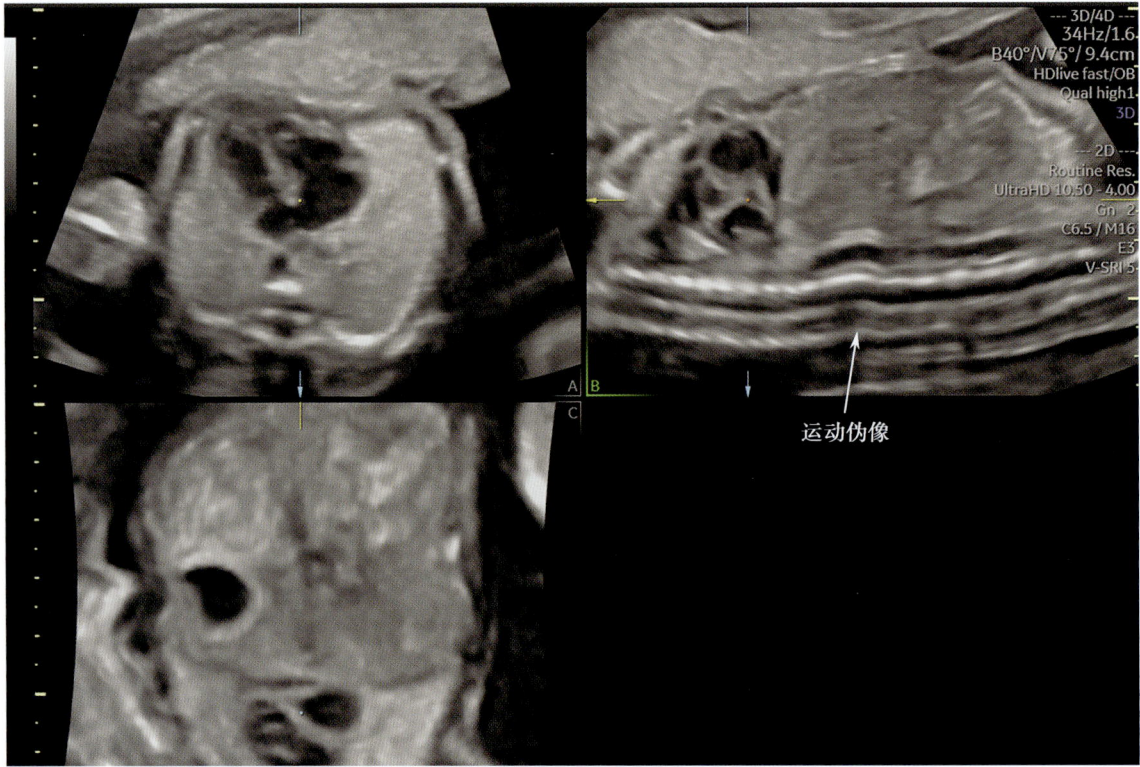

图 2-13 A 平面（左上）图像是在容积采集过程中最接近初始切面的，很少受到运动伪像的影响。B 平面（右上）或 C 平面（左下）图像是由相邻的 A 平面图像以数字方式重建的，因此可能包含了采集过程中的运动伪像，伪像可能来自胎儿或母体的运动。因此，最好在 B 和 C 平面中检测容积采集过程中有无运动伪像。

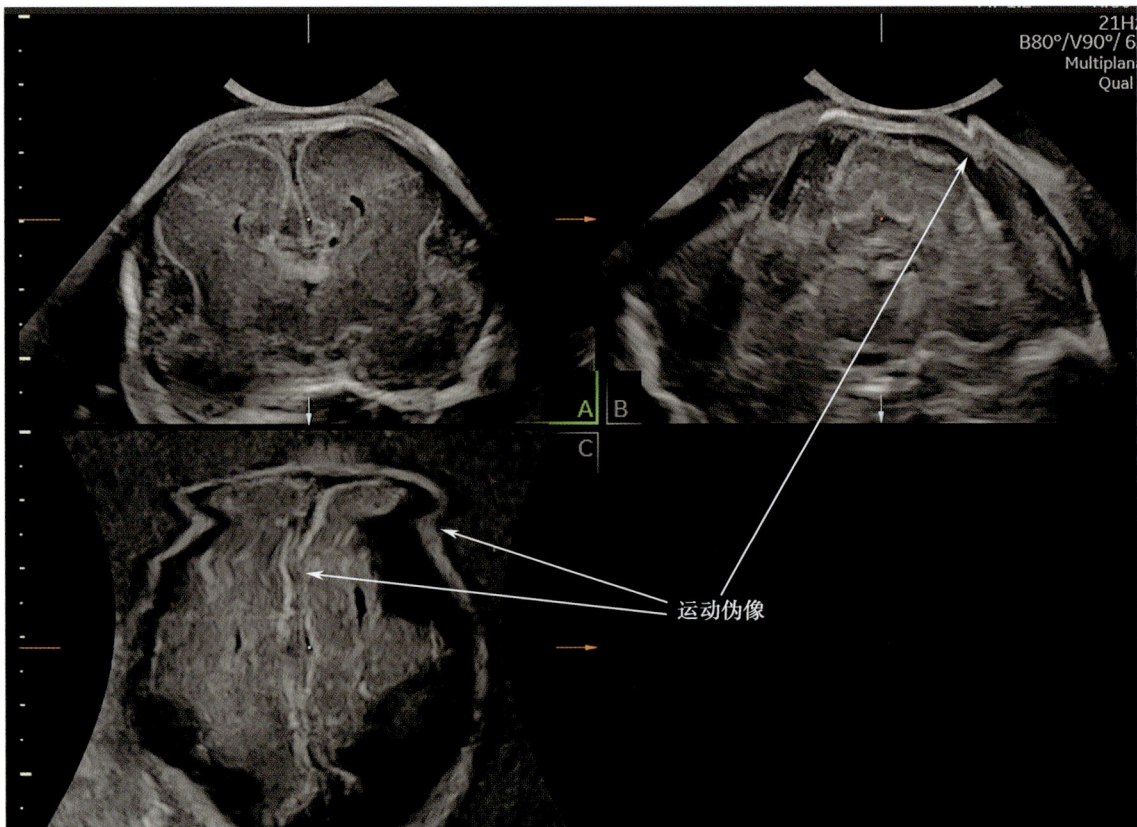

图 2-14 胎儿颅脑 3D 容积数据，可在 B 平面（右上）或 C 平面（左下）上识别出运动伪像。

2.6 结语

对容积数据进行后处理是理解 3D 容积超声的先决条件。对容积数据进行定位和导航是两个最重要的步骤。在多平面模式下的导航比在容积渲染模式下更好。在被称为 A、B 和 C 平面的 3 个正交平面中可获得最佳定位,相交点指向 3 个平面中的同一位置。相交点可用于在平面内导航,而 x、y 和 z 轴则用于旋转容积内平面。平移按钮可用于从一个切面平移到下一切面。通过这些基本步骤,可以生成新的切面图像,特别是在实时扫查时没有获取理想图像的情况下,从而开辟了一个新的成像领域。导航还可以利用存储的容数据集模拟实时扫查,不同操作者间可共享容积数据,或将其保存于存储设备上,便于后期进行评估分析。

第二部分 三维容积成像方法

3 三维容积渲染和渲染模式

3.1 简介

对于多数应用者来说，对三维容积数据进行立体重建，并以三维图像模式显示在屏幕上，已经成为 3D 的代名词，包括在理想状态下对胎儿的面部以及手、足等其他身体部位的 3D 成像。在 3D 软件语言和术语中，通常将重建立体图像和三维图像投影的过程称为"渲染"。本章将详细阐述三维超声容积数据渲染的基本原理及其应用工具，了解容积渲染的原理和操作对于获得不同渲染模式的高品质图像有重要帮助，将分别在第 7 章～第 13 章进行详述。

3.2 三维容积数据的渲染框和方向定位

在多平面模式下，可通过激活操作面板上的"Rendering"按钮来启动 3D 容积渲染。激活后，在 3 个平面（A、B 和 C 平面）和右下角第 4 幅重建的 3D 立体图像上都会出现一个矩形框（图 3-1），称之为容积数据渲染框，本书后面均简称为"渲染框"，其高度、宽度和厚度可以任意调节。操作者选择的渲染框即为 3D 数据运算的范畴（图 3-2～图 3-6），其处理结果立即呈现为 3D 立体图像。除了在两个平面上各有一条框线是绿色的，其余的框线都是白色的。绿色的框线代表 3D 立

体图像观察方向的"投射线"（类似于相机），本书后面均称为"绿线"。为了便于定位，该框有两个定位标记，一个是方形标识，另一个是菱形标识，也可以显示在 3D 立体图像的边框上（图 3-7）。随着操作经验的增加，3D 立体图像的方向定位会变得更加容易，带有标记的绿色框可以从 3D 立体图像中移除。3D 立体图像的观察方向也可以进行修改（图 3-3～图 3-5）。为了观察胎儿面部，绿线通常直接放置在面部前方的羊水中（图 3-2）。图 3-3～图 3-5 举例说明改变观察方向对立体图像显示效果的影响。对于某些解剖结构的成像（例如心脏）（图 3-6），为了便于观察，可以将直的绿线改成弧线（图 3-3），还可以通过移动点的位置来获得弧线以满足对感兴趣区的观察。图 3-3 展示了如何将直线改成弧线。

渲染框一旦设置好，所包含的信息即被"固定"，以供进一步操作。选择此功能时定位线消失（图 3-8）。换言之，在所采集的整个容积数据中，只有渲染框内的信息才可被用于进一步的 3D 容积数据操作；渲染框外即使是临近的信息也将不再显示于 3D 立体图像中。完成这一步操作后，可使用魔术剪删除部分图像。还可以旋转 3D 图像，并且可以选择不同的显示模式。所有这些动作均被称为"容积数据成像操作"。

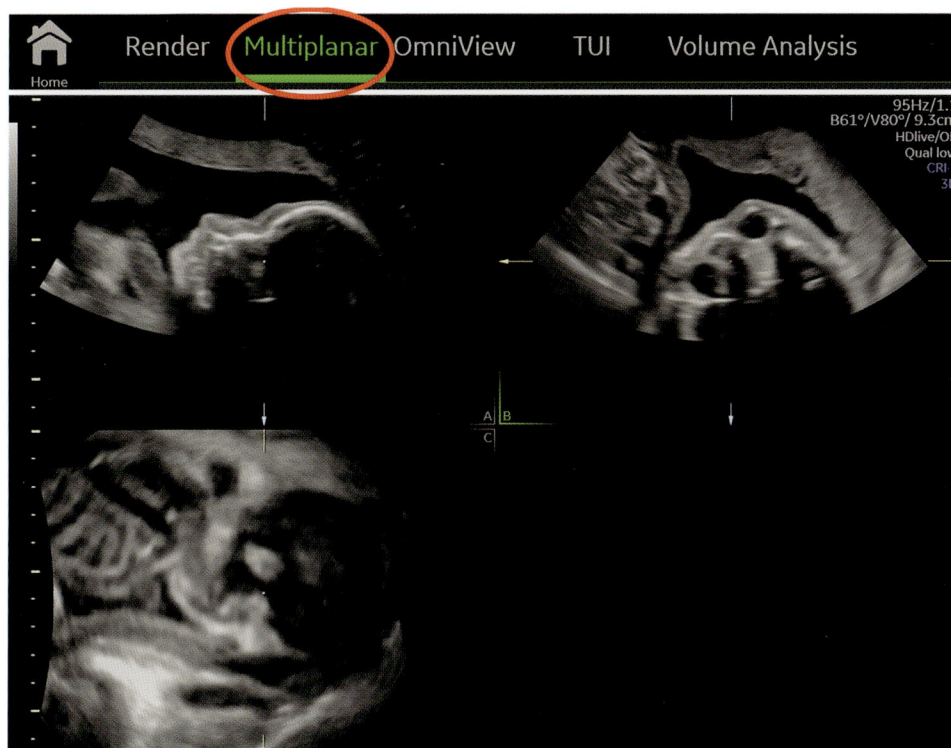

图 3-1　获取胎儿面部三维容积数据后，屏幕上出现 3 个正交平面，在屏幕上方标签显示为"Multiplanar（多平面模式）"。激活触摸屏上方"Rendering（渲染）"按钮，可展示胎儿面部的 3D 容积渲染效果。

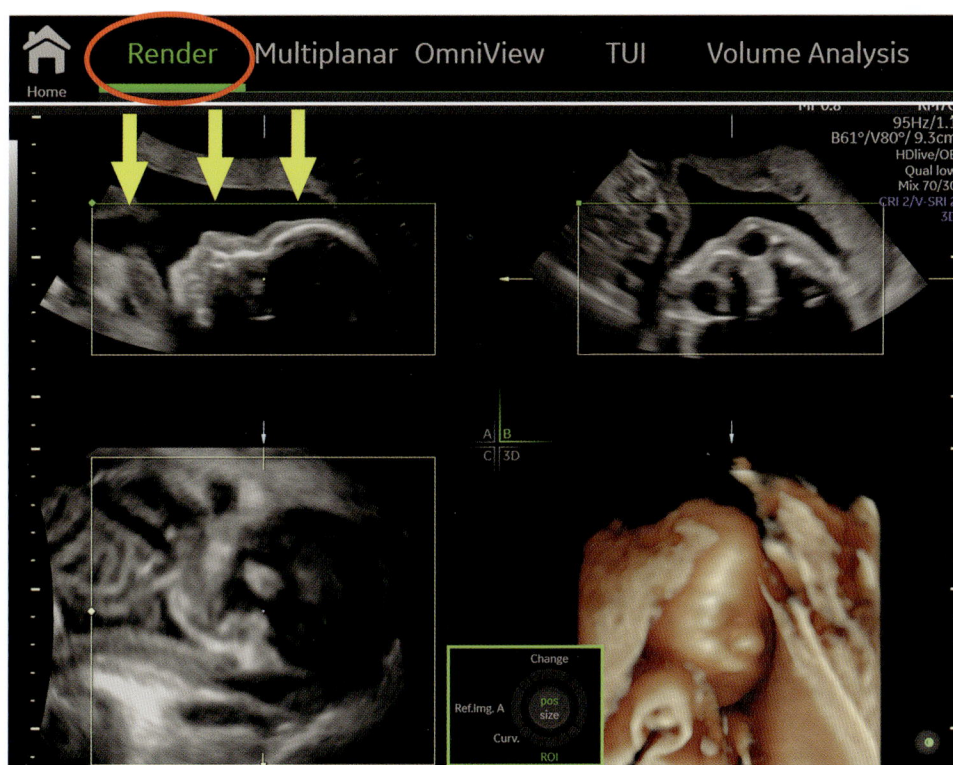

图 3-2　激活屏幕上方的"Render"按钮后，可以从正交平面模式切换到容积渲染模式。在 A、B 和 C 平面中分别出现一个渲染框，在屏幕右下方显示出重建的 3D 立体图像，渲染框的大小可以通过改变六条框线中的任一框线的位置来调节，从而确定需在立体图像中显示的图像信息（图 3-3）。"绿线"（箭头所示）表示容积数据的观察方向"绿线"的形态和位置可以调节（图 3-3～图 3-8）。

常规设置   弧线

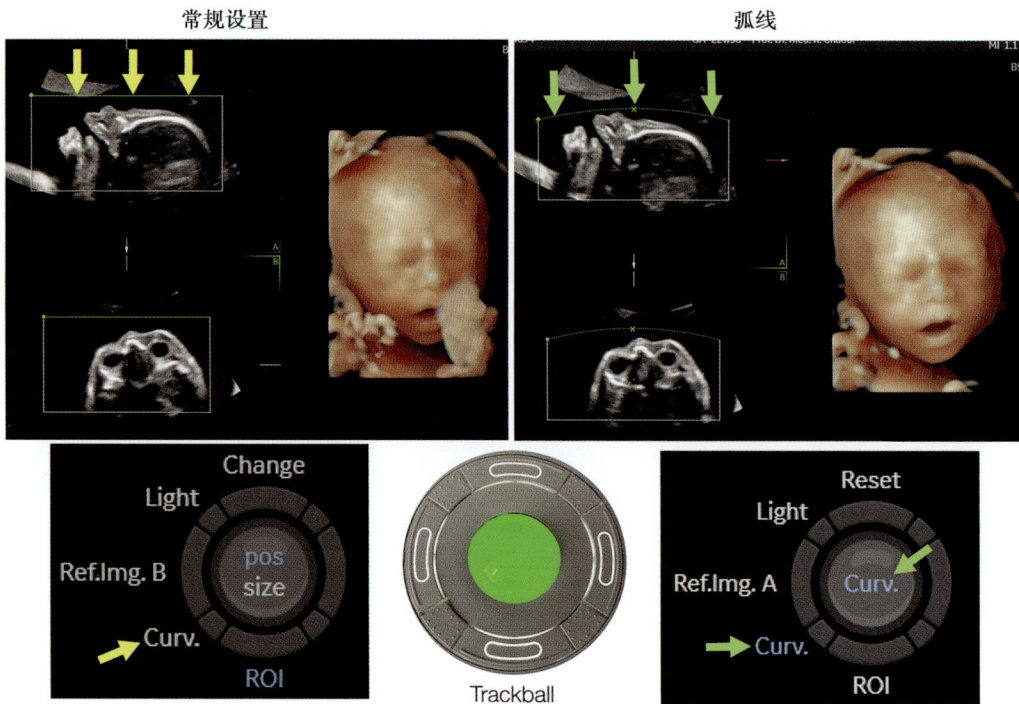

图 3-3 渲染框的线条一般默认设置为直线，可根据实际情况，通过轨迹球调整为弧线，如右上图所示。轨迹球周围左下角按钮能够启动弧线模式，而上方标有"Reset"的按钮则可关闭曲线模式，恢复为直线状态。

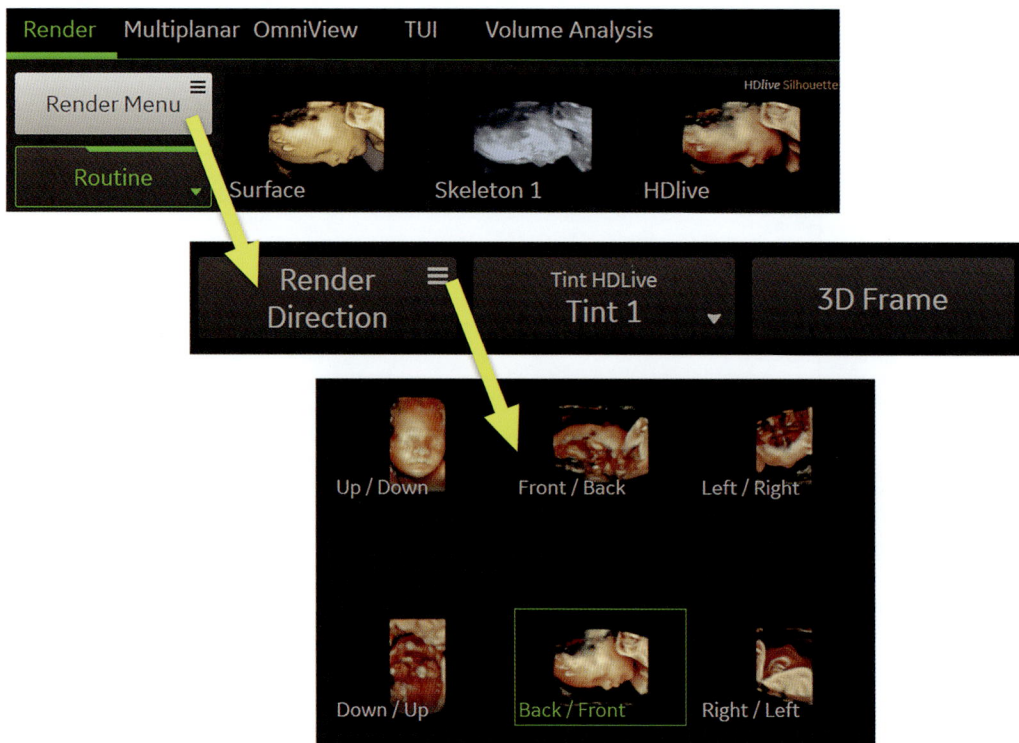

图 3-4 触摸屏上展示了如何调整渲染方向。可根据需要观察的容积方向更改 3D 渲染框中渲染线的位置。系统一般默认从上向下的渲染方向，若要选取其他渲染方向，可选择位于触摸屏部的"Render Menu（渲染菜单）"，然后在触摸屏中间的子菜单中选择"Render Direction（渲染方向）"选项，从中可选择六个不同的方向。参见图 3-5、图 3-6。

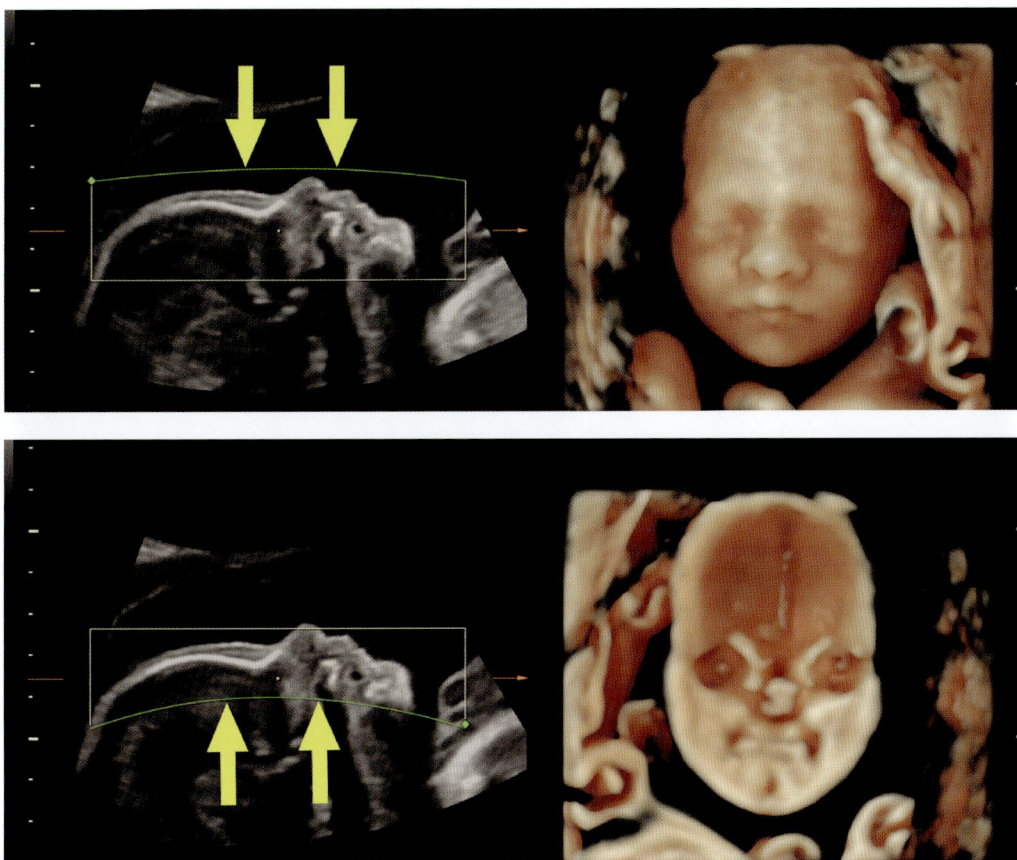

图 3-5　上图为绿线置于面部前方羊水中获得的三维图像（由上向下观察）；下图为绿线放置在面部后方（由下向上观察）显示面部的背面，即脸的背后观。操作方法见图 3-4。

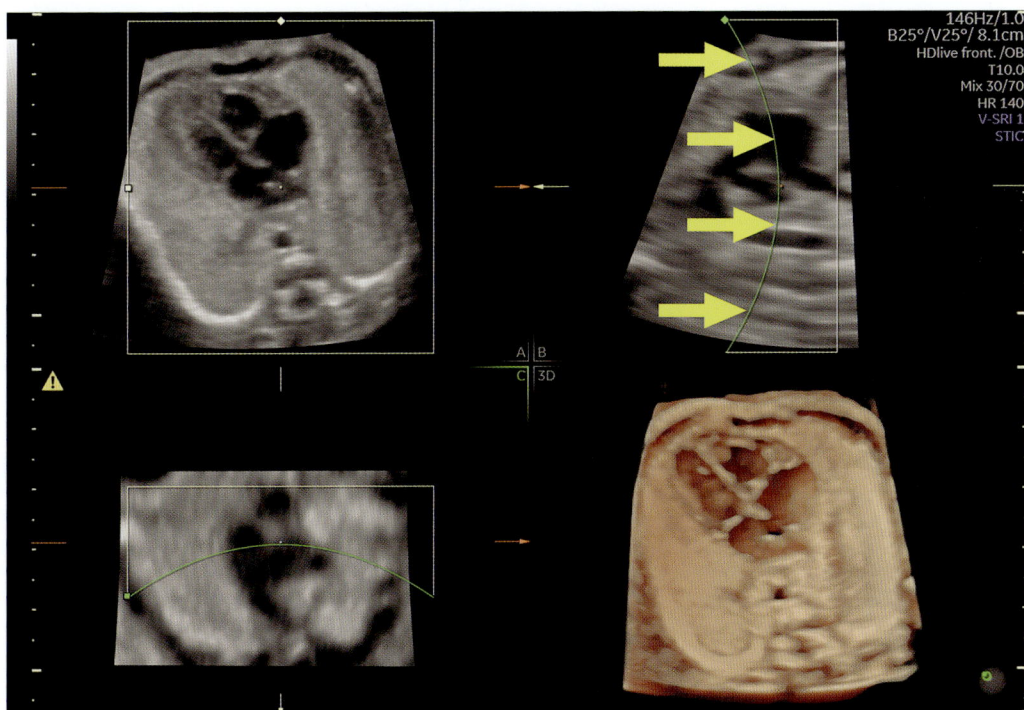

图 3-6　在此 STIC 容积数据中，绿线（箭头）以弧线方式直接置于胸腔内心脏主动脉根部下方（B 平面）（见图 3-3）；方向已设定为从前向后方向（见图 3-4）。该设置可用于 STIC 技术中展示四腔心结构，且同样适用于彩色多普勒 STIC。

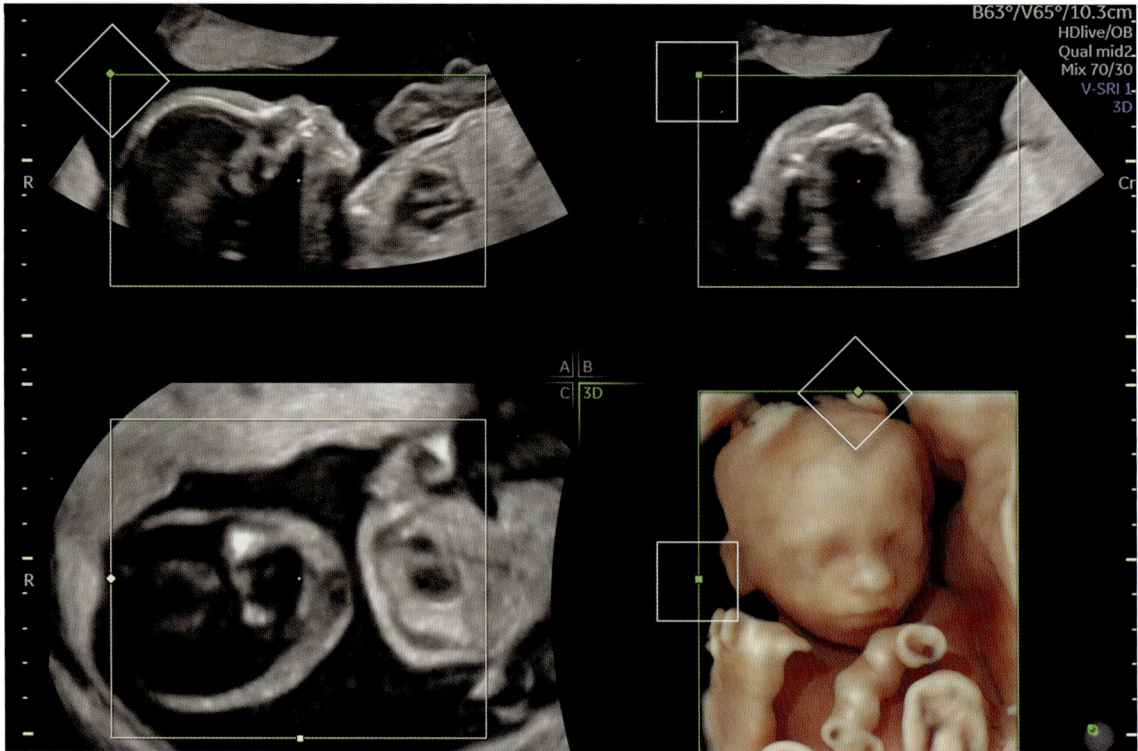

图 3-7　3D 立体图像（右下方）仅显示渲染框内的信息，在这幅图像中，头颅的顶部在渲染框外，因此在 3D 立体图像中不显示。为了更好地定位框内 3D 立体图像的方向，在相应图像的框上有两个标记，即方形标记和菱形标记。

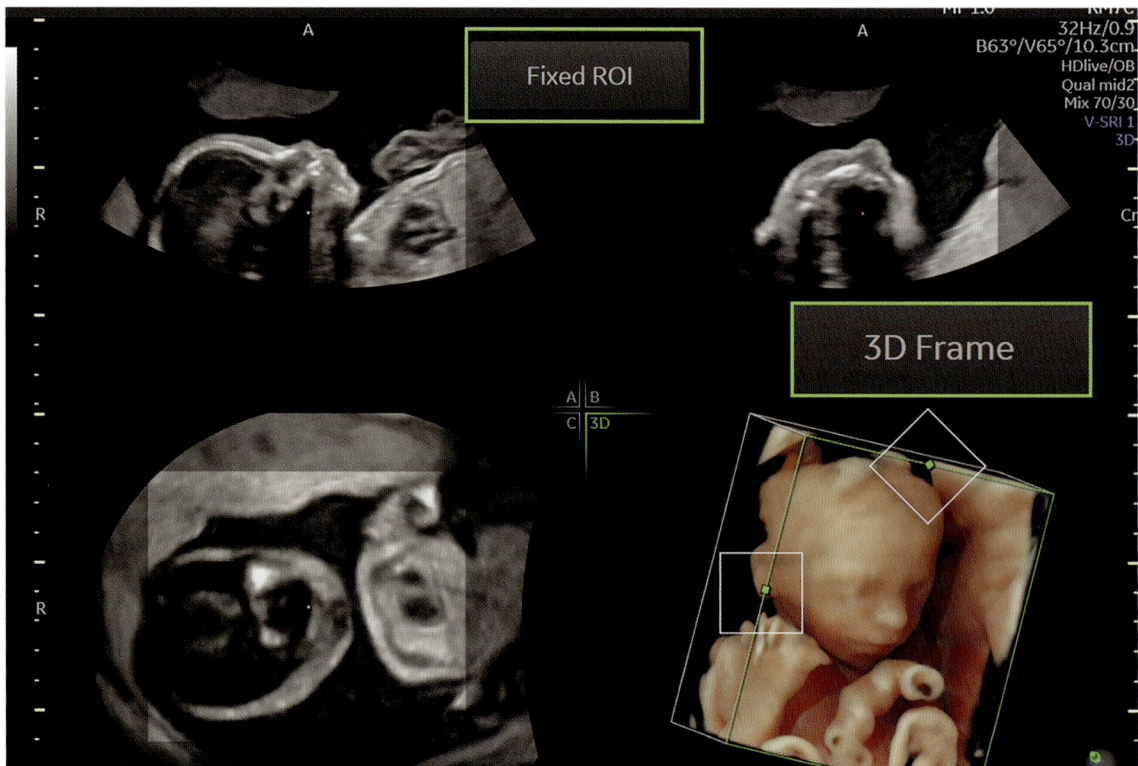

图 3-8　本例中绿色的渲染框已被"固定"或"确认"，意味着可对该 3D 立体图像进行旋转、放大等操作（右下图）。渲染框在 A、B 和 C 平面中的线条不再显示。3D 渲染框在 3D 立体图像中始终显现。操作熟练后，可不再需要显示渲染框，如本书中的大多数图像一样。

3.3 三维超声容积伪像

　　三维超声的伪像通常是在采集容积数据过程中由胎儿运动所致，少数是由母体运动产生，这些伪像可以在 3D 重建过程中在某幅二维图像上或最终渲染出的三维图像上直接观察到（图 3-9）。大的运动会造成明显的伪像，导致容积数据失去临床价值，而一些较小的胎儿运动也会导致轻微的图像变形，漏掉图像信息。面部的伪像通常可即刻被识别出来，而其他部位小的伪像则很容易漏掉。在 4D 模式中，操作者可实时选择没有伪像的图像，而在 3D 模式下检查者必须重复采集容积数据。图 3-9 展示了部分 3D 运动伪像。

3.4 各种渲染模式及其混合模式

　　可采用不同的渲染模式对采集后的容积数据进行成像。重建的 3D 立体图像以带有 3D 效果的 2D 模式投影到 2D 的显示器上（如本书中所有 3D 立体图像一样）。渲染框内因含有来自胎儿的不同组织信息而具有不同的超声特性：无回声的液体、高回声的骨骼和低回声的软组织。一旦选定了渲染框和 3D 容积数据的观察方向，系统就会分析从投射线方向可观察到的容积数据深度范围内的所有信号，并且按照所选择的模式显示所需图像。渲染模式通常分为两大类：表面模式和透明模式。

运动伪像

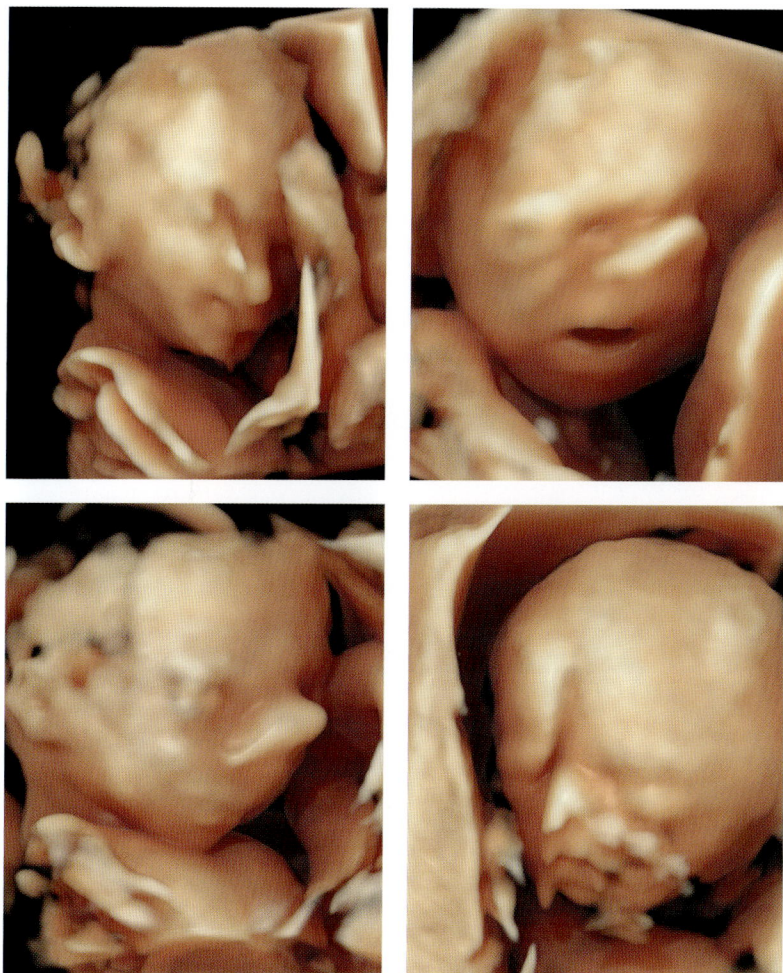

图 3-9　采集 3D 容积数据过程中，由于胎儿的运动，导致这些三维立体图像出现明显的运动伪像。

3.4.1 表面模式渲染成像

表面模式渲染（图3-10）主要分析位于投射线后面、邻近投射线的结构信息。一般来说，投射线置于羊水内即可显示胎儿的皮肤。第7章详将细讨论表面模式成像。本节介绍可用于表面模式成像的几种渲染算法，渲染模式的选择取决于所需观察的目标，以及美学或个人喜好方面需求。以下渲染和显示模式可供选用：

表面光滑和表面纹理 在这些模式中，仅显示投射线后方的表面结构信息（图3-10、图3-11）。表面纹理模式可准确显示图像中的灰阶信息；表面光滑模式可以利用滤波对灰阶信息进行轻微的模糊处理，使得表面图像柔和地显示出来，获得表面光滑图像。这种渲染技术虽然常用，但几乎已被高分辨仿真成像（HDlive）模式所取代。

亮度模式 该模式主要反映明暗度和距离的关系，越靠近投射线的结构越明亮，位于深部、越远离投射线的结构则越暗（图3-11，右下）。现已几乎不再单独使用亮度模式，只是偶尔与反转模式联合使用。

梯度亮度模式 在这种模式下，所观察目标的表面如同被某一处光源照亮，具有纵深效果（图3-12，左上）。感兴趣区的表面与声束越垂直，成像越明亮。使用梯度亮度模式时，若结构周围有足够的液体，可以获得最佳效果。这种渲染模式曾经广为应用，近期几乎被HDlive模式所取代。

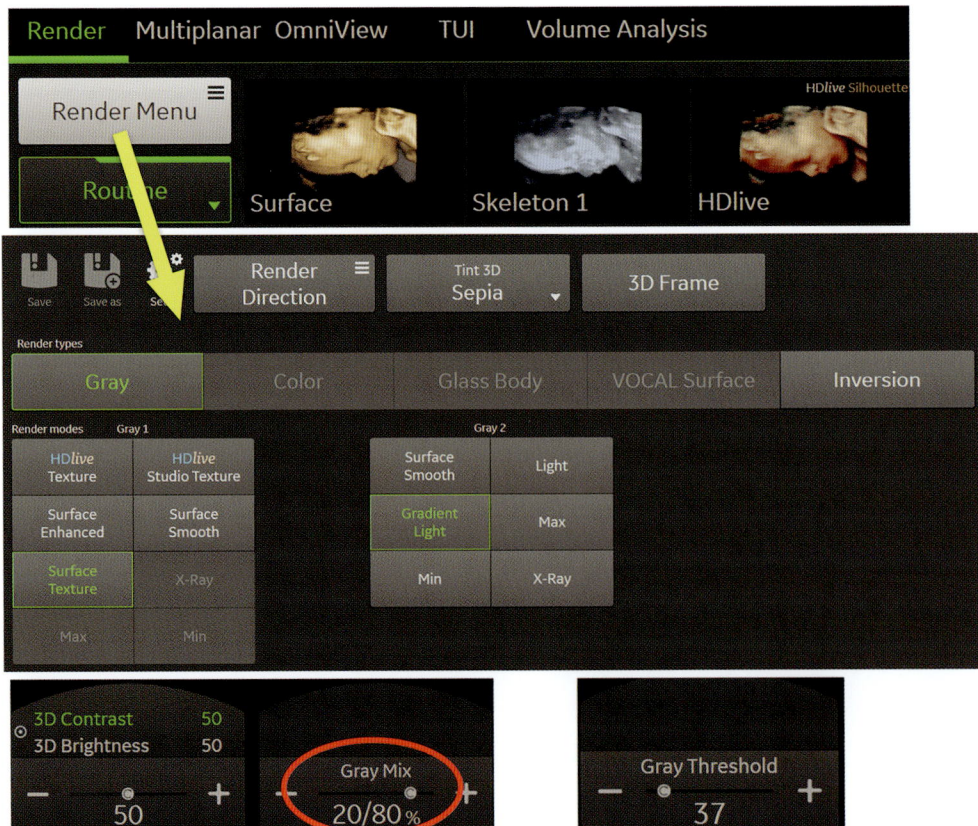

图3-10 一旦选定了3D渲染模式，操作者便可以在显示的图像中选择两种灰度模式的混合效果（参见底部的红色圆圈）。这些可选的模式可以在"Render Menu（渲染菜单）"的子菜单中找到（箭头）。图3-11~图3-13展示了各种可用的渲染效果。

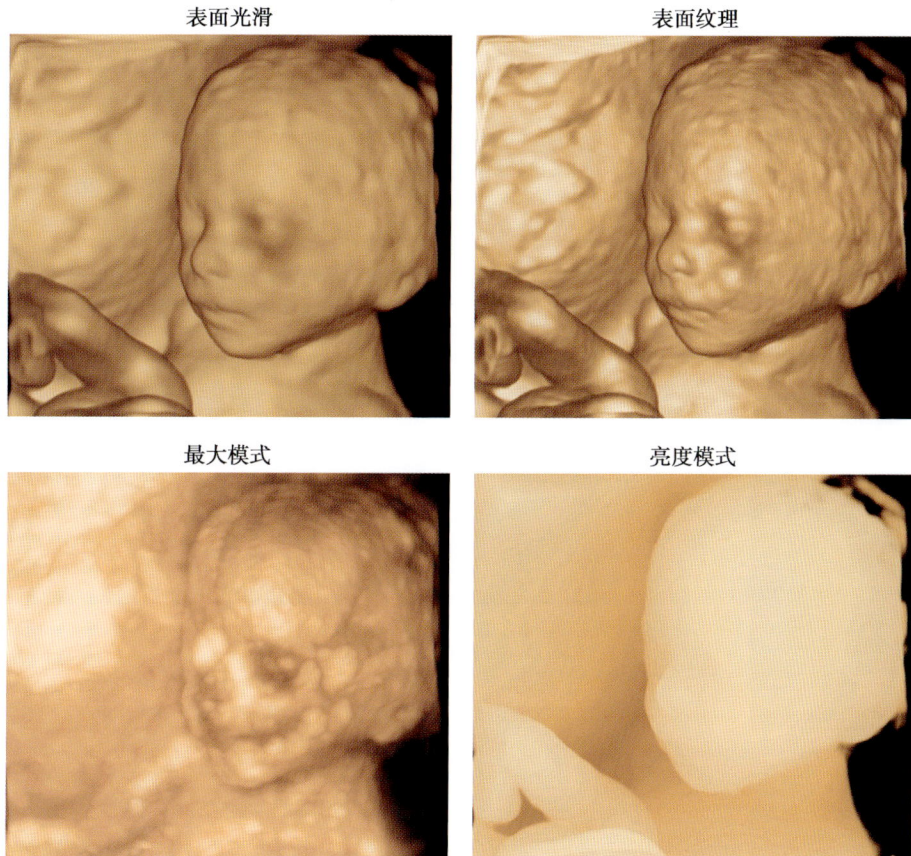

表面光滑　　　　　　　　　表面纹理

最大模式　　　　　　　　　亮度模式

图 3-11　同一胎儿的 3D 渲染图像通过不同的渲染模式展现出来，例如"表面光滑""表面纹理""最大模式"或"最小模式"（见图 3-10）。这些示例选择了 100%/0% 的灰度混合比例。

高分辨仿真模式：几年前引入了高分辨仿真模式（High-definition-live，HDlive）来改善表面成像，获得更逼真的皮肤效果图像（图 3-5、图 3-7、图 3-12）。HDlive 模式又有"HDlive 纹理"或"HDlive 平滑"模式供选择应用，两种模式可根据所观察器官的特性和所需的图像柔和度混合使用。HDlive 已成为最常被选用的表面渲染模式，此渲染模式还在不断更新，并增加了一个新的透明模式，被称为"轮廓剪影"，这种模式专为 HDlive 设计，仅能与之配合使用。本书的第 11 章将详细阐述如何在轮廓剪影模式下运用各种工具进行图像处理。

3.4.2 透明模式渲染成像

表面模式只显示目标结构的表层信息，而各类透明模式能够依据容积数据内部不同的回声特点，突出显示框内特定区域的细节。根据感兴趣区的内部结构特征不同，可以对渲染框内的所有信息做相应的分析和成像。

最大模式　是一种将渲染框内所有高回声结构的信息优先计算和显示出来的透明模式（图 3-13，左上）（见第 8 章）。这种渲染模式通常用于观察骨骼，是检查胎儿骨骼系统的理想模式（见第 17 章）。此模式通常与 VCI-A 结合使用，在实时四维（4D）检查中用于观察骨骼。

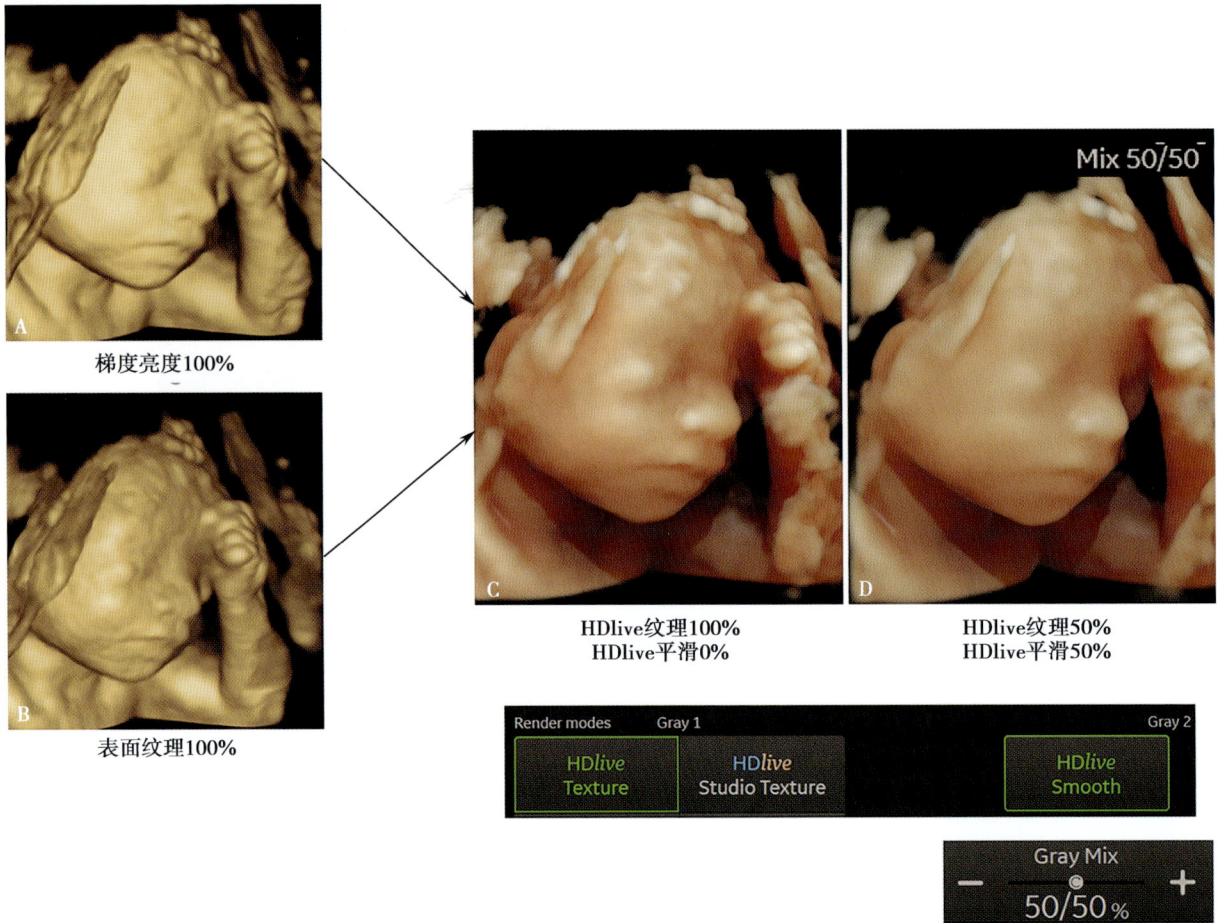

图 3-12 通常采用两种灰度模式的混合模式显示 3D 图像。该图显示了在梯度亮度（100%）（A）和表面纹理（100%）（B）模式下的胎儿面部。HDlive 模式的使用显著提升了面部图像的皮肤质感。C、D. 展示纹理模式与平滑模式不同比例混合的 HDlive 渲染效果。

最小模式 是一种将渲染框内所有无回声结构的信息优先计算和显示出来的透明模式（图 3-13，右上）（见第 9 章）。此模式是观察充满液体的器官以及心脏和大血管的理想模式，目前已很少使用。

反转模式 该模式将容积数据内的无回声信息（黑色）反转为有回声（明亮）信息显示出来，从而使原本无回声结构变得清晰可见。周围有回声的结构信号被抑制（图 3-13，左下）（见第 10 章）该模式目前偶尔还会用到。（译者注：反转模式是属于渲染模式的一种特殊类型，与透明模式原理不同）。

X 线模式 用于显示组织的透明对比模式，是综合最大和最小模式的三维计算方法成像，渲染框内所有回声信息都会被平均计算和显示。使用该模式的理想区域是肺部、腹部器官、大脑（图 3-13，右下）、胎盘和其他区域。X 线模式通常与容积对比成像（VCI）联合使用（见第 4 章）。该模式很少单独使用。

轮廓剪影模式 这是一项新推出的渲染模式，专门用于观察器官结构的内部轮廓。此模式在激活 HDlive 模式后才能启动，透视级别可调（图 3-14）。结合 HDlive 中的表面渲染模式，该模式已成为目前最广泛使用的渲染技术之一，其详细应用将在第 11 章中讨论。

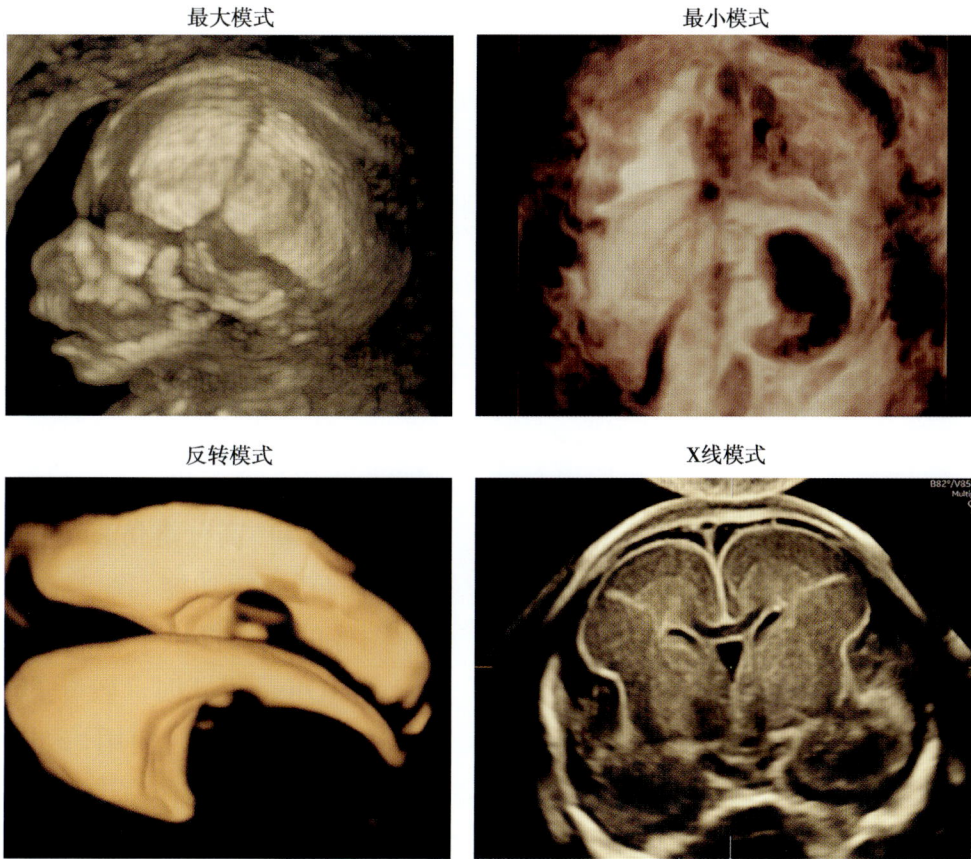

图 3-13　使用不同的透明模式显示不同的器官和区域，如最大模式（100%）、最小模式（100%）、X 线模式和反转模式。

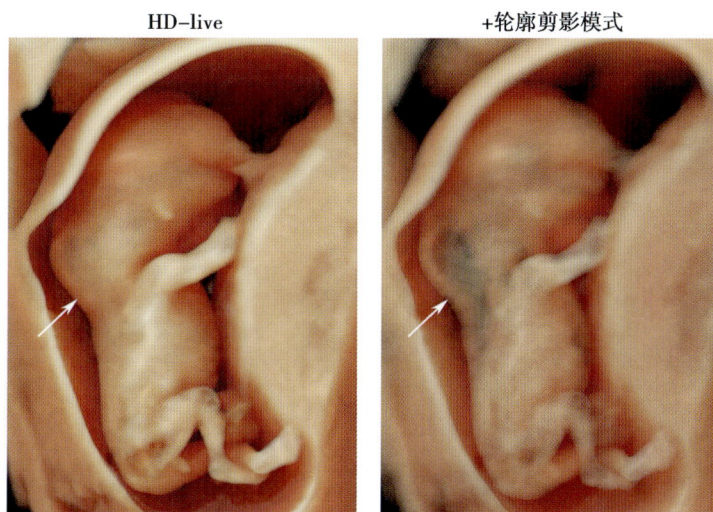

图 3-14　左图展示了表面模式和 HDlive 模式下早孕期胎儿增厚的颈项透明层。启用轮廓剪影模式并将其透明度调整到适当水平，皮肤的透明度增加，使颈部区域的液体更加清晰。

3.5 三维图像特效：动态深度渲染和光源

三维立体成像是通过将 3D 立体图像投影到二维的屏幕上完成的，并且不需要佩戴（如今在消费电子产品中使用的）立体眼镜。为了增强 3D 图像的空间效果，开发了另外的图像增强功能，以下 3 个功能尤其重要：

3D 动态深度渲染　此功能可与棕褐色色彩的表面光滑、纹理、梯度亮度等渲染模式结合使用。该功能使容积内位于较深位置的结构显示蓝色、灰色或黑色，褐色和蓝色之间的颜色互相切换以获得漂亮的深度成像效果。根据检查区域的深度对颜色进行阴影处理，从而调整纵深的效果：较浅区域显示为明亮颜色，较深区域则着以较暗色调。图 3-15 展示了没有添加深度渲染成像（A）、添加灰色深度成像（B）和添加蓝色深度成像效果（C）的示例对比。使用这种深度成像技术对妊娠早期羊膜腔内胎儿全身成像，可以得到非常好的视觉效果。

光源功能　可与 HDlive 和轮廓剪影模式联合使用。该功能可以使用光源照亮 3D 图像。常规 3D 图像看起来好像是光源从前面直接投照到图像上，但新的光源软件允许操作者在虚拟球形区周围移动光源，获得从不同的角度（甚至从后面）照亮 3D 图像（图 3-16、图 3-17）的效果，令人印象深刻，尤其是在早孕期成像（图 3-18、图 3-19）。

多光源和"高分辨仿真工作室"　为几年前推出的新光源功能（图 3-16），为改善 3D 立体图像的效果提供了新的手段，特别是联合应用 HDlive 模式时。较新的软件版本中，可多达 3 个光源同时使用，改进了图像的显示效果，如在摄影工作室中一般，因此被称为"高分辨仿真工作室"（HDlive studio）（图 3-17、图 3-18）。操作者需要掌握如何操控这些光源，因为每个光源的位置、与观察物体的距离以及其类型都可以进行独立调整。

常规3D成像　　　　　　　　　　　　　　　　动态深度渲染3D成像

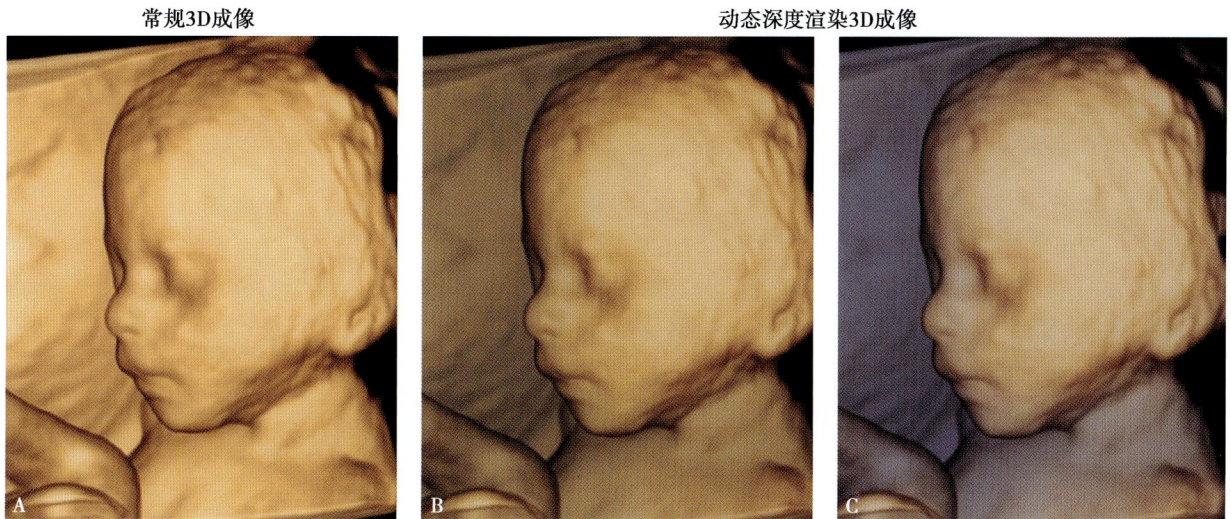

图 3-15　使用"动态深度渲染"提高纵深效果，该工具使容积内位置较深的结构增添蓝色或黑色色调，因此羊水在此情况下呈现蓝色。A. 原始图像。B、C. 分别是增加了黑色和蓝色，强化了前后的纵深效果。色调的等级可以根据图像中的深度信息进行调整。

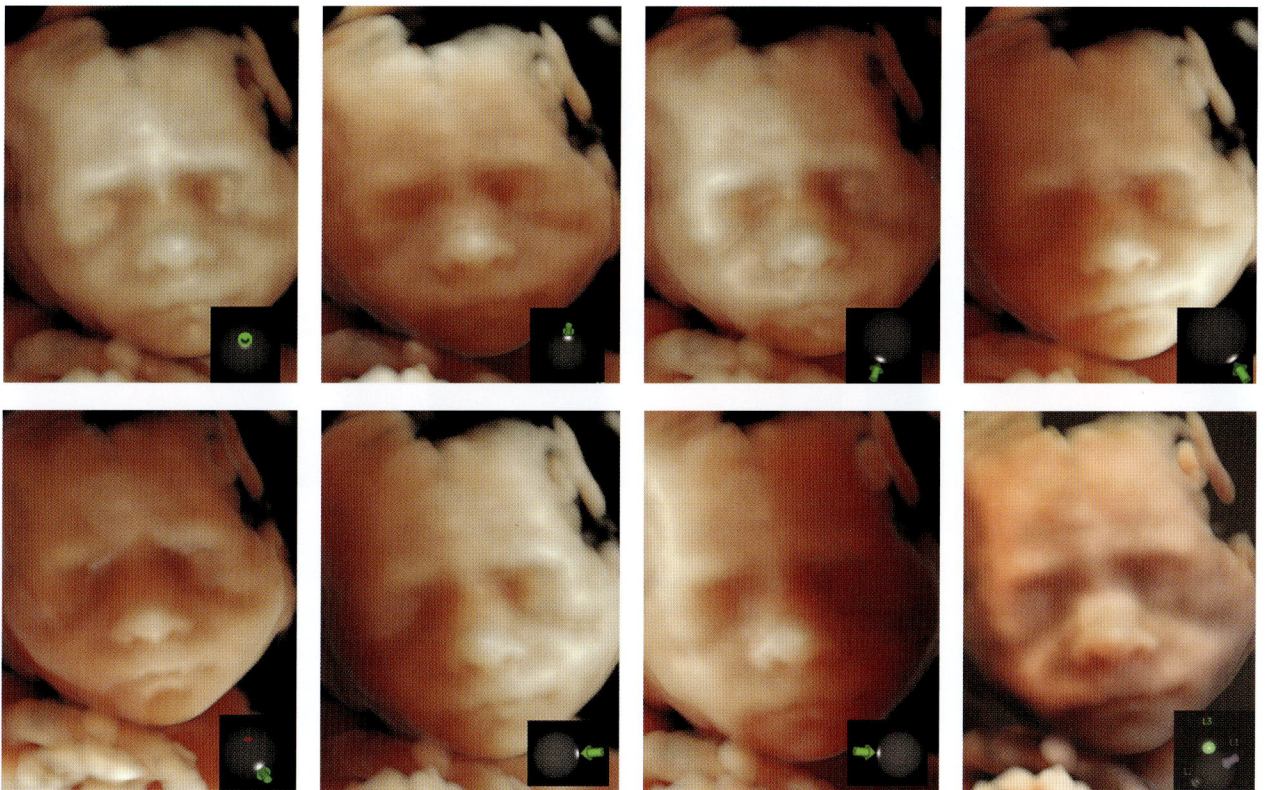

图 3-16　使用最新的调整光源软件提升 3D 效果，类似于手电筒，光源可以放置在不同的位置，为图像赋予不同的表现或"情绪"。对于胎儿面部，最佳选择是将光源置于图像的上部。右下角的图像采用工作室光源（studio light）照射，其可由多至 3 个光源组合而成。

高分辨仿真工作室

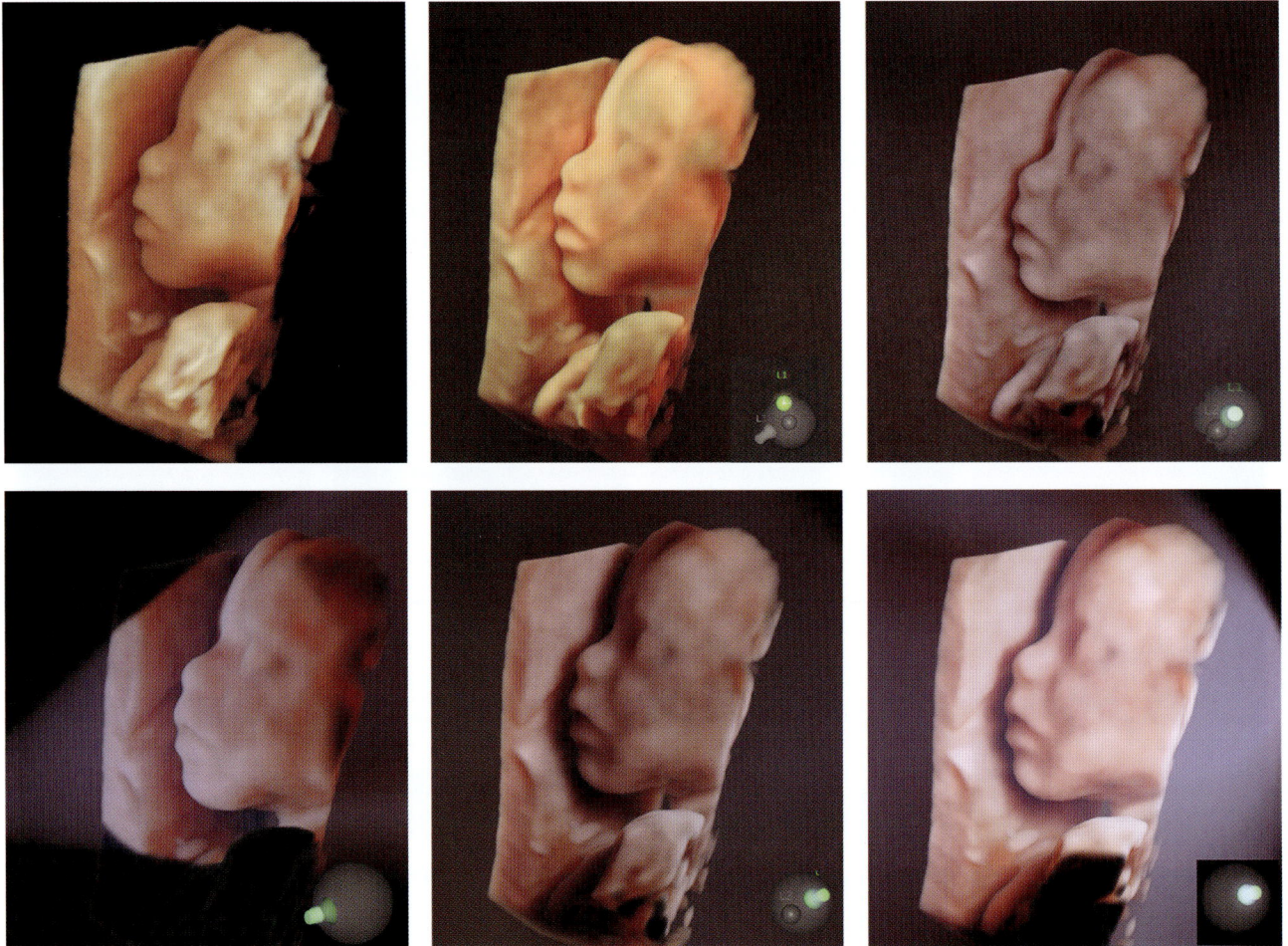

图 3-17　在 HDlive 模式下展示同一个胎儿面部。最初仅使用一个光源（左上图），当激活 HDlive 工作室功能后，便可使用 3 个可单独调整位置的光源，如其他图像所展示的那样。每幅图像的右下角分别标示了正在使用的光源位置。

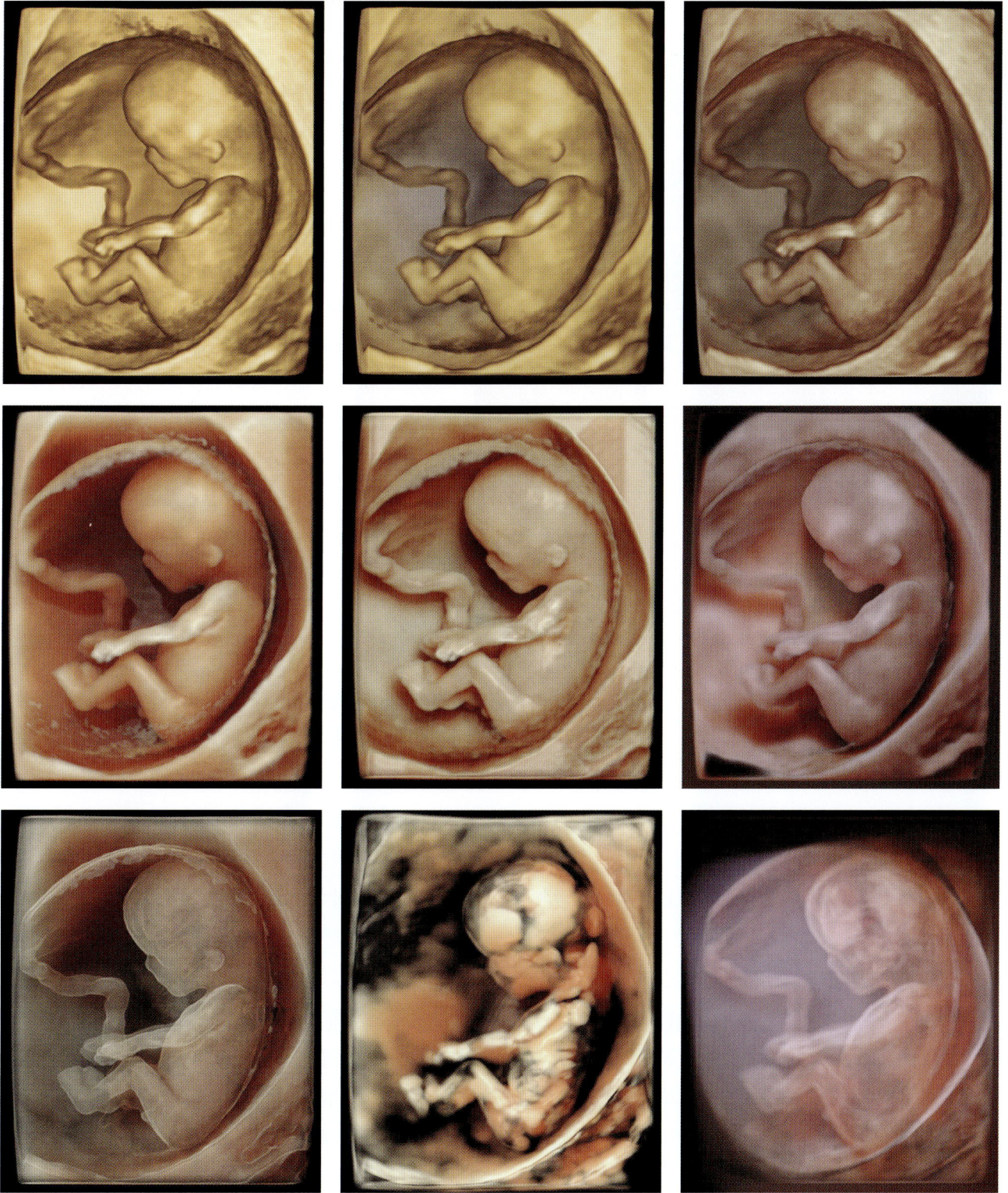

图 3-18　妊娠 12 周胎儿三维容积图像，以不同的功能组合进行展示，包括表面模式、梯度亮度、HDlive、轮廓剪影以及光源等技术。参见图 3-19。

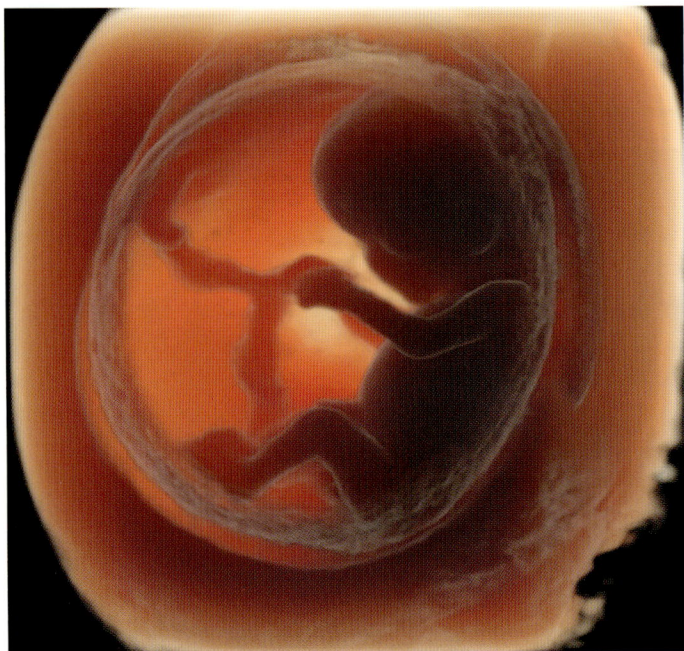

图3-19 与图3-18中相同胎儿的3D容积数据，联合使用表面模式、HDlive表面模式以及轮廓剪影模式成像。光源放置于图像后方，显示出背光效果。

3.6 阈值、透明度、亮度和色阶

3D图像的质量主要取决于容积数据采集前的2D超声图像质量（如第1章所述）。在操作3D容积数据和3D容积渲染过程中，还可以使用一些工具来提高3D图像的质量。

阈值 "阈值"或"灰度阈值"功能是指3D图像重建过程中使用的灰阶级别（图7-1），阈值旋钮主要用于消除微弱的伪像和斑点噪声，以突显真实结构的信息。若需显示精细的结构如羊膜或脐带，需调低阈值（<20）；若需显示比较宽范围的灰阶信息如胎儿皮肤，则需调至中等阈值（25～40）；若需突出最大模式下的骨骼或反转模式中的其他结构，则

应调高阈值（>50）。推荐使用此旋钮在屏幕上查看成像效果。

透明度和增益 通过提高灰阶透明度，使图像在纵深方向上看起来透明，也可以通过增加增益来获得更多的灰阶信息，但是增益太高会导致伪像增加和细节被掩盖。

亮度和对比度 在大多数3D成像系统中，可在3D成像后进行亮度和对比度微调，以进一步提高图像品质。

彩色色调 可以选择不同的颜色为3D图像着色，如经典的褐色，也可选灰色、蓝色、冰蓝色或不同的类皮肤色调。这种调色通常用于增加3D效果（图3-20）。多数操作者只选常用的几种颜色。HDlive还提供了各种可自定义的色调。

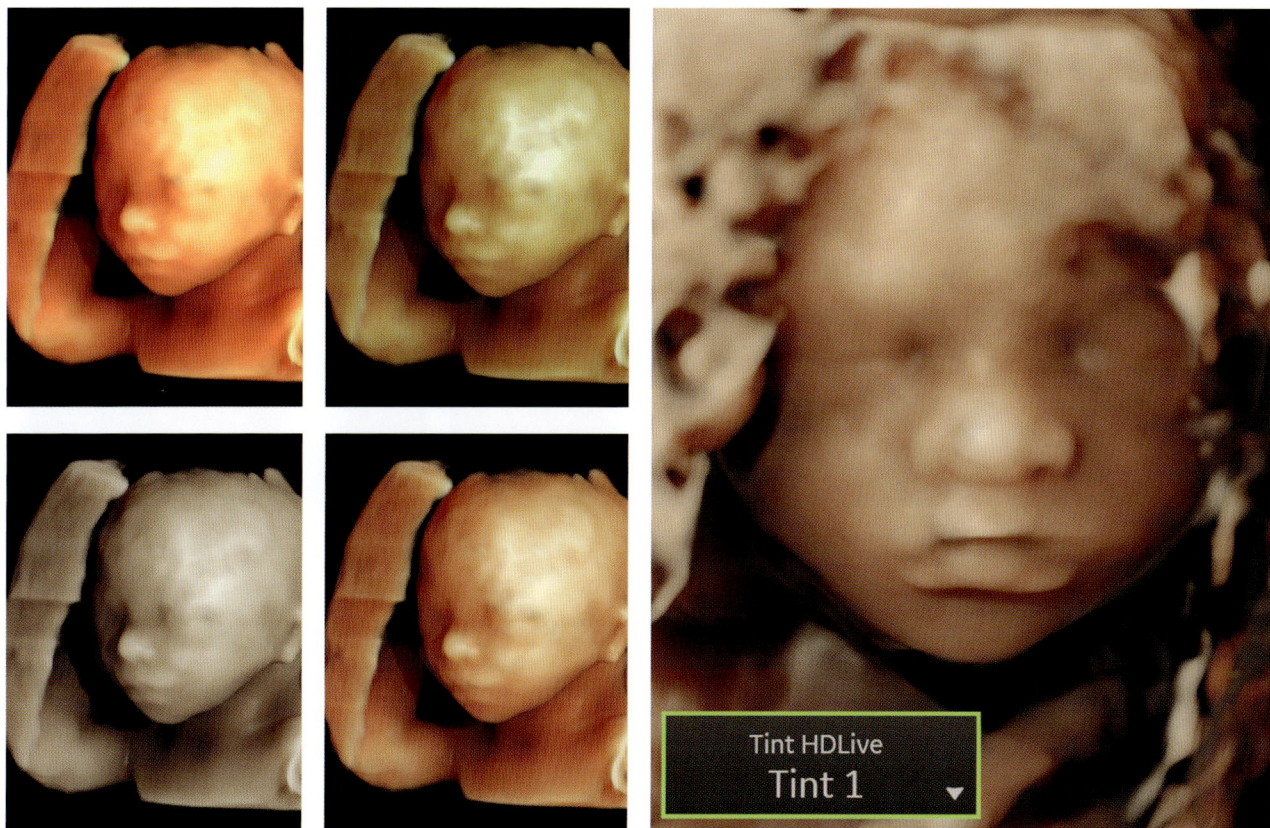

图 3-20 在 3D 模式下，操作者可以选择不同的图像颜色。本书所采用的肤色比较流行，但是可以尝试 HDlive 子菜单中的"色调"中不同的肤色设置，获得有趣的视觉效果。

3.7 魔术剪

魔术剪（magicut） 在 3D 成像过程中，只有极少数的情况下不需要对图像进行校正或后处理即可获取满意的 3D 图像，大多数静态 3D 图像需要通过采用前述工具进行修饰改善图像质量。为了更好地观察某些感兴趣区，或仅仅出于美感的要求，在固定图像框后（"fixed region of interest"按钮），可以使用电子裁剪，也称为魔术剪进行处理。魔术剪提供了不同形式擦除 3D 容积数据内信息的工具，包括使用大小不同的"橡皮擦""框

内/外"切除，或者"内/外描边"的自由绘制切除。擦除信息的深度也可选择"全深度"和"定义深度"；对于彩色多普勒玻璃体模式还可提供额外的擦除功能。图 3-21~图 3-24 列举使用魔术剪来获取高质量图像的示例。

全深度魔术剪（full depth magicut） 大多数情况下操作者默认选择"全深度"魔术剪功能。在确定感兴趣区之后，旋转容积数据，使需要移除的结构悬浮，后方没有结构，而后追踪需要移除的区域，确认后即可删除。图 3-21~图 3-24 展示了使用魔术剪在简单和复杂情况下优化图像的实例。

魔术剪的应用：简单案例

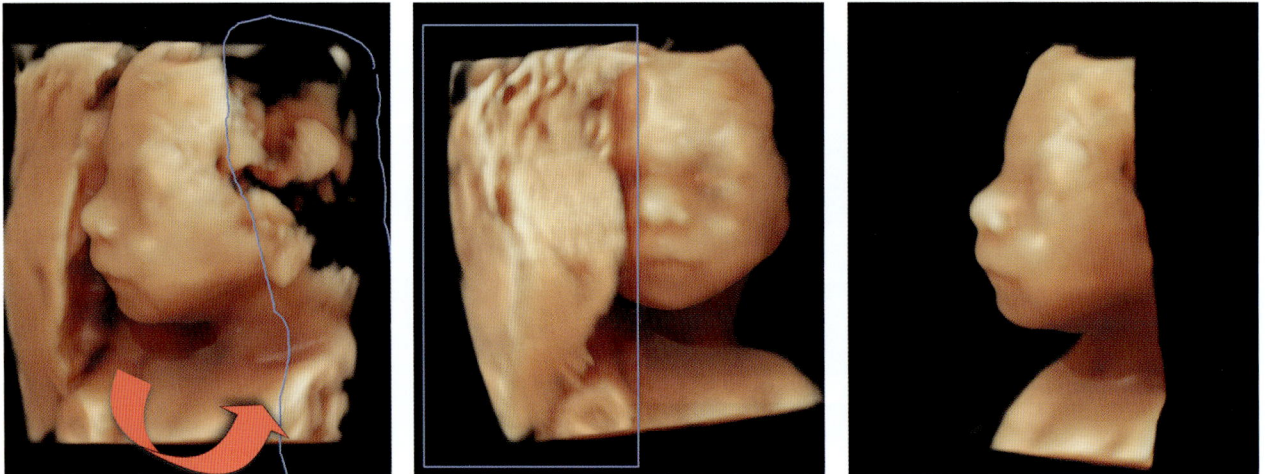

图 3-21　电子刀也被称为"魔术剪"，冻结容积数据后，整个容积数据可以向任意方向旋转，以裁剪掉无关的结构信息。在这个简单案例中，头部后方的细节已被删除，旋转容积数据将脸部后方的信息也一并删除，从而获得这一侧面图。参见图 3-22。裁剪线可使用轨迹球或用手在触摸屏上绘制。

魔术剪的应用：复杂案例

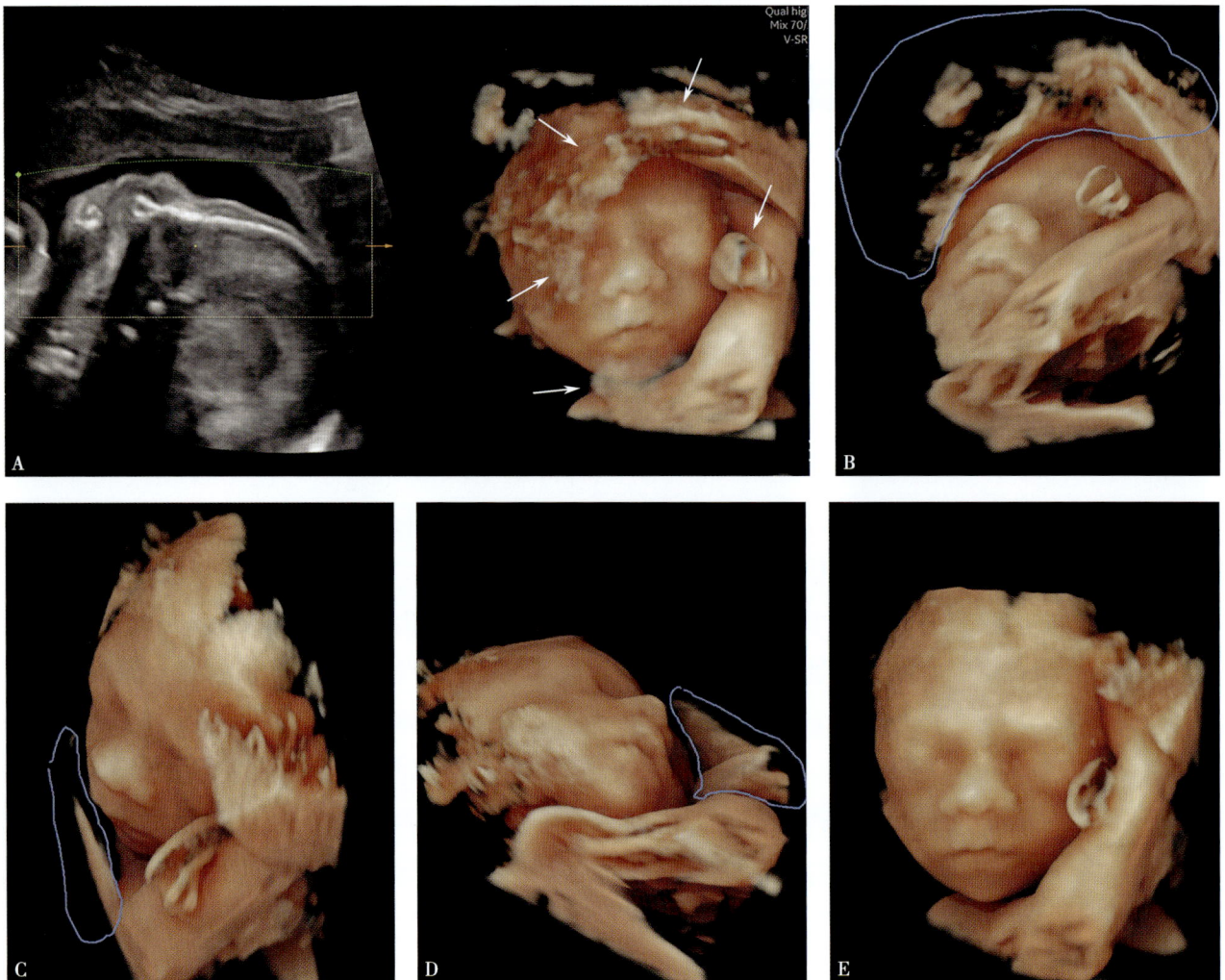

图 3-22　使用魔术剪裁掉多余的遮挡面部的结构（A）。对此复杂容积数据，首先固定容积数据（见图 3-8），然后逐步旋转 3D 图像，选择性地切除不同区域信息，如 B～E 所示。

自定义深度魔术剪(defined depth magi-cut) 魔术剪的另一种模式为"自定义深度"(或称为选择性)擦除,它允许操作者选择特定区域并逐层擦涂,而不是删除从前向后的所有结构(图 3-25)。在此情况下,选择"自定义深度"后勾勒出所选区域的轮廓(图 3-25,步骤 1),随后旋转旋钮进行逐层删除(图 3-25,步骤 2),至达到所需效果后,按下"Done(完成)"按钮。图 3-25 为自定义深度擦除的示例。

彩色多普勒玻璃体模式下的魔术剪 在彩色多普勒 3D 数据中使用魔术剪特别有趣,容积数据以玻璃体模式显示的情况下,可以选择性地擦除图像的灰阶信息或彩色多普勒信息,或者两者都擦除。更多详细信息请参阅第 12 章。

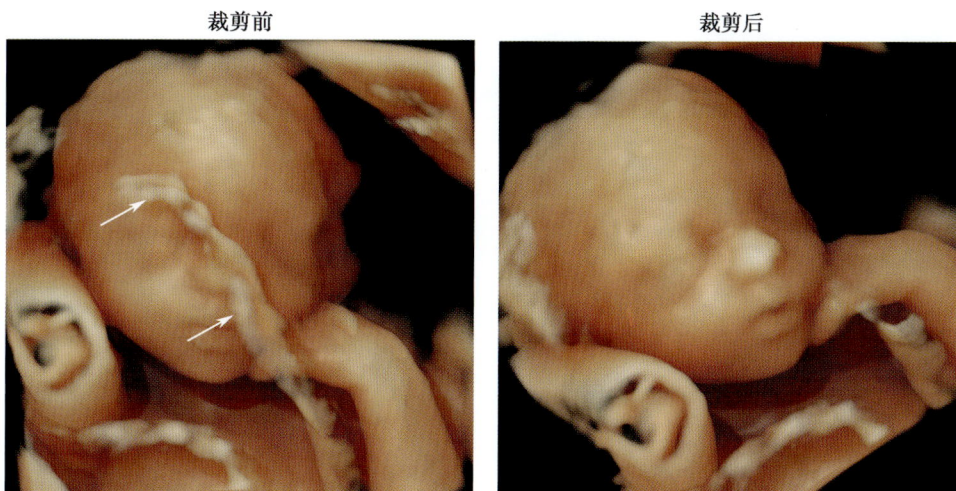

图 3-23 另一例使用魔术剪剪除覆盖在胎儿面部的脐带前后的面部图像对比。

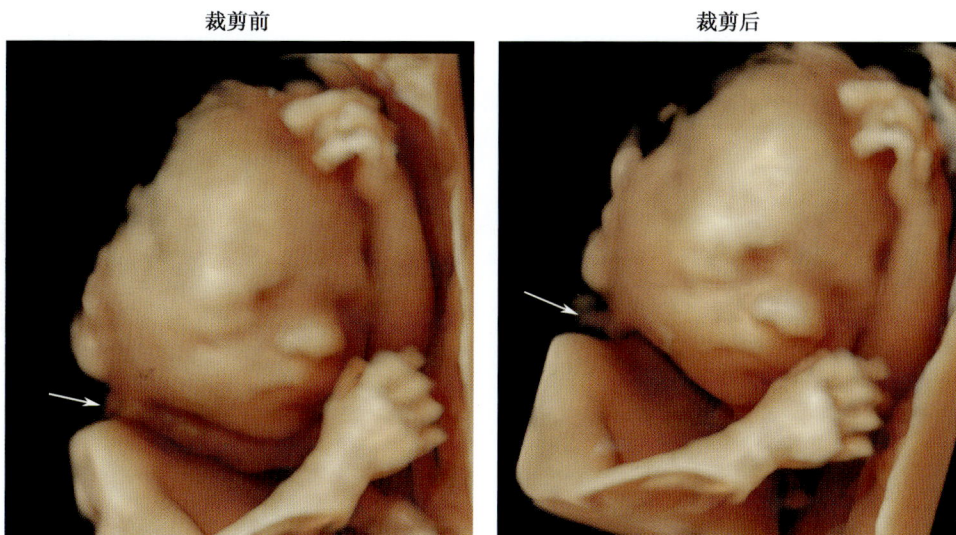

图 3-24 另一个示例展示了胎儿头部带有脐带的情况,通过使用魔术剪剪除颈部脐带前后的对比。

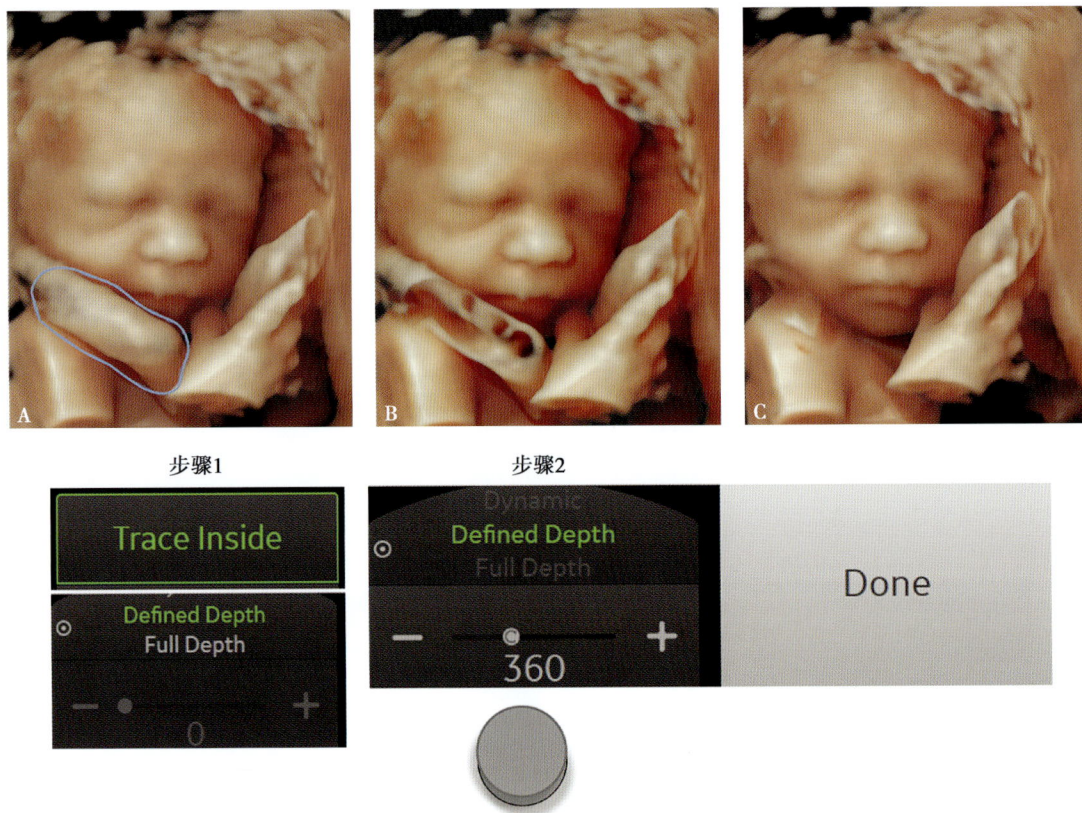

图 3-25　使用魔术剪的默认设置为"全深度"，即擦除所选区域从前向后的所有结构。但在 A 所示的情况下，需移除的脐带与周围结构紧密相邻，此时可以选择"自定义深度"而非"全深度"，如步骤 1 所示，包络需要移除的区域，然后如步骤 2 所示，通过按钮或滑键逐渐增加擦除的深度。操作过程中可以直接观察擦除的效果，图像达到预期效果后点击"Done（完成）"（位于屏幕右下角）确认。在此例操作中，必须旋转容积数据，以从不同的角度进行"自定义深度"擦除脐带。

3.8　智能实时胎儿追踪成像

新推出的智能实时胎儿追踪成像（Sono-render live）功能可以在容积渲染过程中自动调整绿线（投射线）的形状，不必像魔术剪裁剪那么复杂，如图 3-26 所示，软件自动识别胎儿面部与子宫前壁或胎盘之间的羊水，并将绿线（或弧线）置于该区域，面部结构瞬间呈现。这个功能在实时 4D 扫查时非常重要，尤其是在手动魔术剪操作存在困难的情况下。此外，智能实时胎儿追踪成像对于处理不规则结构同样表现出极高的实用性，如图 3-27 所示。

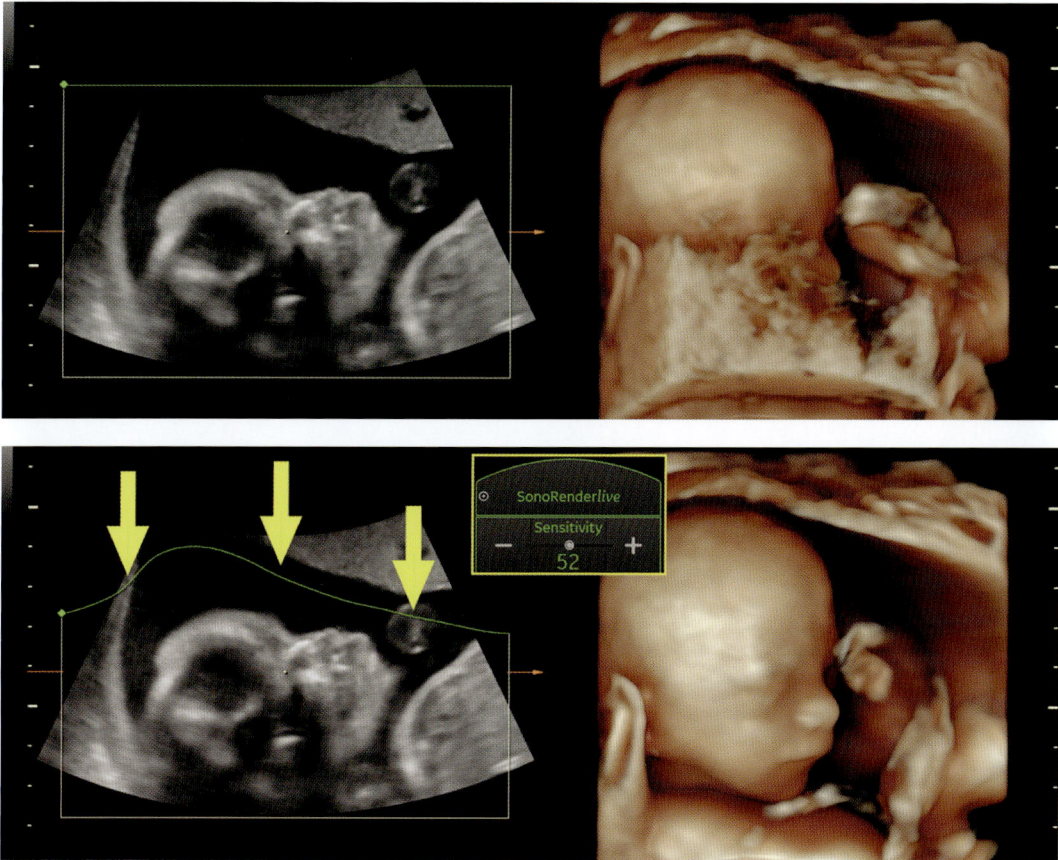

图 3-26　智能实时胎儿追踪成像工具能够自动识别并清除羊水前方的结构，无须手动操作魔术剪便可清晰显示胎儿面部。在操作界面的左下方，可见绿线由直线变为曲线（箭头），以适应感兴趣的区域。该功能灵敏度可调，特别适用于 4D 实时超声检查过程中因胎动频繁致魔术剪操作困难时。参见图 3-27。

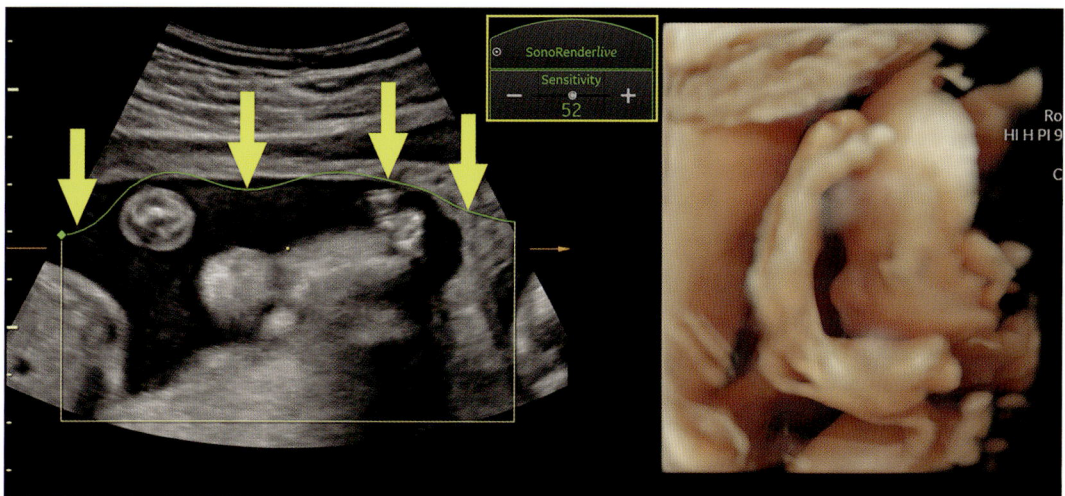

图 3-27　在该例中，智能实时胎儿追踪成像的应用颇为有趣，它能将曲线调整至脸部前方的胎儿肢体前，如图中弯曲的绿线（箭头）所展示。

3.9 结语

　　与多平面导航成像相比，容积数据的 3D 渲染成像较为复杂，需对 3D 软件及其不同的成像模式和操作非常熟悉。在进行容积数据处理之前，要掌握渲染框、投射线和定位的基础知识。容积数据框内的超声信息可以采用表面模式或透明模式进行渲染成像（图 3-28）；魔术剪工具用于修剪图像并突出感兴趣结构；光源可用于增加图像空间效果。各种渲染模式和其他 3D 处理工具将在本篇其他章节讨论。

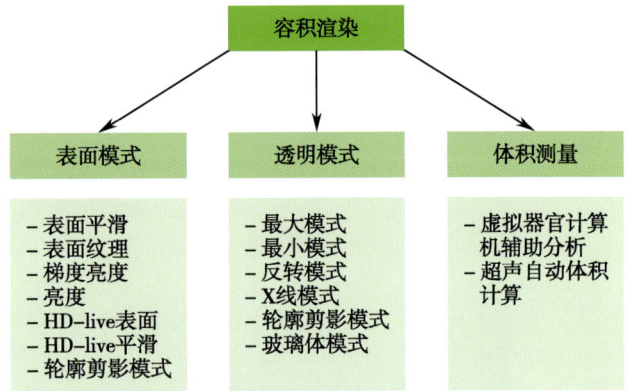

图 3-28　表面模式和透明模式中的各类容积渲染模式概况。

4 容积对比成像

4.1 简介

容积对比成像（VCI）技术以多平面模式显示 3D/4D 容积数据时，可获得薄层容积信息而非单一的切面信息，其优势在于提高了图像分辨力和对比度，减少了伪像，这正是 VCI 的原理，具有重要的辅助价值。VCI 通常用于静态三维容积数据和 STIC 方式采集的数据。它还可以通过创建 A 平面（VCI-A）、C 平面（VCI-C）或自由解剖成像平面（VCI-Omniview）的薄层容积切面在实时 4D 扫查中使用。操作者可以对切面中的信息选择不同的渲染模式，如前所述，可选 X 线模式、最大模式、最小模式或表面模式进行渲染（图 4-1）。新近改进的 VCI 技术已经可以处理彩色多普勒容积数据，并可与多平面彩色多普勒重建技术相结合。本章将探讨

VCI 工具的技术原理，并推荐读者在展示 3D 容积数据中的 2D 平面时采用这一工具。此外，本书的各个章节还将介绍应用 VCI 技术的临床案例。

4.2 VCI 的原理

从 3D 容积中重建的单幅 2D 图像既包含真实信息，也包含噪声或斑点噪声伪像。激活 VCI 后，选择薄层容积厚度成像可降低伪像，提高图像分辨力和对比度，改善图像品质（图 4-1）。图 4-2 展示了 VCI 的原理，图中高振幅峰代表真实的声像信息，低振幅峰代表斑点噪声和伪像。将两个紧邻的切面图像相比较，真实声像信息的强度、位置相同，而伪像信号在强度和位置上则有差异，当两幅图像叠加时，解剖结构的真实声像信息增

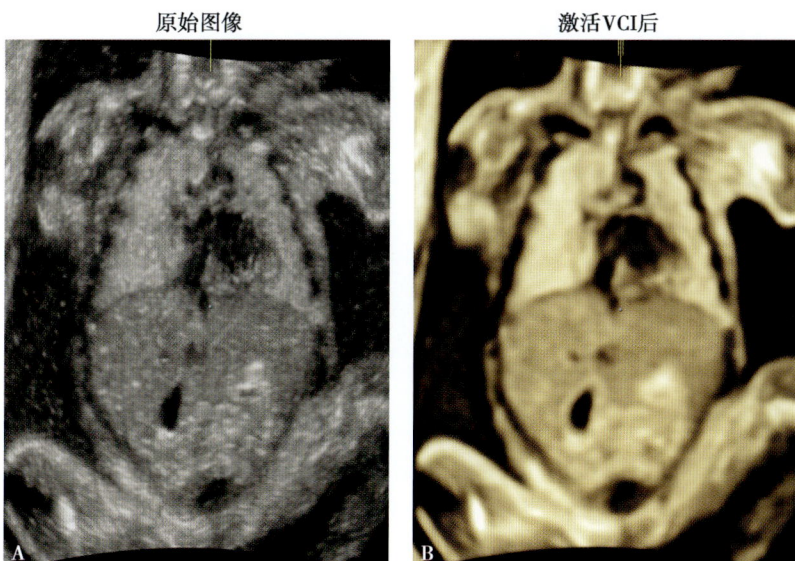

原始图像　　　　　　　激活VCI后

图 4-1　容积数据重建图像显示胎儿肺、心脏、横膈和肝脏的冠状面。左图为断层模式下的原始图像，右图是激活 VCI 后，图像对比度和细节显示力提高。

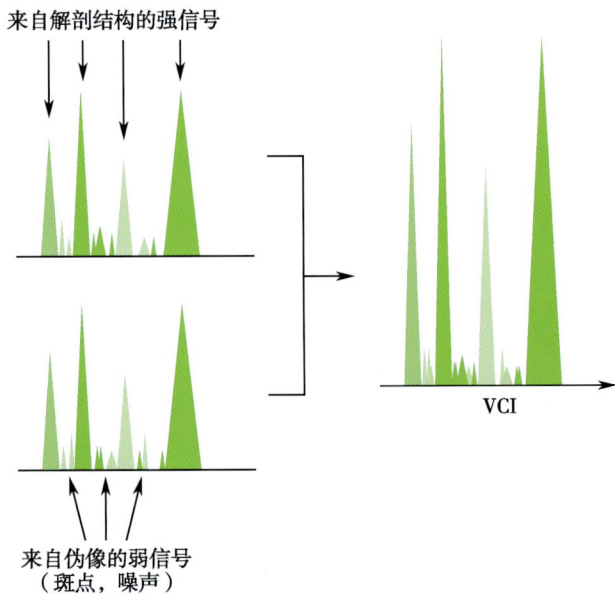

来自解剖结构的强信号

VCI

来自伪像的弱信号
（斑点，噪声）

图 4-2 VCI 原理说明。VCI 图像是若干相邻的图像（这里显示两幅图像）重建而成。来自真实组织的信号较强，且出现在相邻图像中的相同位置，而来自噪声和斑点的信号较弱，并且随机出现在不同的地方。两幅相邻图像的叠加（VCI）增强了来自真实组织的信号的强度，而来自噪声和斑点的信号强度太低则几乎被消除。

强，而在不同切面随机产生的噪声和斑点则被抑制甚至被消除。VCI 功能可在仪器的触摸屏上激活使用（图 4-3），激活后在新增子菜单上选择渲染选项。

图 4-1、图 4-4 和图 4-5 展示断层超声模式下胎儿肺、肝和颅内结构的两个平面。左图是基于原始容积数据的二维切面，而右图则是激活 VCI 之后增加了对比度的图像。

4.3 静态 VCI

容积对比成像（VCI）技术可应用于多平面中任一平面、断层超声切面或自定任意切面（如自由解剖成像），以提高图像质量和对比度（见第 5、6 章）。图像显示为一个切面，但实际上是一个薄层容积图像。根据所需成像的内容，薄层厚度可在 1～20mm 间选择。本书中所展示的断层扫描或 Omniview 图像大多采用 VCI 技术生成，薄层厚度通常为 1～3mm。

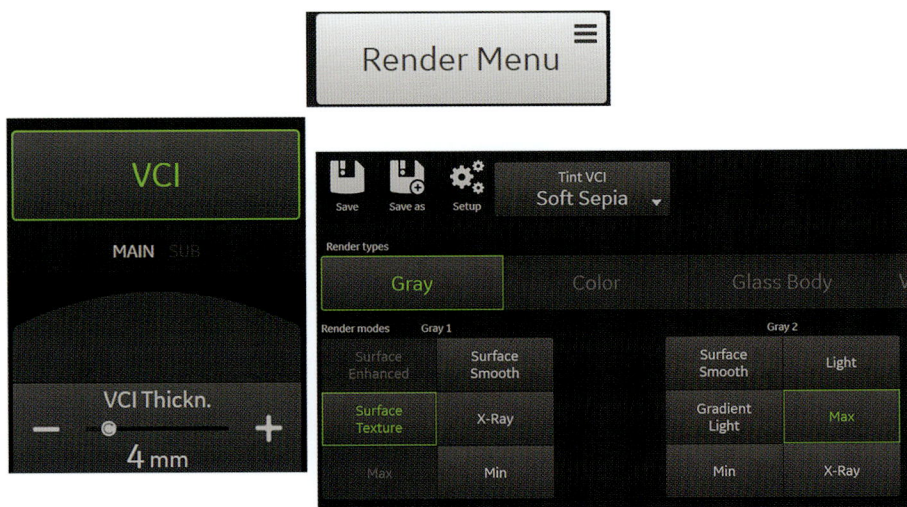

图 4-3 在触摸屏上（左图）激活 VCI 功能时，即出现"层厚度"选项，厚度可以从 1mm 调整至 20mm。可在渲染菜单（右侧）的子菜单中选择 VCI 的显示方式。有 4 种模式可供选择：亮度模式、最小模式、最大模式和 X 线模式。其中最大模式适用于显示骨骼，而 X 线模式则用于增强组织对比度。

薄层容积的渲染模式可以选择 X 线模式、最大模式、最小模式、表面模式或任意两种模式的混合（图 4-3），与第 3 章中讨论的三维渲染技术类似。这些渲染模式的效果见图 4-4～图 4-10。

X 线模式 该模式最适用于增强组织信息，可用于脑、肺、肾、颈项透明层及其他脏器结构成像。多数选择 1～5mm 层厚（图 4-1、图 4-4～图 4-8）。

最大模式 适用于脊柱、四肢、长骨或头骨成像（图 4-6、图 4-9、图 4-10）。选择 5～20mm 层厚的效果比较好。

最小模式 适用于无回声结构成像，可与 X 线模式联合使用。

表面模式 通常不与静态 VCI 结合使用，因为几乎不需要采用薄层容积对表面结构成像。相反，对于标准的 3D 或 4D 成像通常更有用，因为当容积较大时，表面模式的 3D 效果会增强。偶尔将表面模式与 X 线模式或最大模式联合使用（图 4-9、图 4-10）。

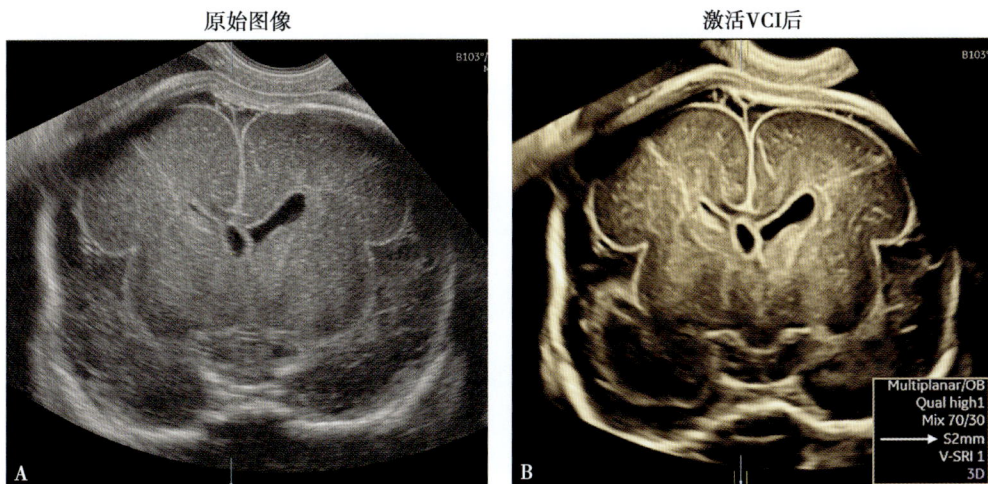

图 4-4 两幅图像源自静态 3D 脑容积的断层超声图像。A. 原始图像。B. 激活 VCI（层厚 2mm）（箭头）后的图像，图像更加清晰，对比度也更好。

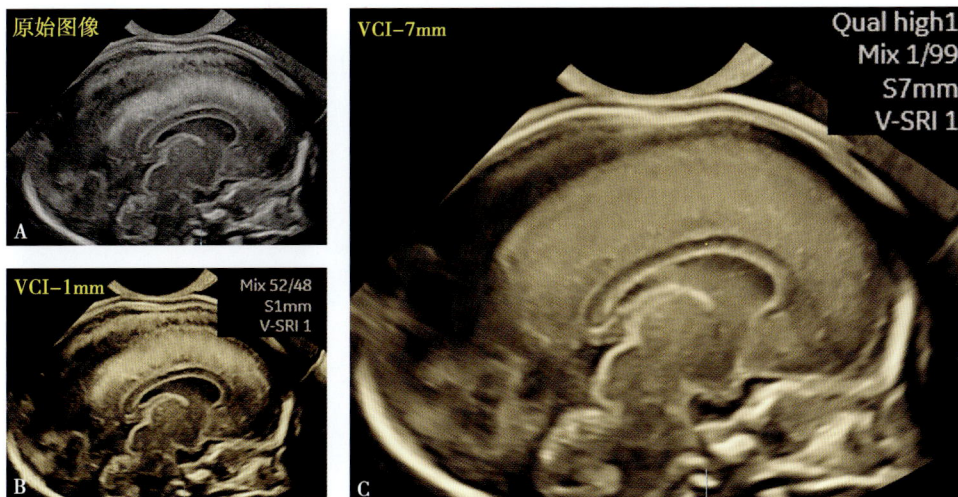

图 4-5 3 幅静态 3D 脑容积的断层超声图像。左上（A）为原始图像，左下（B）为激活 VCI（厚度为 1mm）后的图像，联合应用 X 线模式和表面平滑模式，图像更为清晰，对比度得到提升。而右图（C）中，VCI 层厚增至 7mm，X 线成分接近 100%，图像效果更为平滑。

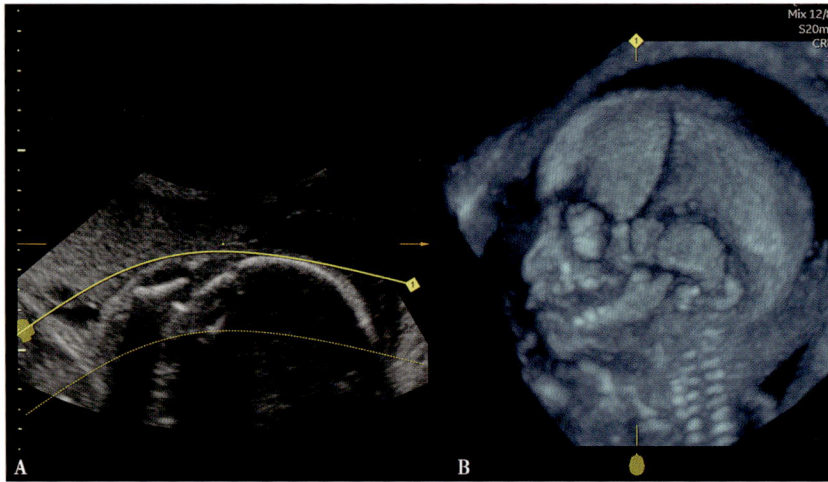

图 4-6　VCI 联合最大模式成像。胎头侧面静态 3D 容积成像，VCI 层厚 20mm，联合最大模式（B）展示颅骨及相应的骨缝。

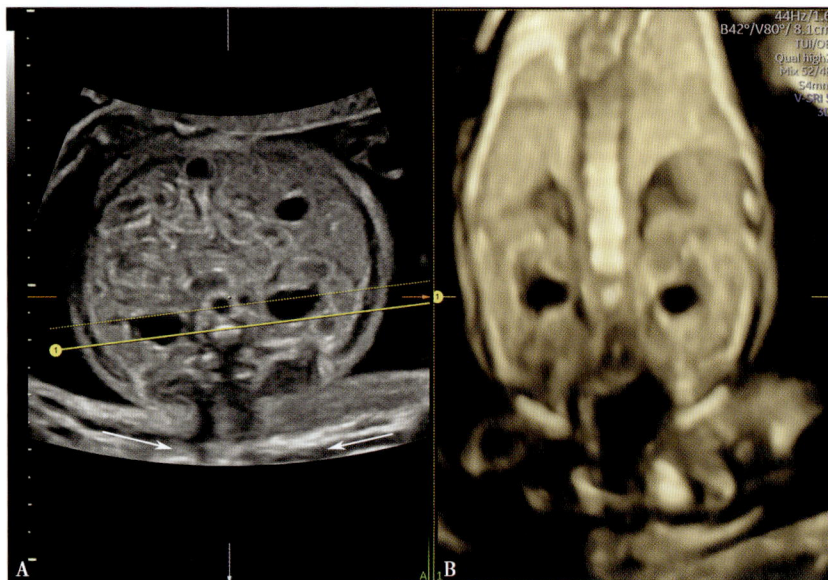

图 4-7　VCI 联合最小模式成像。采集胎儿腹部容积数据，并以断层成像模式显示肾脏。VCI 层厚 2mm，联合最小模式成像（B）凸显了低回声的肾盂，可见肾盂轻度扩张。

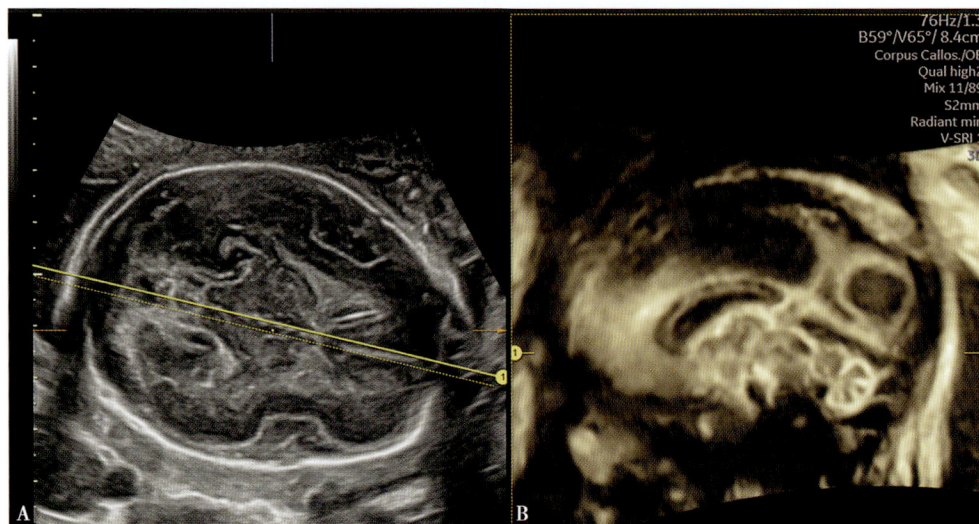

图 4-8　VCI 联合 X 线模式成像。采用 Omniview 工具对胼胝体和小脑蚓部进行切面重建，在 X 线模式下将 VCI 层厚调整至 2mm 以提高图像质量。

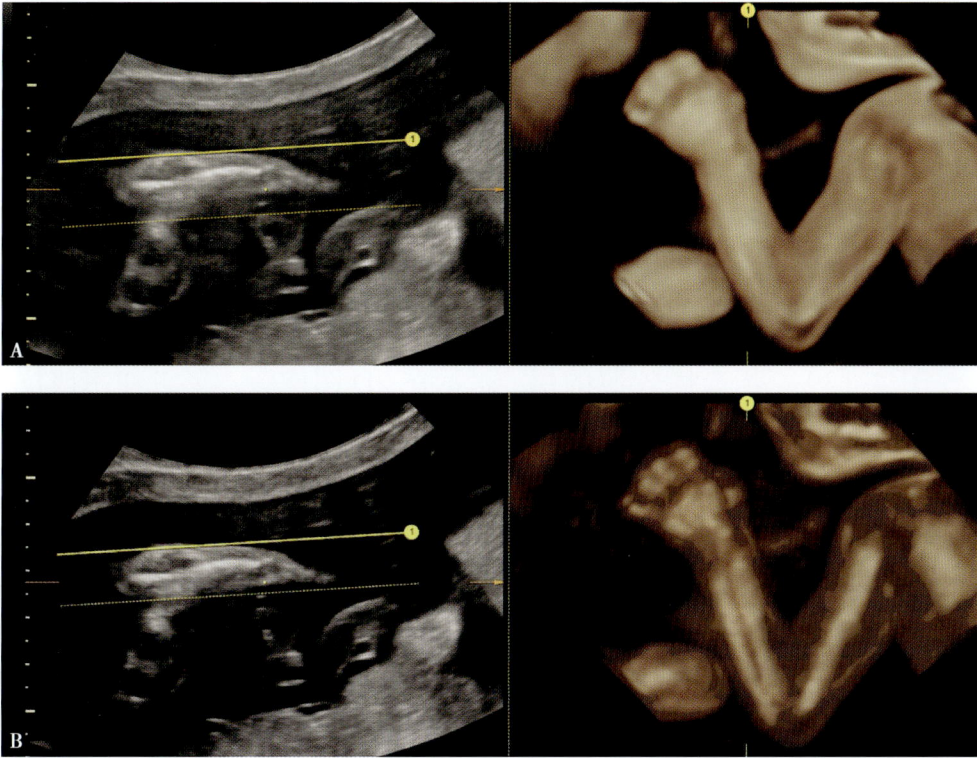

图 4-9　VCI 联合表面模式和最大模式成像。A. 展示胎儿手臂 3D 容积图像，采用 Omniview 技术，VCI 层厚 14mm，并使用表面纹理和梯度亮度进行渲染。B. 同一切面，调整 VCI 层厚至 11mm，并应用最大模式渲染成像。

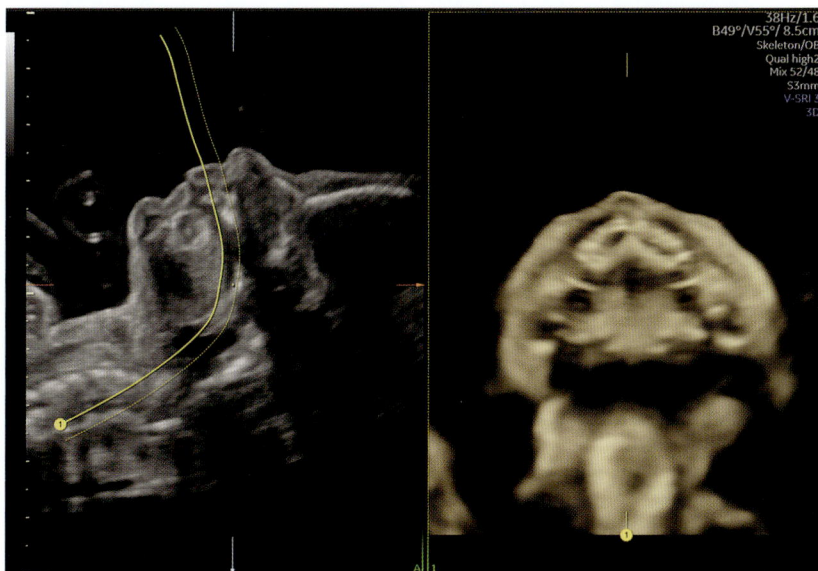

图 4-10　曲线 Omniview 联合 VCI 显示胎儿硬腭，VCI 层厚 3mm。显示模式采用最大模式联合表面模式。

4.4 彩色多普勒容积对比成像

近年来，VCI 技术已可以应用于彩色多普勒 3D 及 STIC 容积成像中。薄层容积内包含灰阶图像与彩色多普勒信息，图像的空间感得到显著增强，如玻璃体模式所示（图 4-11～图 4-13）。若选择较薄的层厚（1～5mm，图 4-11），彩色血流仅在背景中呈现出有立体感的图像；而选择较厚的层厚（10～20mm，图 4-12、图 4-13）则能显示更深层次的立体血流图。例如在心脏容积成像中，可以清晰显示重要的大血管交叉结构（图 4-12）。图 4-13 展示了两个胎儿的 Galen 静脉动脉瘤样畸形，采用厚层 VCI 成像，病变血管得以良好显示。

4.5 四维与容积对比自由解剖成像

实时 4D 扫查时，检查者可以直接沿感兴趣区描画直线或弧线，获取相应的重建切面图像，也可以同时启动合适厚度的 VCI 来改善图像效果（图 4-15），4D 图像结果并列显示在 2D 图像旁。笔者使用该技术有很好的经验，并将其用于产前筛查。对于头位的胎儿，可以选择 1～3mm 层厚的 VCI 结合 X 线模式，实时重建正中矢状切面显示胼胝体和小脑蚓部。还可采用 VCI 与最大模式结合，用于显示颅骨及骨缝（图 4-14）或脊柱及肋骨（图 4-15）。第 14 章将介绍电子探头的应用潜能。

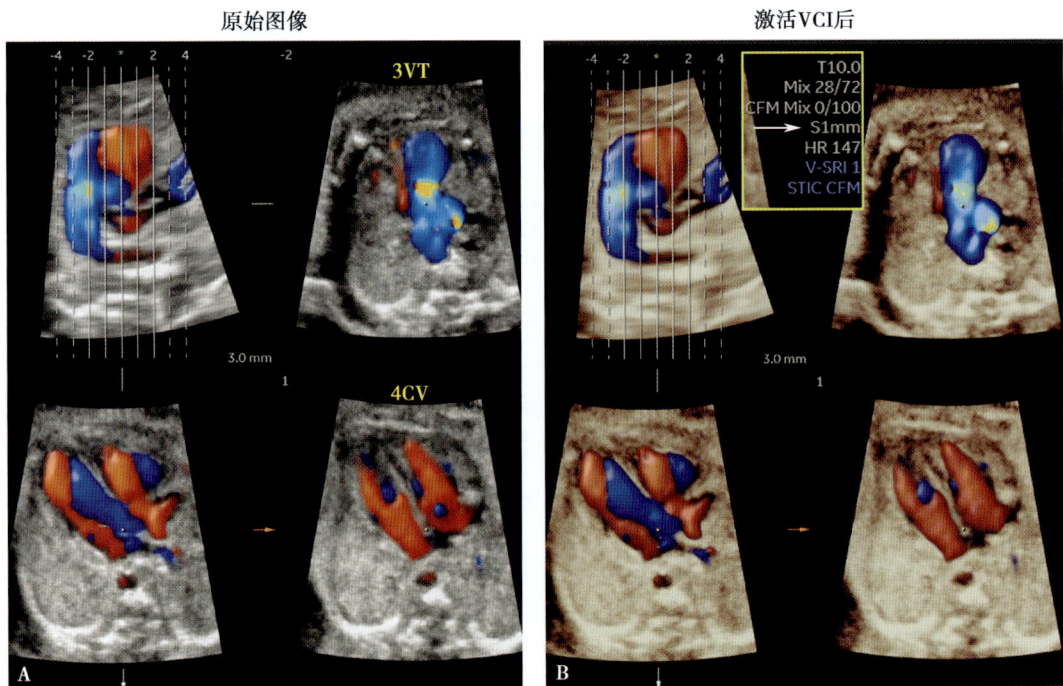

图 4-11　彩色多普勒断层模式下，STIC 容积显示四腔心切面（4CV）和三血管气管切面（3VT）。最近 VCI 已能与彩色多普勒结合使用。B. VCI 层厚为 1mm，二维图像的分辨力和对比度得到提高，彩色多普勒的容积视觉效果也得到了增强。可与图 4-12 进行比较。

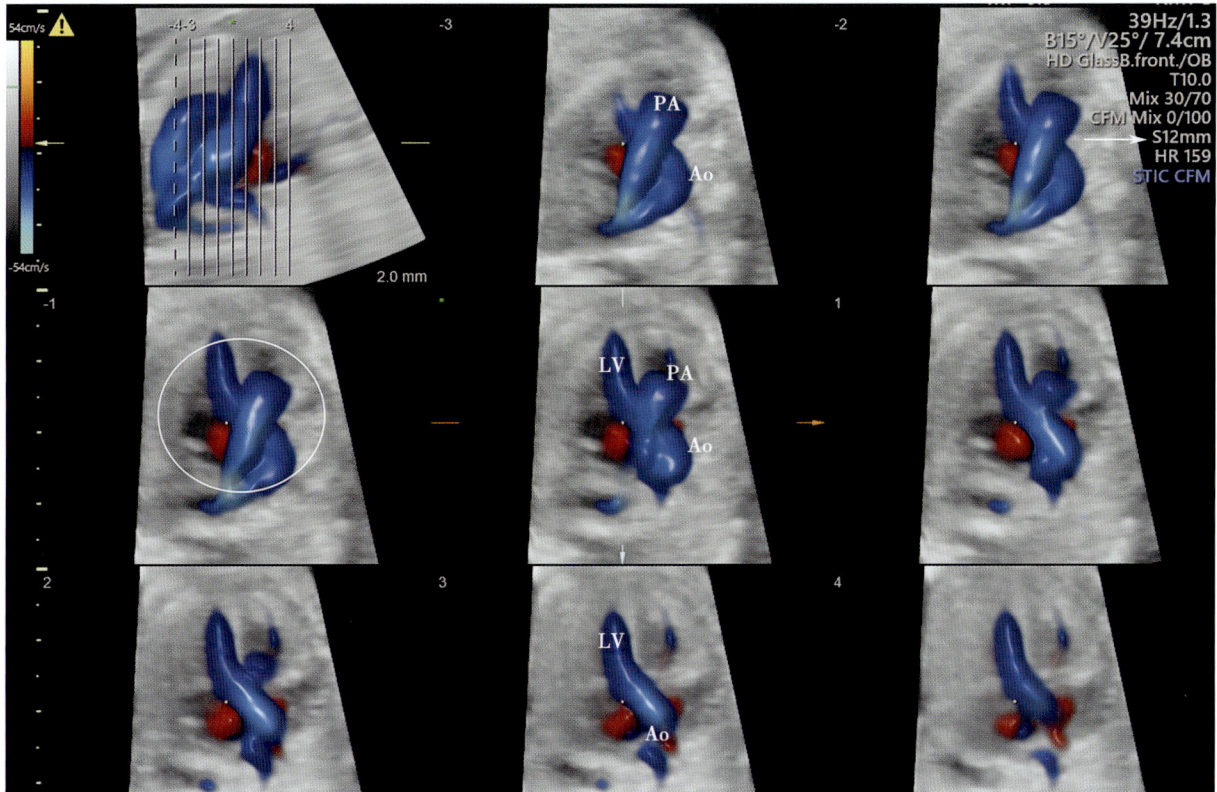

图 4-12　心脏收缩期彩色多普勒 STIC 容积断层模式成像，能够清晰展示五腔心切面中的主动脉（Ao）以及三血管气管切面中的肺动脉（PA）。本例中 VCI 层厚为 12mm（箭头），血管交叉结构得以在多个切面中同时显示（圆圈）。LV：左心室。

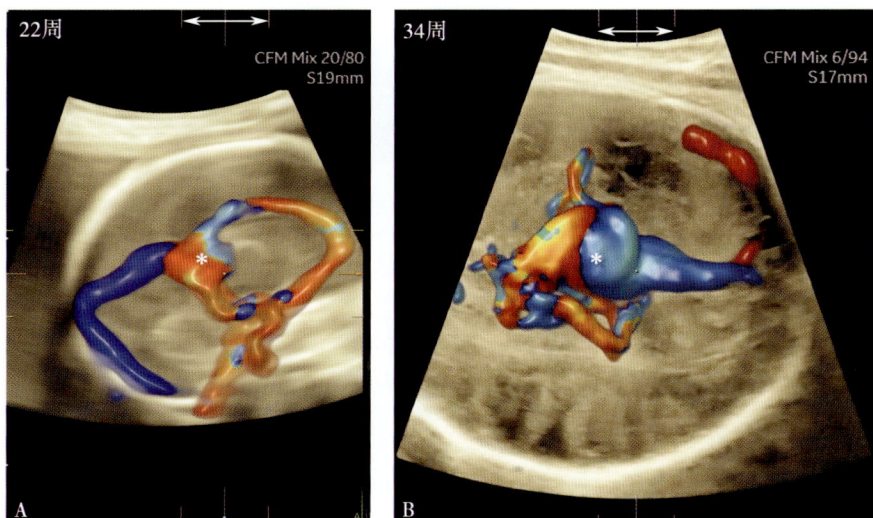

图 4-13　22 周（A）和 34 周（B）胎儿 Galen 静脉动脉瘤（*），显示胎儿脑血管异常。应用多平面模式和 VCI 技术，层厚分别为 19mm 和 17mm（双箭头），改善了异常脑血管的空间视觉效果。相较于 3D 玻璃体模式，彩色 VCI 应用更为便利。

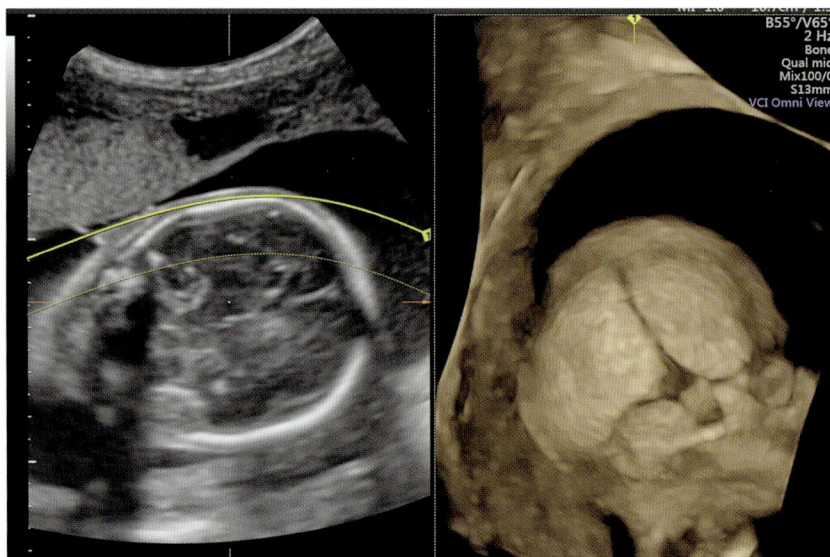

图 4-14 实时 4D 模式下 VCI 成像：胎儿头颅侧面观的 4D 成像。在颅骨的侧面描绘弧形的 Omniview 取样线，VCI 层厚 13mm，采用最大模式可直接显示颅骨和冠状缝。

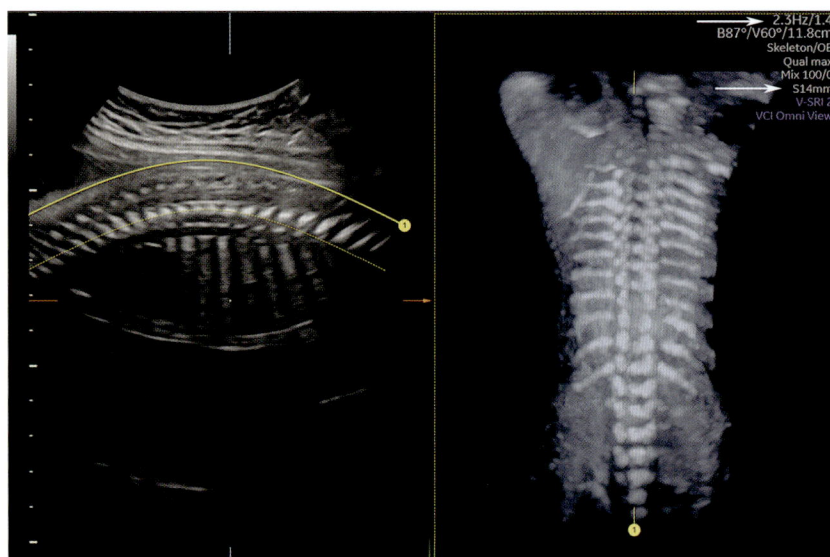

图 4-15 实时 4D 模式下 VCI 成像，使用弧线 Omniview，VCI 层厚 14mm，直接观察脊柱和肋骨。

4.6 4D 与 A 平面容积对比成像

A 平面容积对比成像（VCI-A）技术是采用薄层容积成像而非二维切面。这种技术可以在机械探头上使用，但是帧频低，分辨力差。随着电子矩阵探头的问世，分辨力得到了提高（见第 1 章），检查者能够快速获得满意的图像（图 4-16～图 4-20）。薄层容积的厚度和显示模式可以根据需要进行调整。VCI-A 可用于检查胎儿肺脏、心脏、肾脏、面部、大脑、胎盘和其他器官。根据笔者的经验，将此技术与 X 线模式结合可提高对比分辨力，使心脏与胸腺、心肌与心腔（图 4-16）、胼胝体与脑皮质以及肾脏与肠管等比邻结构分界清楚。实时扫查与最大模式结合可以很清楚地凸显骨骼结构（图 4-17～图 4-20）。更多示例可参阅第 14 章。

正常心脏

奇静脉

HLHS

AVSD

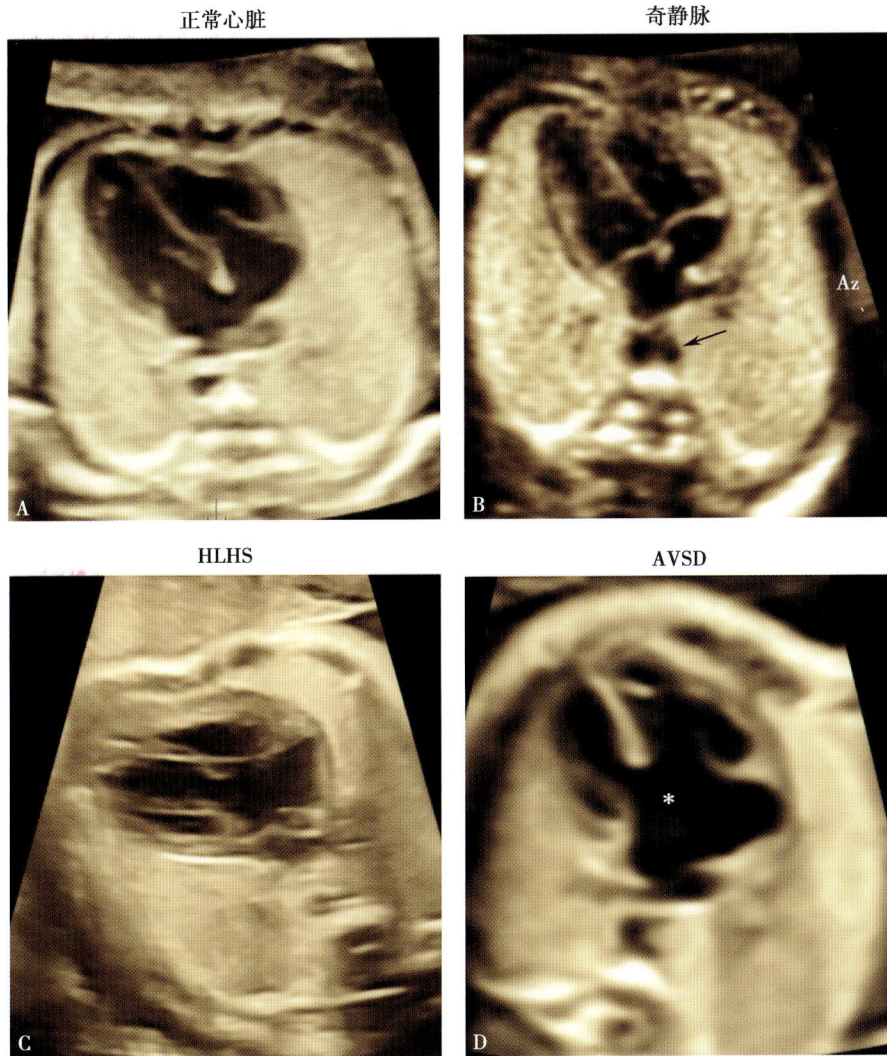

图 4-16　实时 4D 模式下 VCI-A 成像，组织渲染模式。采用 VCI-A 模式下的 X 线渲染模式对四腔心结构成像。A. 正常四腔心结构。B. 四腔心及后方扩张的奇静脉（Az）。C. 左心发育不良综合征（HLHS）。D. 房室间隔缺损（AVSD）（*）。

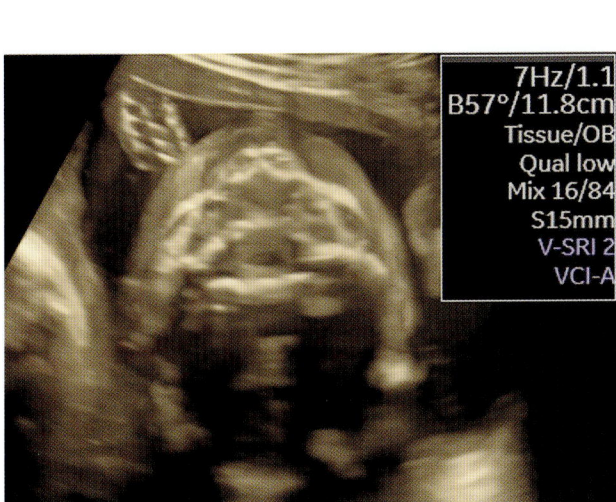

图 4-17　采用最大模式 VCI-A 的实时 4D 横切面扫查，层厚为 15mm，可显示上颌、下颌区域及硬腭。

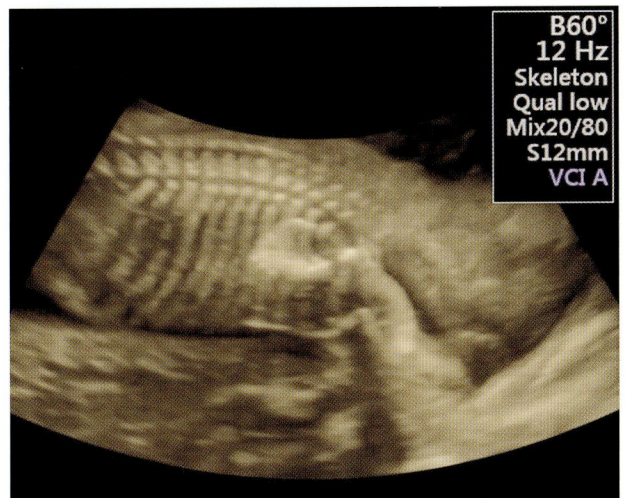

图 4-18　VCI-A 联合最大模式实时 4D 扫查，显示脊柱和肩胛骨，层厚为 12mm。

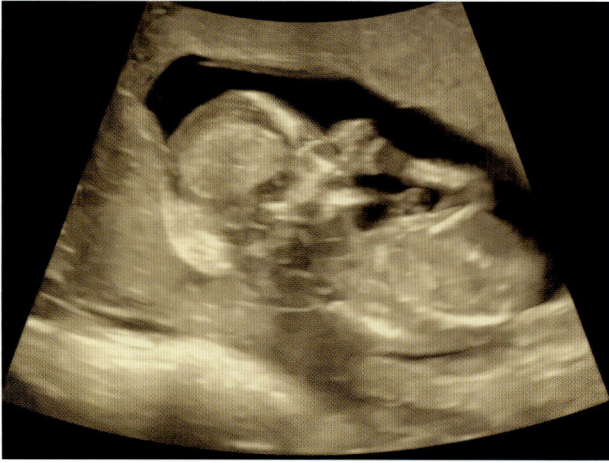

图 4-19　VCI-A 联合最大模式实时 4D 扫查，应用于早孕期胎儿，层厚为 12mm，一幅图上可同时显示胎儿颅骨、面部及四肢骨骼。

4.7 结语

容积对比成像（VCI）可对任意平面进行重建，是 3D 和 4D 应用中的重要辅助工具，可以快速进行 3D 薄层容积成像，省去了容积采集和渲染等多个步骤。联合自由解剖成像（Omniview）功能可增加其应用潜能，尤其是采用任意曲线的自由解剖成像。笔者推荐在所有多平面重建中应用 VCI，以提升图像对比度并降低伪像的干扰。

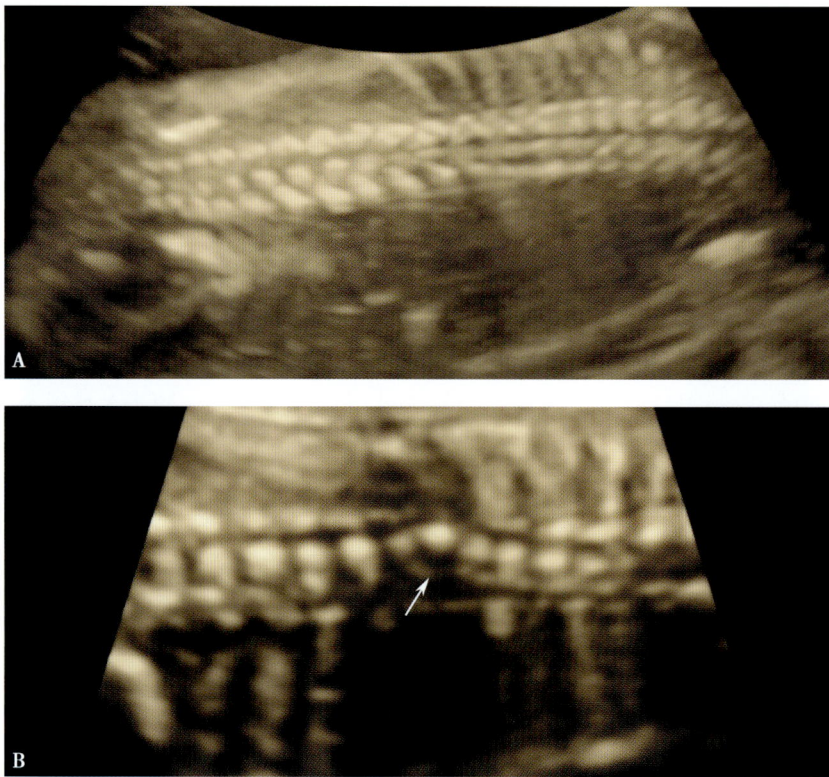

图 4-20　VCI-A 模式显示正常胎儿（A）和半椎体胎儿（箭头）（B）的脊柱冠状切面。

5 多平面成像Ⅰ：正交平面模式和自由解剖成像模式

5.1 简介

常规超声检查的过程仍然是基于显示器官结构的标准二维切面，因此大多数检查者在检查过程中都试图获取"标准"切面，很多人还不熟悉以 3D 断层模式或正交平面模式获取的连续切面图像。对专家而言，胎儿面部侧脸轮廓、心脏的四腔心切面、胼胝体的正中矢状切面或脊柱的纵切面都是要观察的标准切面。然而，由于受胎儿位置或其他因素影响，其中的一些切面在常规胎儿超声检查过程中难以直接显示。随着检查者 3D 超声经验的积累，他们会逐渐认识到容积数据的一项主要优势在于其支持离线后处理。与其在实时扫描期间努力寻找最佳二维切面，不如存储容积数据，再从其中获取所需的切面。第 2 章中介绍的容积导航技术对这一过程大有裨益，而第 4 章中讨论的 VCI 技术则进一步提升了图像质量。本章进一步探讨两种模式——正交模式和 Omniview 模式，它们使得从容积数据集中获取标准切面成为可能。断层模式将在后续章节中进行详细讨论。

5.2 多平面重建和任意切面重建

从容积数据集中可以用不同的方式重建任一单幅图像，此过程在影像学领域的技术通用术语为多平面重建（MPR），各家公司的三维超声仪器所使用的命名略有不同，笔者

所使用的系统中，"多平面"通常与"正交平面模式"同义。本书将使用"多平面重建"或"多平面成像"作为广义用词，分别讨论其不同的成像方式。

目前容积超声的多平面重建方式有以下 3 种：

1．正交平面模式下的单幅或多幅图像（3 幅相互垂直的图像）（图 5-1～图 5-4）

2．断层模式下的多幅图像（多幅平行图像）

3．使用像"自由解剖成像（Omniview）"这样的工具，在容积内选择性切割感兴趣区，获得垂直于切割线的单幅图像。Omniview不仅可以采用直线、弧线切割，还可以选择多点折线或自由曲线切割来获得"任意切面"。

无论采用哪一种多平面重建模式，笔者建议尽量同时使用第 4 章介绍的"容积对比成像（VCI）"功能（图 5-3～图 5-5），或使用容积斑点噪声抑制（3D-VSRI）技术，以改善重建图像的质量并减少斑点噪声的影响。

5.3 正交平面模式操作方法

采集容积数据之前，可在触摸屏上先选择正交平面模式或断层超声模式（或 3D 渲染模式）的预设。获取的容积数据将以三个相互垂直的图像呈现（图 5-1、图 5-2）。检查者可先寻找最熟悉的图像并以此开始进一步的操作。在某些情况下，通过使用第 2 章中

介绍的滚动浏览容积内的所有切面,或借助正交平面的相交点在不同平面中导航,有助于寻找目标图像。一旦找到接近理想切面的图像,即可应用旋转按钮调整其他平面,使其沿着某一明显的胎儿轴线(大脑镰、脊柱、主动脉等)转动图像,帮助感兴趣结构图像定位。

图 5-3～图 5-5 分步介绍了如何从经阴道扫查采集的容积数据中,重建出理想的、显示颈项透明层和鼻骨的正中矢状切面图像的过程。由于受探头操作的限制,有时不能直接获取标准的胎儿侧脸轮廓图像,此时先采集容积数据,激活 VCI,然后定位大脑镰(图 5-3 中的 B 平面)使之与 Y 轴重合,但在

C 平面上大脑镰仍然是倾斜的,所以旋转该平面使大脑镰与 X 轴重合(图 5-4、图 5-5),此时 A 平面上就获得清晰的胎儿侧脸轮廓图像,在该单幅平面(图 5-5)上可测量鼻骨和颈项透明层。

图 5-6 展示了如何操作 12 周胎儿头部容积数据(以横切面为初始平面)显示颅内透明层。图 5-7 展示了如何操作中孕期胎儿容积数据,并结合 VCI 技术(层厚 1mm)显示上腭结构。图 5-8～图 5-10 分别展示了在正交平面模式下显示十二指肠闭锁"双泡征"、小脑蚓部和主动脉弓。上述所有示例均使用相交点进行导航,旋转调整图像至感兴趣平面,并激活 VCI 以增强对比度。

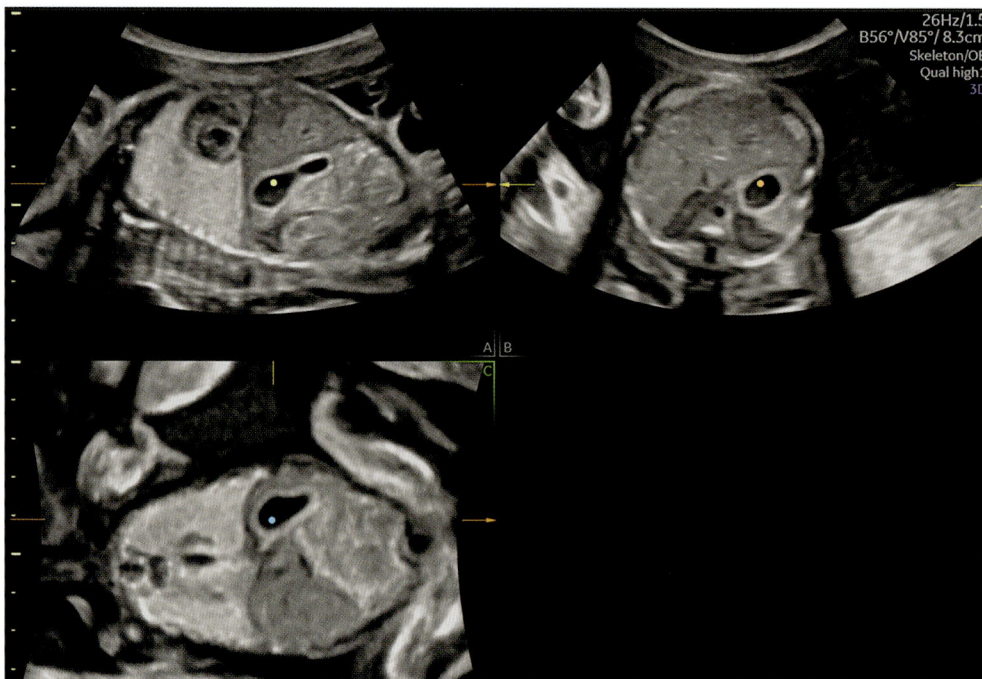

图 5-1　3D 正交平面模式显示胎儿胸部和腹部。为了确保定位准确,选取了一个辨识度较高的解剖结构,如胃泡。在 A 平面(左上)中,相交点置于胃泡;而后,调整 B 平面(右上)和 C 平面(左下),使胃泡清晰显示。相交点在这三个平面上始终对应相同的解剖位置,这一方法可以用于结构导航。

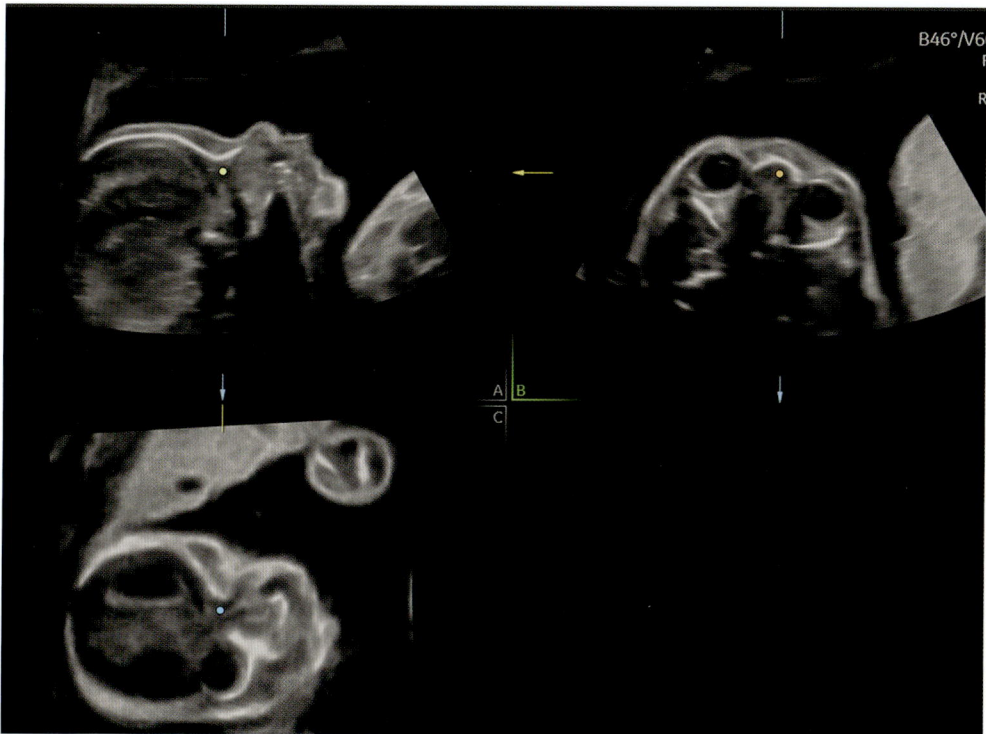

图 5-2 3D 正交平面模式显示胎儿面部。相交点定位于 A 平面（左上角）鼻附近，调整切面后，另外两个平面也可清晰显示相交点。

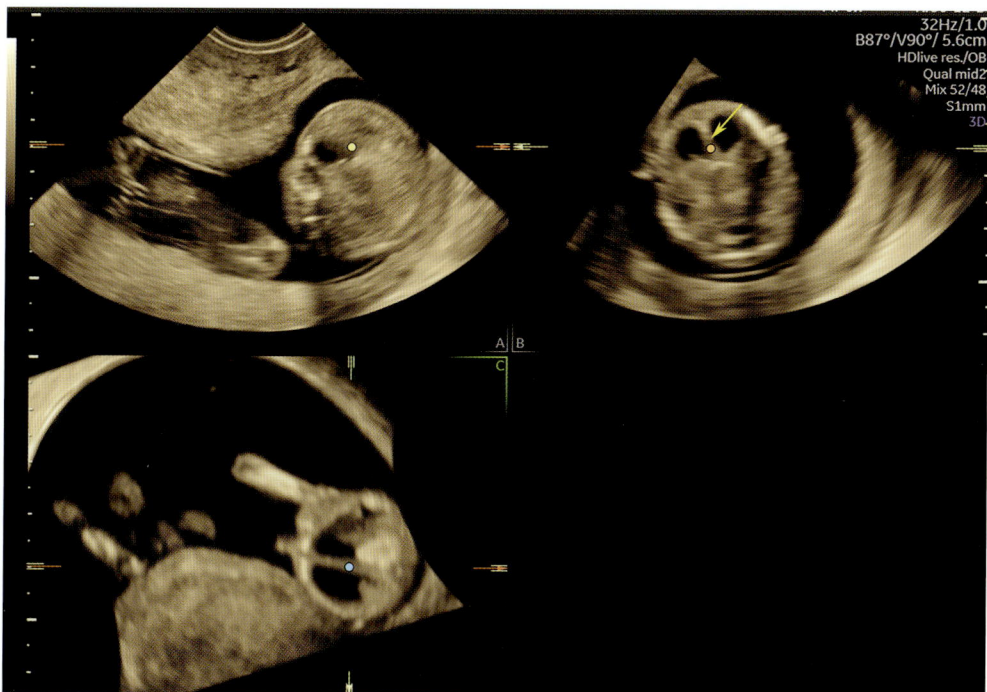

图 5-3 以鼻及颈项透明层为例，分步演示 3D 容积数据的切面重建。经阴道超声检查往往难以获得理想的胎儿正中矢状切面，此时以胎儿面部侧面为初始切面获取 3D 容积数据，激活 VCI 功能（见第 4 章），并将相交点放置在辨识度较高的结构上，如大脑镰（箭头所指），在下图平面上大脑镰是倾斜的，因此，需旋转该平面图像直到大脑镰与 X 轴重合。参见图 5-4。

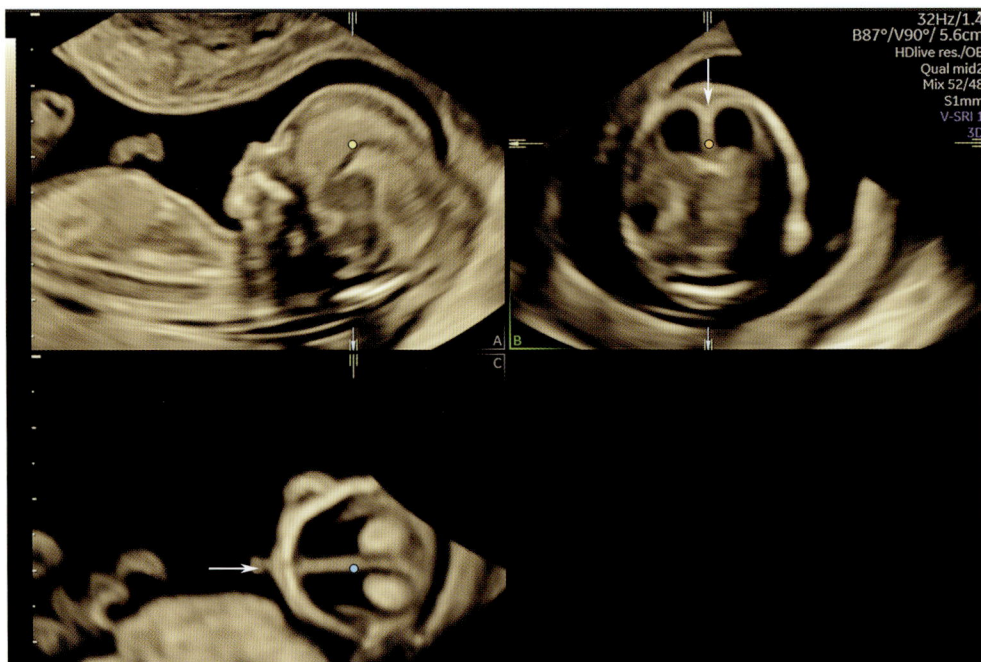

图 5-4　续图 5-3，此时大脑镰在 3 个平面上均与轴线对齐，且在各平面上均可观察到位于大脑镰上的相交点。在 A 平面（左上）上，胎儿侧脸轮廓已清晰可辨，图 5-5 显示最终的结果。

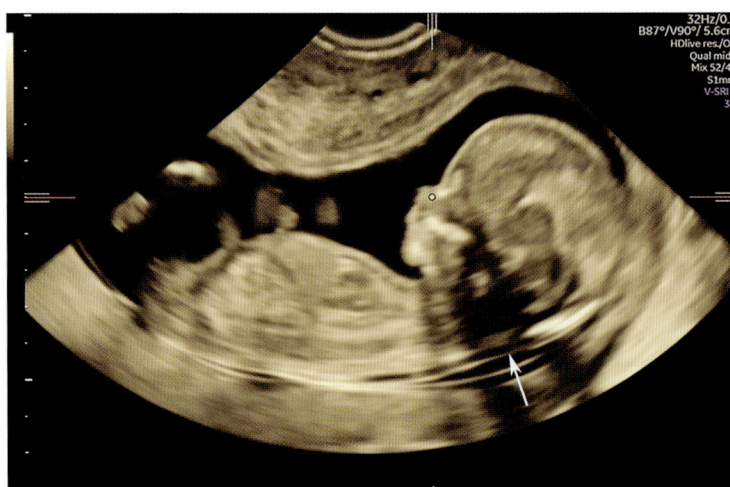

图 5-5　基于以胎儿脸部斜切面为初始平面获取的容积数据重建的胎儿侧脸轮廓的最终图像。可以清晰显示鼻骨和颈项透明层，并可进行颈项透明层厚度测量。

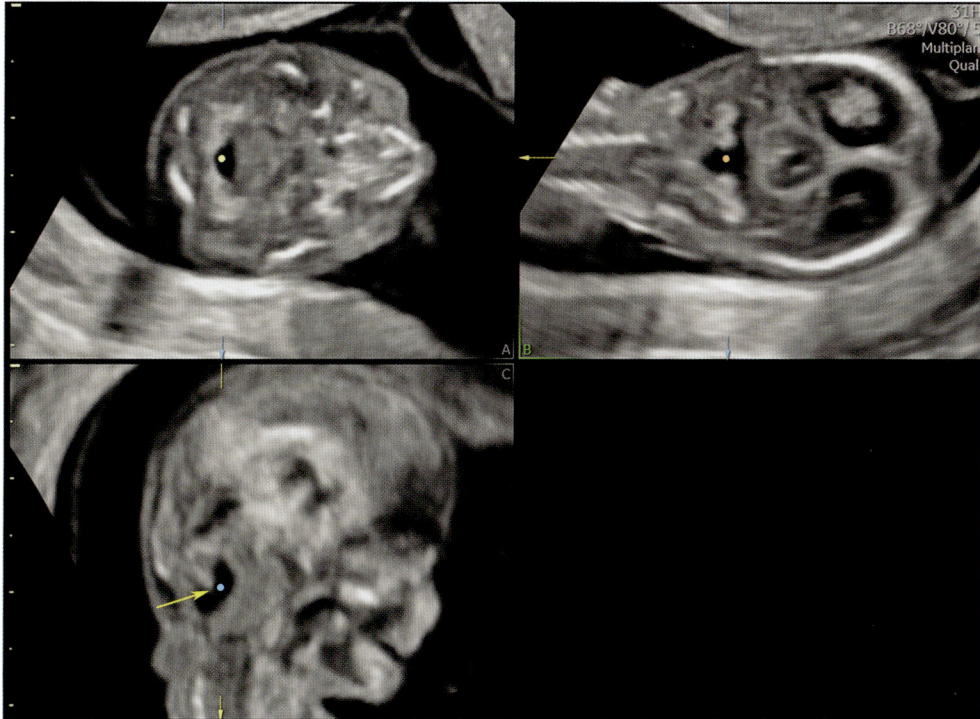

图 5-6 　对 12 周胎儿大脑 3D 容积数据（横切面为初始切面）进行旋转和导航，重建颅内透明层（箭头）切面。

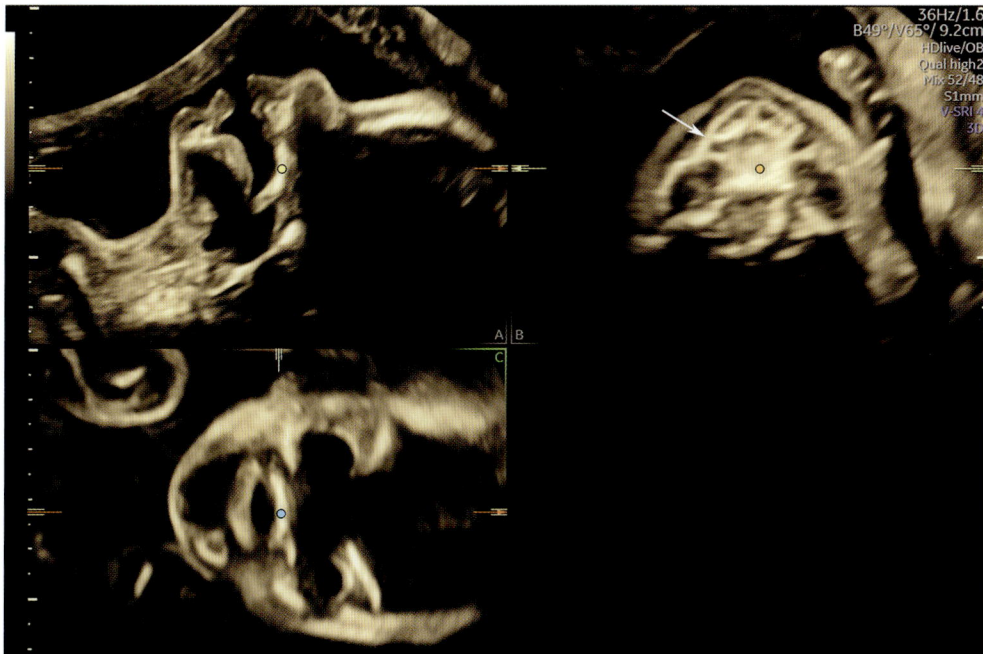

图 5-7 　正交平面模式下对胎儿的上颌与硬腭进行 3D 重建。在 A 平面上将相交点置于硬腭，再于 C 平面上调整面部，使其长轴呈水平位，经过上述调整，上颌骨和硬腭在 B 平面上清晰可见（箭头）。

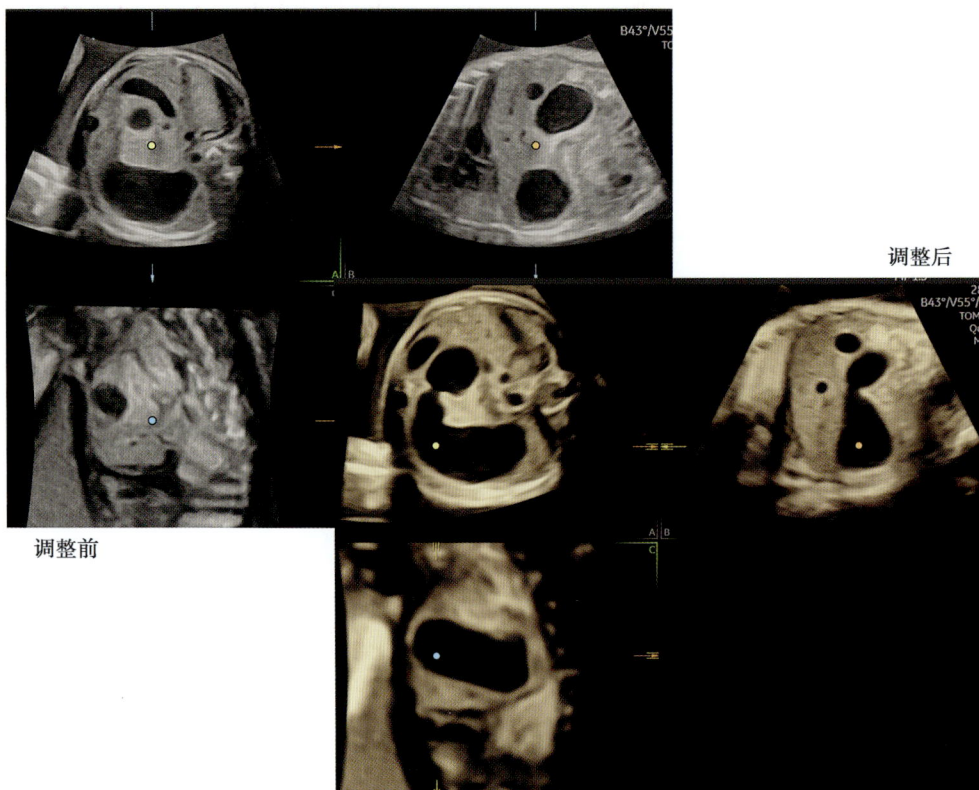

图5-8 十二指肠闭锁胎儿腹部"双泡征"3D图像重建。在左侧原始图像(调整前)上，"双泡征"不甚明显，但移动A平面和B平面上的相交点后，可清晰显示胃与十二指肠相连的典型图像(调整后)。

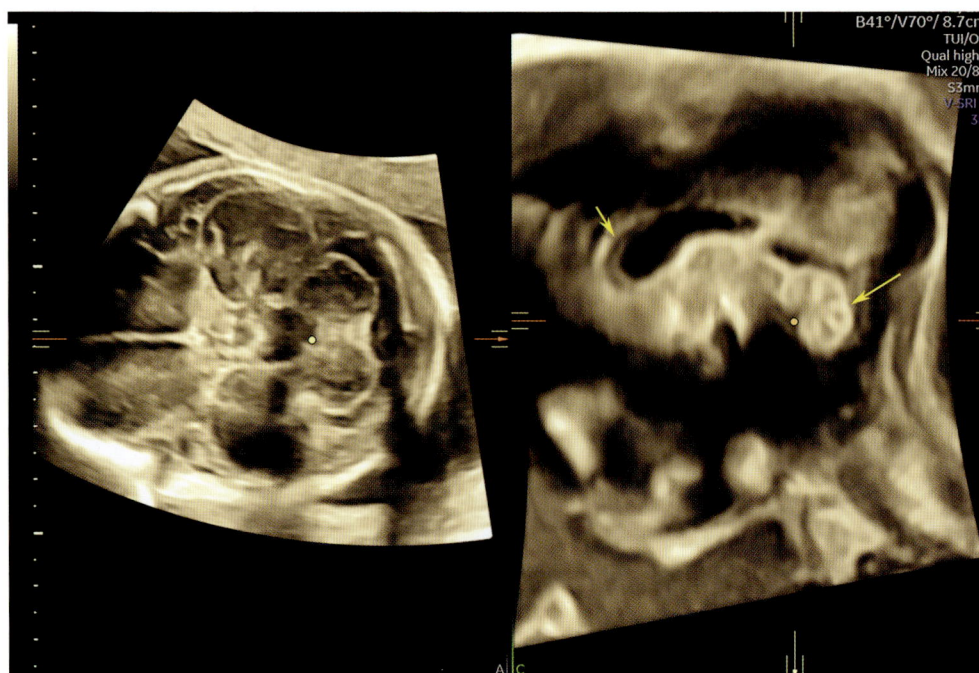

图5-9 以头颅横切面为初始切面采集胎儿大脑3D容积数据，并用相交点导航，重建脑中线结构中的小脑蚓部(长箭头)和胼胝体(短箭头)。

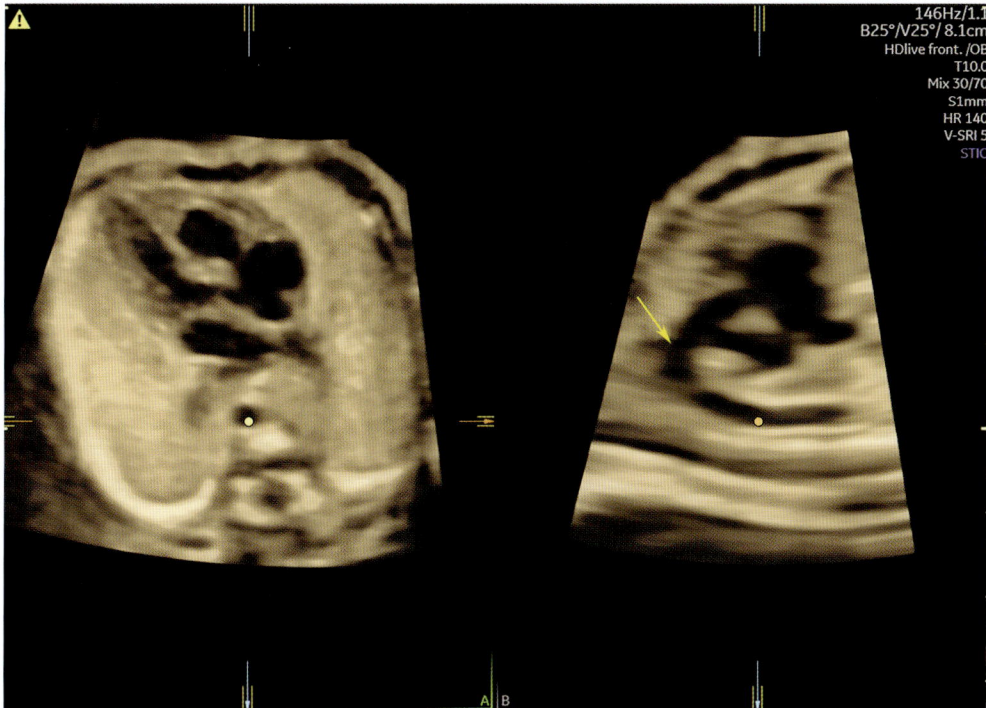

图 5-10　以心脏四腔心切面为初始平面，获取胎儿心脏 STIC 容积并重建主动脉弓（箭头）。相交点置于降主动脉，便于旋转容积数据。

5.4 应用自由解剖成像模式获取"任意切面"

自由解剖成像（Omniview）是某一平面（或称为任意切面）成像的有效替代方案，可在触摸屏上激活该模式（图 5-11）。经过对图像微调，识别出感兴趣结构的某一部分后，直接在该容积内描绘取样线，即可同时获得重建的图像。由于重建的"自由解剖图像"同步呈现，因此通过调整取样线，图像可以实时更新。同一个容积图像最多可以绘制 3 条取样线，并可以用不同的颜色和数字 1、2 和 3 加以区别（图 5-12、图 5-13）。Omniview 的取样线设置好后，可以平移、倾斜或旋转。取样线还可以调成直线、弧线、自由曲线或多点折线（图 5-11，右侧面板）。获取的图像可以根据投射线的方式直接重建图像，还可以把非直线投射线拉直展开成像。为了提高图像质量，建议使用 3D 容积斑点噪声抑制（3D-VSRI）或联合 VCI 来降低斑点噪声。需要强调的是，Omniview 不仅可用于静态 3D 容积分析，还可用于 4D 或 STIC 容积数据。

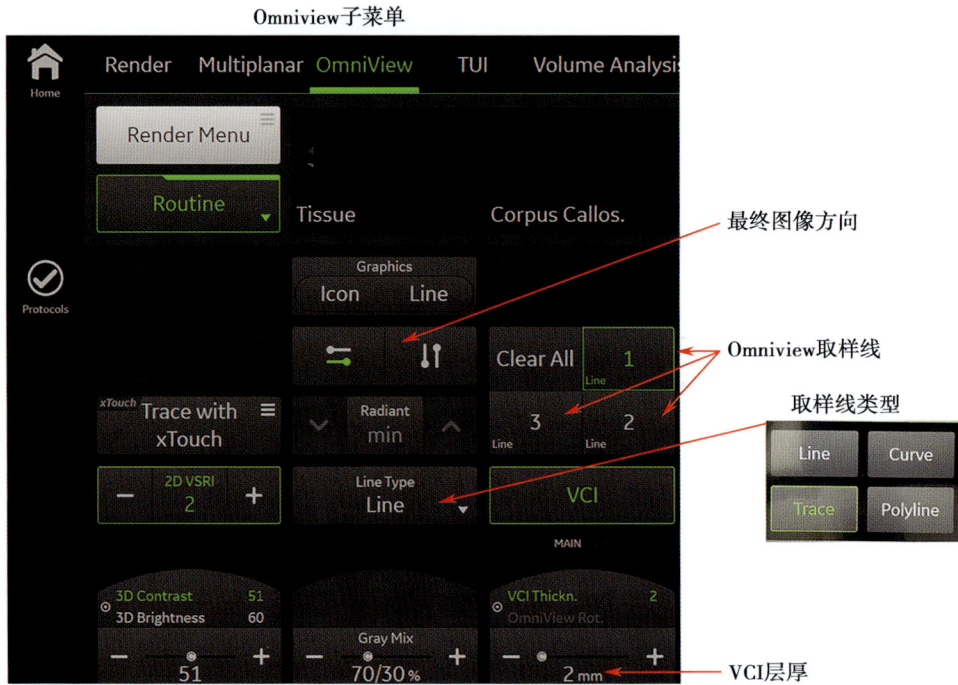

图 5-11 触摸屏上 Omniview 的菜单和子菜单。启动 Omniview 功能后，会出现如图所示的操作界面，可在此界面中选择 3 条取样线中的任意一条（编号为 1、2、3），并激活 VCI 功能，同时可调节 VCI 层厚（见第 4 章）。此外，操作者可对线形类型进行选择，包括直线、弧线或多点折线等。在渲染菜单的子菜单中，还可以选择不同的灰度混合模式（见第 4 章）。

5.5 自由解剖成像典型应用示例

自由解剖成像模式适用于各类容积数据及所有待检器官，如图 5-12～图 5-23。

胸部和腹部 如图 5-12 所示，自由解剖成像模式可以很好地应用于观察胸腔和腹腔脏器成像，获得典型的横切面。图 5-13 为采用 Omniview 平面成像简便地得到容积数据中的肾脏图像。

胎儿骨骼 通过将 Omniview 与 VCI 的最大模式相结合，可以很好地显示胎儿脊柱和颅骨，如图 5-14 和图 5-15 所示。根据检查的器官和胎位不同，取样线可选择直线或弧线。上颌和软硬腭一般可以通过正交平面模式（图 5-7）成像，但在有些情况下，采用弧线或自由曲线为 Omniview 的取样线，可获得更有针对性的图像（图 5-16）。

胎儿脑部 图 5-17～图 5-19 显示一组胎儿中枢神经系统超声检查的实例，其中自由解剖成像可以快速重建胼胝体、小脑蚓部图像，以及透明隔腔、小脑和其他结构的冠状切面图像。

胎儿心脏 Omniview 可以联合胎儿心脏灰阶（图 5-20）或彩色多普勒 STIC（图 5-21）使用。使用此工具可以快速地获取标准的四腔心和三血管气管切面（图 5-20、图 5-21），并可实现从心腔内直视房室瓣膜及其结构。

早期妊娠 在孕 14 周前进行早孕期扫查可能受到探头操作性的限制，难以获得标准图像。在这种情况下，Omniview 有助于获得某些感兴趣结构的重建标准切面，图 5-22 为获取标准颅内透明层切面的例子。通过描绘自由曲线获得自由解剖图像，如图 5-23 中胚胎被拉伸的方法虽然非常有趣，但尚未证实其有何临床应用价值。

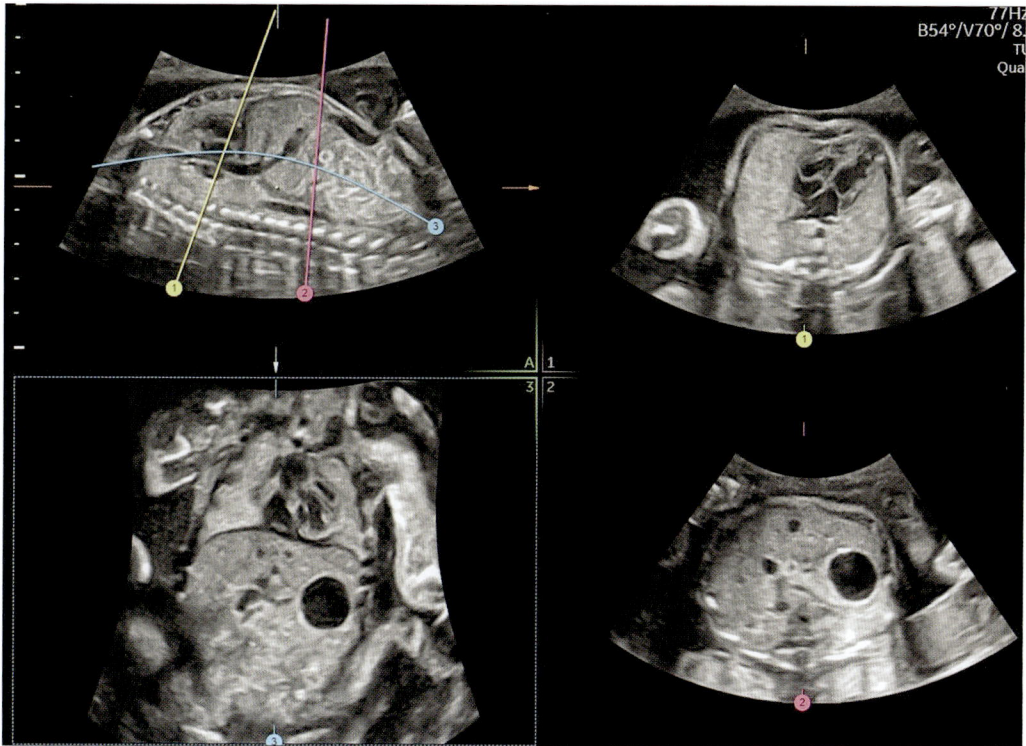

图5-12　在胎儿胸、腹部三维容积数据上Omniview的运用。操作者可绘制多达3条的取样线，本例中有2条取样线分别通过心脏（黄线1，右上图）和胃（紫红色线2，右下图）水平，获得相应的横切面。第3条水平取样线（蓝绿色线）在胸前部，获得包括肺部、膈肌、胃和膀胱的正面图（蓝绿色线3，左下图）。切面1和2是采用直线取样线所获取，而取样线3则为弧线。

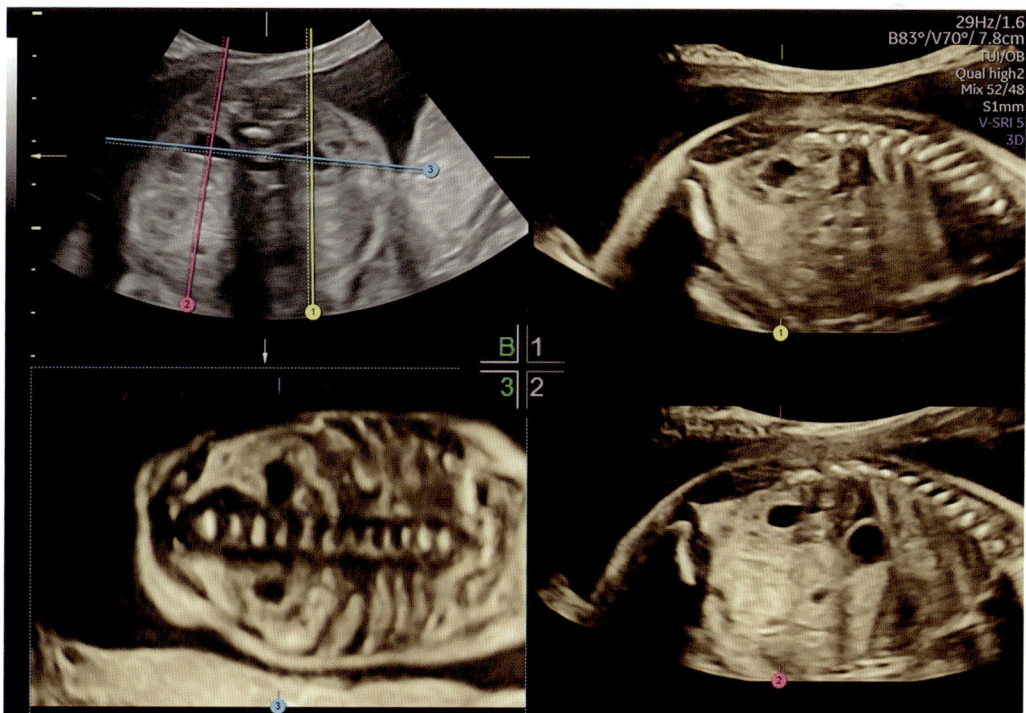

图5-13　应用Omniview模式观察肾脏结构。胎儿俯卧位采集的容积数据，肾脏位于脊柱的左右两侧。在脊柱旁画2条Omniview取样线（黄色线1；紫红色线2）获得旁矢状切面，在脊柱前方的取样线（蓝绿色线3）获得冠状切面，从不同切面突出显示双侧肾脏。

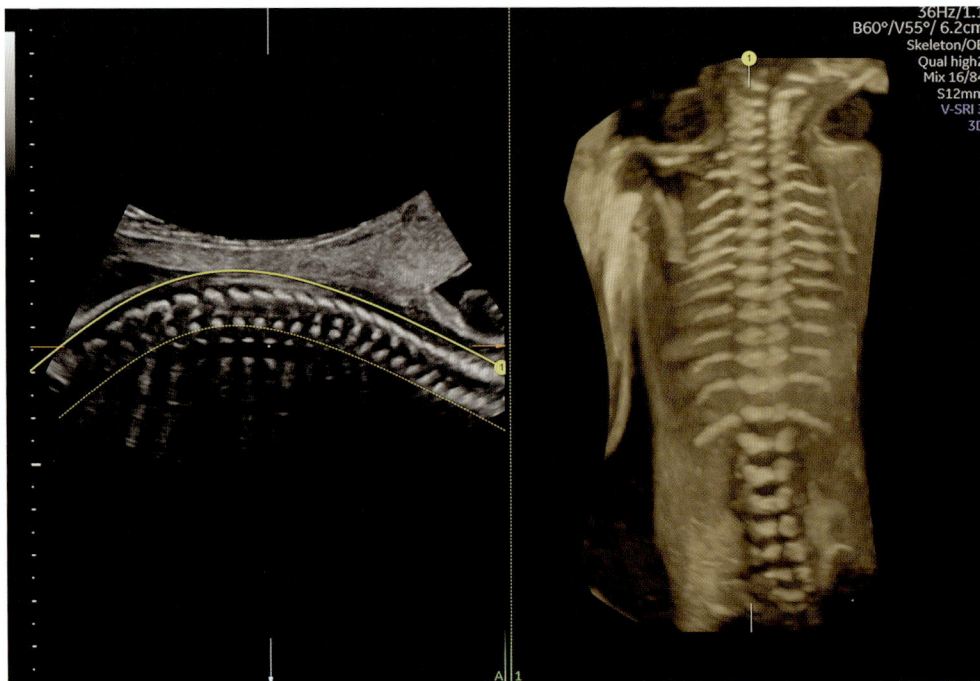

图 5-14 在 3D 容积数据中绘制 Omniview 弧线（trace）联合层厚 12mm 的 VCI。在渲染菜单中选择最大模式显示骨骼结构，此例为显示脊柱和肋骨。

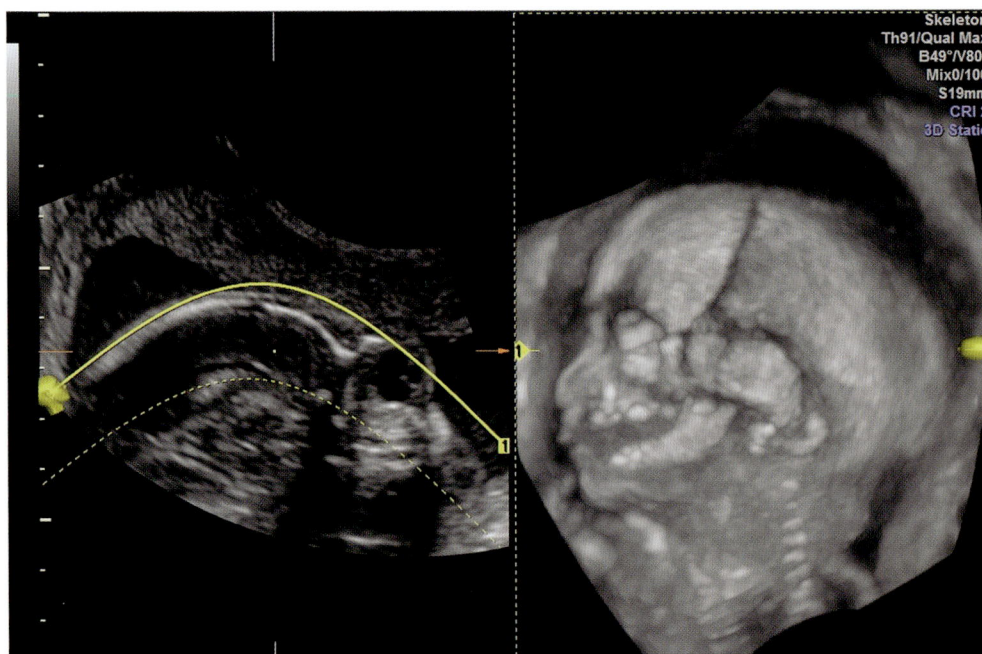

图 5-15 在胎儿侧脸作为初始切面采集的胎头容积数据中，弧线 Omniview 联合层厚 19mm 的 VCI 和最大模式可以清晰显示头颅骨骼。

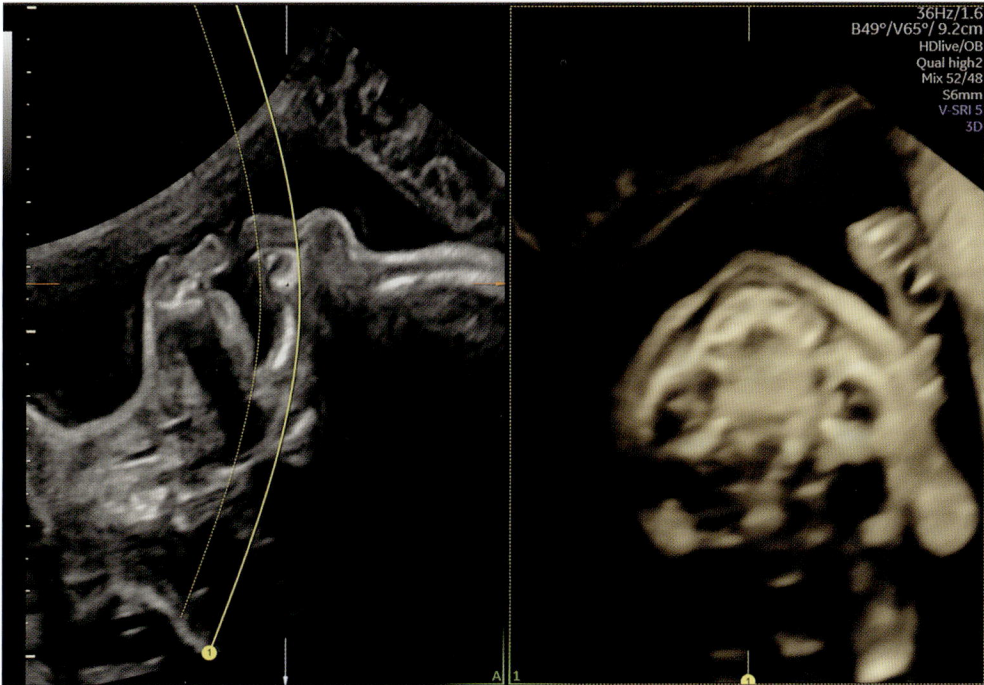

图 5-16　从胎儿面的下部为起始切面采集 3D 容积数据后，使用弧线 Omniview 联合层厚 6mm 的 VCI 和最大模式显示上颌和硬腭（与图 5-15 对比）。

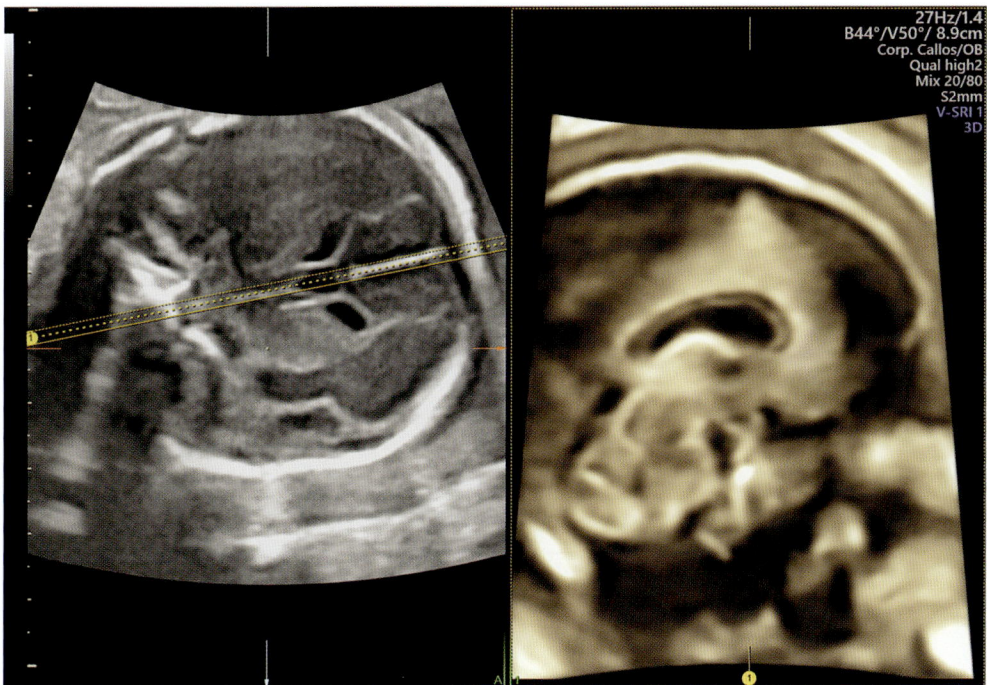

图 5-17　联合 VCI 的自由解剖成像显示胼胝体。以大脑镰和透明隔腔作为定位标志。

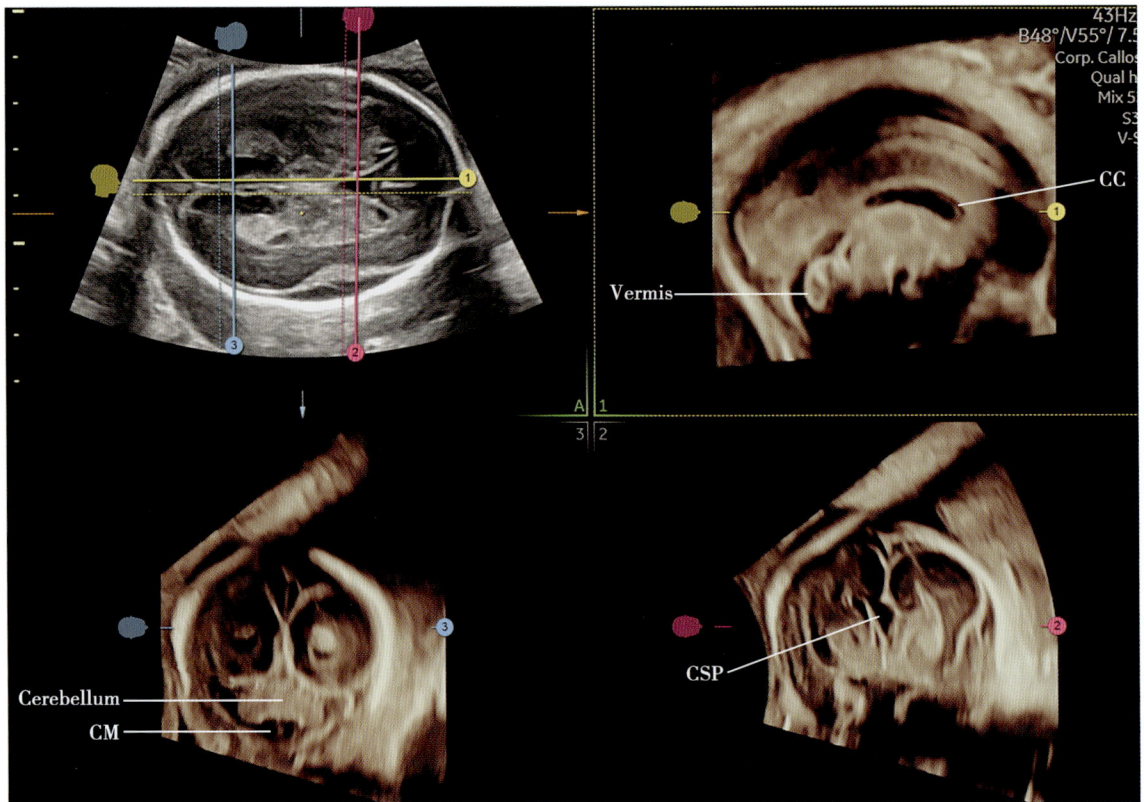

图 5-18　以胎儿头部横切面为初始切面采集静态 3D 数据，设置 3 条 Omniview 取样线，以显示矢状切面（右上）上的胼胝体（CC）、冠状切面（右下）上的透明隔腔（CSP）以及后部分冠状切面（左下）上的小脑和枕大池。

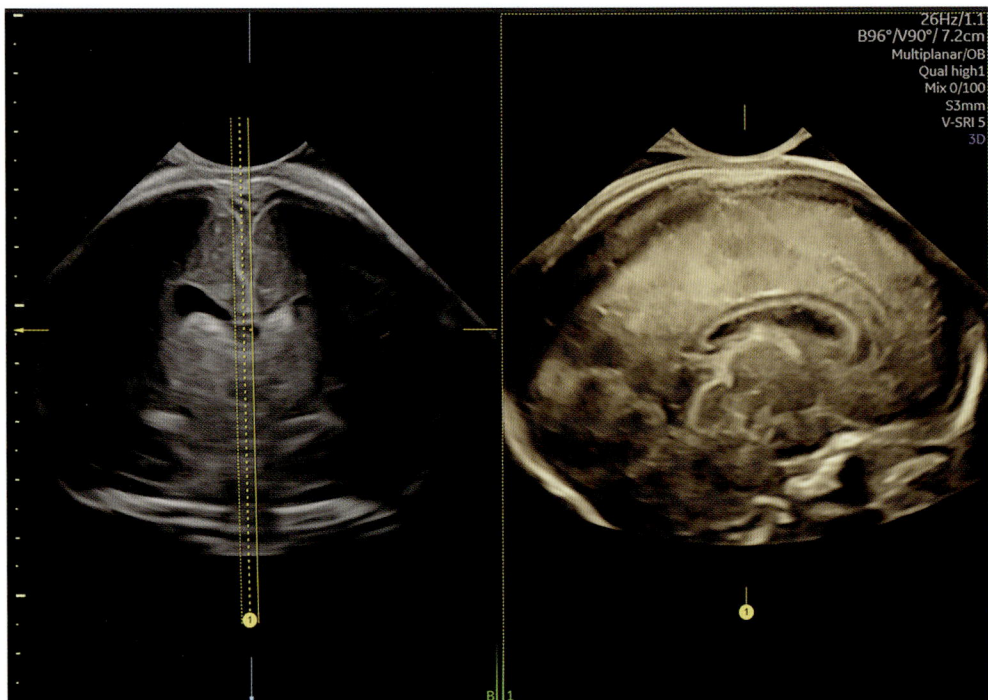

图 5-19　经阴道超声获取容积数据，联合 VCI（层厚 3mm）的自由解剖成像显示胼胝体。

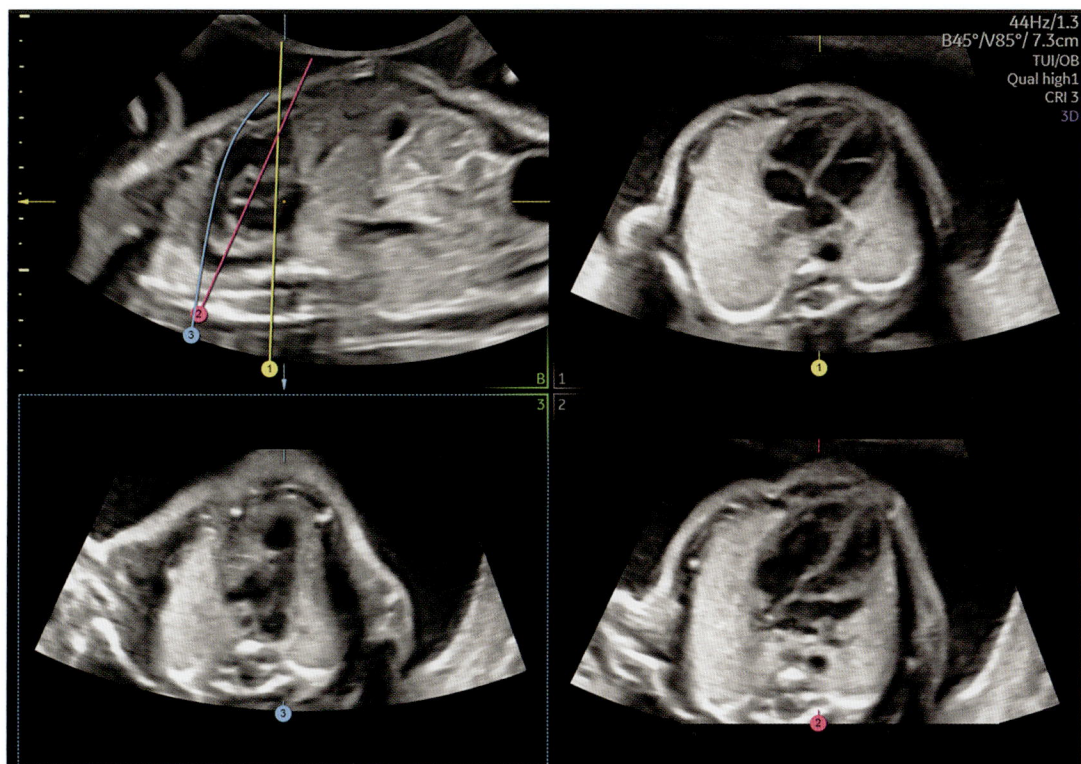

图 5-20　Omniview 也可以用于胎儿心脏切面图像重建。在左上图的参考平面上划出 3 条取样线，其结果分别展示在其他 3 个图像区域。黄色线所在切面为四腔心切面（1），紫红色线为五腔心切面（2），弯曲的蓝绿色线为三血管气管切面（3）。

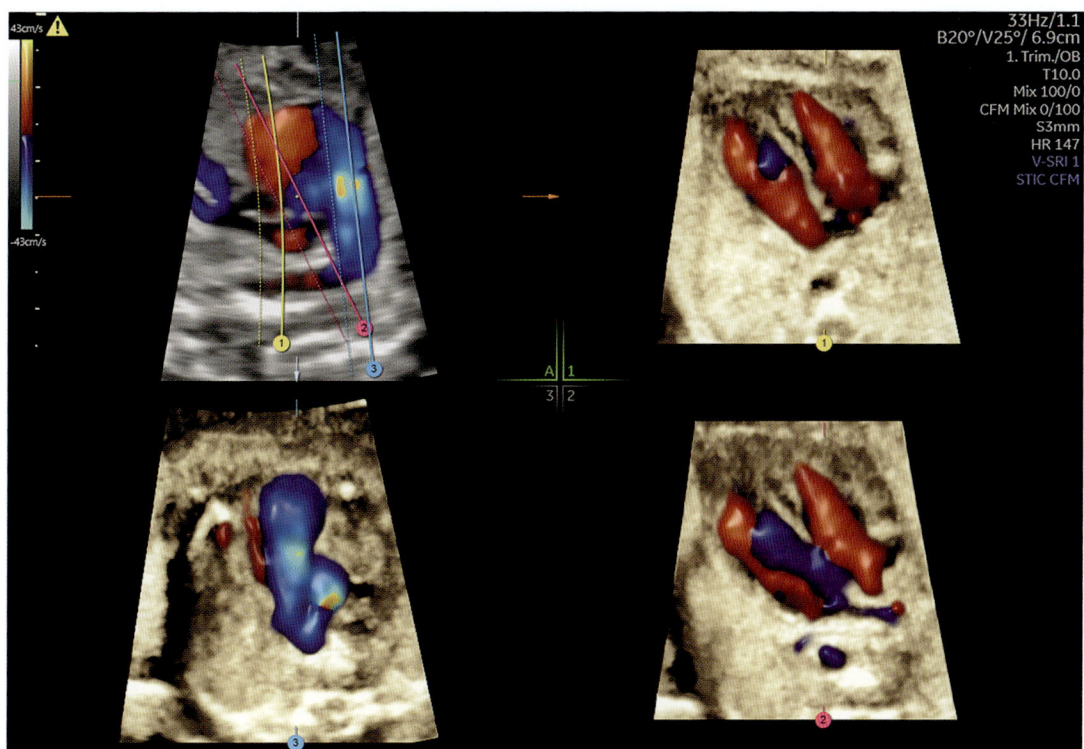

图 5-21　Omniview 也可与彩色多普勒 STIC 联合使用。在左上图的参考平面上划出 3 条取样线，可分别显示四腔心切面（黄色线，右上）、五腔心切面（紫红色线，右下）和三血管气管切面（蓝绿色线，左下）图像。

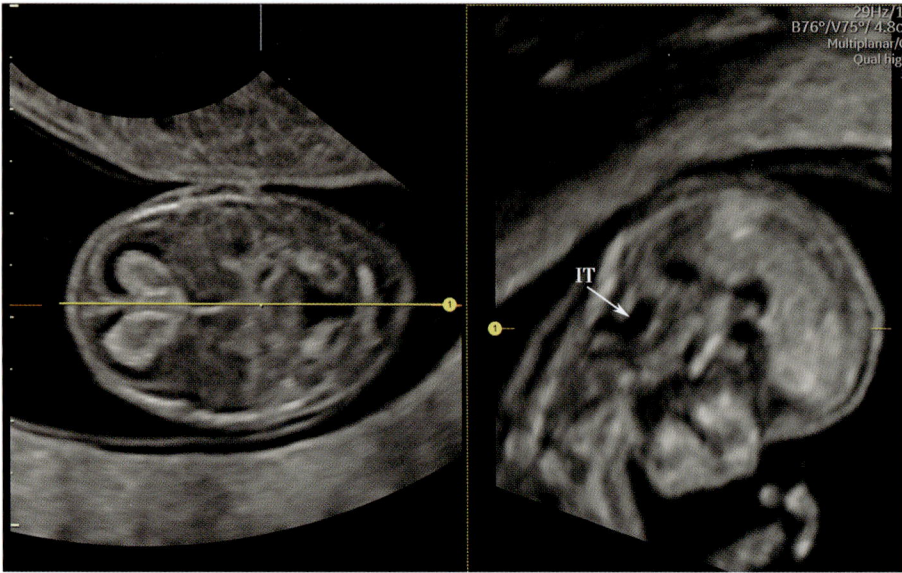

图 5-22　早孕胎期儿头部 3D 容积数据，Omniview 取样线放置在脑中线上，可获得正中矢状切面，显示颅内透明层（箭头）。

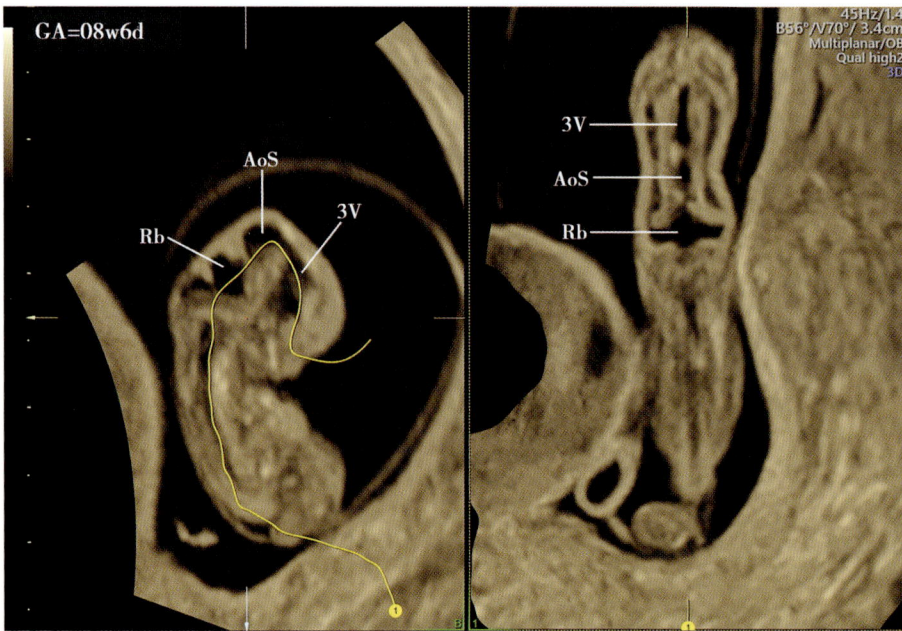

图 5-23　Omniview 的一个有趣的应用是描绘任意取样线。以 9 周胚胎为例，所获的重建图像为沿取样线走行区域、垂直于取样线的胎儿头颅和躯干的拉伸图像，可显示第三脑室（3V）、中脑导水管（AoS）、菱脑（Rb）。

5.6　结语

学习在 3D 容积数据内进行不同切面的导航需一定的过程。学会平移和旋转容积内的切面有助于理解并获得感兴趣结构的切面和需要凸显的细节。根据笔者的教学经验，检查者一旦熟悉容积内导航，就可以将其轻松用于常规扫查中。特别是 Omniview 工具可被快速整合到实时检查中去，无论是采集 3D 容积或是实施 4D 检查。本书提供了很多应用各种多平面重建或自由解剖成像的案例。

6 多平面成像 II：断层成像模式

6.1 简介

上一章详细介绍了正交（垂直）多平面以及任意平面的重建技术，本章将着重介绍另一种成像模式，即断层成像模式。断层成像模式也被称为断层超声成像（TUI）（或多平面、多层成像），是胎儿3D超声成像中最常用的多平面重建模式之一，可展示一系列相互平行的切面。断层成像在神经超声学检查中的广泛应用，已有效推动了其在胎儿医学领域的普及。近年来，越来越多的三维超声的经验证明，数字化容积数据的主要优点之一就是后处理，由此可以获得任意二维平面（见第5章）或一系列基于容积数据块的切面，尤其是当胎儿位置不好不容易通过实时扫查获得切面时。所存储的容积数据可供进一步获取与CT和MR成像类似的一系列相互平行的切面。虽然超声检查始终是基于实时、动态、即时评估，但相信将来不仅仅是超声报告文件上，而且在超声图像标准化和自动化领域，3D断层超声成像会变得越来越重要。超声图像标准化和自动化是构建智能胎儿中枢神经系统成像（Sono-CNS）或智能胎心三维导航（Sono-VCAD）等工具的基础，这些工具能够从三维容积数据集中生成标准的中枢神经系统（CNS）或心脏切面图像。本章将着重从不同方面介绍断层成像模式，与之相关的Sono-CNS、Sono-VCAD软件将在第19章中简要介绍。

6.2 操作方法

在第5章中介绍了正交平面模式下3个平面的显示，以及用于容积内导航的相交点（图6-1），而另一个重要的容积导航工具称为"平移"，也被称为"滚动浏览"（见第2章）。对平行切面进行浏览可以选择应用断层成像模式，断层超声成像（TUI）是一种显示容积数据内相互平行的切面的多平面模式，类似于从CT和MR工作站获得断层图像。在触摸屏上激活断层成像模式（图6-1、图6-2），选择感兴趣区后，调节屏幕上的平面（容积薄层）的数量以及层间距（图6-3），激活断层成像模式，相互平行的切面即显示在屏幕上（图6-2、图6-4）。除此之外，在屏幕的左上角还有参考图像，用于显示每个切面的位置。可调节的层间距显示在参考图像的右下角（图6-4、图6-5）。在断层成像模式下，正交平面模式的所有操作工具都可以使用，例如用相交点导航、切面的旋转、滚动浏览和VCI。

为了提高图像质量，建议使用容积斑点噪声抑制（V-SRI）或激活VCI模式（见第4章）来降低斑点噪声并增加对比度（图6-3）。可以通过增加VCI的层厚，模拟一系列薄层扫描的效果。图6-4～图6-9展示了断层模式的不同显示方式。图6-1是显示为正交平面模式的原始容积数据，选定A平面为需观察的参考平面（图6-6），当改变层数或层间距

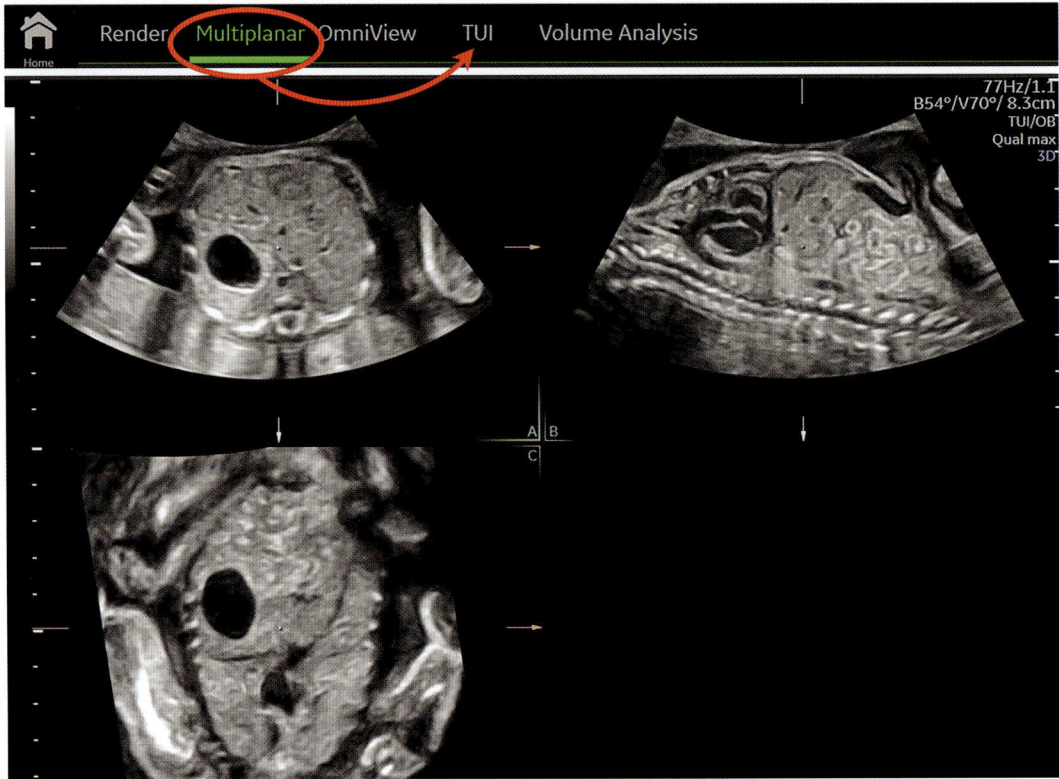

图 6-1 此图中，包含胎儿胸部和腹部的 3D 容积数据以正交平面模式显示。本章中描述的断层成像模式即断层超声成像（TUI），可在触摸屏上激活（箭头），结果如图 6-2～图 6-9。

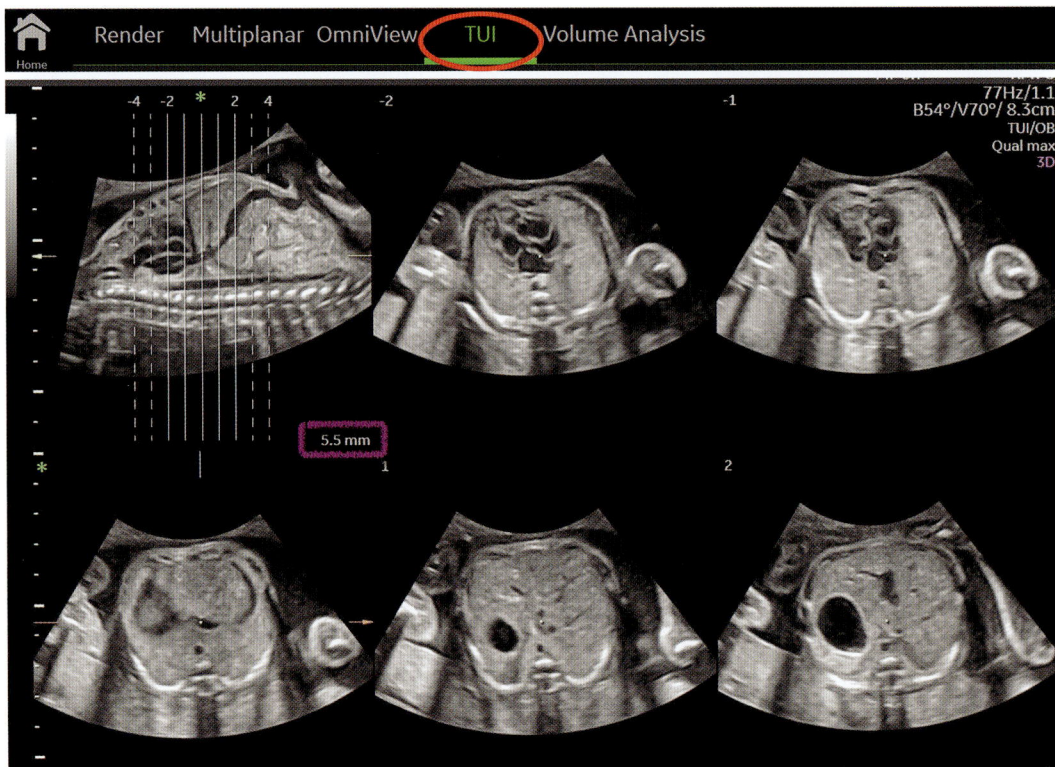

图 6-2 TUI 模式中，左上角出现的图像是用于定位的参考图，需成像的切面数量可任意选择，绿色星号所指为参考平面，本例显示参考平面的前、后各两个平面。层间距可以做相应调整（见紫色方框内数字），本例层间距为 5.5mm。图 6-3 对可用的功能进行了说明。

时，所呈现的图像会发生相应变化（图 6-7～图 6-9）。显示在屏幕上切面的数量可以选择为 2×1、2×2、3×2、3×3、4×4 等，如图 6-4～图 6-9 所示。图 6-8 和图 6-9 展示了 TUI 模式中，在容积内平移图像，同时还可以沿 X、Y 或 Z 轴进行旋转微调平面图像。在触摸屏上选择 A、B 或 C 平面将显示不同的图像，如图 6-2、图 6-4 和图 6-5。

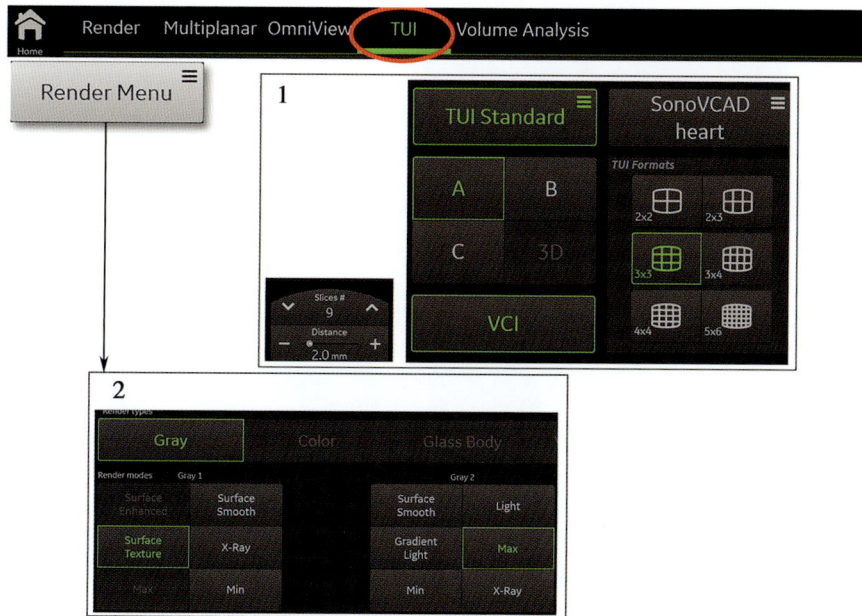

图 6-3 面板（1）显示 TUI 子菜单，通过此菜单可以选择观察 A、B 或 C 平面的系列平行切面。在屏幕的左下角可以选择层数和层间距。TUI 可以在屏幕上以多种布局格式展示，包括 2×2 至 5×6 的网格形式，如图 6-4～图 6-7 所示。此外还可以启动 VCI 功能；当打开渲染子菜单（面板 2）时，根据检查的具体目标如软组织或骨骼等，可以选择相应的灰阶混合模式。VCI 的详细信息参考第 4 章。

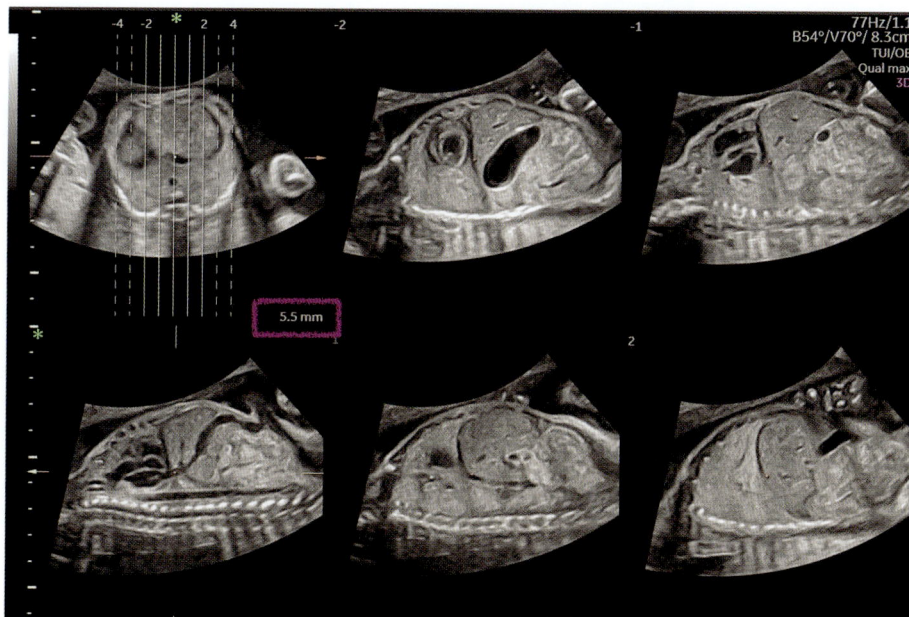

图 6-4 显示方式与图 6-2 相同，但激活的是 B 平面。位于屏幕左上角的是参考平面，线条显示切面位置，从左向右显示胎儿的矢状切面。

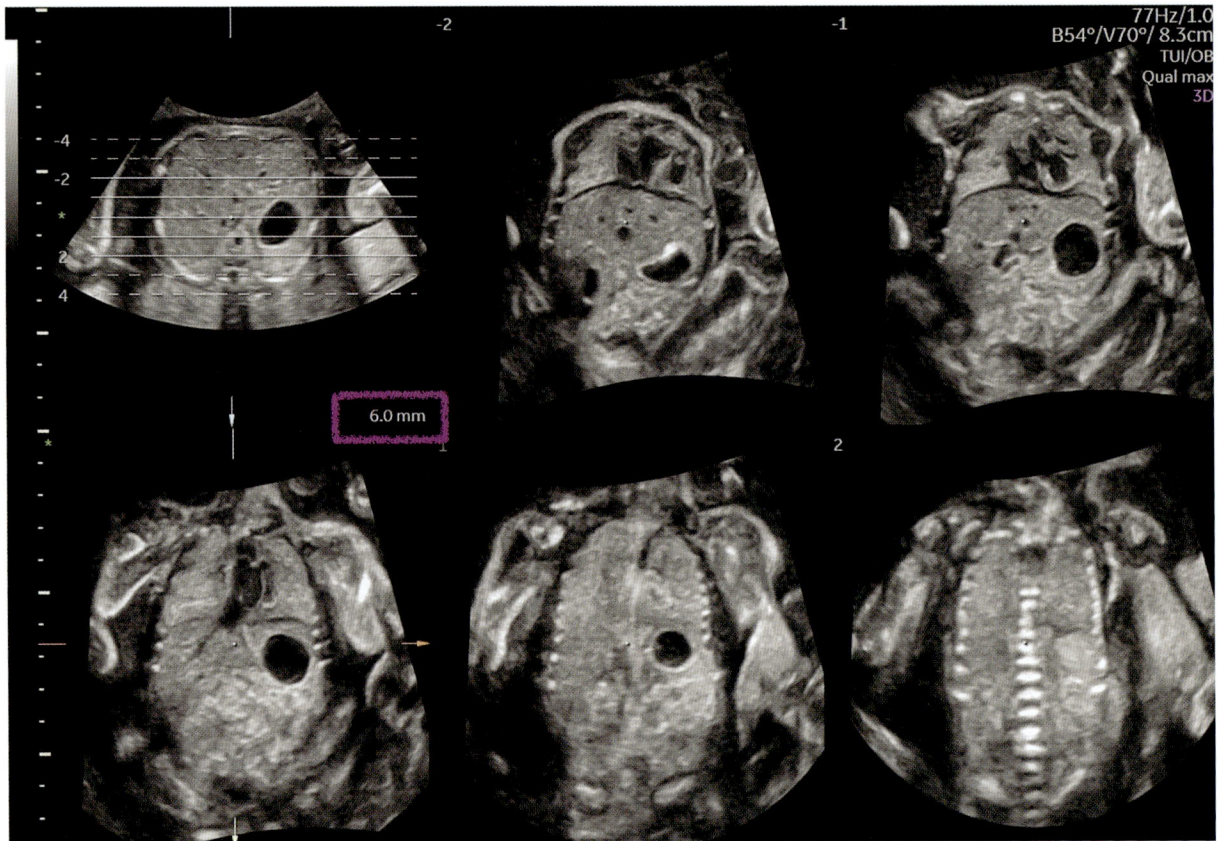

图 6-5 显示方式与图 6-1、图 6-2 相同，但此时 C 平面被激活，显示从前向后的胎儿冠状切面。

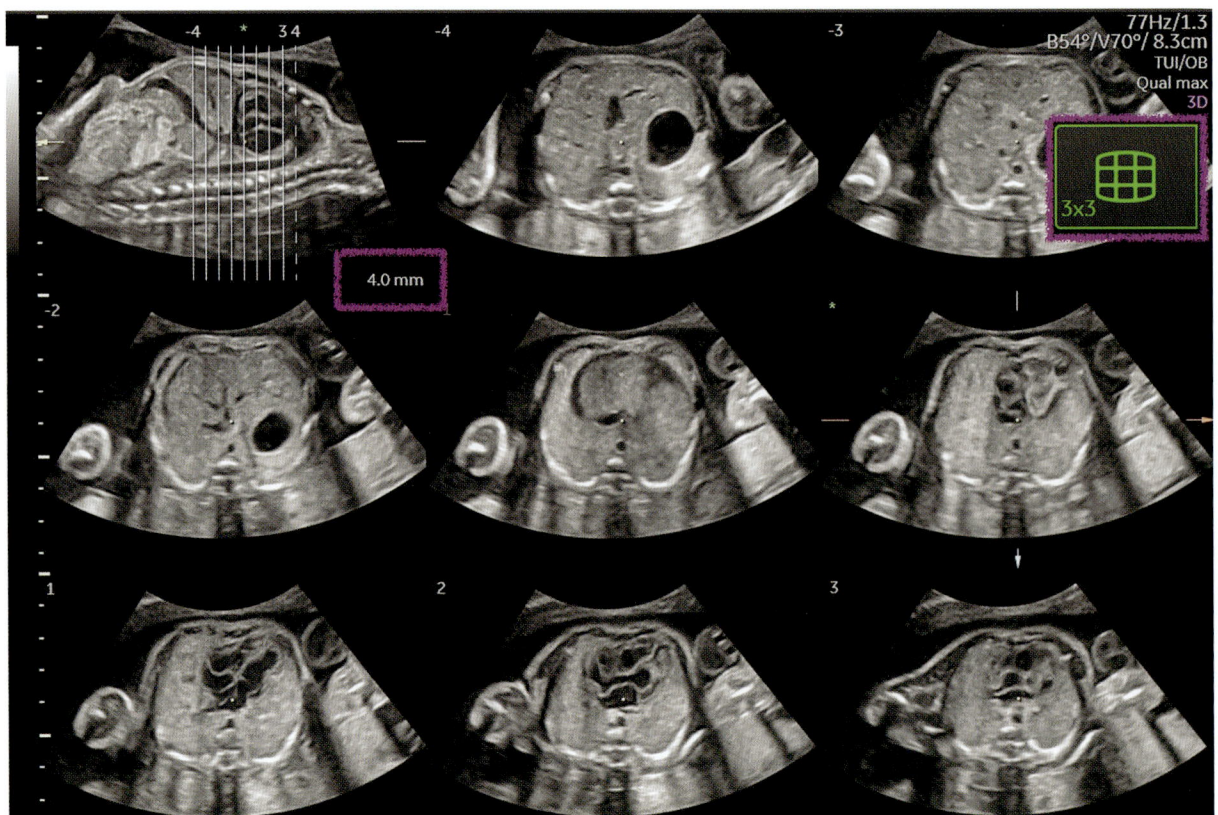

图 6-6 显示方式与图 6-2 相同，但此时所显示的切面数量从 3×2 增加到 3×3，层间距调至 4mm。

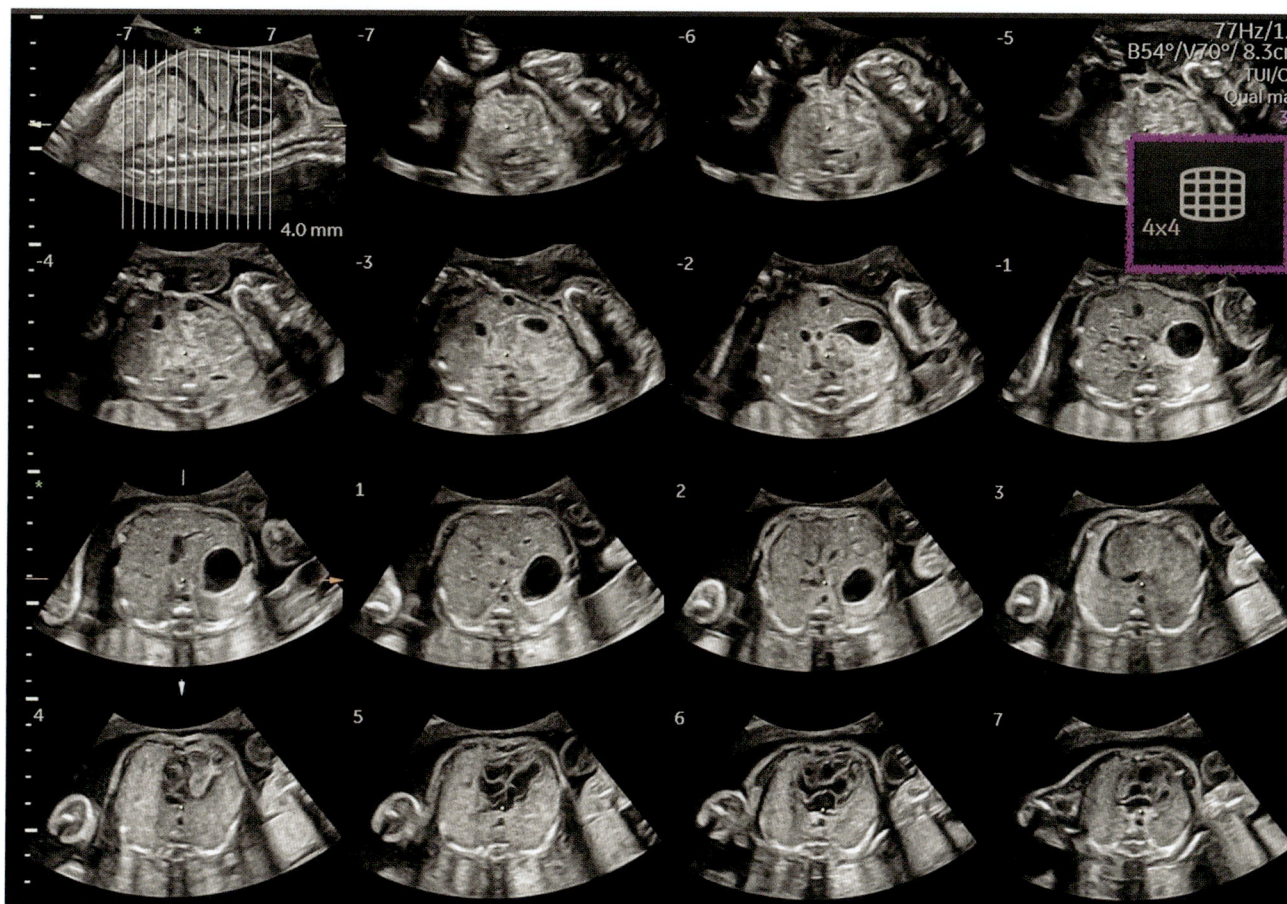

图 6-7 显示方式与图 6-6 相同，但切面数量增加到 4×4。

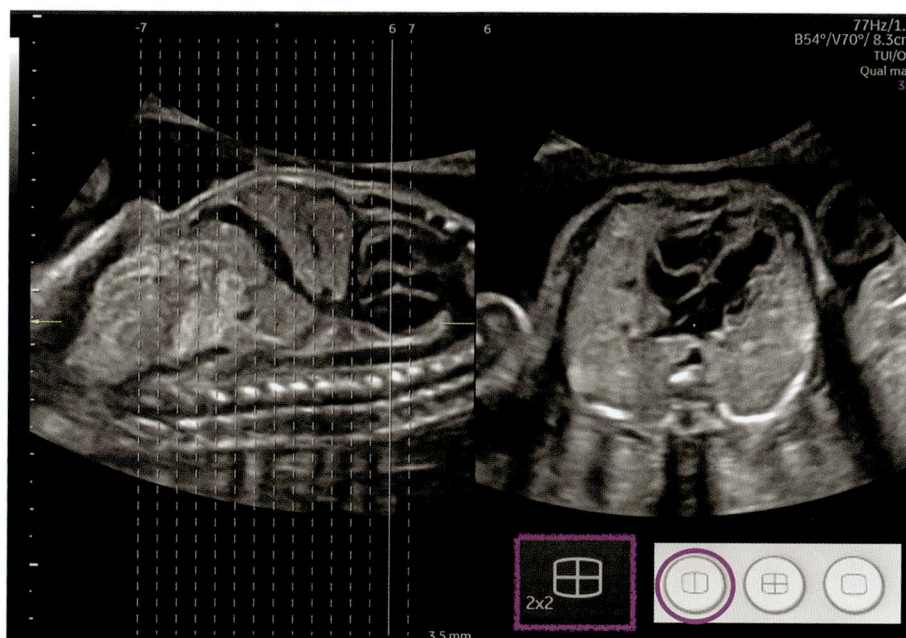

图 6-8 本例选择 2×2 的图像数，但在触摸屏上选择了双幅显示，因此屏幕上显示 2 幅图像，与参考平面（左侧）上定位实线相对应的激活切面为感兴趣切面，即四腔心切面，可以用这种方法在容积数据中平移进行逐个切面浏览，如图 6-9 所示。

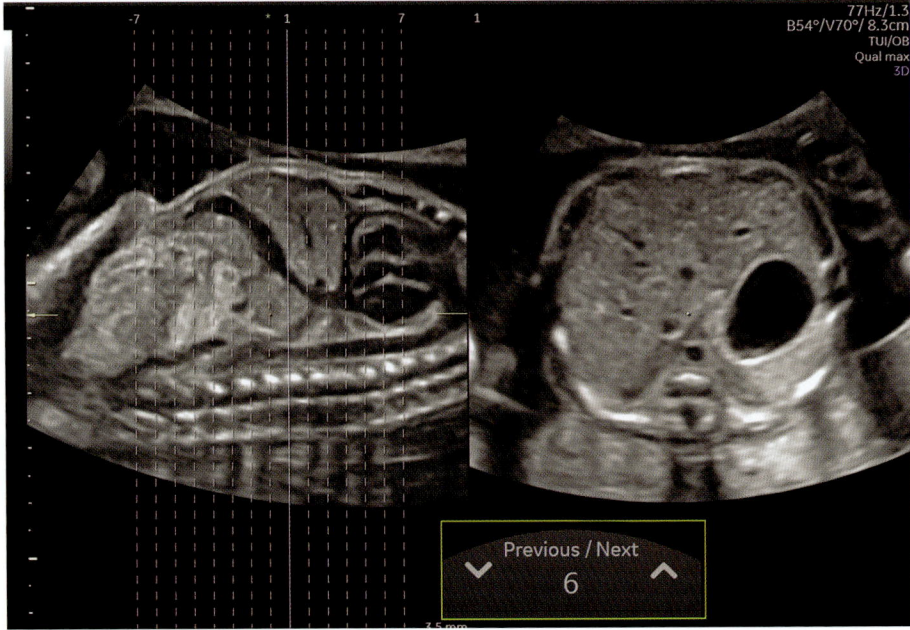

图 6-9　与图 6-8 的预设相同。通过操作"Previous（上一个）"和"Next（下一个）"按钮对图像进行滚动浏览，可以观察到上腹部包括胃泡在内的各个平面。

6.3 断层成像模式的典型应用示例

胎儿头颅、面部和大脑的断层模式成像　断层成像模式是评估胎儿大脑的理想工具。胎儿中枢神经系统超声检查中，可经腹（图 6-10～图 6-14）或经阴道（图 6-15）采集容积数据。采用断层模式可对靶目标进行概览，颅内所有标志性结构可以一目了然（见第 16 章）。图 6-10 展示了正常大脑解剖结构的概况，包含 11 个平面；图 6-11 则展示了同一容积数据更详尽的情况，包含 29 个平面。图 6-12 展示了经囟门采集脑中线结构，而图 6-13 展示胎儿重度脑室增宽，在相邻的切面上，可以看到正常的小脑，在另一切面上还可看到第三脑室扩张，因此通过整体观察，可以排除 Chiari Ⅱ畸形、Dandy-Walker 畸形或全前脑畸形等，可能的诊断是中脑导水管狭窄。在冠状切面断层模式下，可以清楚

观察和辨认透明隔腔，图 6-10、图 6-14 分别为正常和异常的示例。胎儿脑部评估首选经阴道途径（图 6-15），有关胎儿神经系统超声学检查的详细内容可参见第 16 章。

胎儿胸腹器官的断层成像模式　断层模式适用于观察胎儿胸部和腹部，特别是可以清晰显示肺脏、膈肌、心脏、肝脏、肾脏和其他腹部器官等结构（图 6-16～图 6-21），可以辅助准确评估病灶的范围，例如高回声的肺脏（图 6-16）或胸腔积液（图 6-17）。断层模式虽不常用于泌尿系统成像（图 6-18～图 6-20），但对于异常病例却展现出明显的临床应用价值（图 6-20）。来自不同腹腔脏器的信息以断层模式成像，可同屏显示肝脏、胃、肠、膀胱、腹壁和肾脏等典型结构的横切面（图 6-7）。断层模式是存储病变图像的最佳方法，特别是在有胎儿异常的情况下，图 6-20、图 6-21 展示一胎儿多囊肾、一胎儿腹水的程度，此类图像文件对随访具有很高的价值。

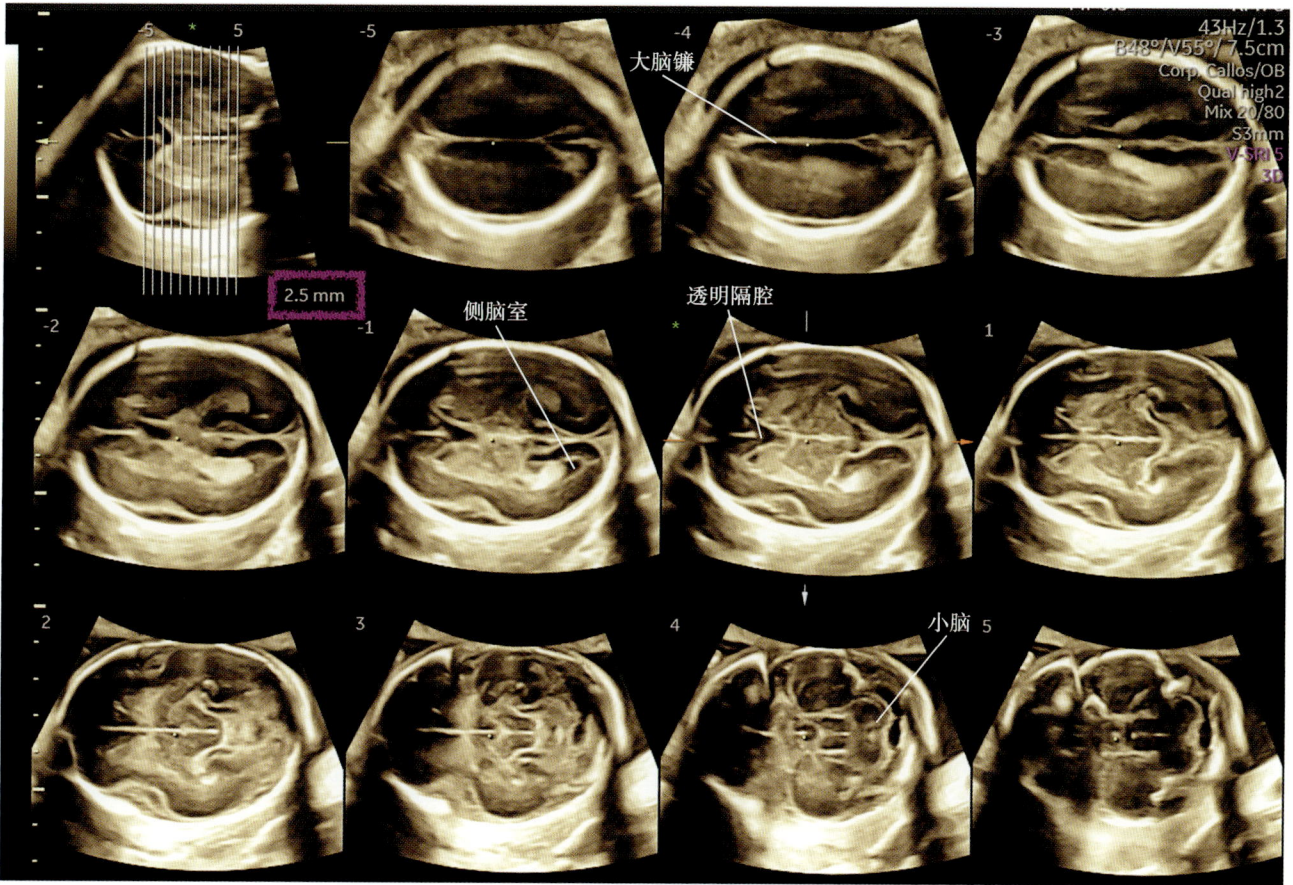

图 6-10 以断层模式显示胎儿颅脑的 3D 容积数据，显示切面数量为 3×4，层间距为 2.5mm。在这些横切面上，最重要的结构信息同时显示出来，让人一目了然。参见图 6-11。

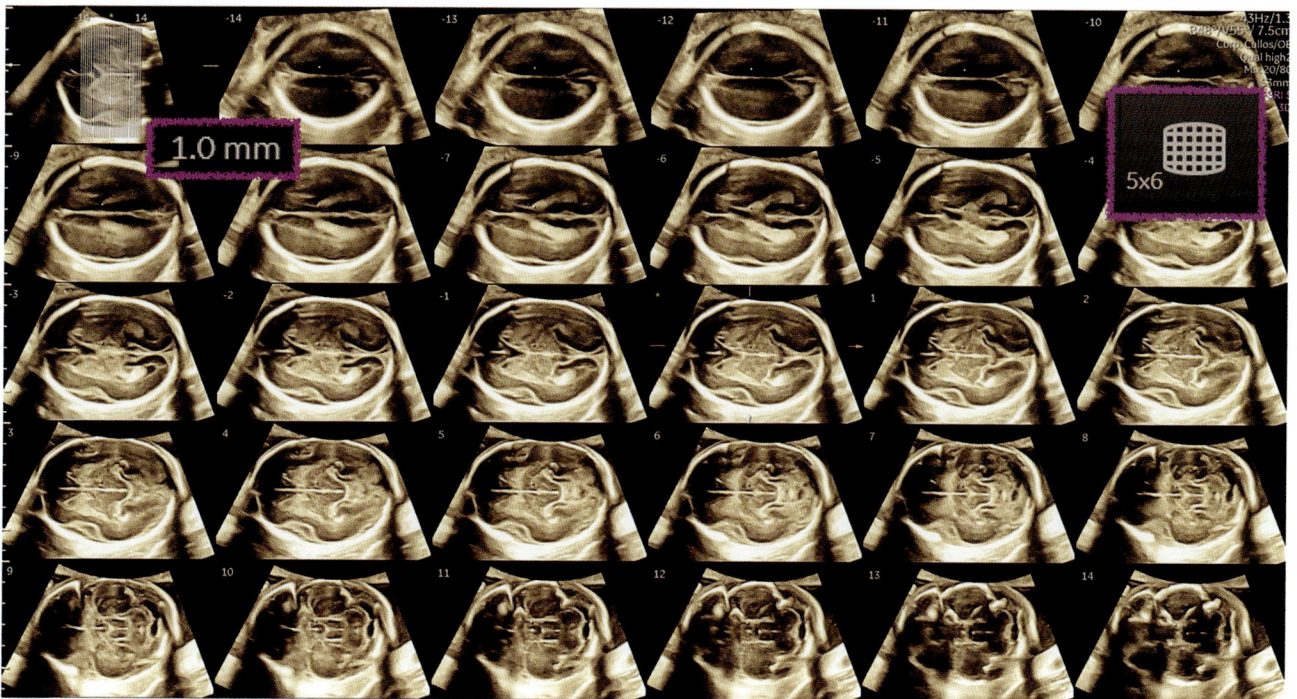

图 6-11 与图 6-10 相同的容积数据，但此时所显示的切面数量从 3×4 增加到 5×6，层间距由 2.5mm 变成 1mm。

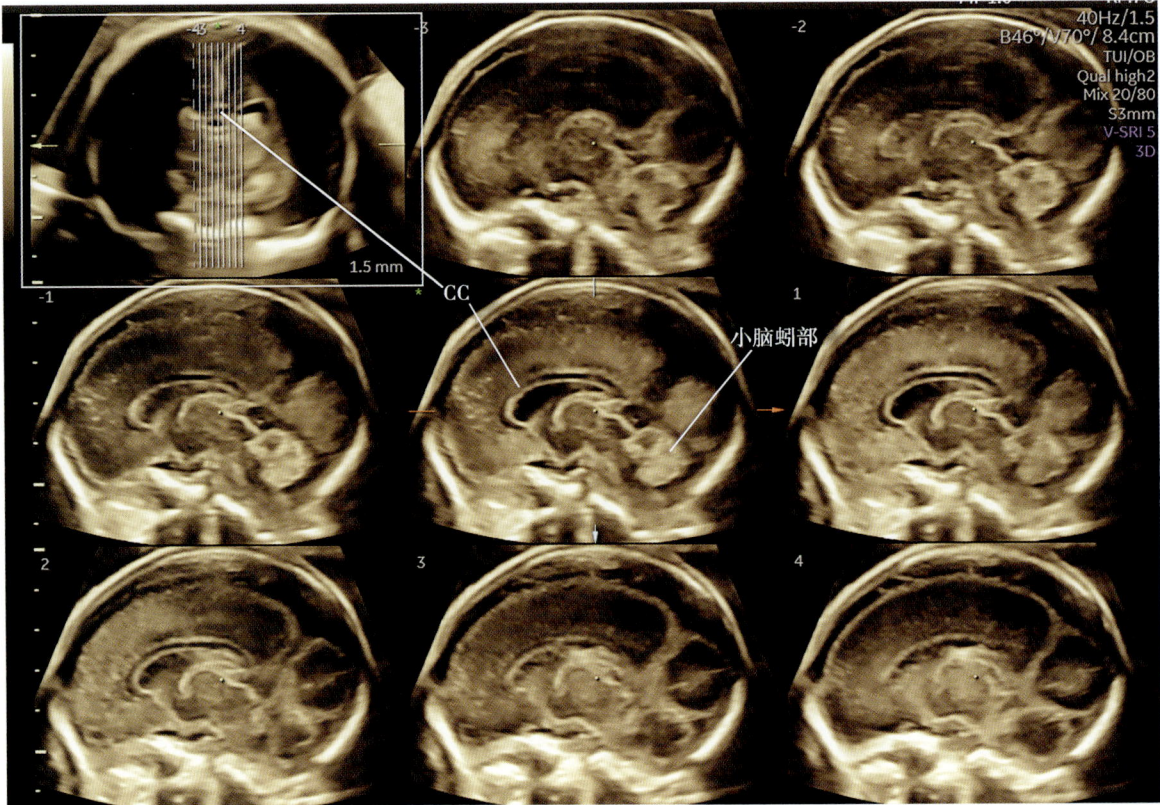

图 6-12　断层模式显示 22 周正常胎儿颅脑的 3D 容积数据，图为经囟门扫查，可以观察到胎儿神经系统超声检查所需评估的中线结构，如胼胝体（CC）和小脑蚓部。

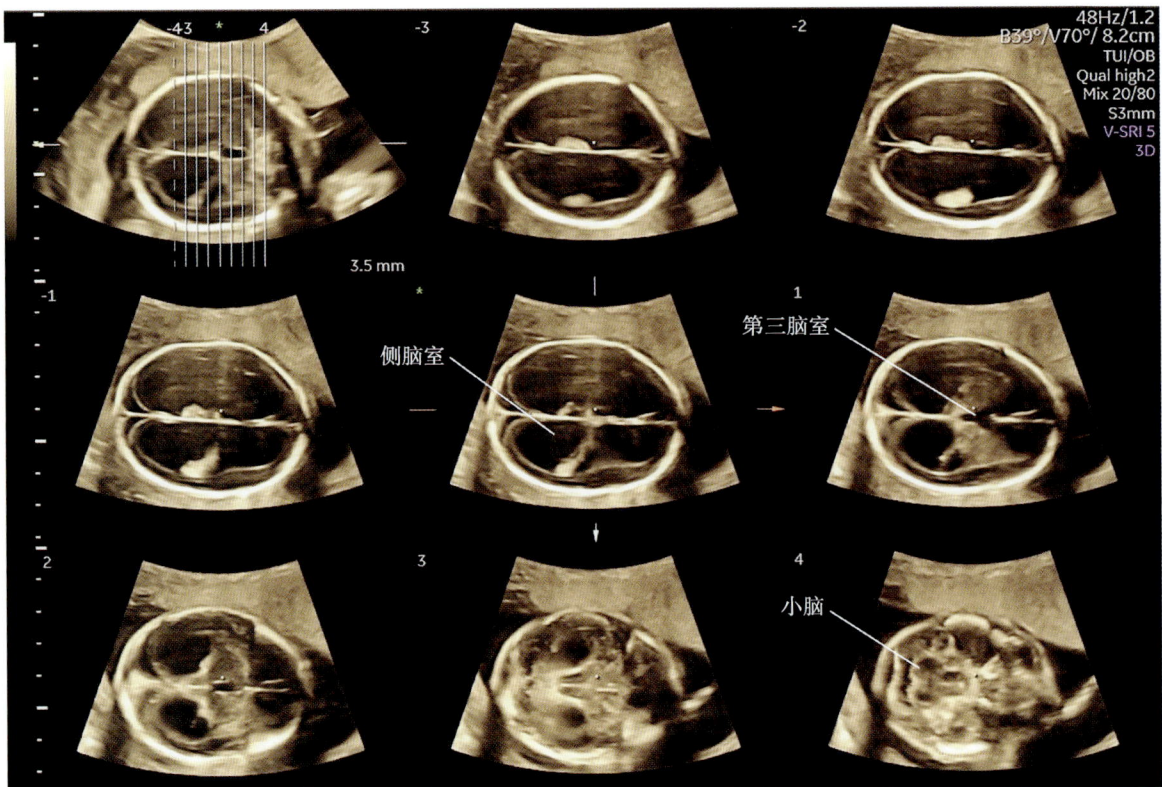

图 6-13　断层模式显示 19 周胎儿侧脑室扩张的头颅横切面。采用 TUI 模式可概览重要信息，清楚显示扩张的双侧侧脑室、正常的小脑，而非 Chiari Ⅱ 畸形、扩张的第三脑室，推测可能的原因为中脑导水管狭窄。

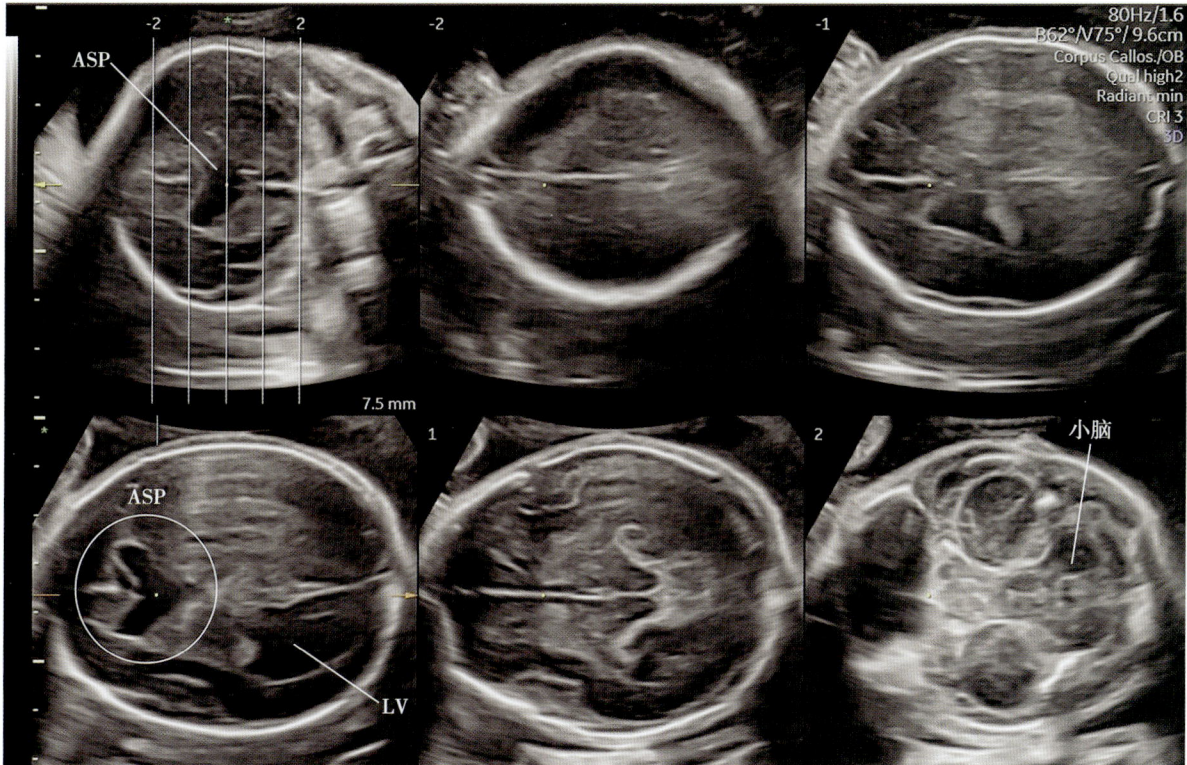

图 6-14 断层模式显示胎儿颅内透明隔缺失（ASP），侧脑室前角融合。LV：侧脑室。

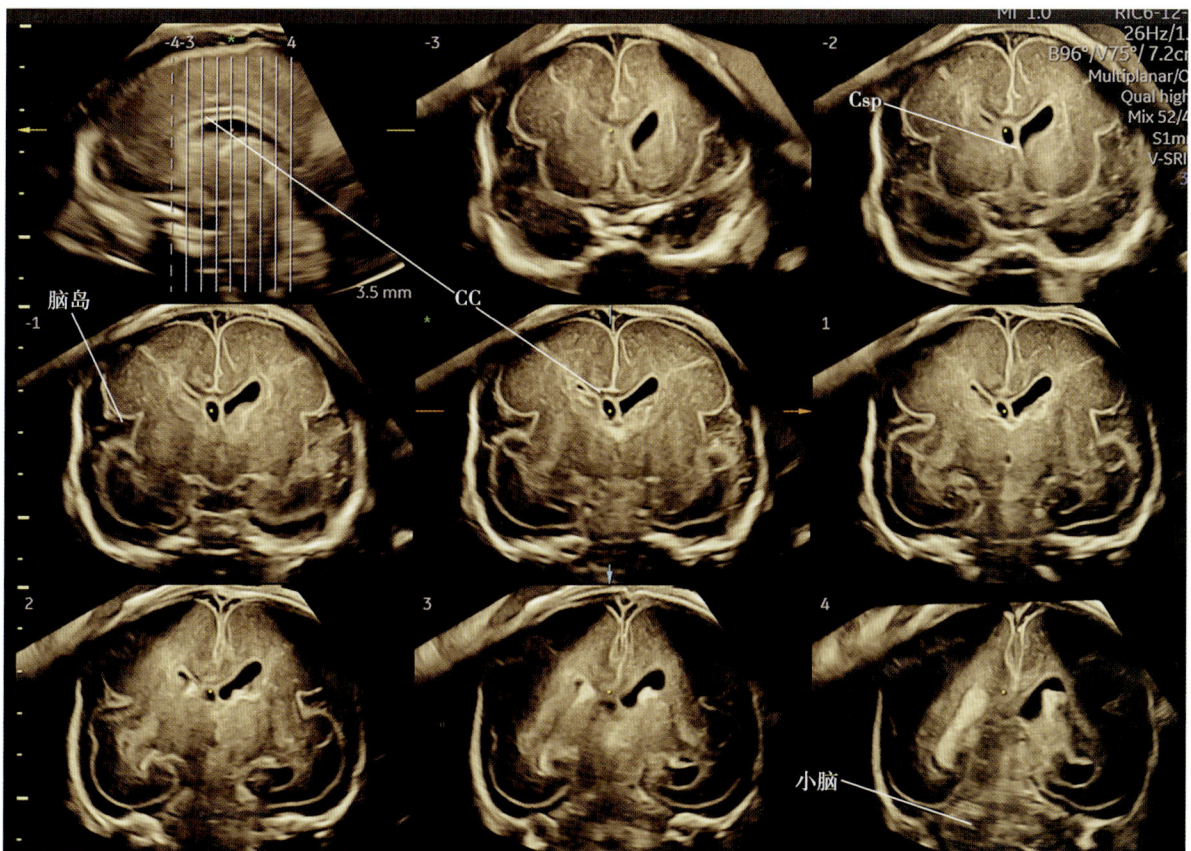

图 6-15 胎儿中枢神经系统经阴道超声检查，以断层模式显示冠状切面，典型的结构如胼胝体（CC），透明隔腔（Csp）和脑岛（外侧裂）可清楚显示。

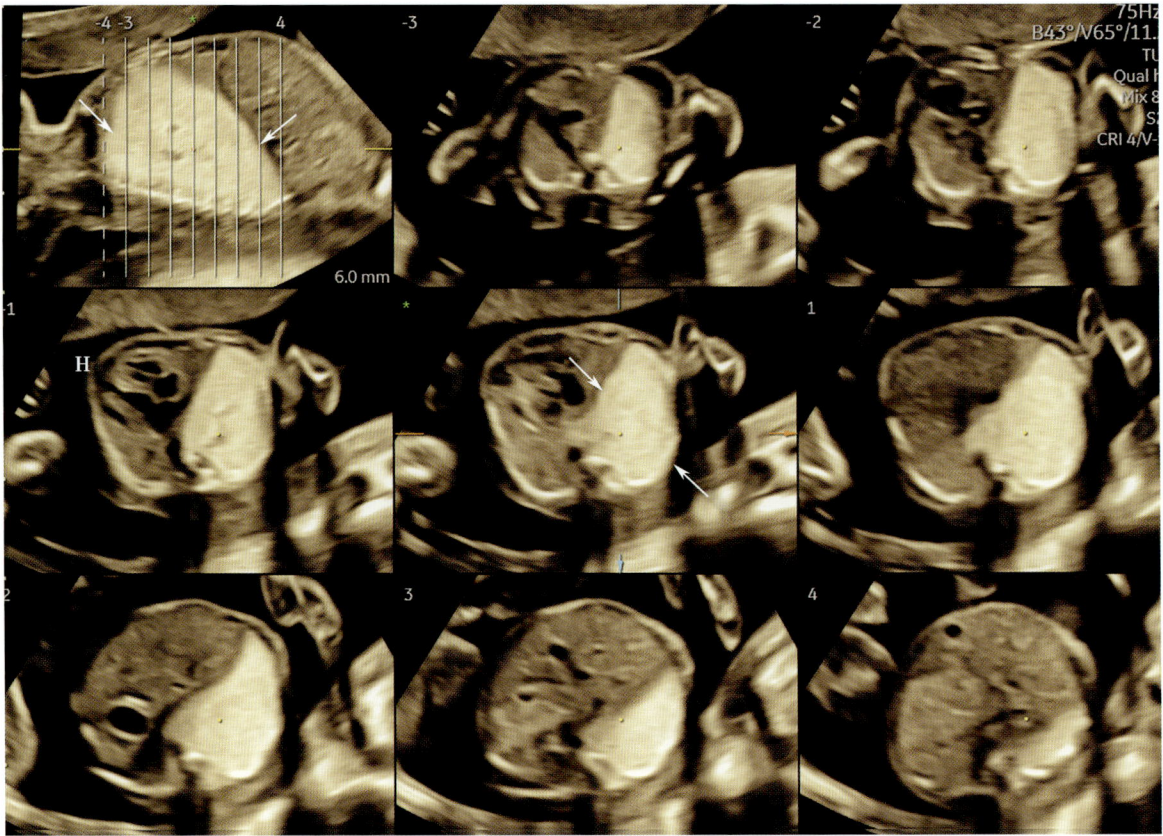

图 6-16　本例图像显示高回声的右侧肺脏（箭头），断层模式展示了病灶的位置和范围，回声特征明显与对侧肺脏不同。注意心脏（H）向左侧移位。

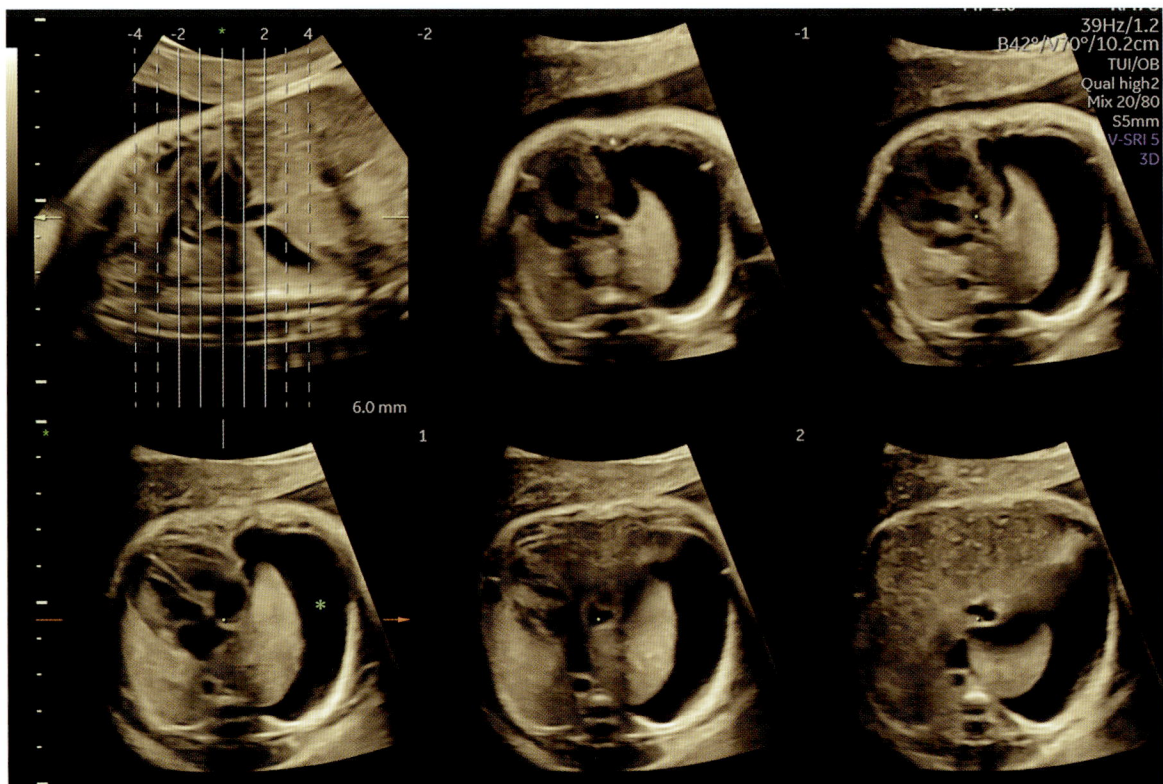

图 6-17　断层模式成像显示右侧胸腔中度积液（*）。

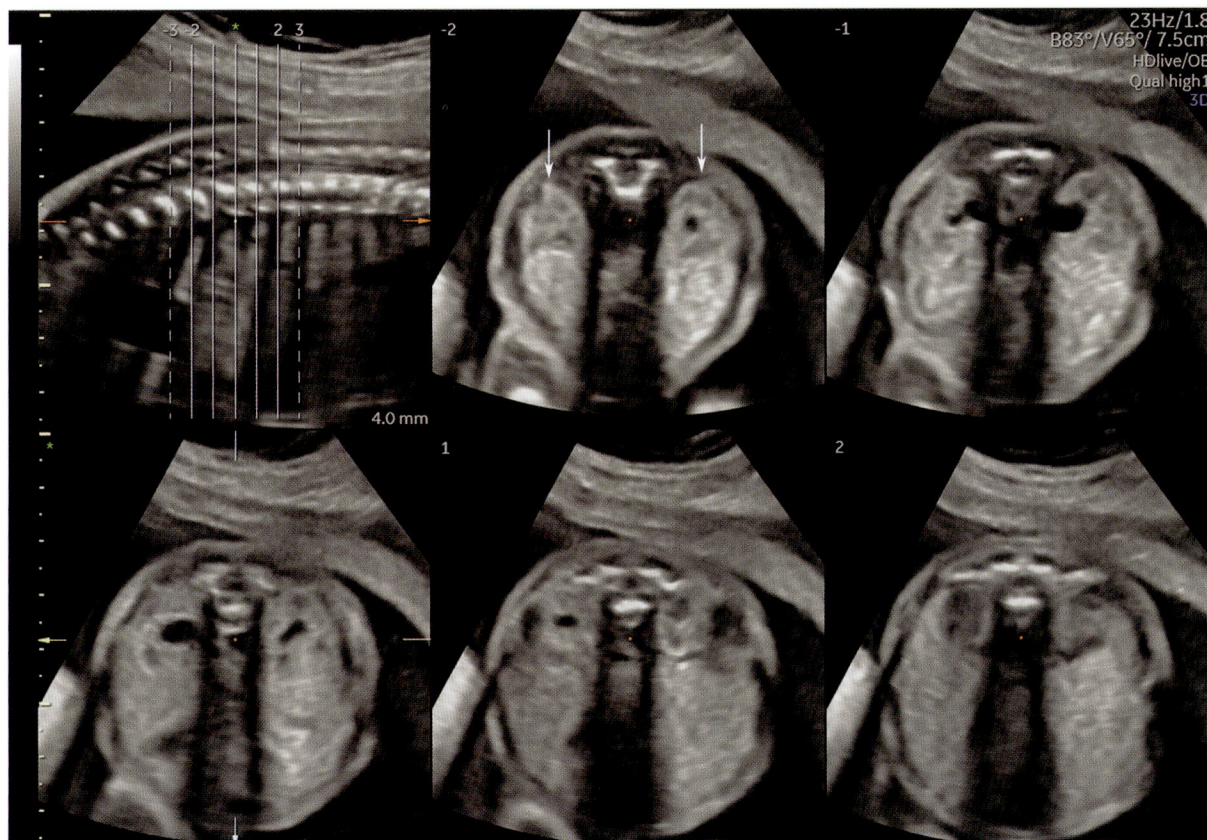

图 6-18　此例 3D 容积数据以横切面断层模式显示包括两侧肾脏（箭头）的腰部区域。

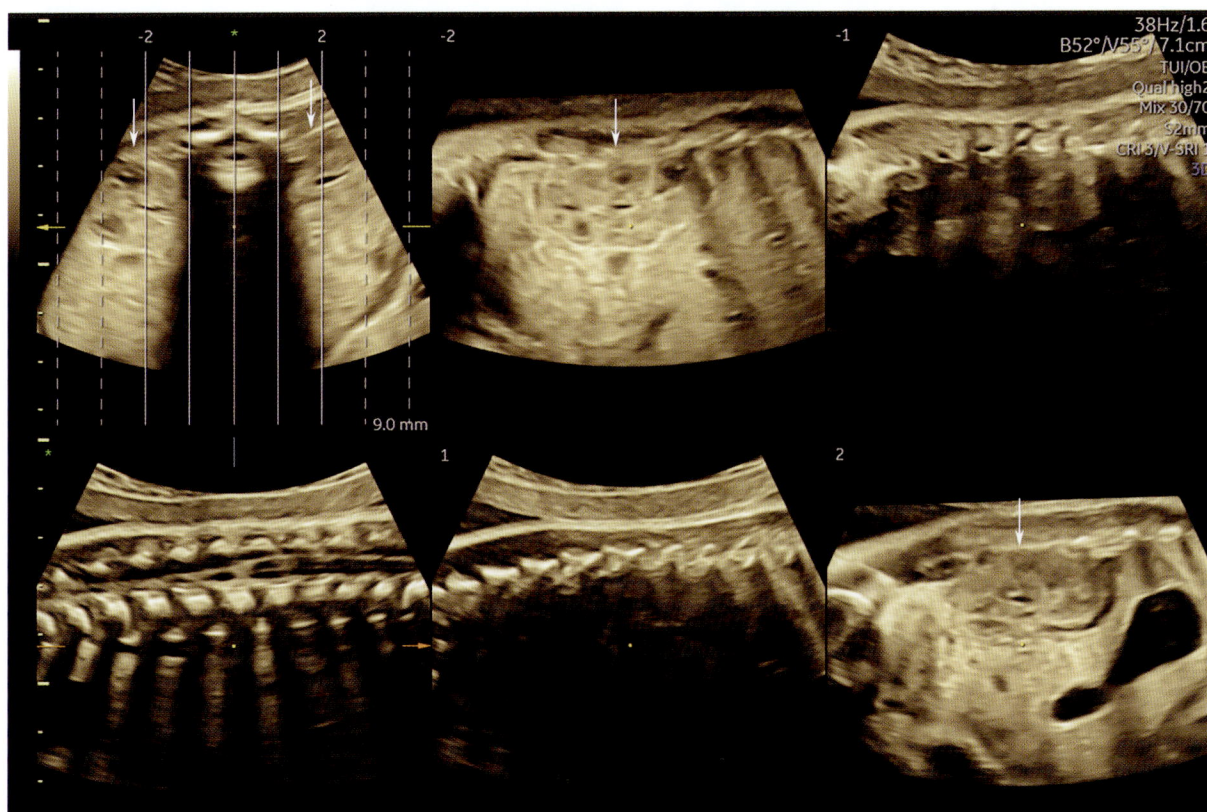

图 6-19　此例 3D 容积数据以正中矢状切面和旁矢状切面断层模式显示包括两侧肾脏（箭头）的腰部区域。

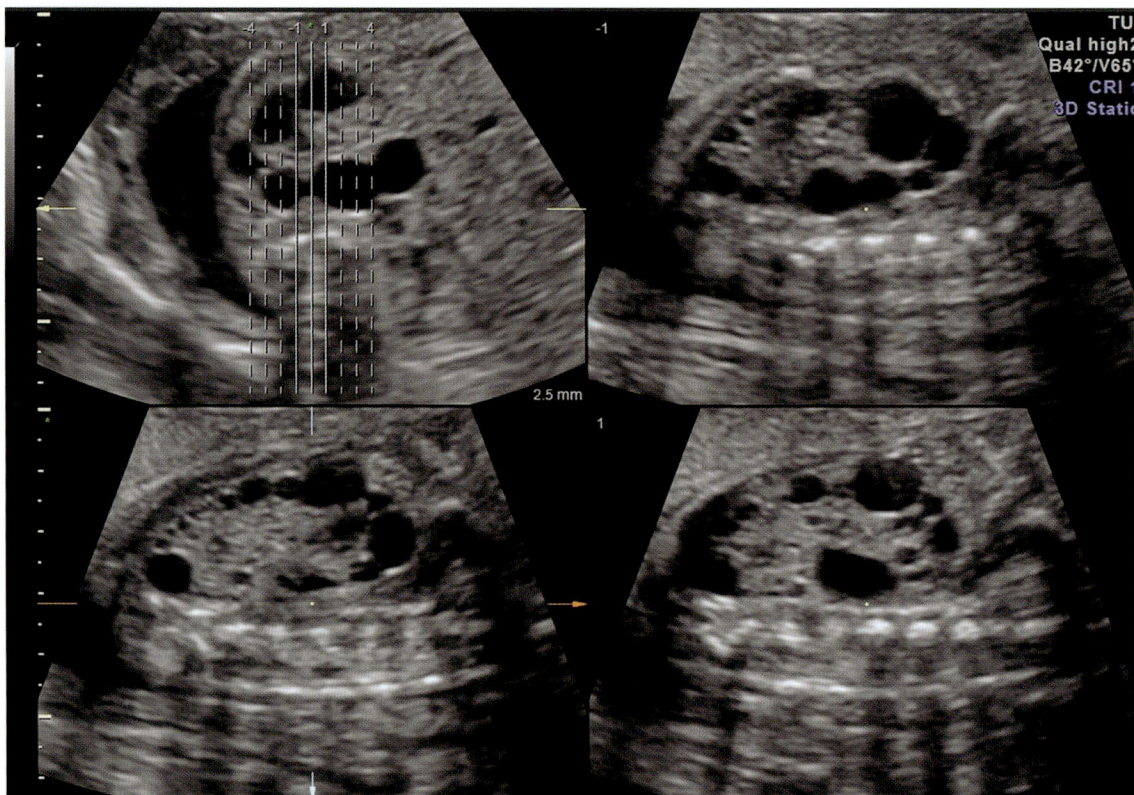

图 6-20 以断层成像模式显示胎儿多囊性肾发育不良，可以更好地显示病变全貌。

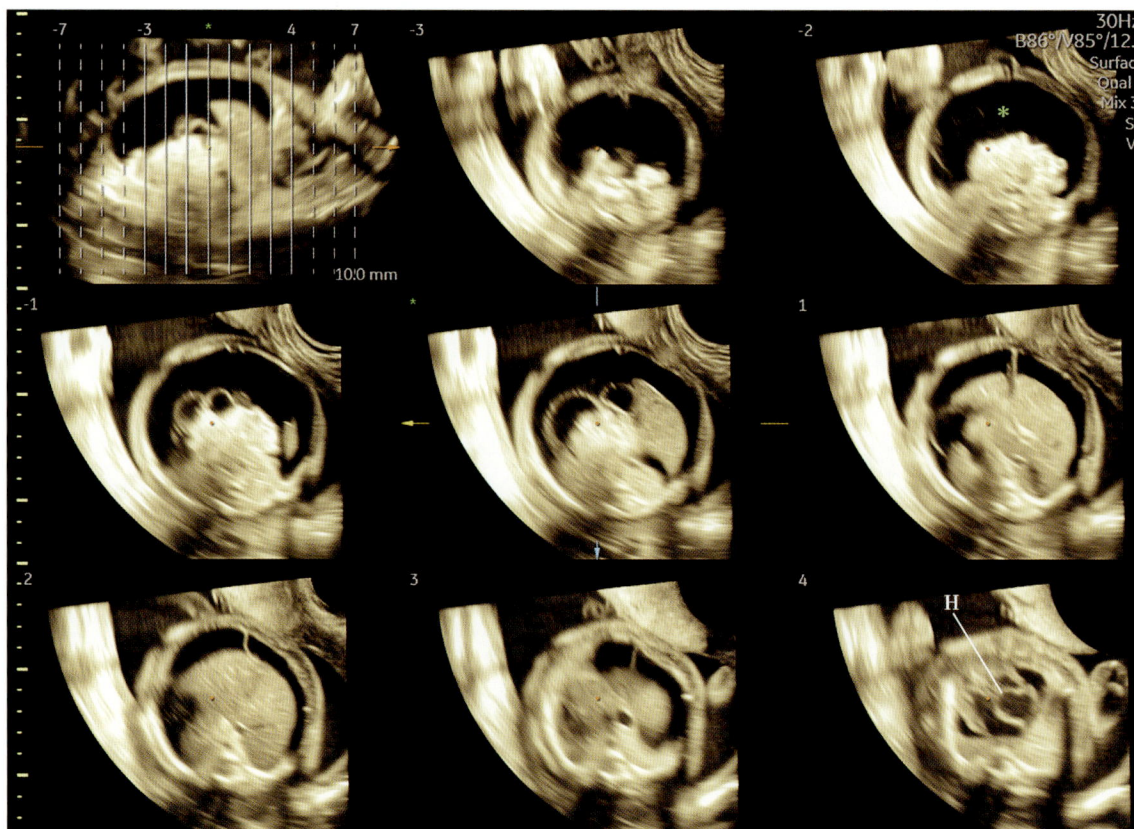

图 6-21 心衰胎儿心脏扩大（H）和腹水征（*）图像。与单幅图像相比，采用断层模式可以准确评估腹水的程度并可留存多幅图像。应用断层成像模式便于对比病变范围，特别是用于随访观察中。

胎儿心脏断层成像模式 一个完整的心脏超声检查必须获取不同的切面，而断层成像模式可以提供全部切面信息，故也是胎儿心脏检查的理想工具（图6-22）。胎儿心脏TUI可以使用静态3D或STIC容积进行数据采集，可选择灰阶模式（图6-22、图6-23），也可以选择彩色多普勒模式（图6-24）。应用这一工具可以快速显示相邻的标准切面，如上腹部横切面、四腔心切面、五腔心切面和三血管气管切面（图6-22）。启动Sono-VCAD软件还能够从容积数据集中自动生成典型切面。图6-23展示了部分性内脏反位胎儿的应用实例，通过同屏上的图像即可辨识出胃泡和心脏位置相反，与图6-22中展示的正常胎儿形成对比。关于胎儿心脏超声TUI的更多内容将在第19章中胎儿心脏部分介绍。

早期妊娠的断层成像模式 早期妊娠采用经阴道三维超声联合断层成像模式（图6-25～图6-27）可获得非常有价值的信息（见第20章）。由于经阴道扫查探头的操作性有限，从容积数据中重建标准切面往往比直接从2D扫查获取标准切面来得容易。采集3D容积数据后，以多平面模式，特别是断层模式成像，可以观察整个胎儿的全貌，尤其可以很好地显示大脑（图6-25）、面部（图6-26）、胸部、腹部（图6-27）和其他部位。

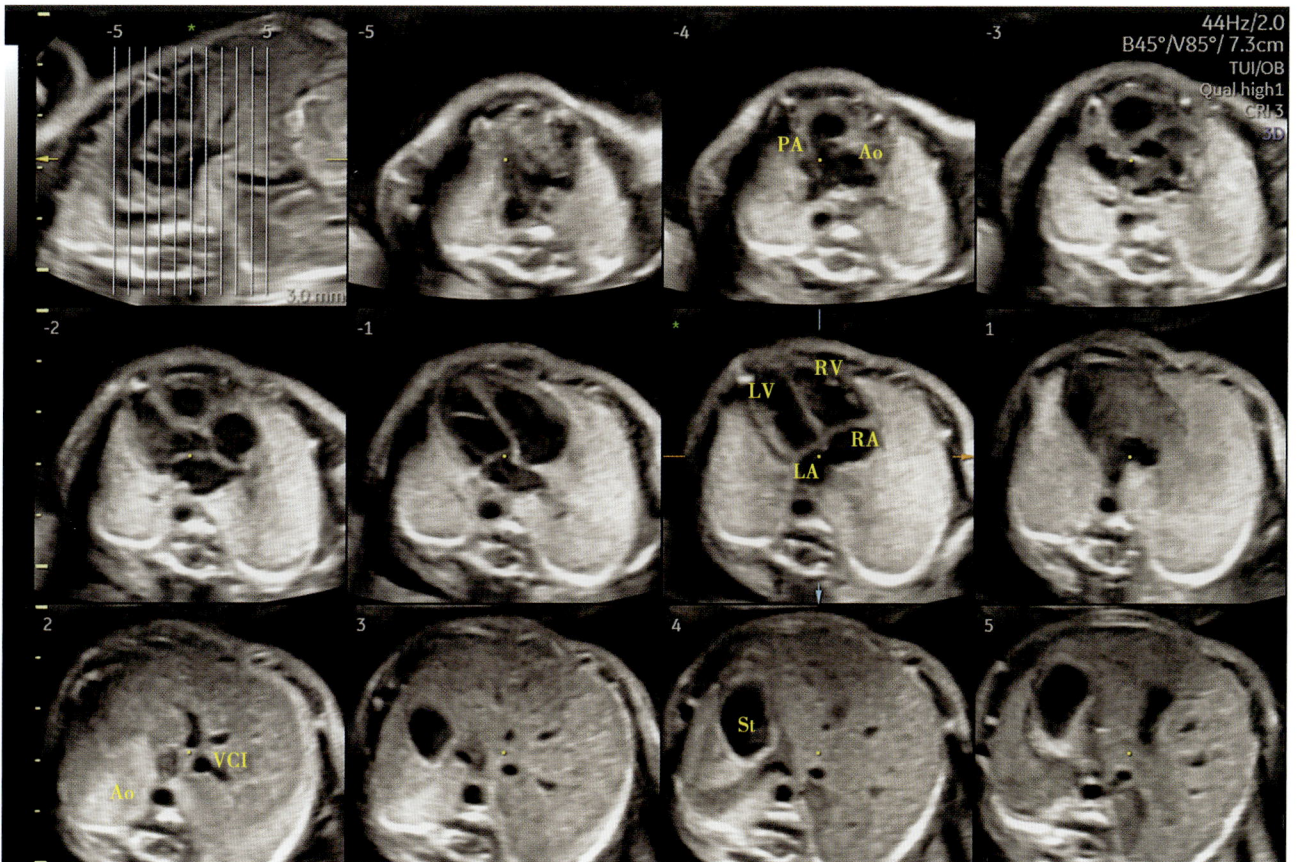

图6-22 胎儿心脏3D静态容积的断层模式成像。从上腹部横切面到大血管切面，可以观察到多个重要结构：主动脉（Ao）、肺动脉（PA）、右心室（RV）、左心室（LV）、右心房（RA）、左心房（LA）、胃（St）和下腔静脉（VCI）。

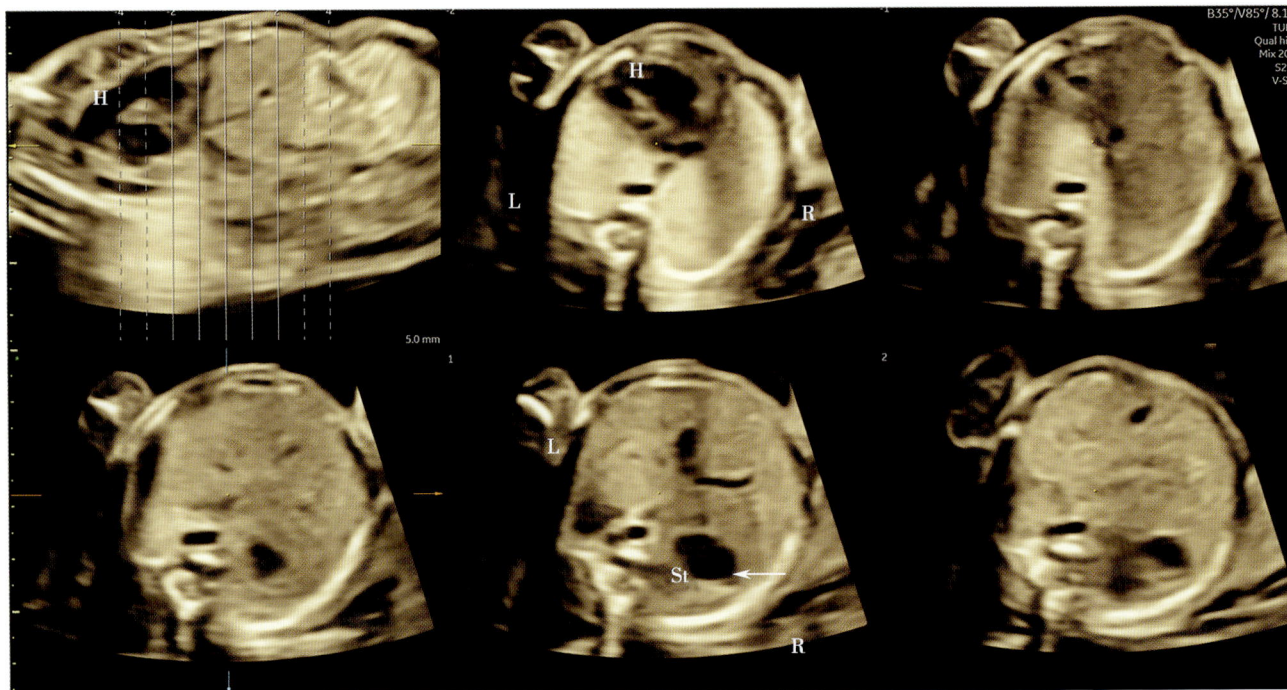

图 6-23 部分性内脏反位的断层模式成像，注意胃泡（St）位于胎儿的右侧（箭头），而心脏（H）则位于左侧。断层模式成像很好地显示了这类异常的全貌。L：左侧；R：右侧。

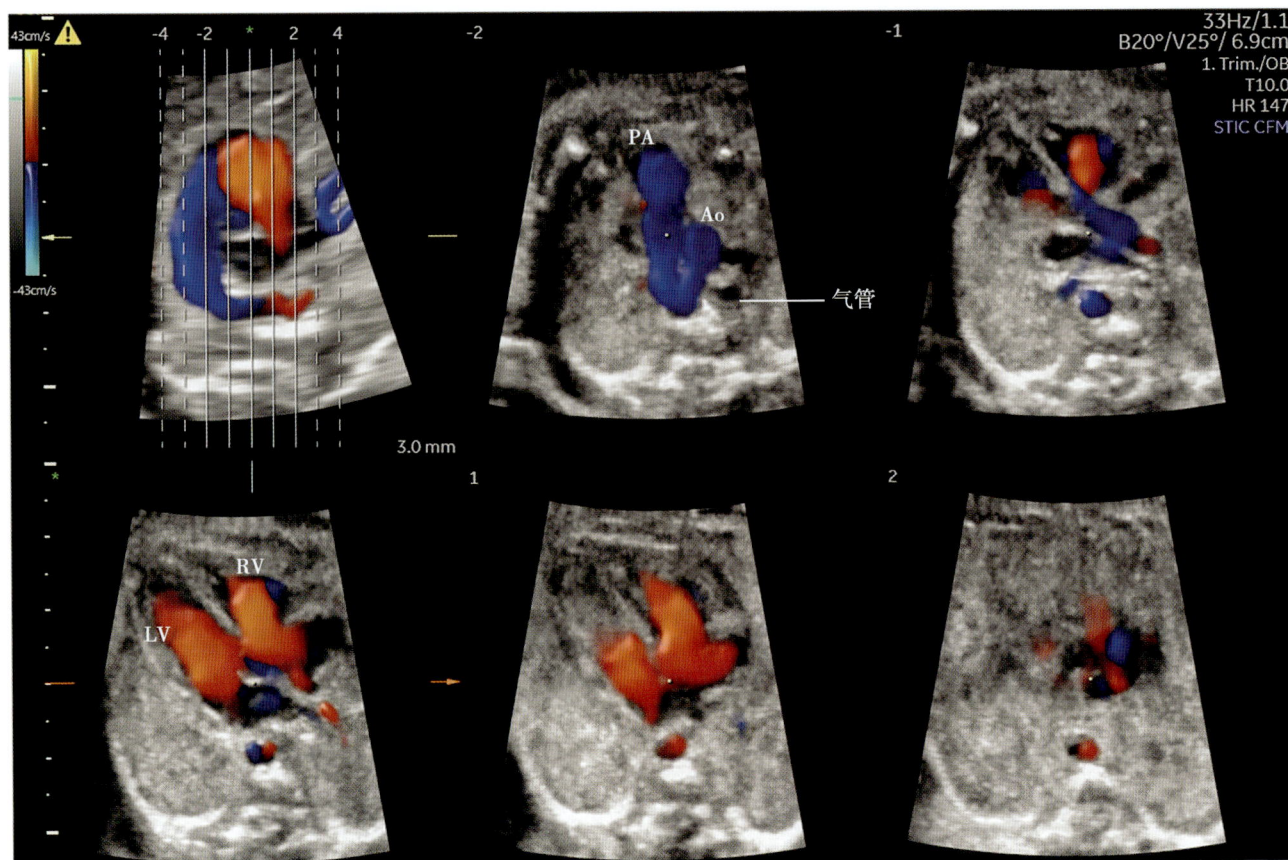

图 6-24 胎儿心脏彩色多普勒 STIC 容积数据，以断层模式显示心脏舒张期和收缩期的不同切面，包括舒张期的四腔心切面（下中图）和收缩期的三血管切面（上中图）。Ao：主动脉；LV：左心室；PA：肺动脉；RV：右心室。

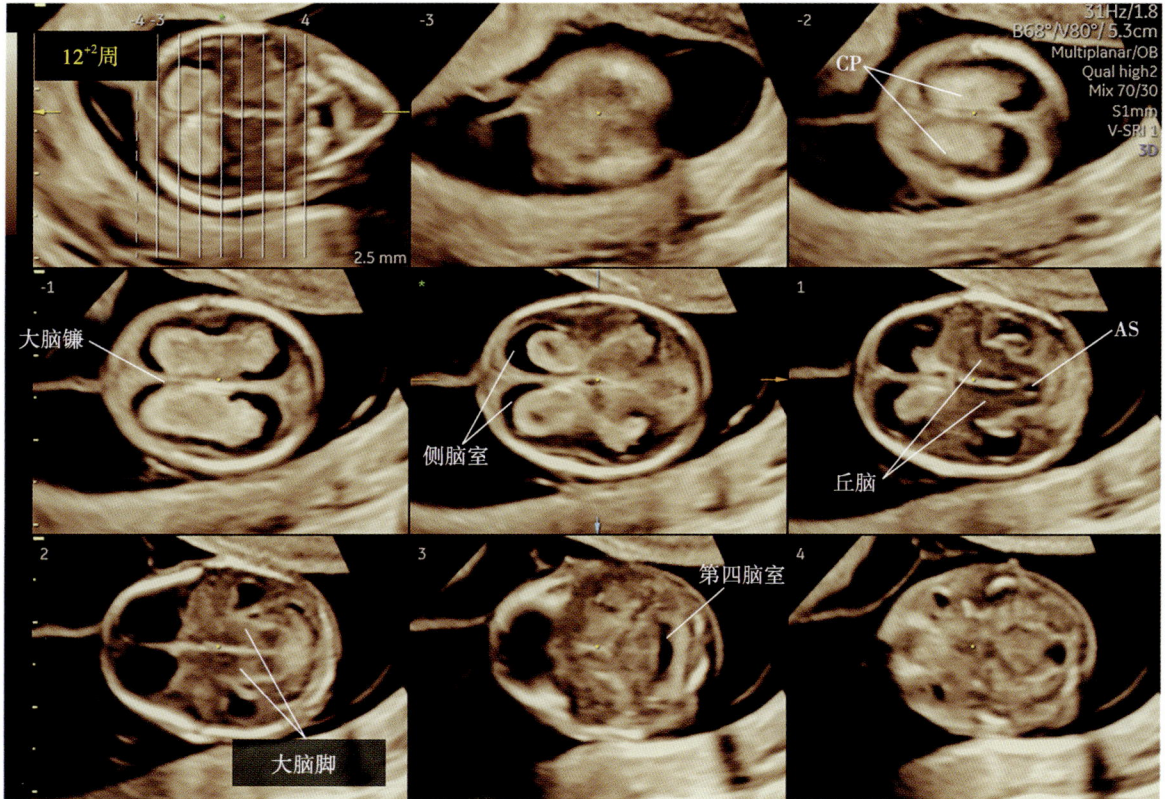

图 6-25　12周胎儿大脑横切面断层模式成像，展示了此阶段大脑的标志性结构，包括较大范围的脉络丛（CP）、大脑镰、两侧侧脑室、丘脑、中脑导水管（AS）、大脑脚以及第四脑室。

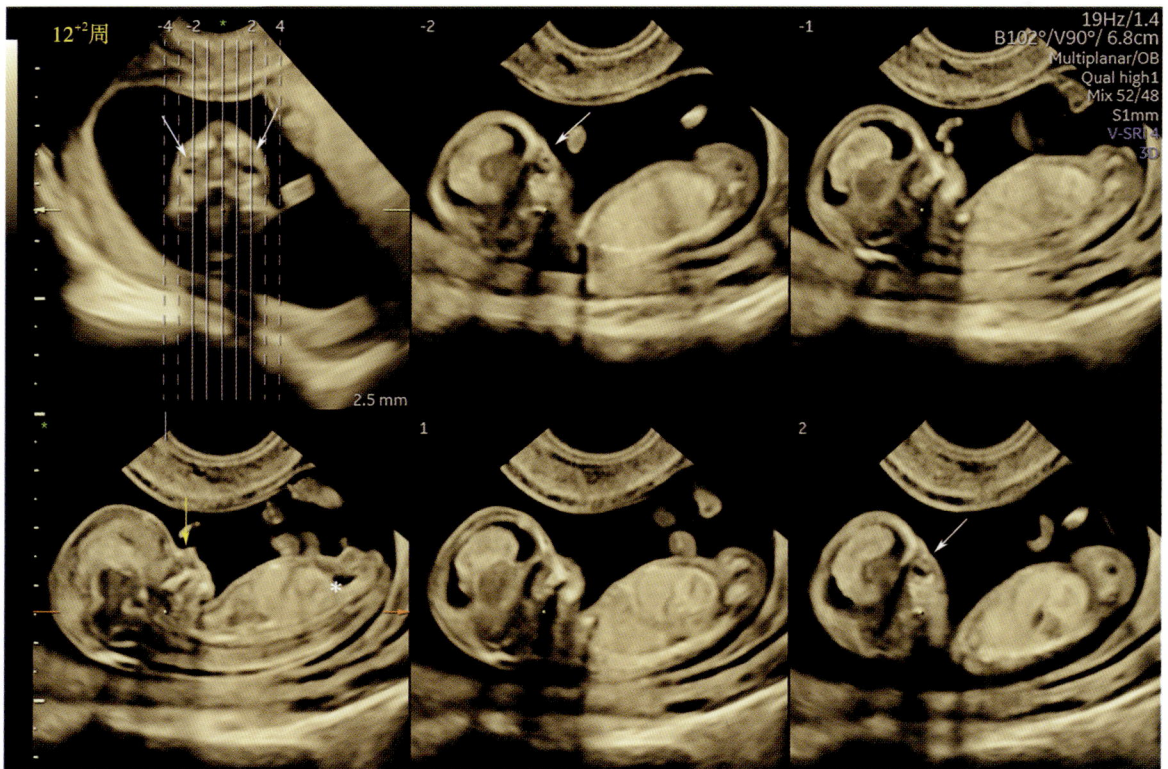

图 6-26　早孕期胎儿三维超声容积数据，以断层模式显示胎儿正中矢状切面。可以同屏显示鼻骨（黄色箭头）、上颌、下颌、双眼（白色箭头）、后颅窝、胸部、腹部、膈肌、膀胱（*）和腹壁。

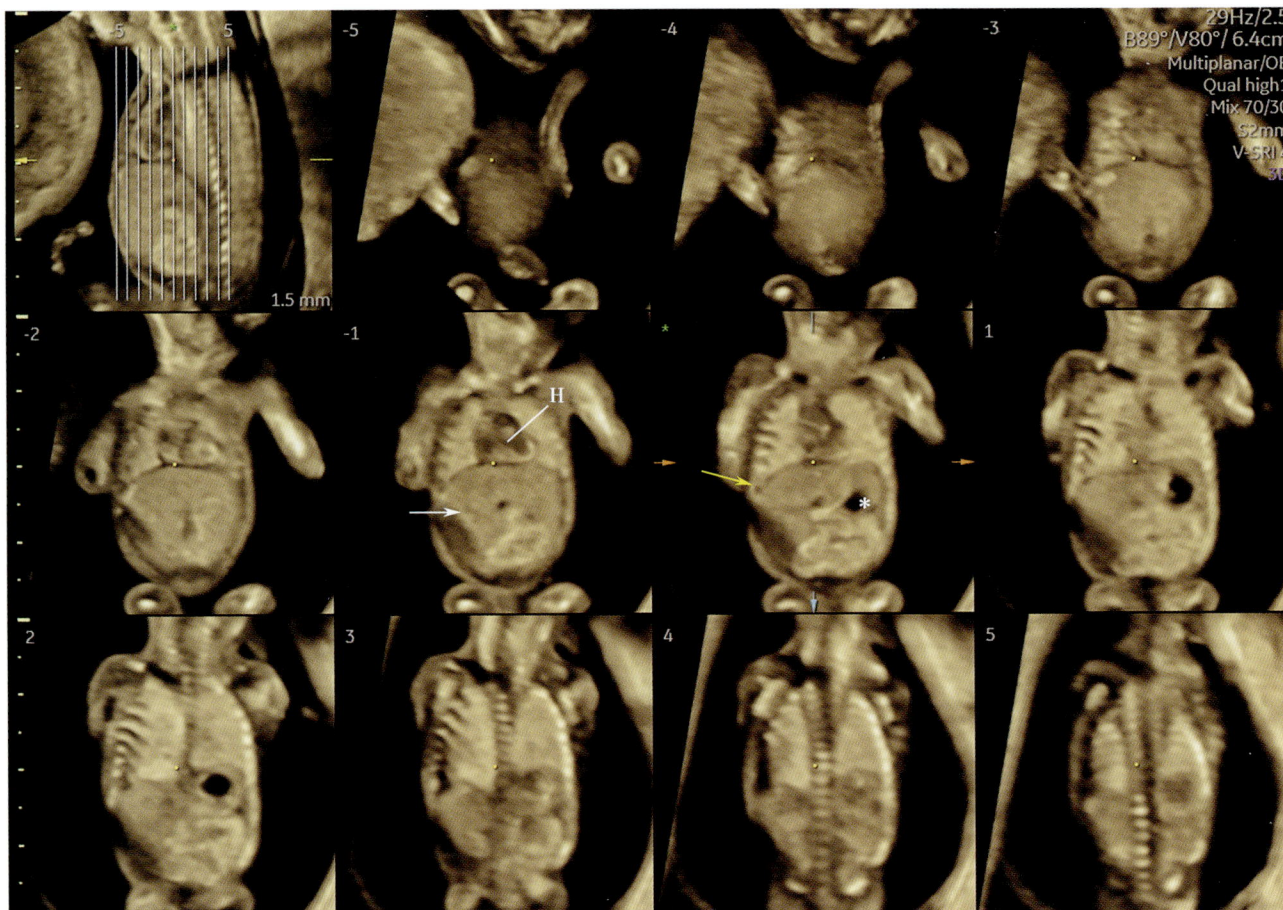

图 6-27 13 周胎儿躯干容积超声的断层模式成像显示膈肌（黄色箭头）、肺脏、肝脏、胃泡（*）、肾脏（箭头）和位于左侧的心脏。

6.4 结语

三维超声断层成像模式为观察感兴趣区提供了最佳概览方式。同屏显示器官及其比邻结构可能获得更准确的检查效果，并且有助于留存图像信息。可以得到 2～29 幅连续的平行切面图像，灵活地显示特定的所需信息。随着经验的增加，可以根据不同解剖部位预设成像的容积深度和层间距，并将预设条件加以存储，使检查更为标准化。胎儿大脑和心脏采用该模式成像的效果比较好，第 16 章和第 19 章将采用这种方式展示异常病例，第 18 章也会展示胎儿胸部、胃肠和肾脏的异常图像。

7 表面模式

7.1 简介

表面模式是最常用的 3D、4D 渲染模式，用于感兴趣区域的表面成像，目标结构周围有液体包绕时成像效果最好，例如羊膜腔内的胎儿面部或肢体。在渲染框中，表面模式显示的是最靠近绿线的表层结构（见第 2 章），其易于展示胎儿面部、躯干的前面和后面、四肢或早孕期胎儿的全貌。此外，有些胎儿体内的结构也可以用表面模式成像，如心腔、颅内脑室系统、腹腔脏器及其他结构。本章将详细介绍表面模式的技术细节，并举例说明其典型应用。

7.2 操作方法

首先应获得满意的 3D 容积数据，注意调高 2D 初始切面上相邻结构之间的对比度，比如无回声的羊水和高回声的胎儿皮肤，2D 图像的预设方法已在第 1 章介绍。图 7-1 和图 7-2 说明了预先调节好灰阶图像的"增益水平"对所采集的容积数据的影响，可以看到 2D 图像中的无回声的羊水是获得良好的表面模式图像的前提。

感兴趣结构的表面应尽可能与声束垂直（对比图 7-3 与图 7-4～图 7-6），图 7-3 的手臂在 2D 图像中清晰可见，但 3D 的成像效果却并不理想；只有当声束垂直手臂时，如图 7-4，才能重建出令人满意的 3D 图像。与

之类似的情况如腿和足，参见图 7-5。理想状态下，感兴趣目标应呈水平位并与投射线（绿线）平行（图 7-6）。

在静态 3D 容积数据采集过程中，建议将取样框大小设定为比感兴趣区域大（图 7-6、图 7-7B、图 7-8B），这样可以避免在 3D 立体图像中丢失目标的某一部分，如图 7-7A 和图 7-8A，尤其在妊娠早期需要观察完整的胎儿时，取样框过小可能导致在最终的 3D 图像上，胎儿的部分手臂和腿部缺失。这种情况通常针对静态 3D 的容积数据，而在应用 4D 时，检查者可以在实时模式下做相应调整获取完整图像。

采集容积数据后，首先需调整渲染框的大小，应包括要显示的器官结构；确定渲染框范围（点击"Fixed ROI"按钮），同时也激活了其中一种表面模式，如第 3 章所述。3D 成像的质量取决于系统的预设，操作者可以自由选择不同的表面模式或与其他模式组合，目前最常用的模式为 HDlive 表面和 HDlive 平滑的组合，这种组合能够呈现出接近肤色的外观（图 7-9）（见第 3 章）。近年来 HDlive 肤色渲染模式已经逐步取代了以往各种棕褐色调的模式。没有所谓"最佳"预设，不同模式的组合应用只是一种"审美品味"或个人喜好。图像的柔和度不仅受采集分辨力的影响，还可以通过应用不同级别的容积斑点噪声抑制（V-SRI）进行微调。图 7-10 展示了同一面部图像在不同程度 V-SRI 下的效果，其

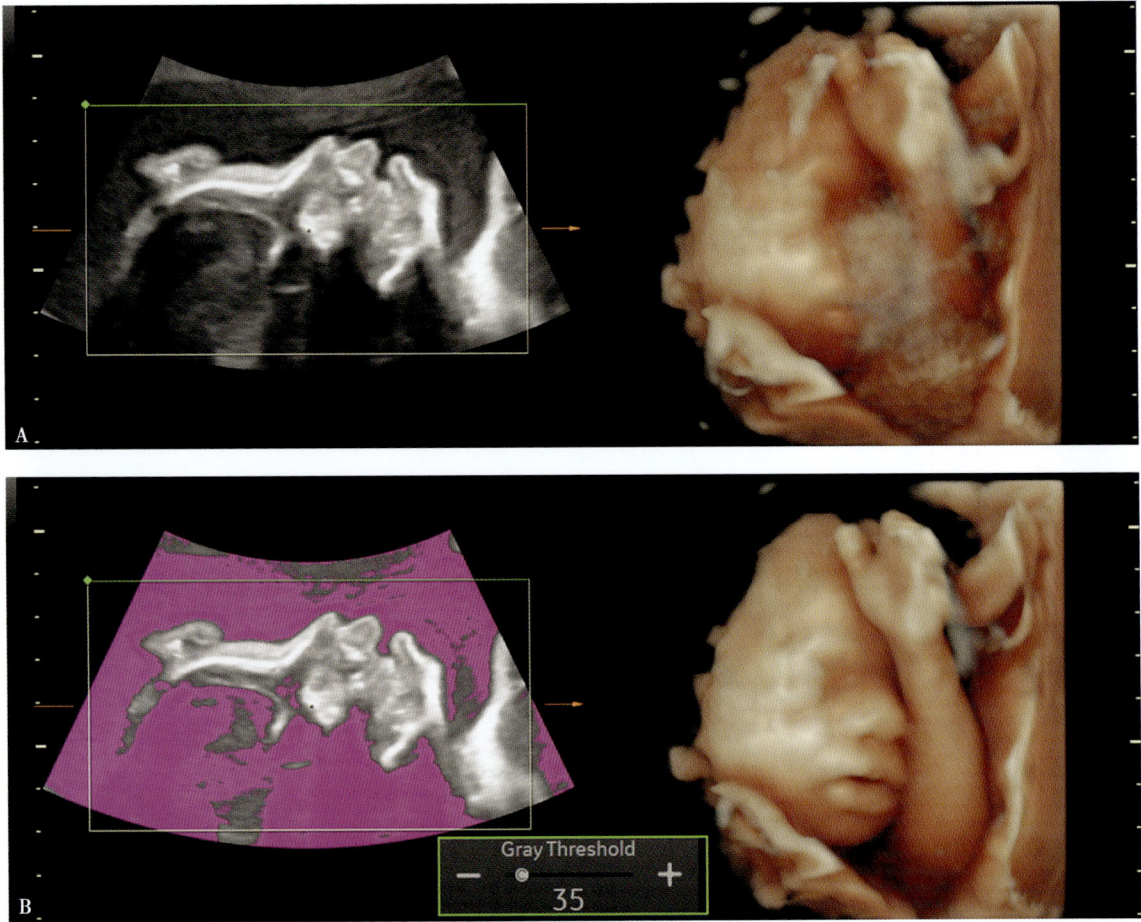

图 7-1　面部 3D 容积数据的表面模式成像。A. 图中灰阶图像的预设未被优化，对比度较低，羊水呈灰色，导致 3D 表面模式图像效果不佳。B. 经后处理增加灰阶阈值，抑制羊水灰阶，脸部 3D 图像立即呈现。当然，最好能在容积数据采集之前就对图像进行优化。

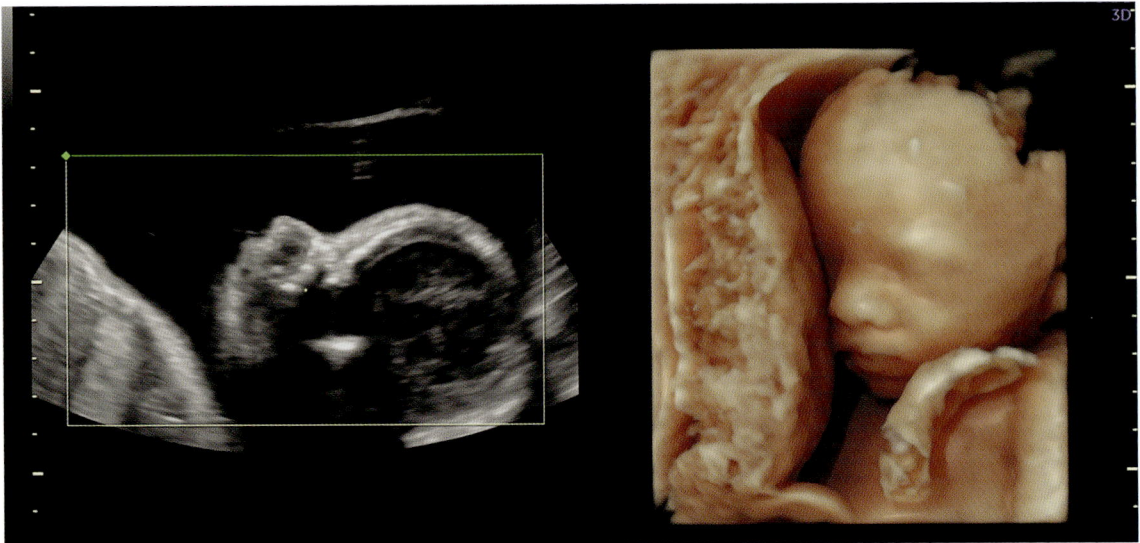

图 7-2　本例在采集容积数据前已经优化 2D 图像，皮肤边缘清晰，羊水呈黑色，因此获得最佳的面部 3D 表面成像效果。

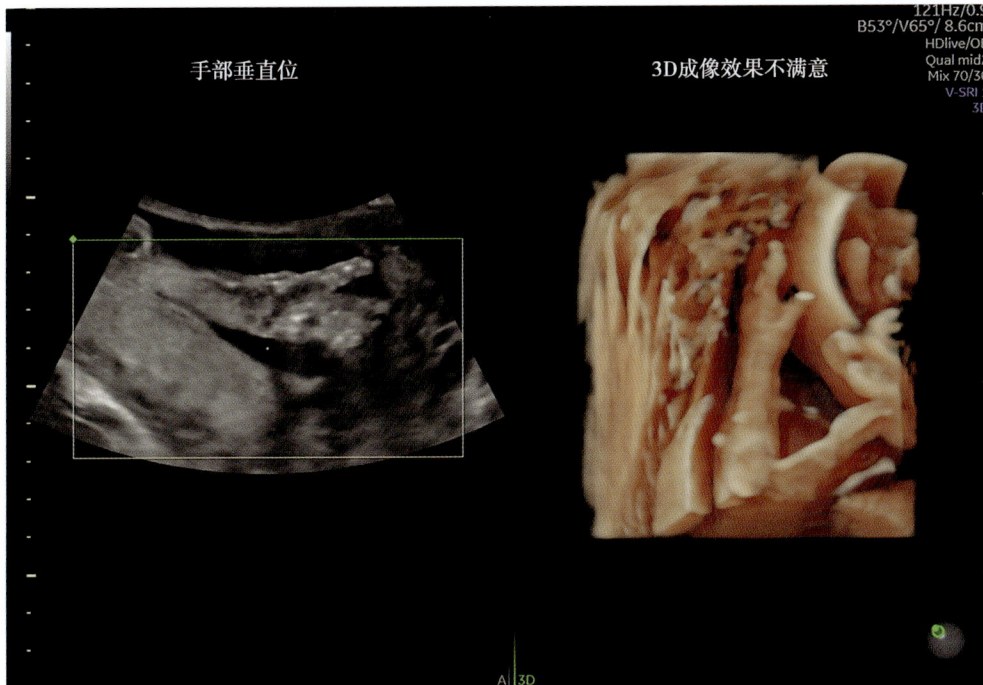

图 7-3　要获得一幅好的 3D 图像,在容积数据采集过程中声波的入射角度很重要。在左图中,2D 图像上手指伸展清晰可见,但如果采集 3D 容积数据,各手指排列与声束方向平行,此时 3D 成像中手指无法很好地显示出来。为了达到最佳的成像效果,手部应呈水平状态,参见图 7-4。

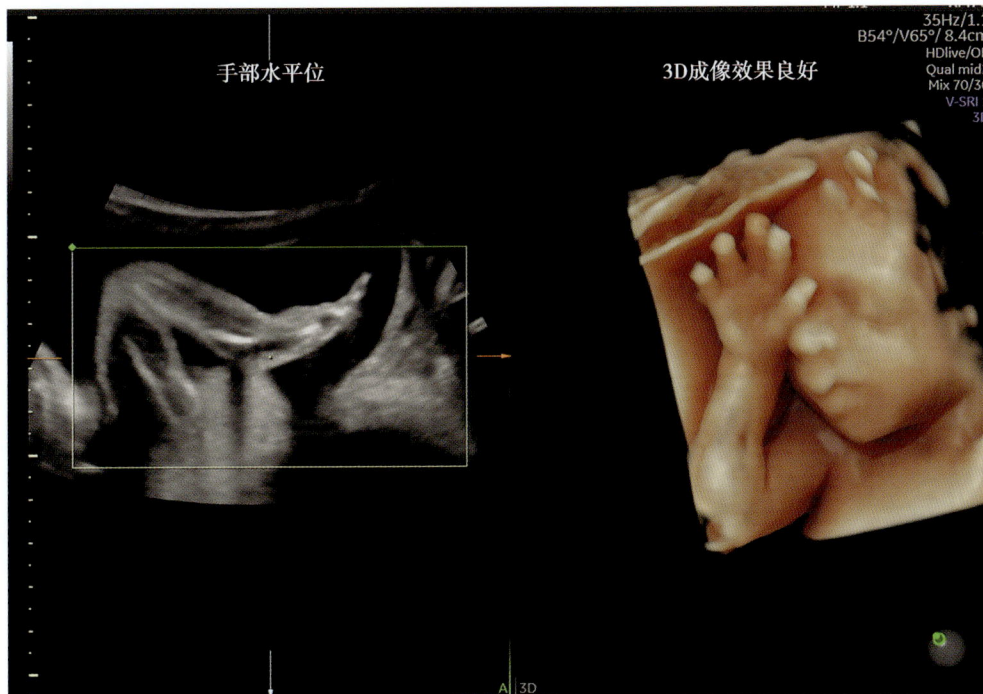

图 7-4　与图 7-3 相比,手部呈水平状态,声束与各手指相垂直,符合采集 3D 容积数据的理想条件,胎儿手指清晰可见。

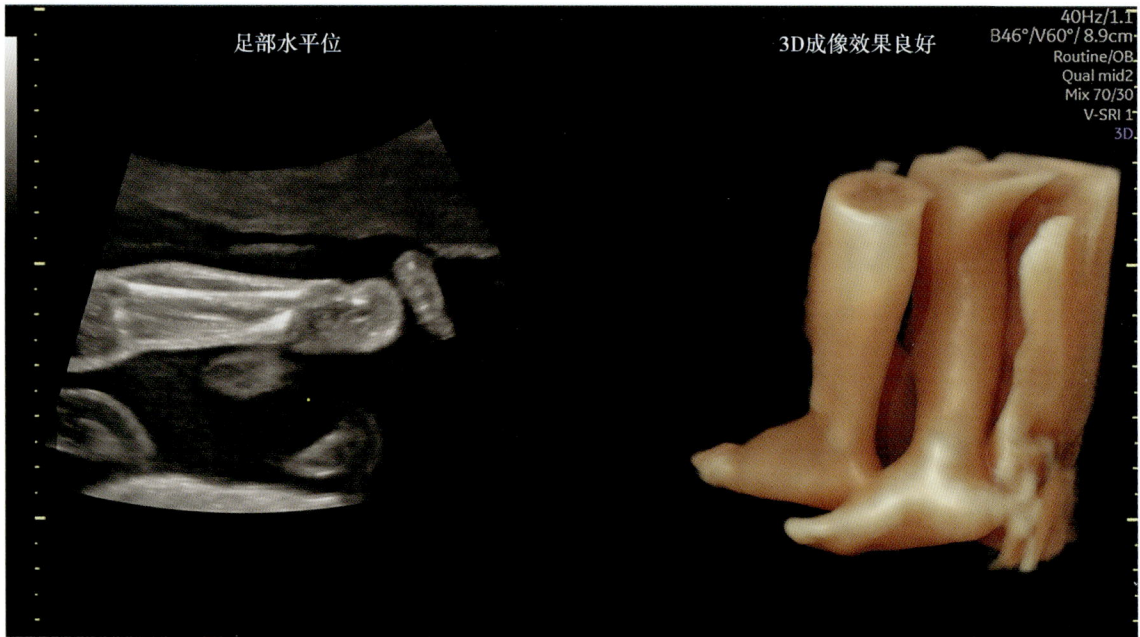

图 7-5 与手部成像相似,在进行足部的三维数据采集时,理想情况下,声束应垂直入射,足部呈水平状态,并从侧面进行成像。

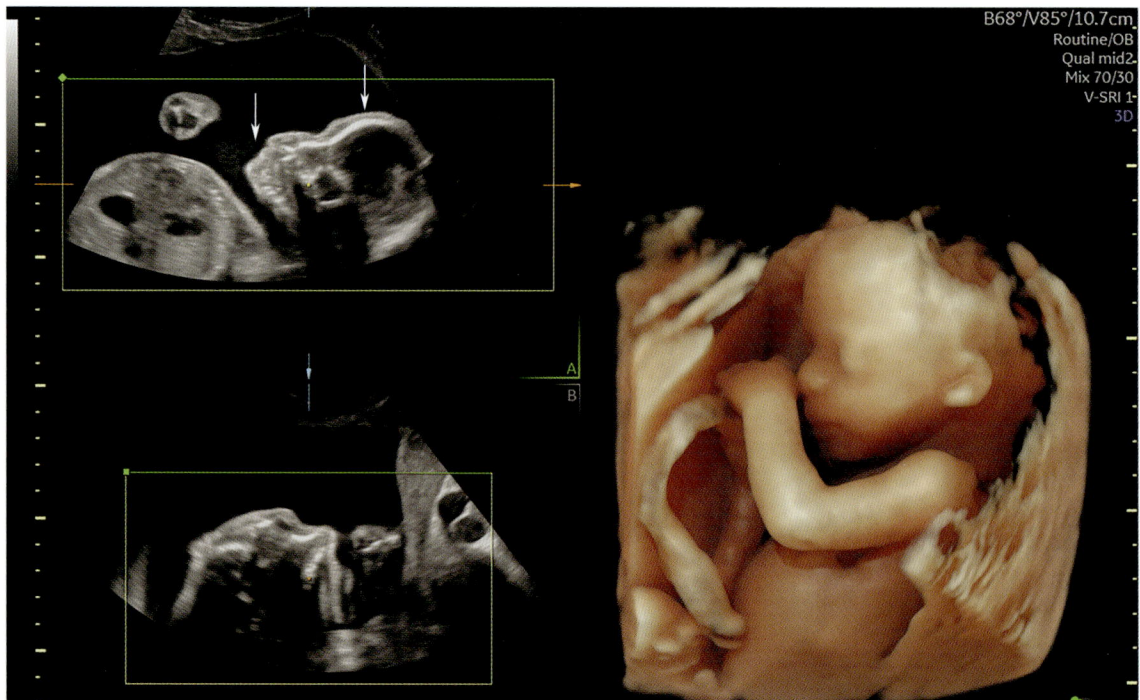

图 7-6 表面模式下采集面部 3D 容积数据。初始切面的声束从侧面入射,额头和脸几乎呈水平位(白箭头)。这种侧面视图不仅比正面视图更容易获得,且采集到的三维图像效果通常也更好。

中嘴、鼻和眼部区域展现出不同程度的柔和感。此外，通过增加图像平滑度和调整阴影，可以进一步提升图像质量。可以应用魔术剪（见第 3 章）删除感兴趣区前面的结构，其前提是需删除的部分在背景图像上没有声影。

笔者常使用光源功能，通过调整光源的位置增加图像的纵深效果和立体感。对于不同器官（例如面部或四肢）的具体 3D 渲染技术，请参阅相关章节。

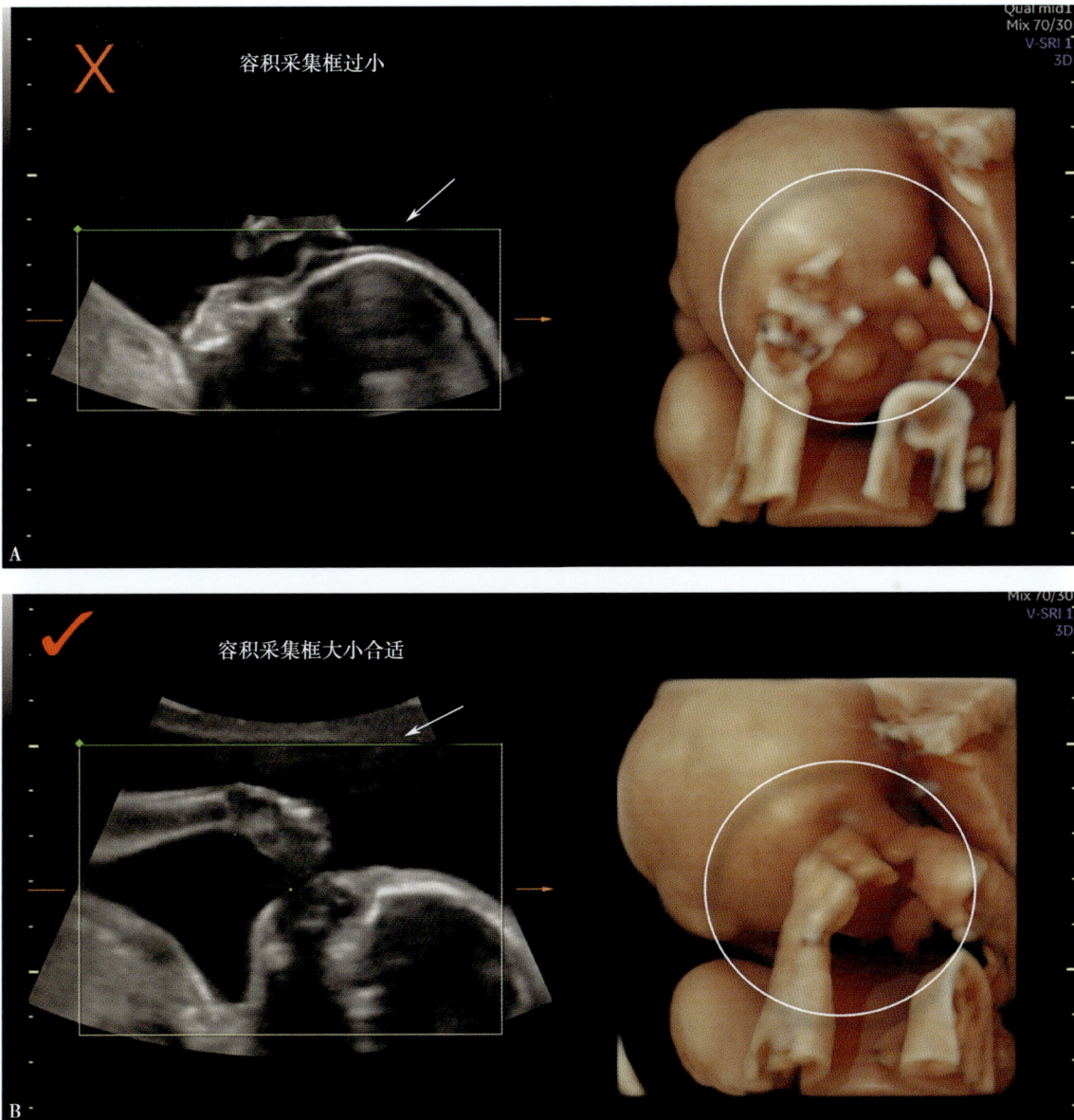

图 7-7　容积数据采集框较小时采集的 3D 容积数据（A），面部可以显示，但部分手缺失；采用较大的采集框（B）采集静态 3D 容积，包含了感兴趣区域周围的结构。在 4D 检查中，可以在扫描期间实时调整框的大小。

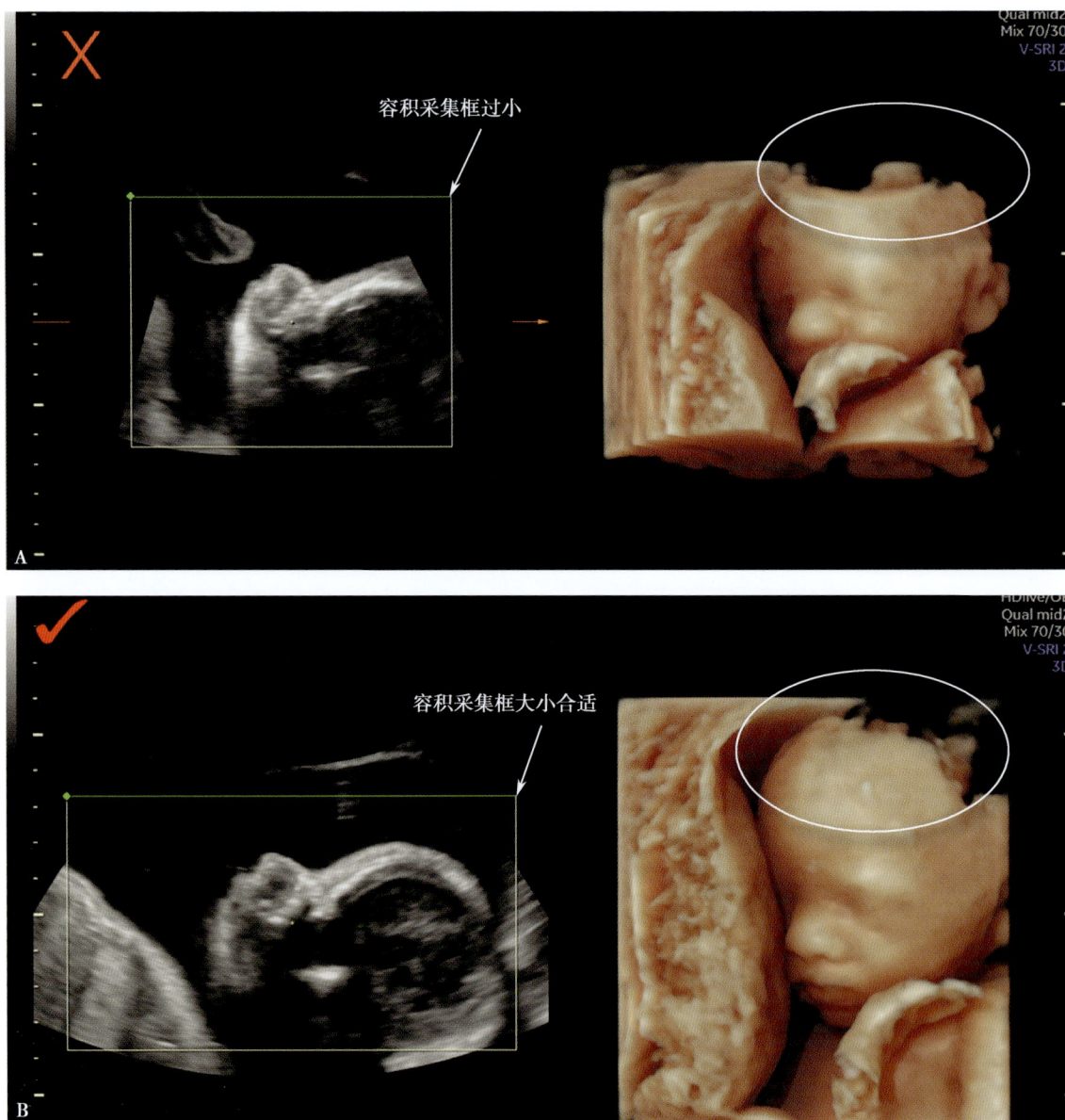

图 7-8　容积数据采集框较小时采集的 3D 容积数据（A），面部可以显示，但头顶部分缺失；采用较大的采集框（B）则可以显示整个头部。

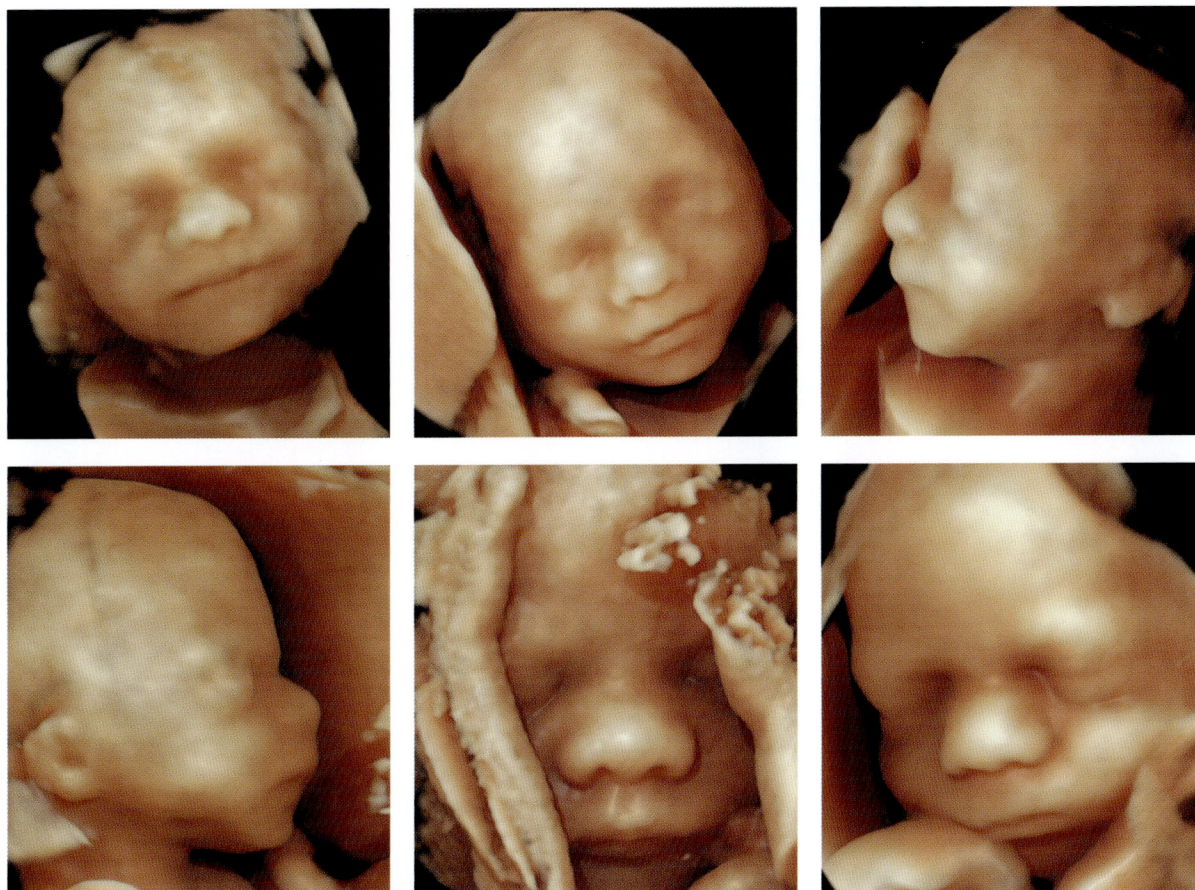

图 7-9　采用 3D 表面成像模式显示不同的胎儿面部。

7.3 表面模式的典型应用示例

头颅和面部　表面模式最常用于观察胎儿面部，第 15 章将对此专门进行讨论。可以采用 3D 或 4D 表面模式对不同胎龄（图 7-9～图 7-12）的胎儿面部进行渲染成像。除了正面成像以外，侧脸成像还可以显示胎儿的侧脸轮廓和耳（图 7-6，图 7-9），这种观察侧脸的方法比传统的 2D 扫查更好。在妊娠的前半期，胎儿头骨的囟门和骨缝还很大，应用表面模式通过降低增益或增加透明度可以很容易观察到。在实时 4D 模式中还可以欣赏到胎儿的各种面部表情和动作，包括吞咽、打呵欠、睁眼等（图 7-11）。图 7-12 提醒操作者，在不使用魔术剪的情况下，对 3D 面部图像进行成像时需要格外谨慎。在图 7-12 中，脐带绕颈或脐带打结可能会被误判为胎儿异常，这会引发孕妇及其家庭的焦虑。3D 成像技术的初衷是通过展示胎儿的可爱面貌来慰藉父母，而不当的成像结果反而会增加他们在整个孕期的忧虑。第 3 章和第 15 章介绍了胎儿面部成像的具体操作方法及魔术剪的应用。

四肢　应用表面模式可以从不同角度和以不同的分辨力观察胎儿手臂、腿、手和足（图 7-4、图 7-5、图 7-13）。多数情况下胎儿的手靠近或遮挡脸部，常常与脸部一起显示（图 7-4～图 7-6、图 7-13）。提高 3D 容积采集的分辨力，手指和脚趾可以显示更清楚，即使在妊娠早期也是如此（图 7-13、图 7-14C）。通过调整图像的柔和度和光源的位置，还可以进一步改善图像品质。有关胎儿四肢成像的更多信息参阅第 17 章。

躯体表面　妊娠早期很容易观察胎儿背侧和腹侧表面及脐带插入点（图 7-14、图 7-15）。即使孕周增加，若羊水量足够，可供行 3D 表面模式成像，这些结构也可以显示清楚。在表面模式下可以清楚地观察到胎儿异常，如腹裂畸形、脐膨出（图 7-16）、脊柱裂（图 7-16、图 7-17）、骶尾部畸胎瘤（图 7-18）和其他体表的异常。可以在妊娠早期和晚期对腹裂的肠管进行详细观察，见第 18 章。使用表面模式可以观察外生殖器（图 7-19），外生殖器声像正常时，有助于排除相关异常。

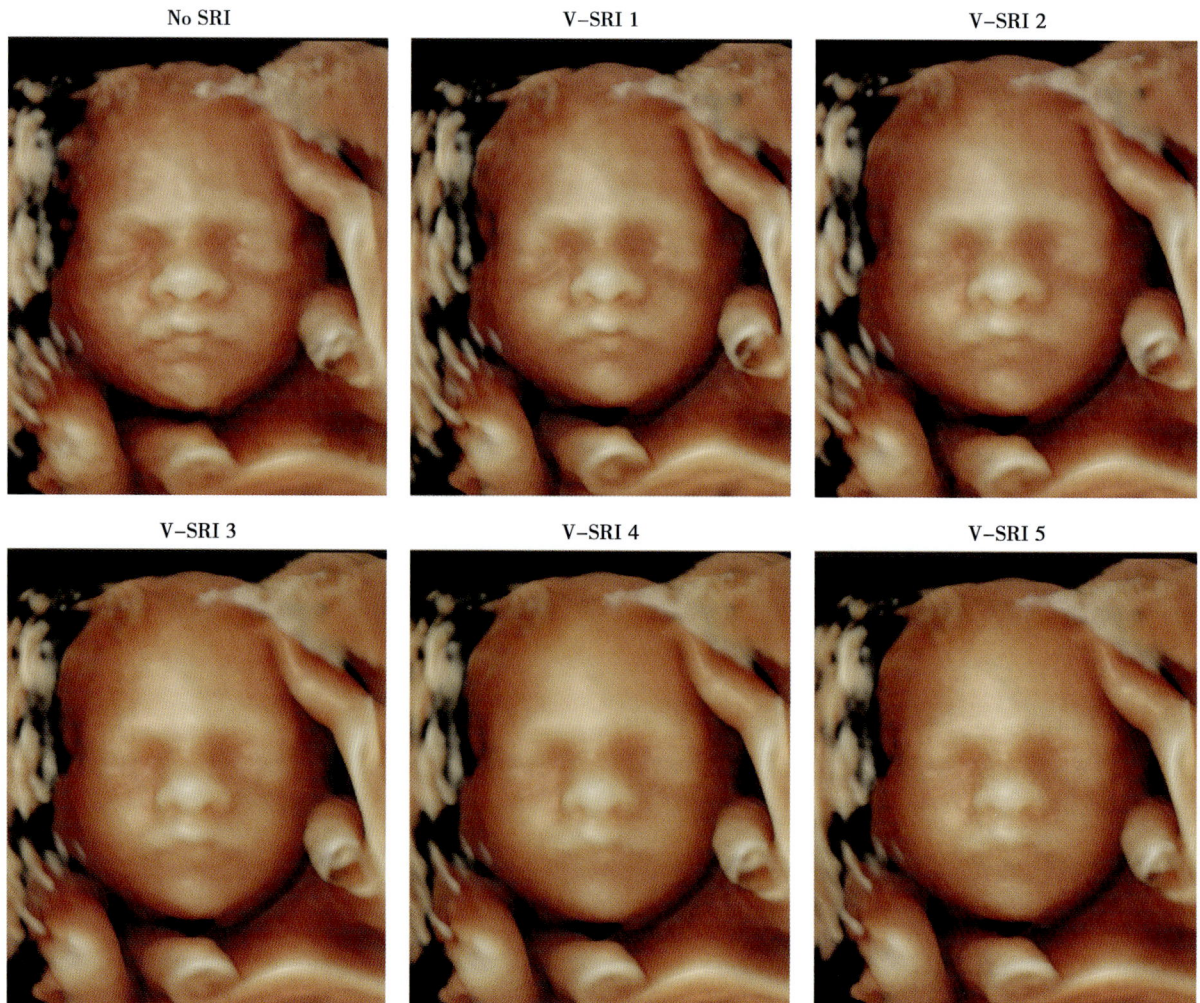

图 7-10　HDlive 的三维表面模式展示胎儿面部。可选择不同级别的容积斑点噪声抑制（V-SRI）来改变图像的柔和度，V-SRI 范围从 0（No）到 5 级。这一调整使得嘴、鼻及鼻孔区域的差异尤为显著。笔者更倾向于使用较低级别的 V-SRI。

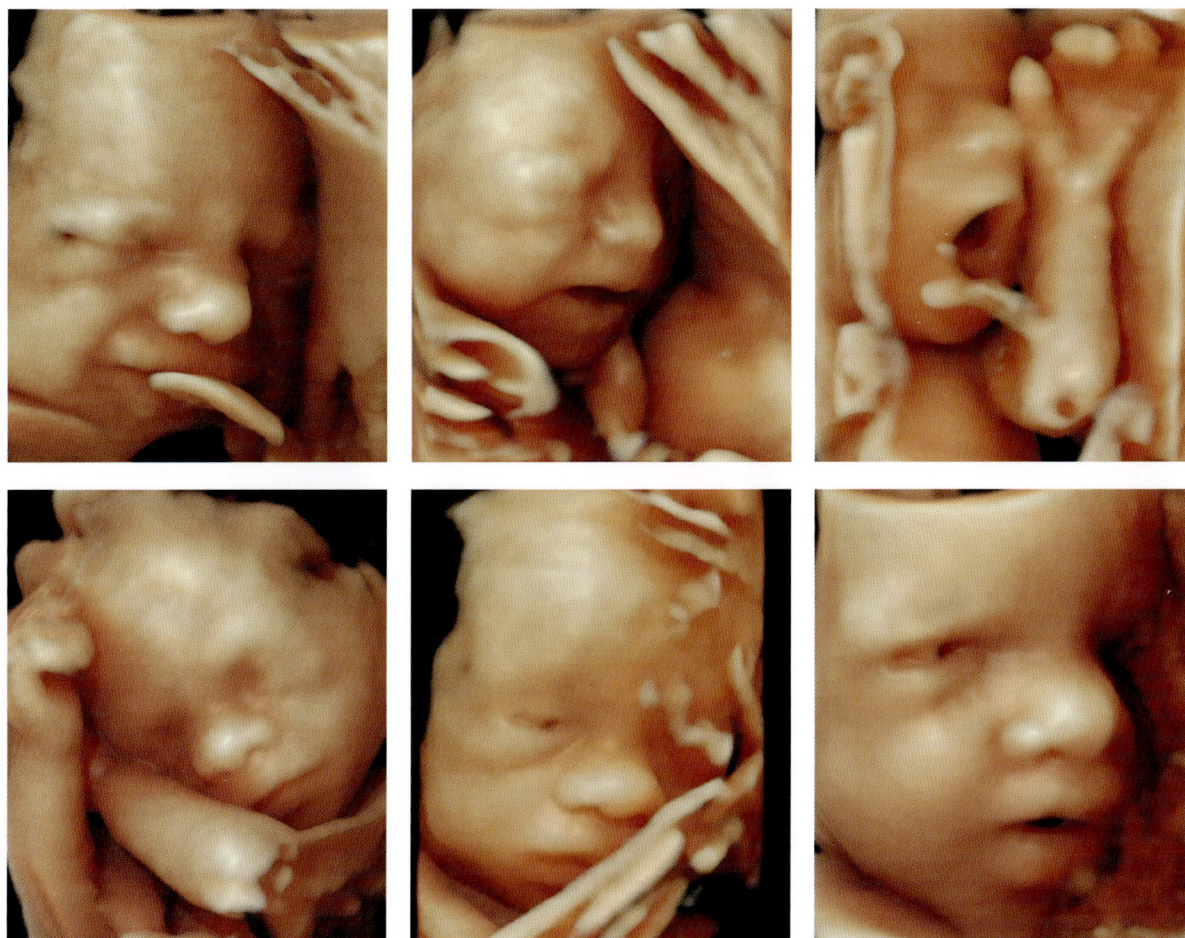

图 7-11　在实时 4D 扫查中，可以看到胎儿的各种面部表情。

胎儿全貌　除了放大图像显示胎儿面部、四肢或其他部位的局部 3D 图像外，还可以尝试显示胎体的全貌。若条件合适，可以在孕 8 周至 18 周获得胎儿全身的完整图像（图 7-14、图 7-15），这样的成像方式有助于清晰地展示正常和发现异常，如图 7-16、图 7-18 和图 7-20。在妊娠晚期，通常因胎儿太大，不能在一幅图像中显示其全身。

多胎妊娠胎儿的观察　在多胎妊娠中，表面模式是获得胎儿全貌的最佳方法（图 7-21）。单绒毛膜双胎中的羊膜隔通常太薄而不易显示，但可以借此与双绒毛膜双胎较厚的羊膜隔鉴别。使用表面模式还可以很好地显示胎儿的位置和数量。组合使用轮廓剪影模式可以获得良好的成像效果（见第 11 章）。

胎盘、脐带和羊膜　用表面模式观察胎儿全貌时，也可以同时观察周围的结构如胎盘、脐带插入点、脐带、羊膜带和各种子宫异常。

观察身体内部器官结构　表面模式可应用于观察体内器官，如心脏（图 7-22）、大脑、胸部和腹部等（图 7-23）。应用于心脏成像时，可以在四腔心切面观察心腔，也可以在 STIC 容积数据中清楚识别心动周期的舒张期、收缩期（图 7-22）。对于正常胎儿超声检查，表面模式很少应用于其他器官的成像，但是对于一些异常，特别是有液体积聚情况时，如腹水（图 7-24）、胸腔积液（图 7-25A）、巨膀胱、肾囊肿、肾积水（图 7-25B）、脑积水（图 7-26）或早孕期脑异常（图 7-27），也可以应用表面模式进行三维成像。

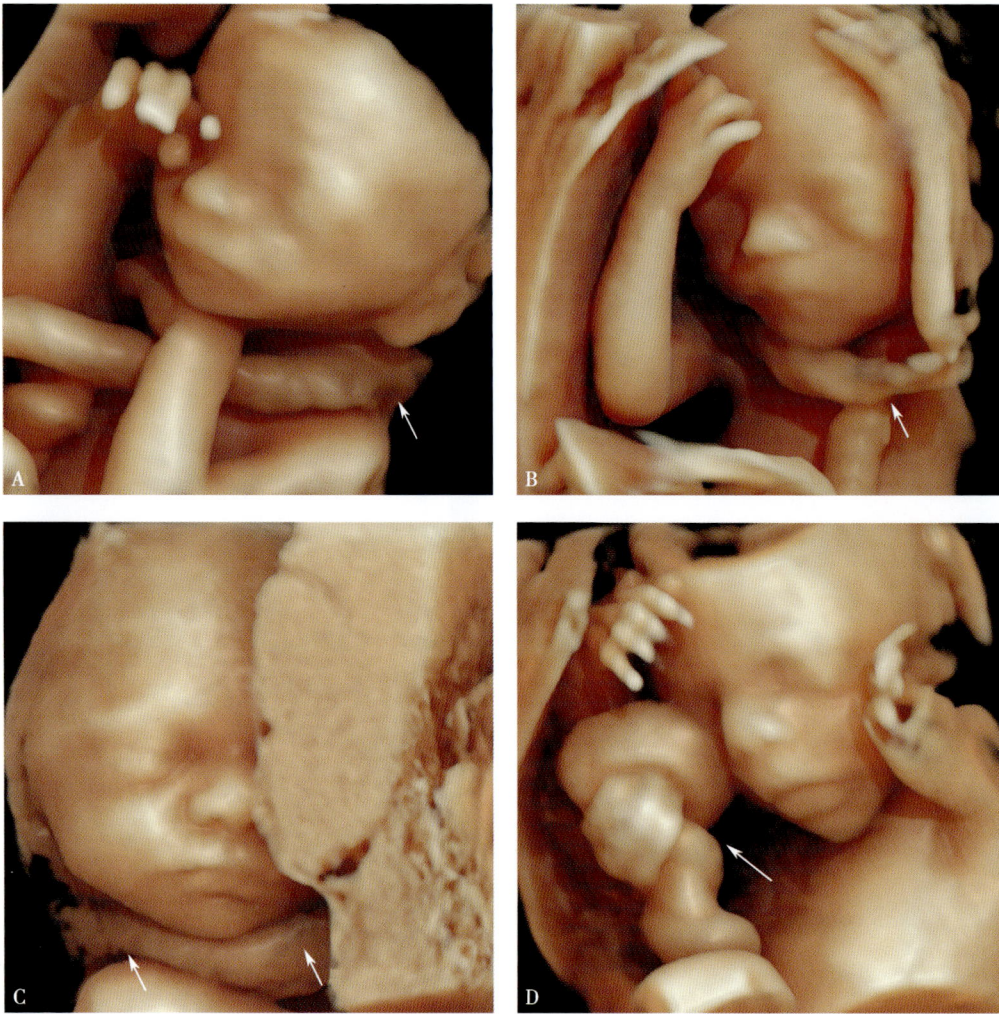

图 7-12 对胎儿面部进行 3D 渲染时,一些 2D 图像上难以直接观察到的毗邻结构,在容积成像后变得清晰可见。本例中可以观察到脐带绕颈(短箭头)。D. 图中甚至能够识别出脐带真结(长箭头)。遇到这种情况可以考虑应用魔术剪来移除图像中的脐带(见第 3 章)。

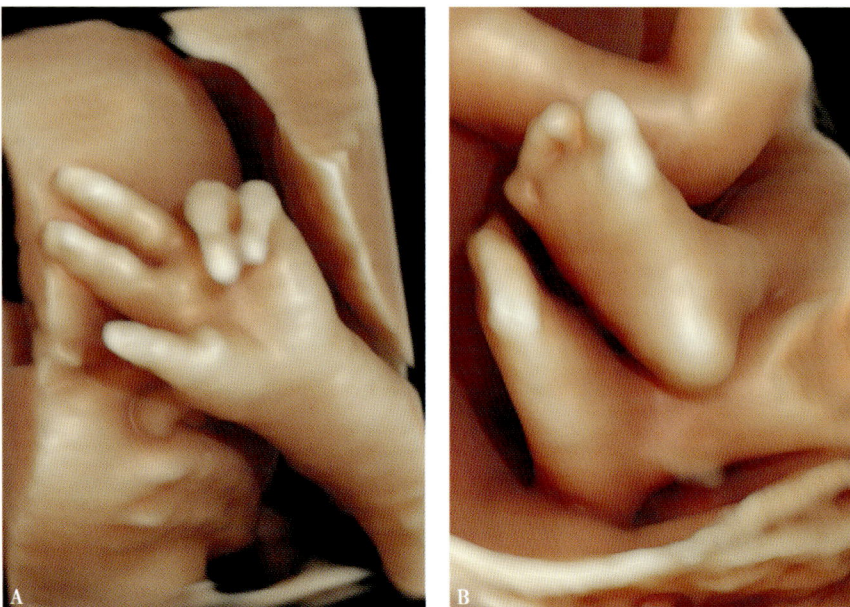

图 7-13 在 3D 表面模式下,可以清楚地看到胎儿的手和手指、足和足趾,并可评估其解剖结构是否正常。为此,在采集容积数据时,声束应与观察平面垂直,并提高采集分辨力以提升图像质量。

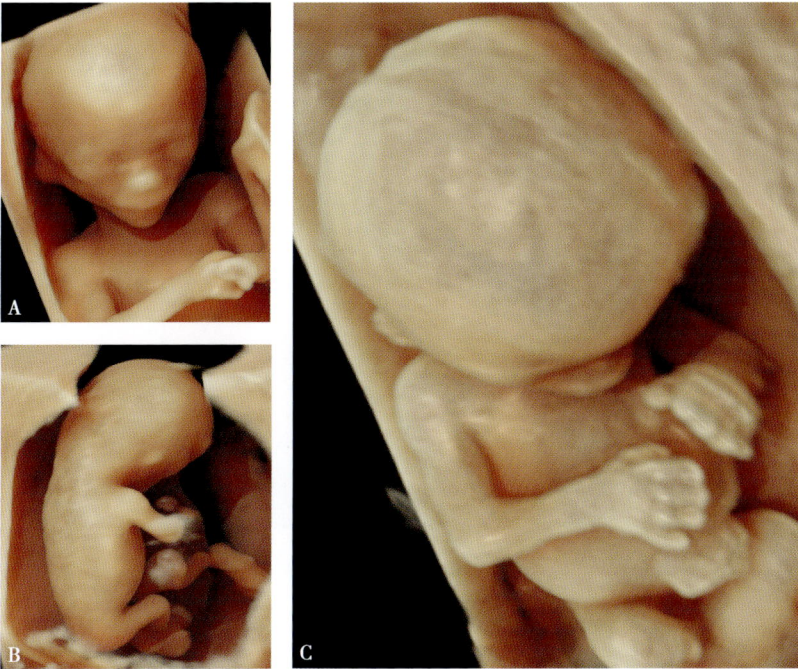

图 7-14　对于正常早孕期胎儿，3D 表面模式成像不仅可以显示胎儿全貌，还能选择性地突出显示某些特定的部位，例如面部（A）、背部（B）以及手部及手指（C）。

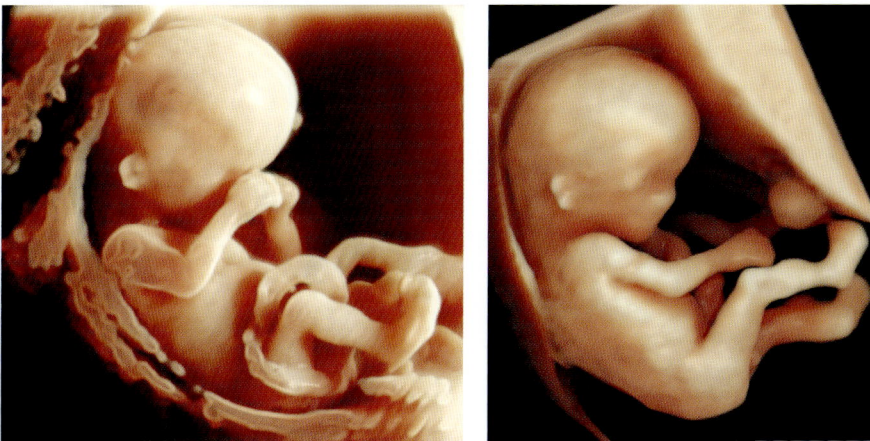

图 7-15　两个 12 周的正常胎儿，经阴道采集三维容积数据，采用 3D 表面模式成像显示胎儿全身，包括头部、面部、胸部以及四肢。

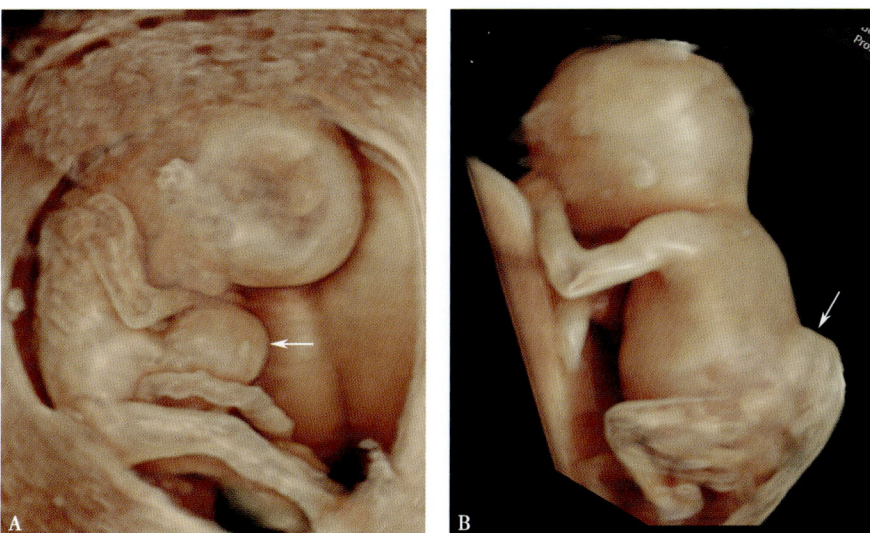

图 7-16　两个 13 周胎儿 3D 表面模式成像，分别显示脐膨出（A）和脊柱裂（B）。表面模式很适用于此类异常的成像。

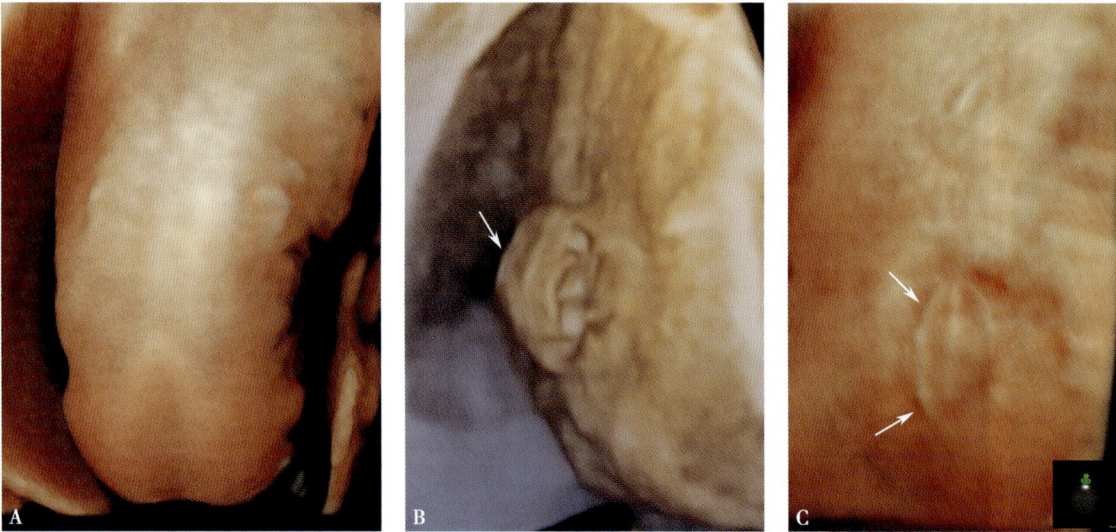

图 7-17　3D 表面模式成像显示正常胎儿背部（A）和两例开放性脊柱裂胎儿（B、C）。B. 胎儿为脊髓脊膜膨出，较为明显且容易辨认。C. 胎儿为脊柱裂，病变较为扁平，采集容积数据时需提高分辨力和调整光源位置（本例中为从上方照射）方可清晰显示。

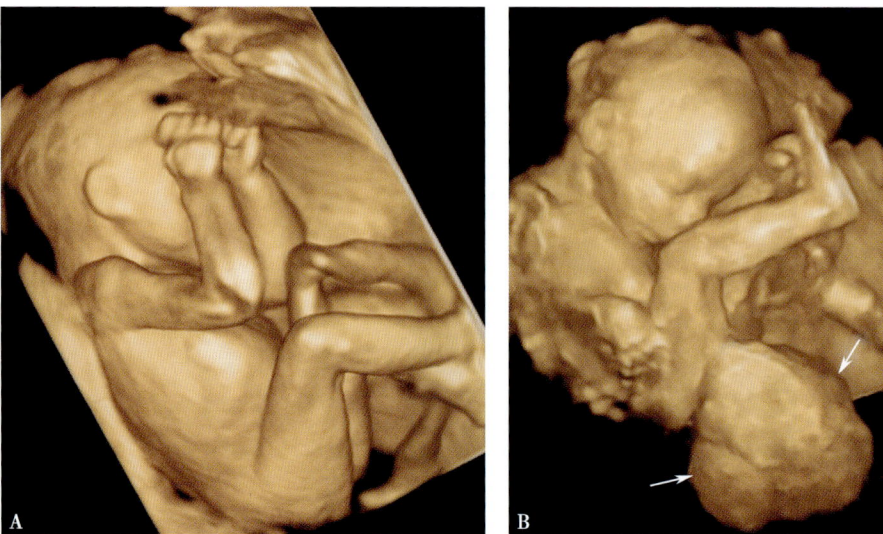

图 7-18　3D 表面模式成像显示 22 周胎儿全身（A），与之比较，B 为骶尾部畸胎瘤胎儿。

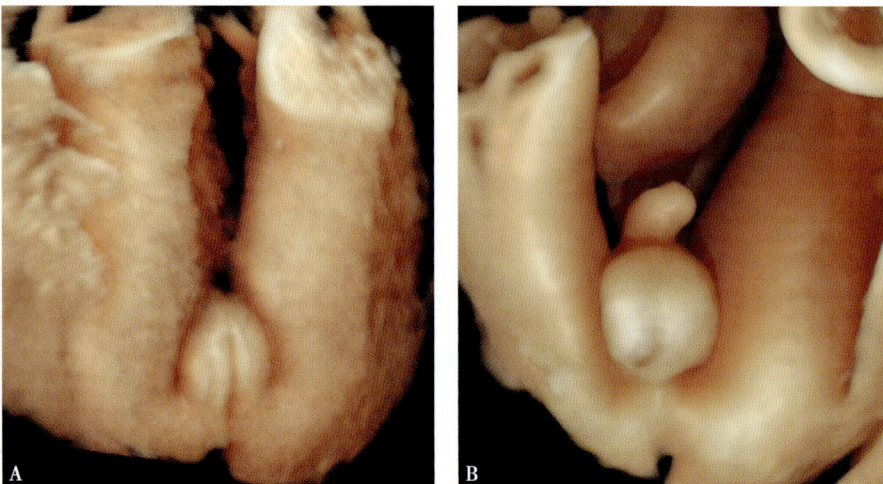

图 7-19　3D 表面模式成像可用于显示胎儿外生殖器。A. 女性。B. 男性。

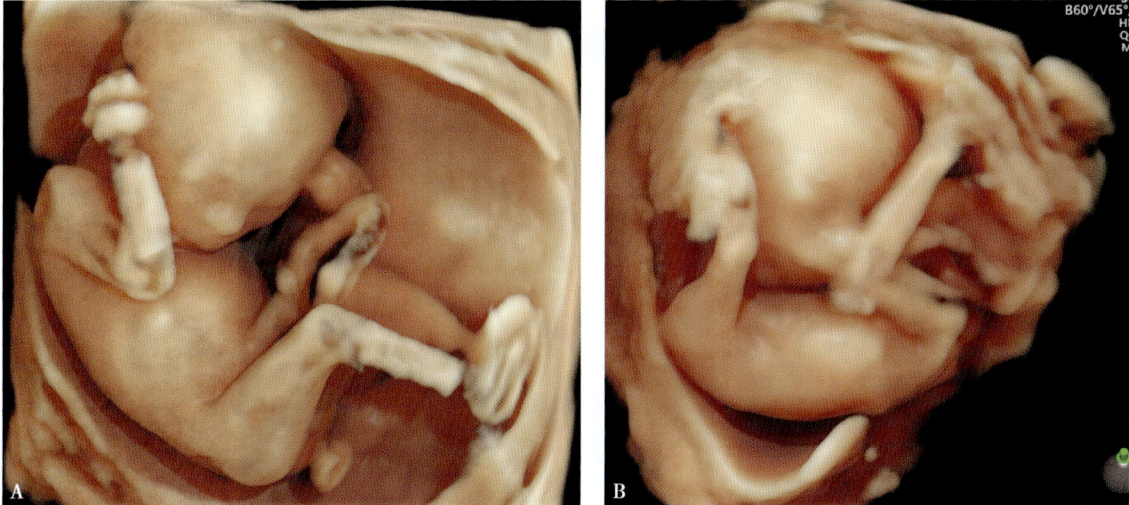

图 7-20　A. 3D 表面模式成像显示 22 周胎儿全貌,其头身比例正常。B. 三倍体综合征、严重生长受限的胎儿,其头部发育正常,但胸部和身体比例很小。

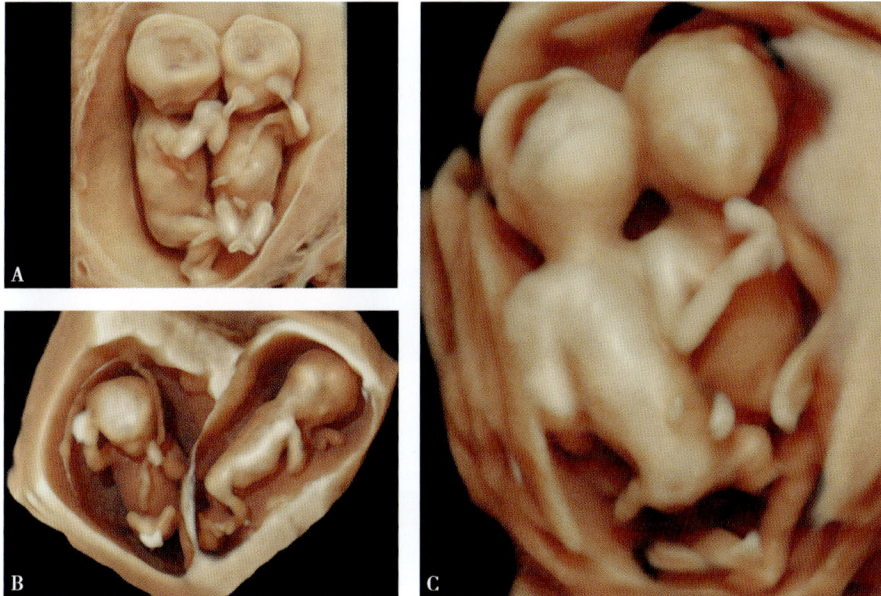

图 7-21　3D 表面模式成像同样适用于双胎或多胎妊娠,能够展示双胎各自的形态及其相互的空间关系,如例图所示。A 和 C 中的双胎胎儿彼此紧邻,为单绒双羊双胎。B. 双绒双羊双胎。

收缩期

舒张期

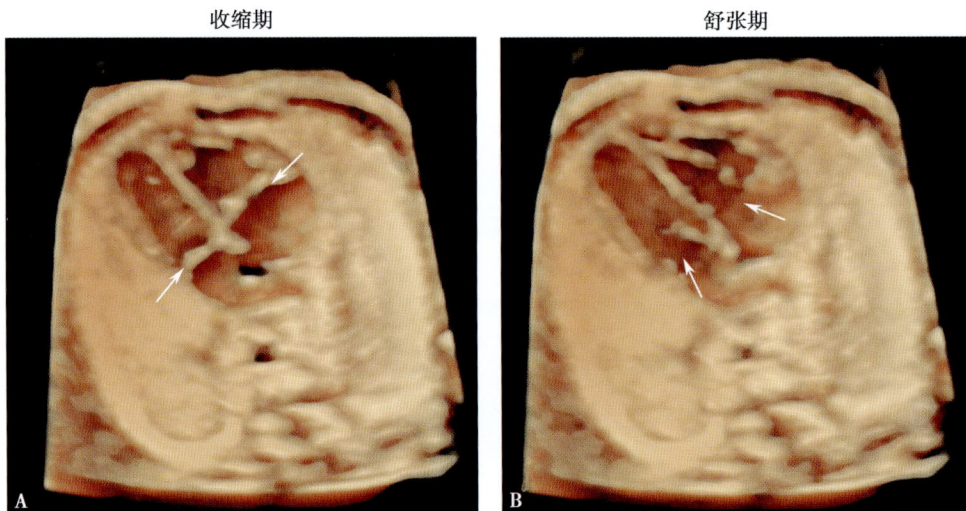

图 7-22　胎儿心脏 STIC 容积数据，以表面模式观察心腔。A. 收缩期房室瓣关闭（水平箭头）。B. 舒张期房室瓣开放（垂直箭头）。

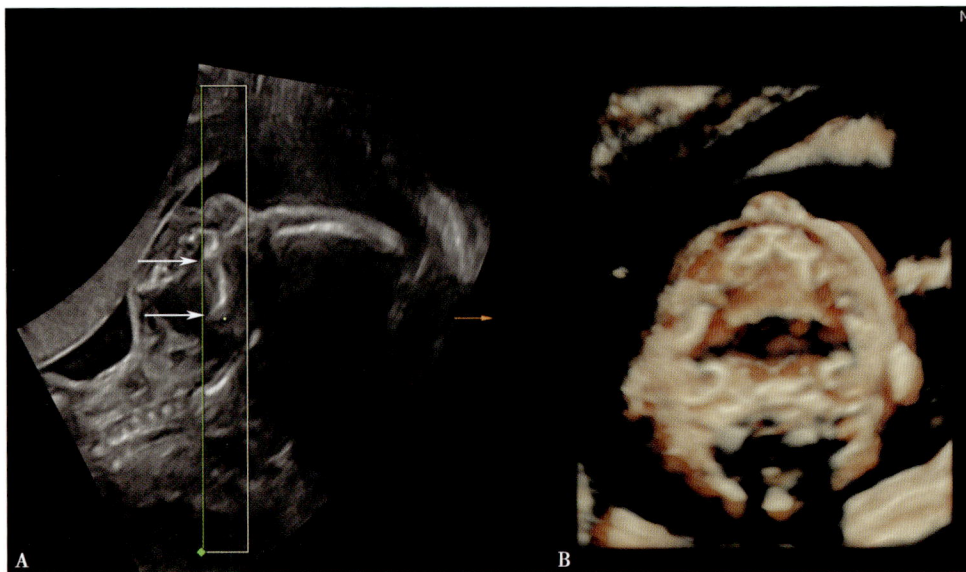

图 7-23　表面模式可用于显示身体内部结构，如 B 所示的上颌。A. 投射线置于口腔内，可以直接观察上颌（箭头）。

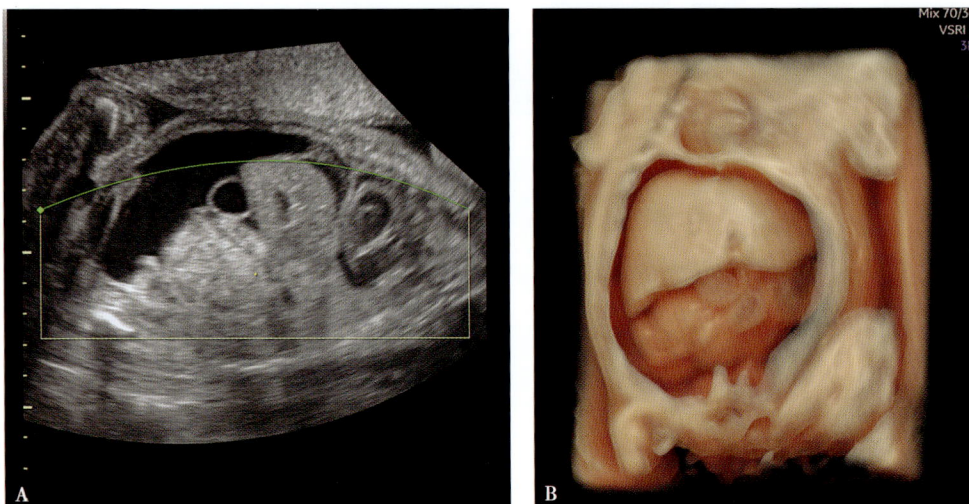

图 7-24　腹水时采用三维表面模式观察肝脏和肠管。A. 注意图中绿色投射线置于腹水中。B. 效果类似于"虚拟腹腔镜检查"。

胸腔积液　　　　　　　　　　　　　肾积水

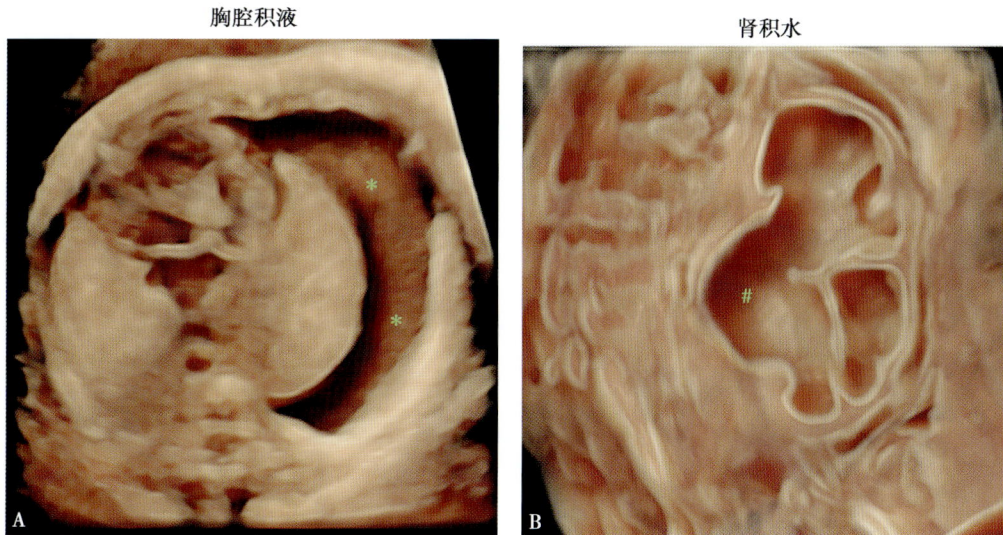

图 7-25　两例畸形胎儿的表面模式成像。A. 右侧胸腔积液（*）胎儿胸部横切面图像。B. 肾积水胎儿肾脏（#）冠状切面图像。

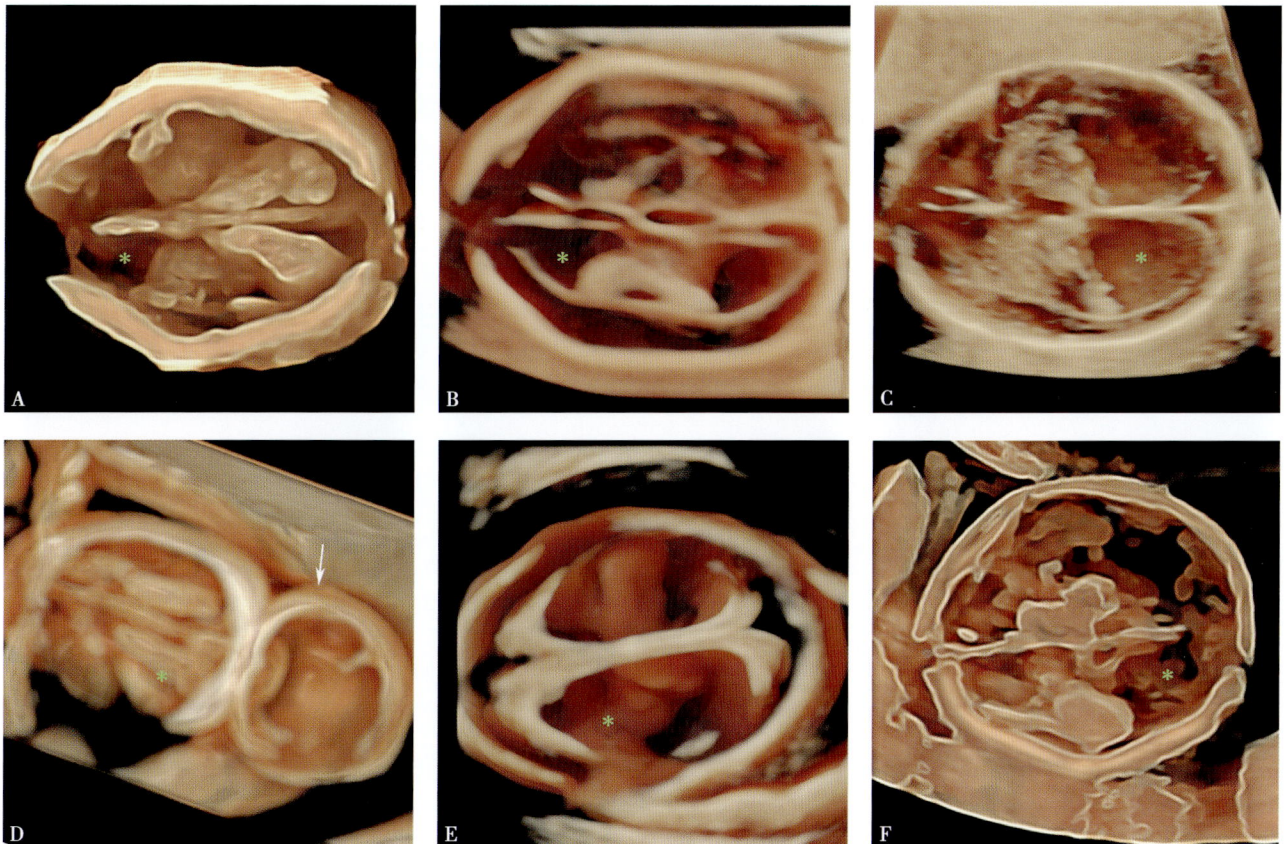

图 7-26　16～22 周不同病因导致脑室扩张的胎儿头颅横切面。3D 表面模式成像显示扩张的侧脑室（*）。此处注意如何使用表面模式显示颅内脑室系统。D. 胎儿合并脑膨出（箭头）。

正常胎儿   全前脑畸形

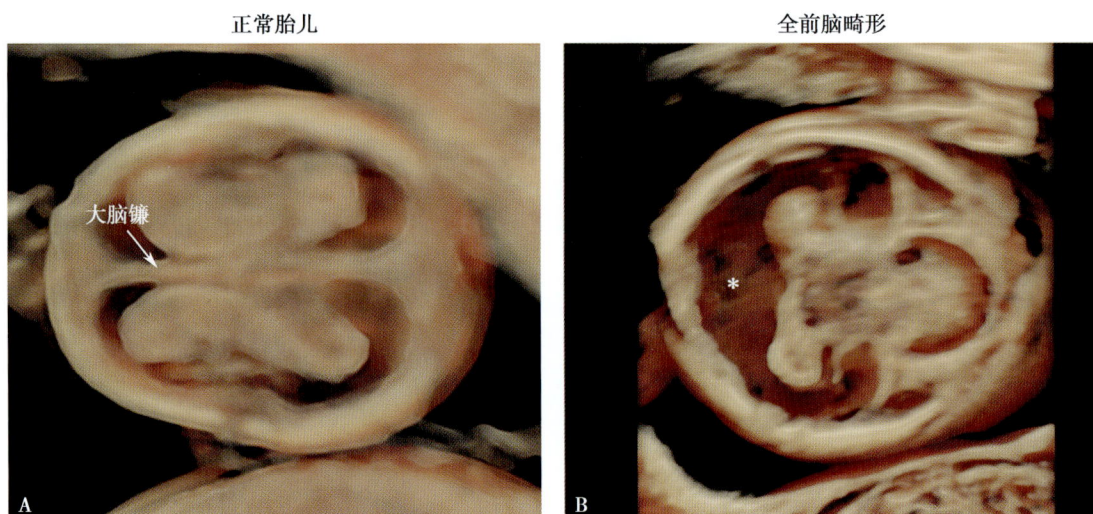

图 7-27　经阴道扫查采集 13 周胎儿经侧脑室切面 3D 容积图。A. 解剖结构正常的胎儿，可见大脑镰（箭头）分隔两侧脑室。B. 全前脑畸形胎儿侧脑室融合（*）。

7.4 结语

　　3D 表面模式与断层模式都是三维超声中应用最广泛的模式。因此，对于检查者而言，掌握各种表面渲染成像的操作技能将大有裨益。记录正常胎儿的体表发现逐渐成为完整的胎儿超声检查的重要组成部分。对于异常胎儿，表面模式成像有助于快速概览异常，使孕妇和同行更容易理解。此外，结合第 11 章介绍的轮廓剪影工具，还会带来更好的成像效果。

8 最大模式

8.1 简介

最大模式主要用于胎儿骨骼等高回声结构的 3D 立体成像，在这种透明模式下，渲染框中所有高回声结构都被突出显示并投影至屏幕上。图 8-1A 显示胎儿面部表面模式成像，当激活最大模式（图 8-1B）后，皮肤不再显示，只显示出源自面部骨骼的高回声信号。

近年来，新推出的轮廓剪影模式与其他功能相结合，也能够展现骨骼结构，如图 8-1C 所示。通常在单幅 2D 切面上无法全面观察椎骨、肋骨、颅骨和其他有弯曲度的骨骼，最大模式或轮廓剪影模式的主要优势在于能够凸显 3D 容积数据集中的骨骼。图 8-2～图 8-4 展示了使用表面模式与最大模式、轮廓剪影模式观察骨骼的对比。

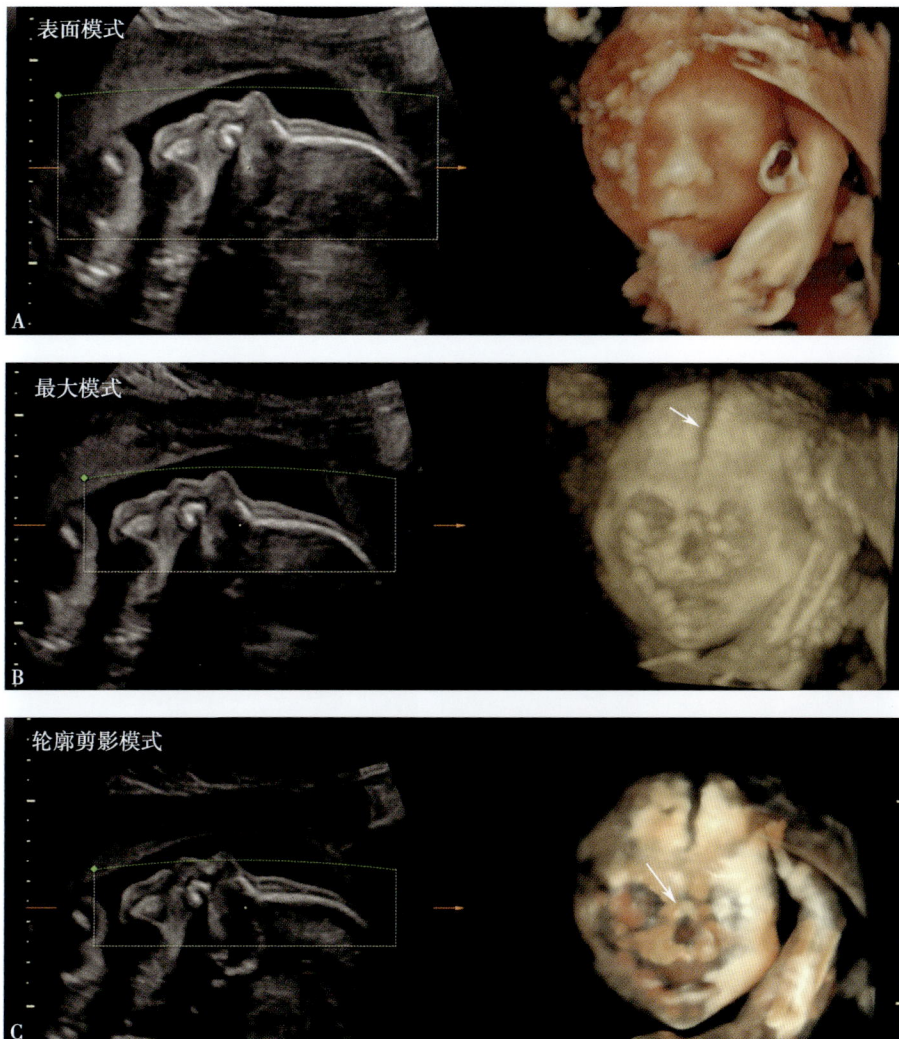

图 8-1 胎儿面部 3D 图像，表面模式（A）和最大模式（B）以及轮廓剪影模式成像（C）。C. 调高了轮廓阈值。B 和 C 中可以观察到面部各骨骼结构，包括额缝（短箭头）、眼眶、鼻骨（长箭头）、上颌骨以及下颌骨。

表面模式　　　　　　　　　最大模式

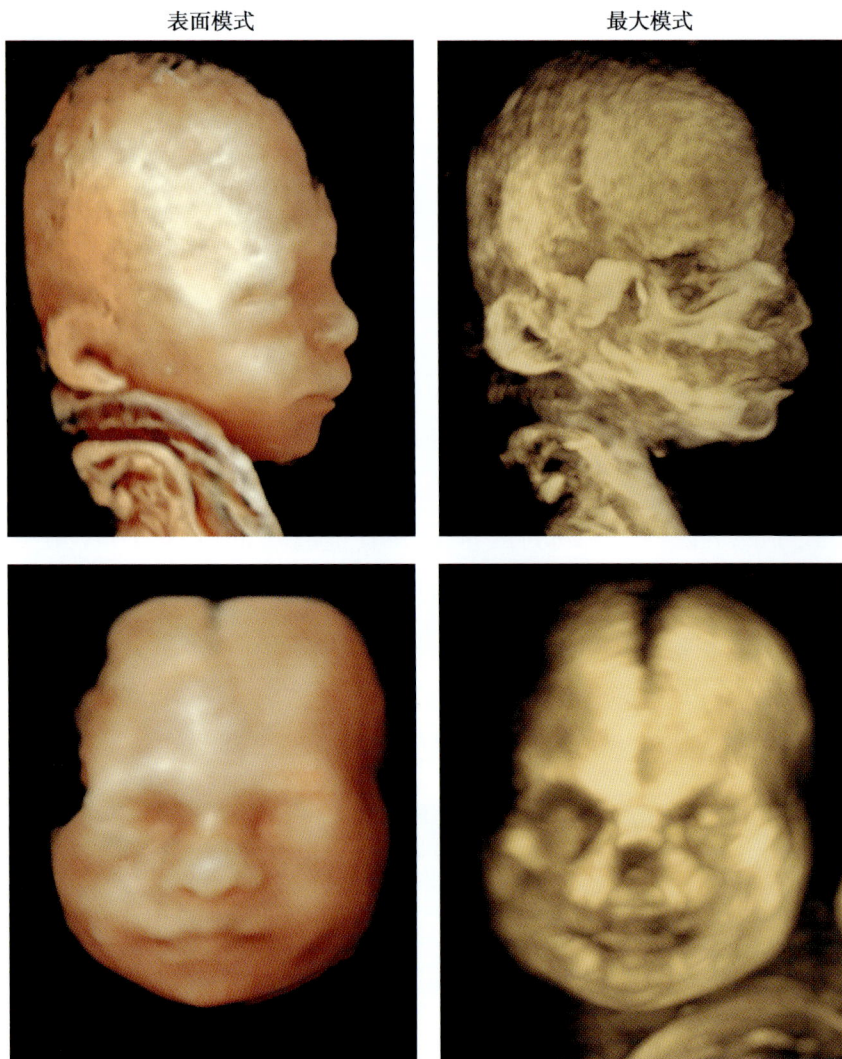

图 8-2　从侧面（上图）和正面（下图）呈现的两张面部三维容积图像。左图采用表面模式显示，右图采用最大模式显示。最大模式成像条件下，面部各骨骼结构清晰可见。

表面模式　　　　　　　　　最大模式　　　　　　　　　轮廓剪影模式

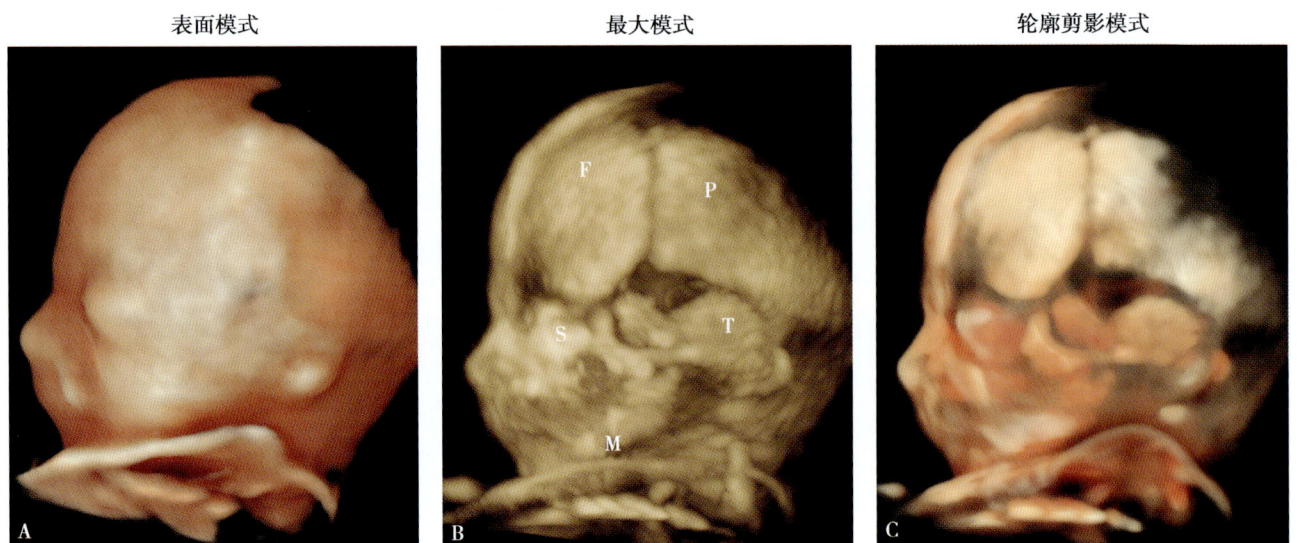

图 8-3　头面部侧面 3D 图像，分别以表面模式（A）、最大模式（B）和轮廓剪影模式（C）显示。需注意在侧面成像中，头骨的各个部分，如额骨（F）、顶骨（P）、蝶骨（S）、颞骨（T）以及下颌骨（M）均可很好地显示。

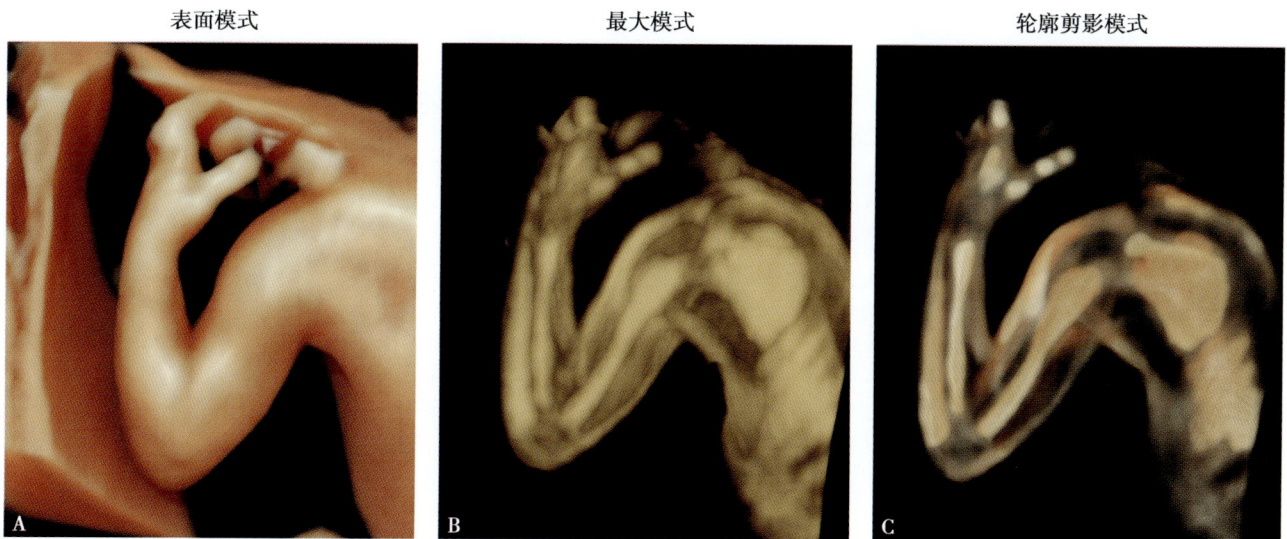

| 表面模式 | 最大模式 | 轮廓剪影模式 |

图 8-4　以表面模式（A）、最大模式（B）和轮廓剪影模式（C）展示同一只手臂。为了获得最佳成像效果，渲染框的大小控制在仅包括手臂，因此手臂后方的结构不再显示。

8.2 操作方法

在 3D 容积数据采集过程中，应注意采集足够大的容积以包含整个感兴趣区域。降低 2D 图像增益、提高对比度使骨骼看起来"明亮"而周围的组织看起来"黑暗"，这样的状态下采集的容积数据会获得比较好的成像效果（图 8-5）。妊娠晚期胎儿的皮肤回声增强，常常会遮盖骨骼结构的信息。根据笔者的经验，最大模式最好在孕 15～25 周使用，此时可清楚观察骨骼结构。

调整好 2D 图像的参数设置后，将三维采集框调整到足以包括感兴趣区域的大小（图 8-5）。一般情况下，使用较扁的取样框，仅仅包括表浅骨骼和尽可能少的邻近组织或皮肤信息（图 8-6、图 8-7）。3D 容积数据的分辨力（"低"，"中 1"到"最大"）取决于采集容积数据所需时间，如图 8-8 所示。最大模式不仅可以在采集静态 3D 和 4D 容积数据中应用（图 8-8），还可用于 VCI-Omniview 模式中（图 8-9、图 8-10）。在所有这些情况下，推荐使用 15～20mm 的薄层容积厚度。一般情况下选择 100% 的"最大模式"，但有时混合最大模式与表面模式（80%/20%）且调高阈值可以获得更好的图像。图 8-11 展示了在最大模式下应用 VCI 技术以正交切面成像方式凸显硬腭结构。图 8-12 使用轮廓剪影模式展示不同部位的骨骼。

最大模式联合 VCI-A 也是一个有趣的成像方法（见第 4 章和第 14 章），最好使用矩阵探头进行 4D 扫查，层厚 10～20mm，可清晰地观察感兴趣区内的骨骼结构（见第 14 章）。

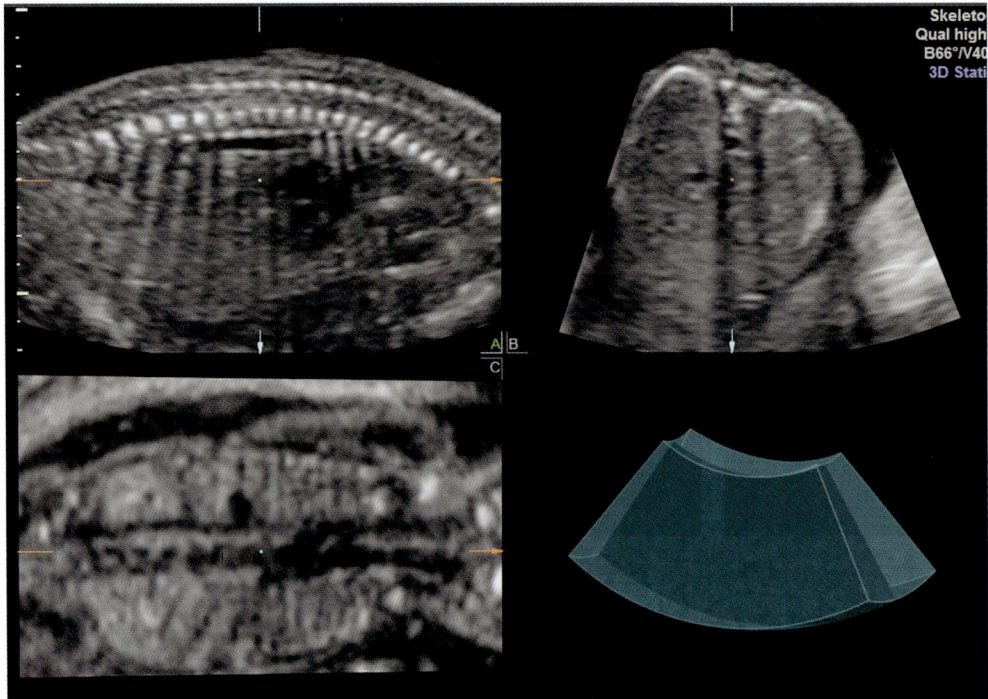

图 8-5 以最大模式采集脊柱和肋骨的容积数据。此处以正交平面模式显示，注意 2D 图像很暗，但增强了对比度，以便更好地突显骨骼，同时降低了来自皮肤和周围组织信号的干扰。

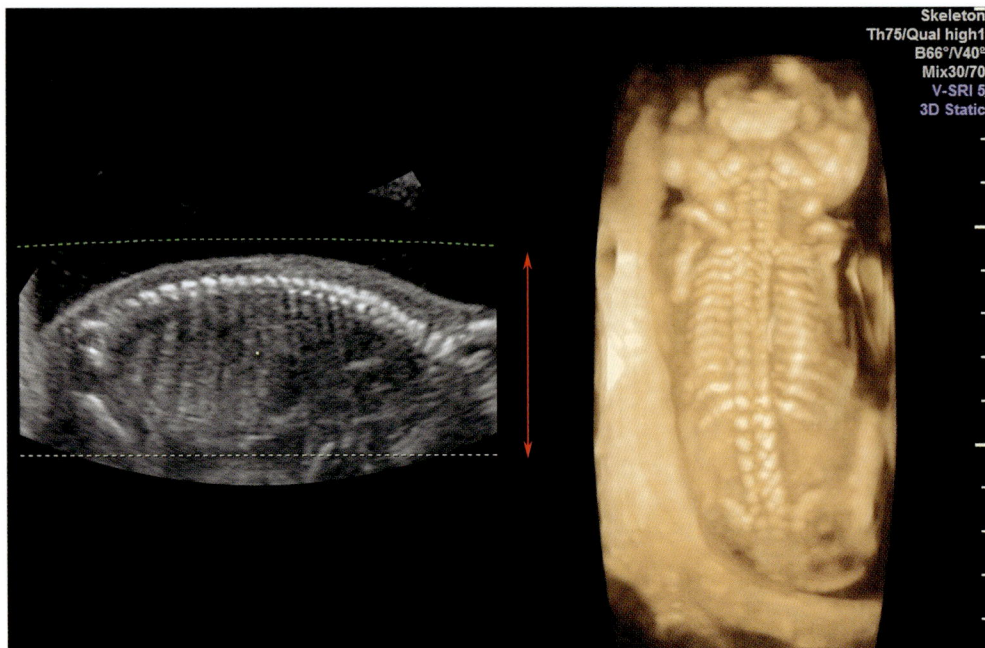

图 8-6 本例的容积数据框较大（双箭头），取样框内的所有信息都会被用于三维运算，而我们只需要骨骼结构的信息。采用下图的方法，使用较薄的渲染框可以获得更好的效果，参见图 8-7。

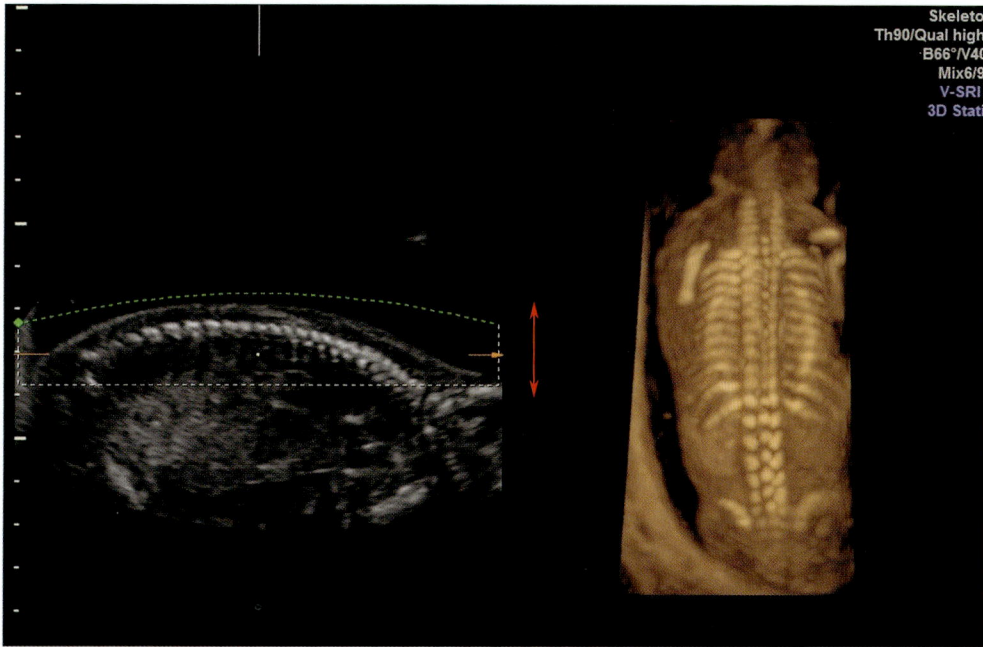

图 8-7　与图 8-6 相比，渲染框变薄（双箭头），主要包括骨骼结构，此时 3D 图像凸显更多细节。

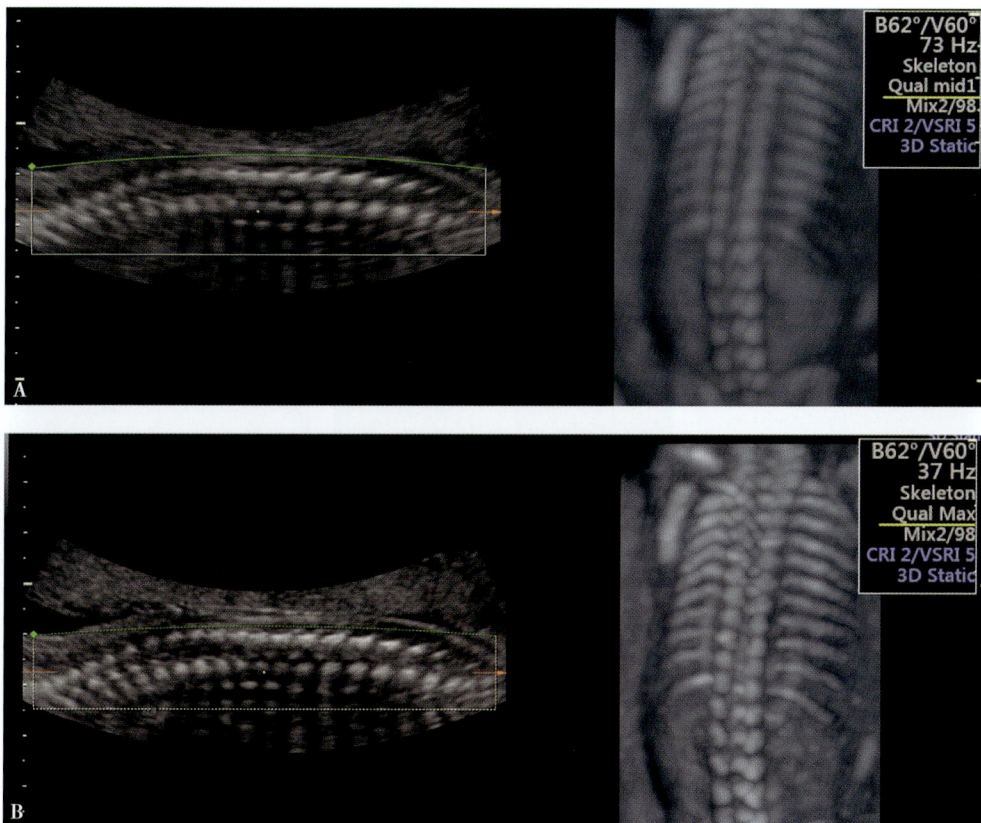

图 8-8　以两种不同分辨力的最大模式采集的脊柱 3D 容积数据。A. 采用"中 1"档完成的容积数据采集。B. 采用"最高"档完成容积数据采集，从成像结果可以看出两者3D 图像分辨力明显不同。

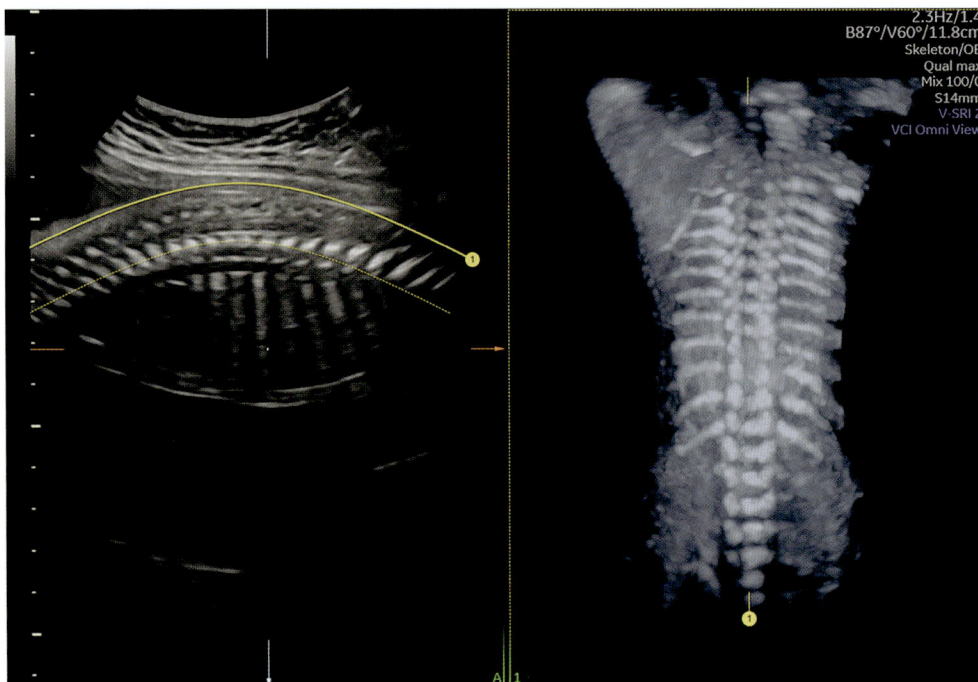

图 8-9　在 4D 扫查过程中使用 VCI-Omniview 技术成像。沿着脊柱描绘 Omniview 取样线，容积对比成像的层厚是 17mm，并选择最大模式。

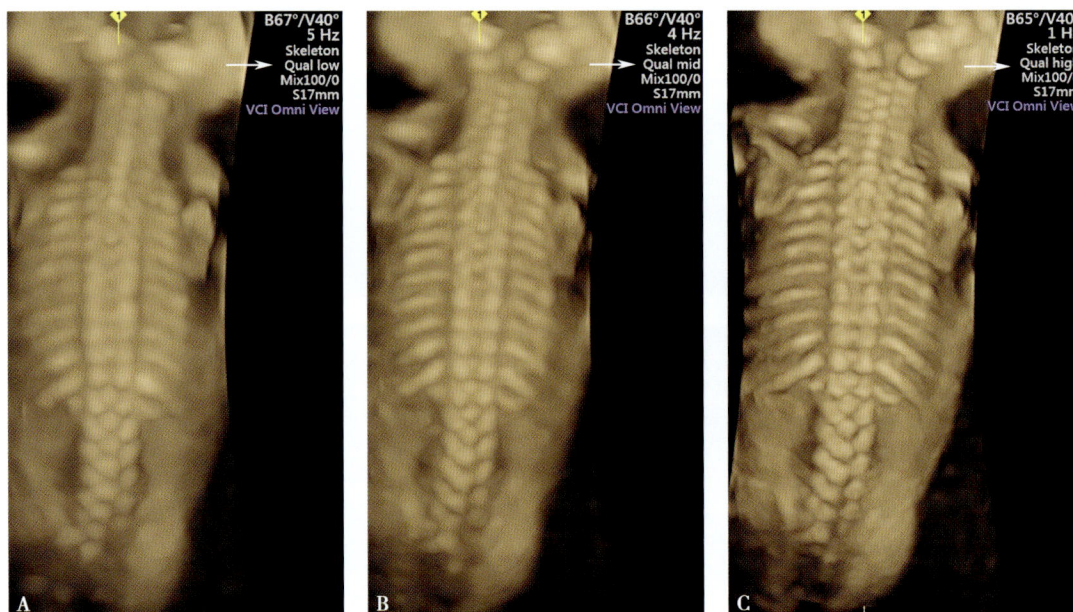

图 8-10　同图 8-9，在 4D 扫查过程中采用 VCI-Omniview 技术对脊柱成像。A、B 和 C 展示了基于不同的采集质量导致不同的图像分辨率。A. 采用的是"低"分辨力设置。B、C. 分别采用的是"中"和"高"分辨力。

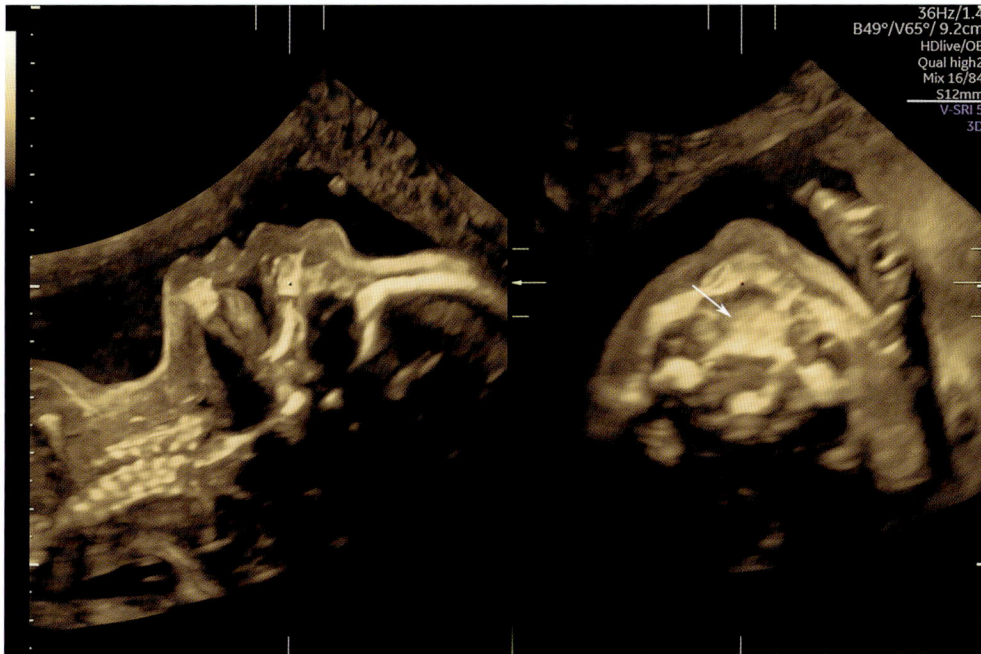

图 8-11　3D 正交模式下应用 VCI 显示硬腭（箭头），VCI 层厚为 12mm，采用最大渲染模式突显骨骼成分。

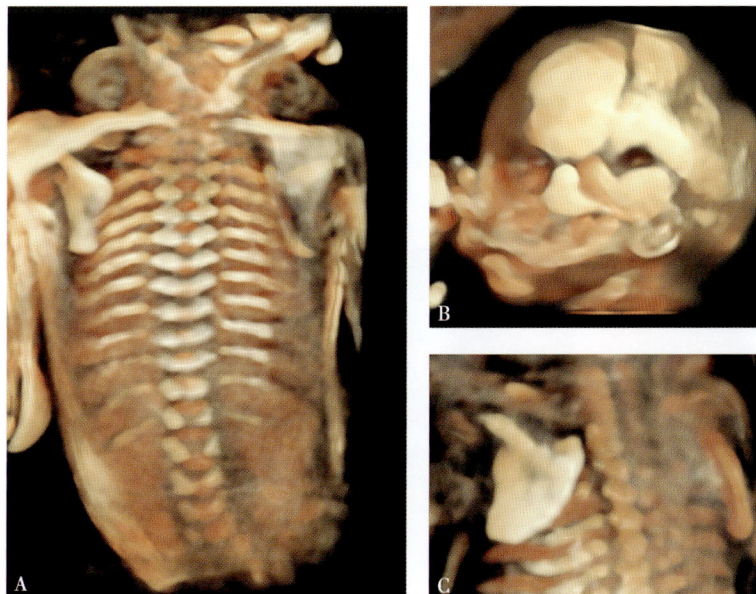

图 8-12　使用表面模式结合提高阈值的轮廓剪影模式对骨骼系统成像，显示脊柱和肋骨（A）、颅骨（B）和肩胛骨（C）。此法可以作为最大透明模式的良好替代方案。

8.3 骨骼可视化的典型应用示例

　　下面简要介绍最大模式在临床的部分应用，关于胎儿骨骼和面部异常方面的应用将在第 17 章中介绍。

　　脊柱和肋骨　胎儿脊柱成像最理想的方法是在胎儿背侧采用较薄的 3D/4D 渲染框成像，或采用 VCI-Omniview，后者取样线可以是直线或弧线（图 8-6～图 8-10、图 8-12A）。图 8-13 显示了 13 周、16 周和 21 周胎儿的肋骨，而图 8-14 显示了脊柱的背侧和侧面，从这个角度成像，很容易观察脊柱形状和椎体的对称性，这是展示脊柱裂、半椎体、脊柱后侧凸、肋骨数目及其他情况（图 8-15）的理想方式，另参阅第 17 章。

　　脸部的正面　在面部正面采集容积数据后可以观察面部骨性结构（图 8-1、图 8-16、图 8-17），例如额骨及额缝、眼眶和鼻骨、上颌和下颌。鼻骨缺失（图 8-17）、额缝异常、面裂、眼眶大小异常等是最主要的应用领域

（见第 17 章）。

　　颅骨和骨缝　最大模式是观察有弧度的颅骨及其骨缝和囟门的最理想模式（图 8-18、图 8-19）。这种方法也特别适用于评估骨缝增宽、骨化异常和颅缝早闭。一种特殊的方法是采用 VCI-A 进行骨骼实时 4D 检查，非常适用于颅缝成像（见第 14 章）。

　　长骨和四肢　采用最大模式联合轮廓剪影模式可以清楚地观察手臂和腿部的长骨和手足骨骼（图 8-4）（见第 17 章）。当长骨呈水平位与声束垂直时，3D 成像效果最理想。骨骼的大小、形状和比例、骨骼异常、足内翻和手脚异常等是主要的 3D 成像的适用领域。

　　早孕期胎儿　近年来，随着超声图像分辨率的提高，对于早孕期胎儿骨骼解剖学的兴趣逐渐增加，除了可以观察发育中的脊柱和肋骨外，还可以很好地显示四肢和颅骨，具体取决于临床上关注的问题。为了更好地观察这些结构，我们可以更多地应用轮廓剪影模式，如图 8-20、图 8-21 所示。

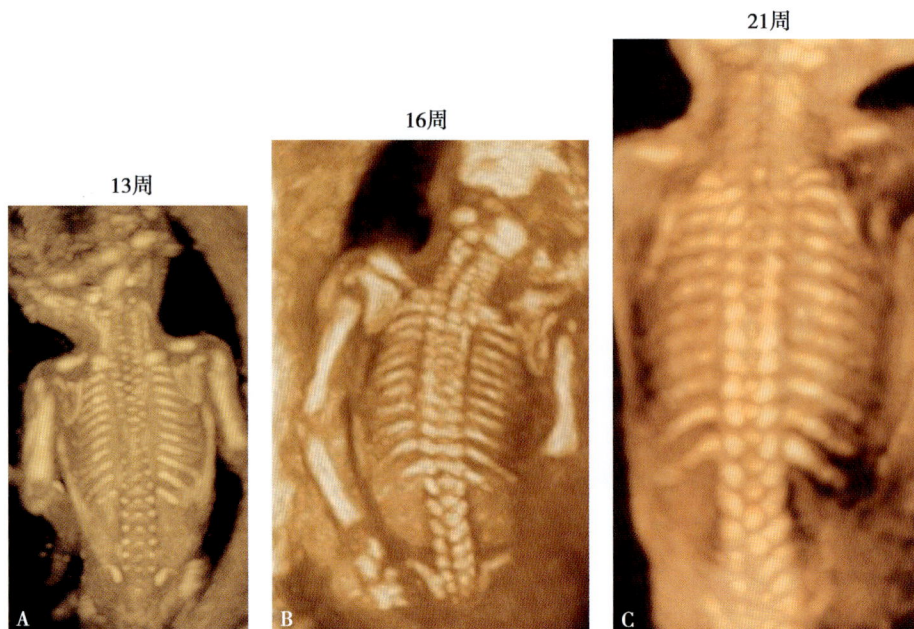

图 8-13　13 周（A）、16 周（B）和 21 周（C）胎儿的脊柱和肋骨成像。注意脊柱和肋骨的骨化程度随孕周增加。

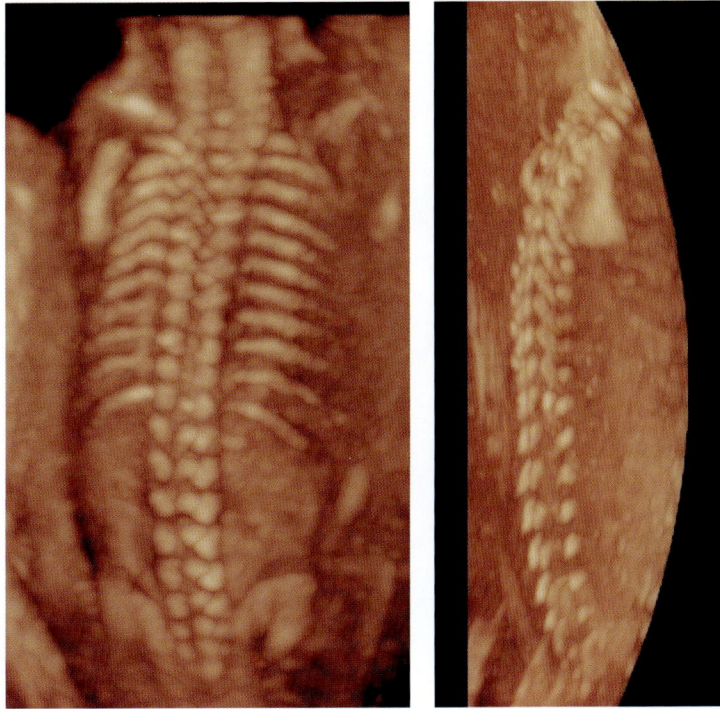

图 8-14 以最大模式从背部（左图）和侧面（右图）观察脊柱。

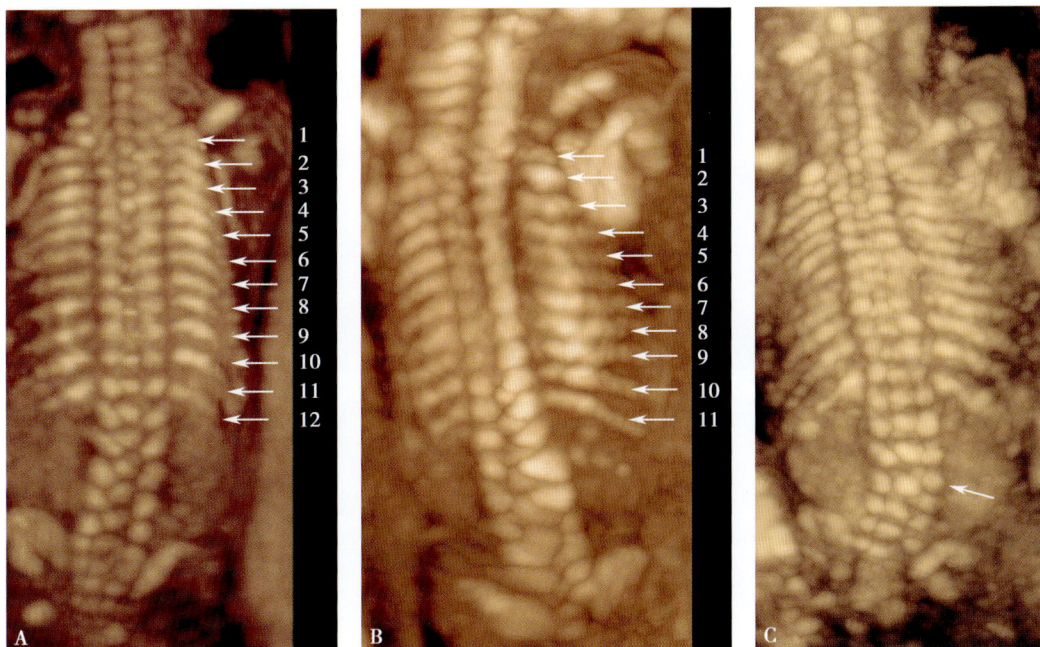

图 8-15 正常和异常情况下的肋骨数目和椎体形态。A. 显示典型的 12 对肋骨。B. 胎儿只有 11 对肋骨。C. 半椎体（箭头）伴脊柱侧弯。

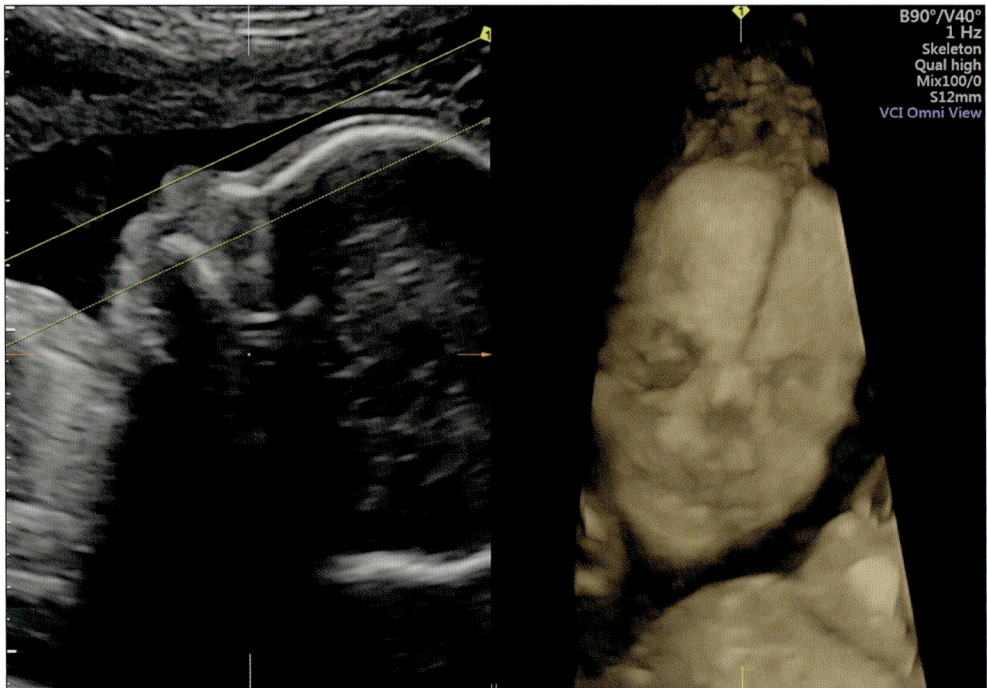

图 8-16　实时 4D 扫查时，可使用 VCI-Omniview 对面部进行最大模式成像。该例薄层容积的层厚为 16mm，可以展示出胎儿面部的细节，图像效果类似于图 8-1。

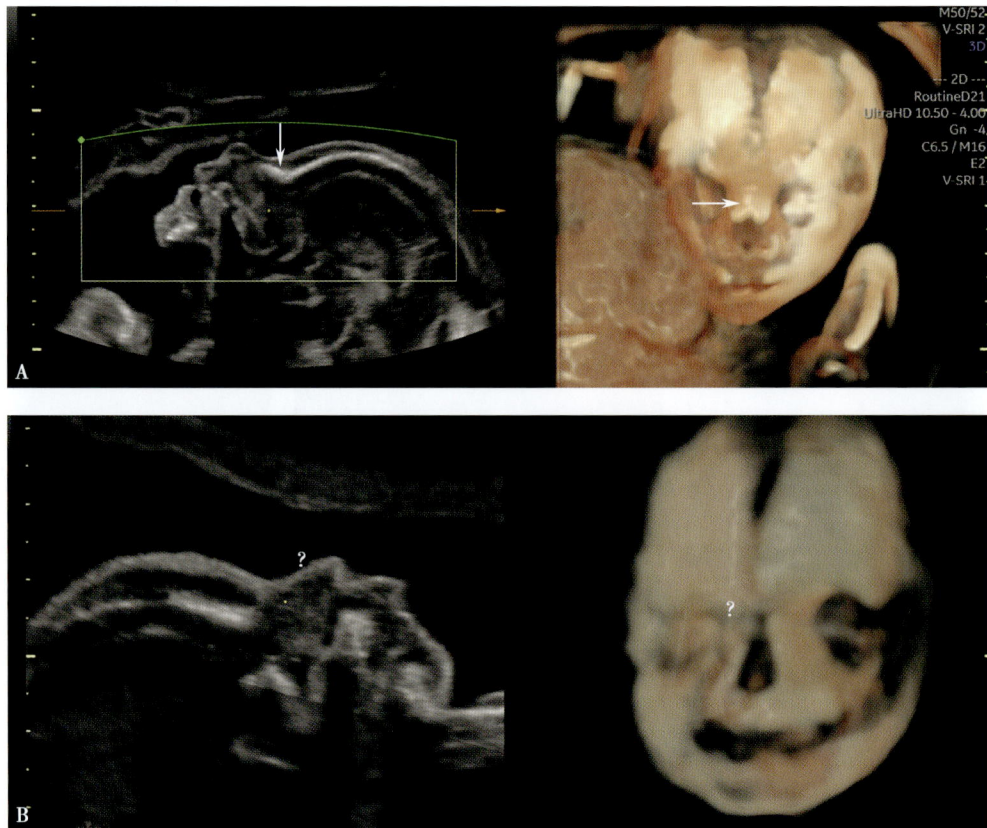

图 8-17　2D 图像（左图）和 3D 轮廓剪影模式（右图）分别展示胎儿鼻骨骨化（A）和鼻骨未骨化（B）。A. 中骨化正常鼻骨（箭头）清晰可见。B. 鼻骨缺失（?）。

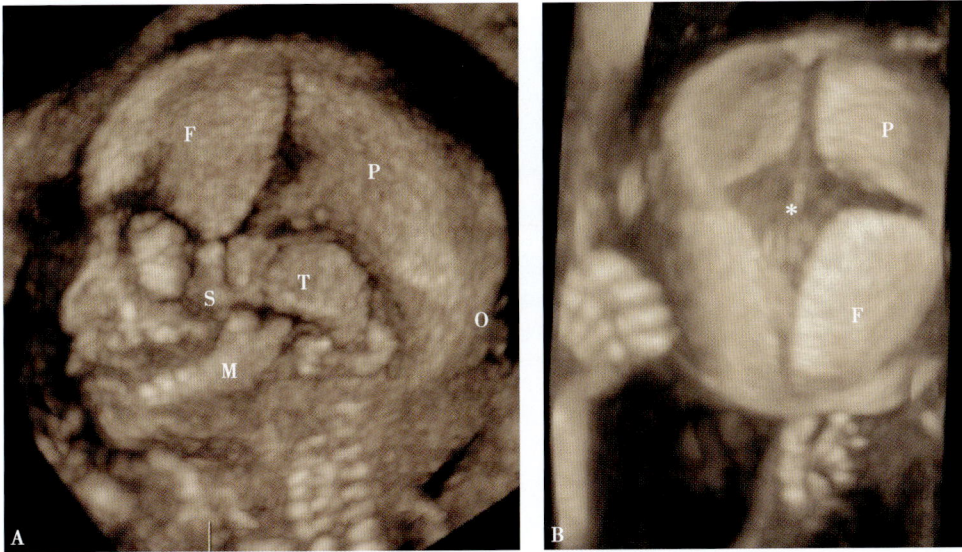

图 8-18　以最大模式从胎儿头面侧方行 3D 成像（A），清晰显示颅骨，可以辨识出以下结构：额骨（F）、顶骨（P）、蝶骨（S）、颞骨（T）、枕骨（O）以及下颌骨（M）。B. 以最大模式显示颅顶俯视图像，前囟（*）可清楚显示。

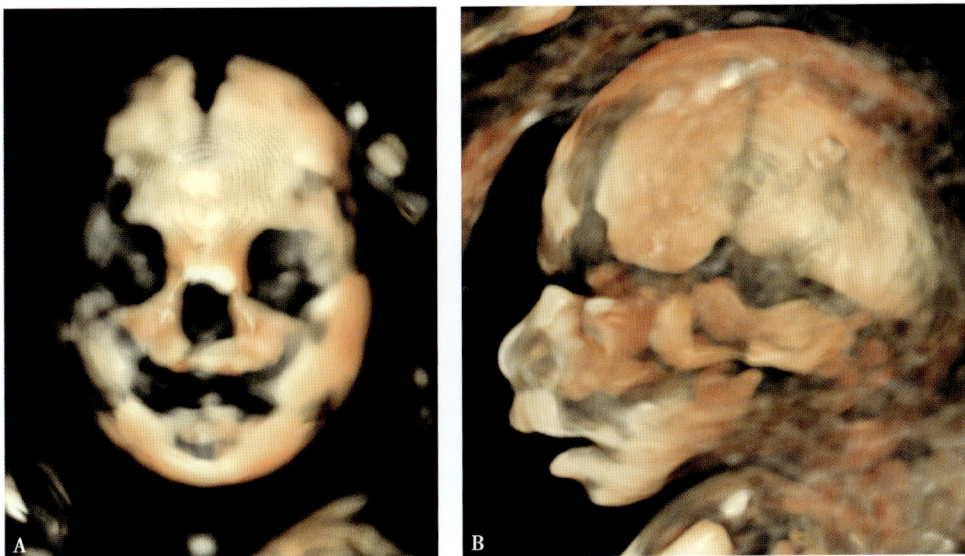

图 8-19　应用轮廓剪影模式显示胎儿的面骨（A）和颅骨（B），该法可作为最大模式的良好替代方案。

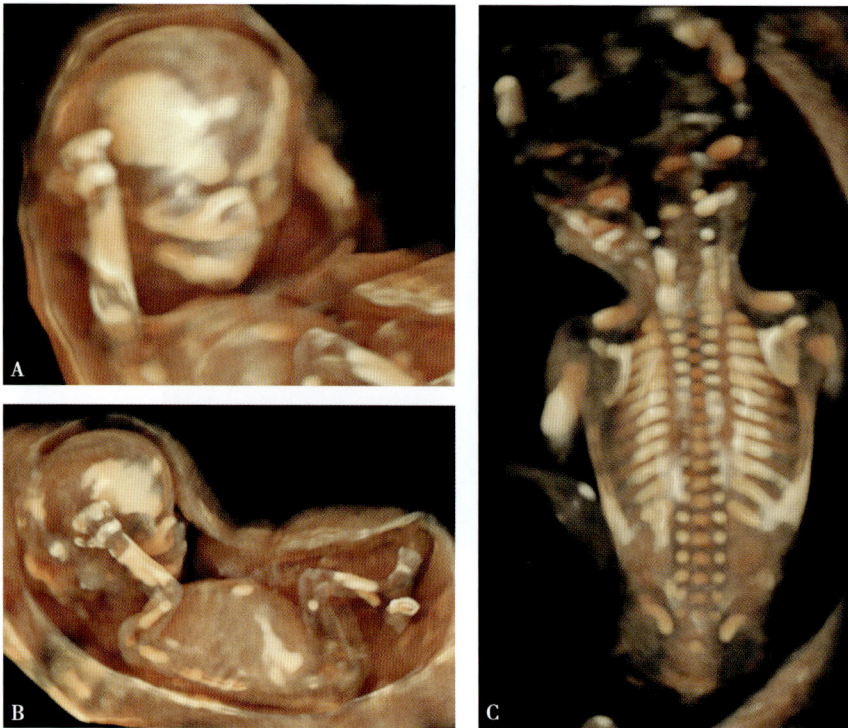

图 8-20 早孕期 12 周（A、B）及 13 周（C）胎儿骨骼成像。所观察到的骨骼结构包括脊柱、肋骨、四肢、面骨及颅骨。需要指出，早孕期至中孕期骨化过程进展很快。

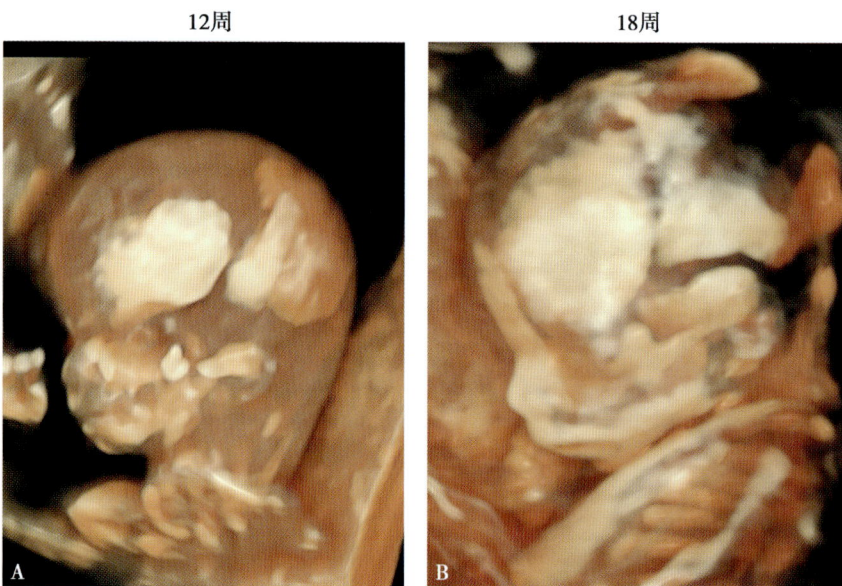

图 8-21 通过轮廓剪影模式显示 12 周（A）和 18 周（B）胎儿颅骨发育情况。

8.4 结语

最大模式和轮廓剪影模式是展示胎儿各种骨骼结构的理想 3D 工具，从胎儿脊柱和长骨的静态 3D 成像开始学习则容易掌握此方法。长骨呈水平位与声束垂直时可获得最好的成像效果。应用静态 3D 成像或 VCI-Omniview 时，要选取能够包含感兴趣区域的尽可能薄的容积取样框。第 17 章将会更详细介绍一些骨骼异常病例的 3D 成像。

9 最小模式

9.1 简介

通常充满液体的结构在超声图像上很容易识别，因为无回声区与相邻的结构分界清晰。最小模式成像属于透明模式成像，其优势在于能够凸显感兴趣区内低回声或无回声的结构信息。但是，当 3D 容积框内含有羊水或骨骼声影时这种优势有限。近年来，最小模式的使用有所减少，先是被反转模式等其他模式所取代（见第 10 章），随后又被轮廓剪影模式的各种功能取代（见第 11 章）。

从临床角度看，最小模式最重要的应用是显示胸腹部器官内液体积聚，尤其是肾脏和泌尿道，还包括早孕期胎儿脑泡、脑室和颈项透明层。此外，最小模式应用于心脏、大血管和脉管系统也可获得良好的 3D 图像。

9.2 操作方法

在获取容积数据之前，要注意优化二维图像的对比度，使液体看起来是"黑色"，没有伪像和斑点噪声（图 9-1）。理想状态下，采集容积数据时要尽量避开骨骼声影，因为声影也将与液体一起以相同的方式被显示。对于以最小模式渲染的容积数据，应该选择尽可能扁的取样框，以能够包含感兴趣器官即可，而来自相邻组织的附加信息要尽量少（对比图 9-1 和图 9-2）。取样框内尽量避免框入羊水，因其会产生大片黑色阴影（图 9-1）。换言之，渲染框的前后框线应该置于组织中而非羊水里（图 9-2）。

最小模式结合 X 线模式（80%/20% 的混合比例）通常可以获得较好的成像效果。但

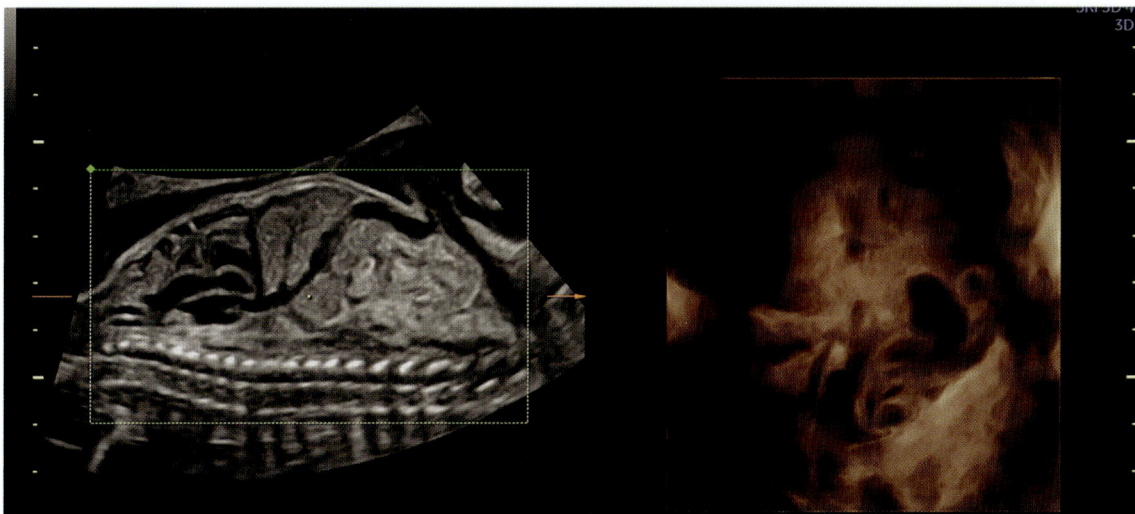

图 9-1　渲染框置于胎儿腹部，激活最小模式。取样框很厚，包括了羊水，因此在最小模式下图像几乎呈黑色，没有可辨认的结构（对比图 9-2）。

应该调高"灰阶阈值",在某些情况下,调节对比度和增益进行后处理可以改善图像质量。沿着竖直的 Y 轴旋转图像通常能使感兴趣区获得更好的 3D 效果(图 9-3A、B)。

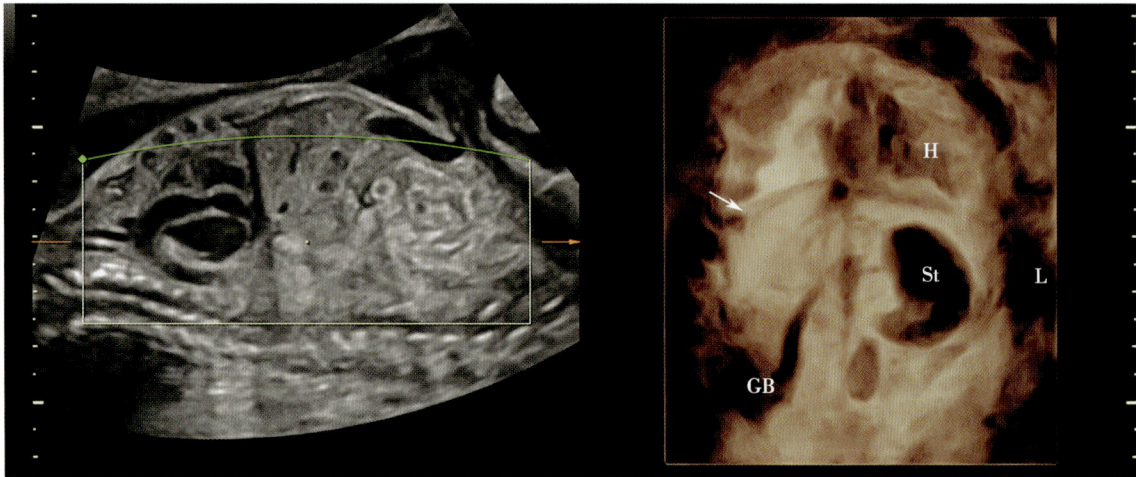

图 9-2 将图 9-1 的渲染框调薄,取样框中不再包含羊水,此时胸腹轮廓显示较好,并可以清楚地识别心脏(H)、胃泡(St)和胆囊(GB)等呈低回声器官。

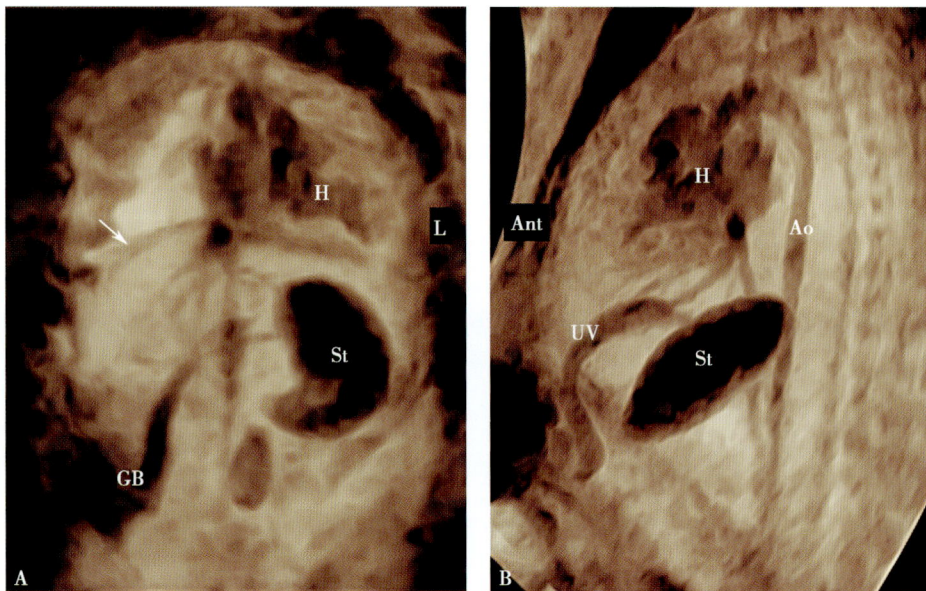

图 9-3 以 3D 最小模式显示胸腹部的前后(A)和侧位投影图(B)。这两种位置的立体图像都可以很好地显示如胃泡(St)、胆囊(GB)、心脏(H)、膈肌(箭头)、脐静脉(UV)和降主动脉(Ao)等典型结构。请注意使用此 3D 工具观察解剖结构,正常情况下胃和心脏位于左侧,与图 9-5 对比。L:左侧;Ant:前。

9.3 最小模式的典型应用示例

在正常胎儿中可以用最小模式显示的典型结构是：腹腔内的胃泡、胆囊、膀胱（图9-4）、脐静脉和门静脉系统、胸腔内的心脏和大血管，以及颅内脑室系统。由于一些胎儿异常往往与液体积聚增加有关，因此可以采用最小模式成像（图9-6～图9-12）。然而必须指出，另外一些成像模式，特别是反转模式和轮廓剪影模式，在边界和形状识别方面具有更明显的优势（见第10章、第11章）。

腹部器官及血管 最小模式下，操作便利的方法之一是经腹部和胸部的正面采集容积数据（图9-3），可从正面也可从侧面获得胃泡、心脏、膈肌、脐静脉、胆囊、下腔静脉和降主动脉的3D图像。这种成像方式便于内脏定位，有助于识别内脏反位或不定位

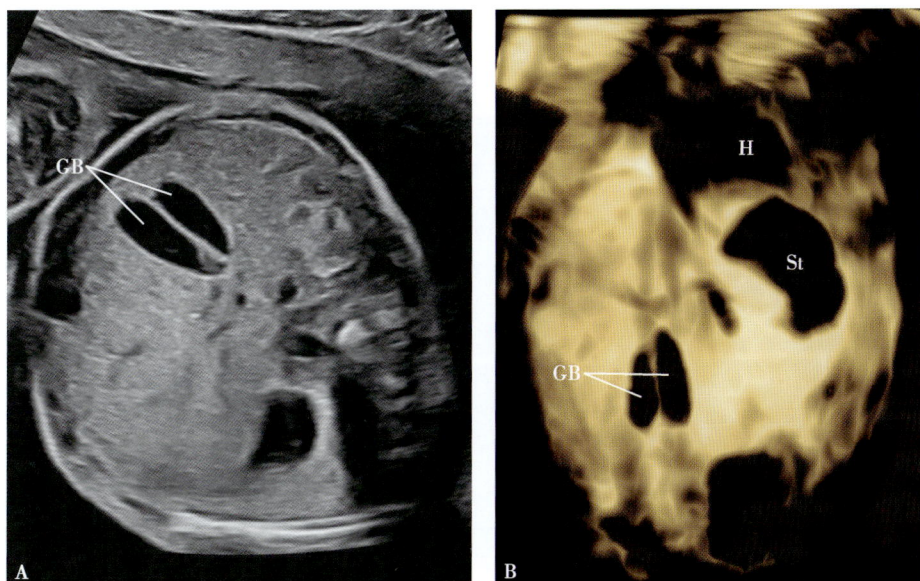

图9-4 采用2D（A）和3D最小模式（B）显示胎儿重复胆囊（GB）。H：心脏；St：胃泡。

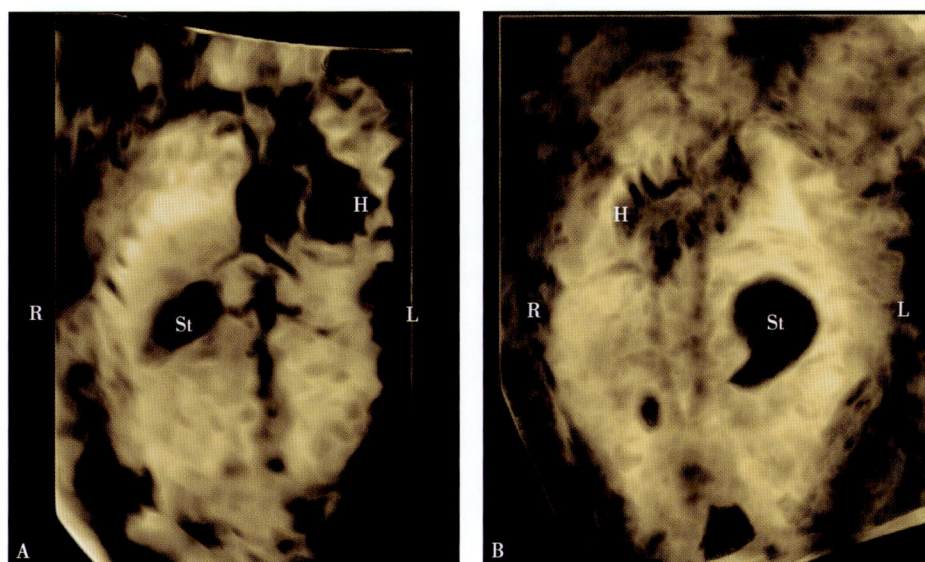

图9-5 两例部分性内脏反位胎儿，以3D最小模式显示胸腹部的前后投影图。A. 图中，胃泡（St）位于右侧（R），心脏（H）位于左侧（L）。B. 心脏位于右侧，胃泡位于左侧。

（图 9-5A、B）。侧面成像有助于将脐静脉发育不良的走行异常以及静脉导管走行变异与正常相鉴别。应用最小模式可以很好地显示胃泡缺失、正常充盈或"双泡征"中扩张的胃泡（图 9-6）。

其他积液增多的腹部异常还包括巨膀胱、肾盂扩张（图 9-7）、肾积水（图 9-8）伴或不伴输尿管扩张（见第 18 章）、多囊性肾发育不良（图 9-9）等。然而，在胎儿腹水的情况下，使用表面模式或将其与轮廓剪影模式相结合，可以更清晰地显示腹水情况。

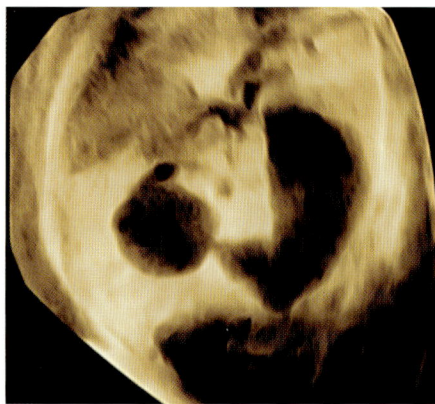

图 9-6 采用 3D 最小模式显示十二指肠闭锁的"双泡征"。

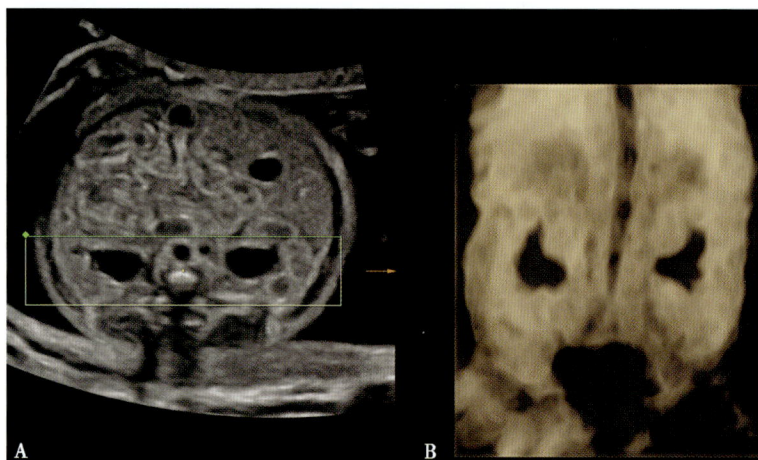

图 9-7 胎儿双侧轻度肾盂扩张的二维横切面图（左图）和冠状面上 3D 最小模式成像图（右图）。

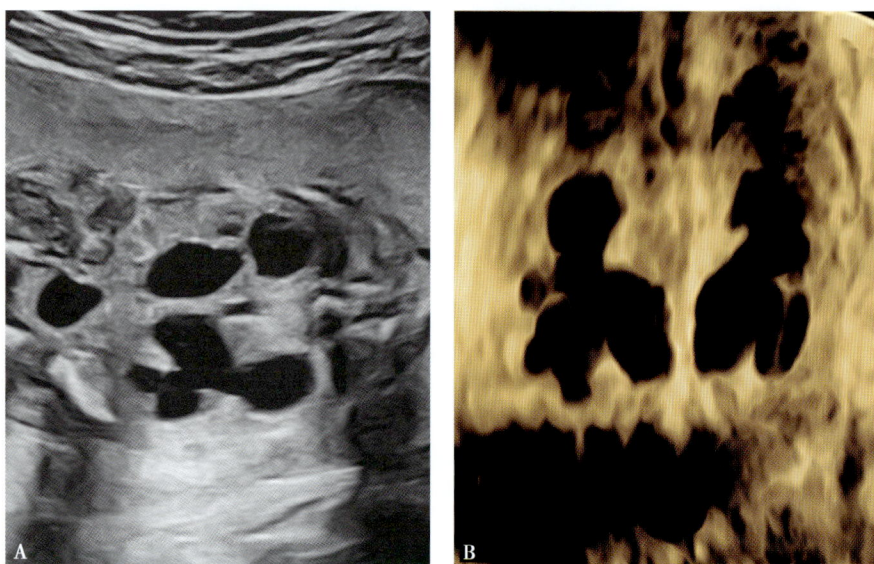

图 9-8 双侧中度肾积水的 2D 图像（A）和 3D 最小模式成像（B）。

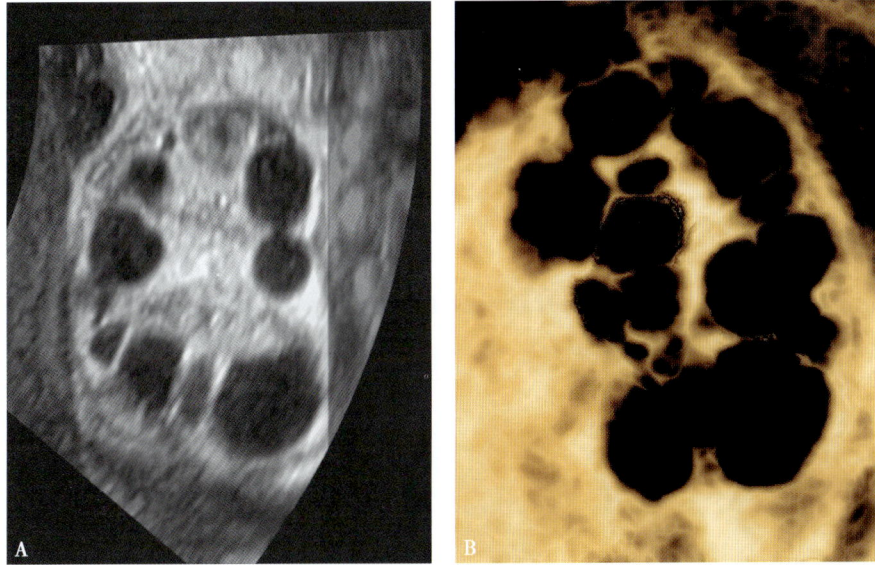

图 9-9　多囊性肾发育不良的 2D 图像（A）和 3D 最小模式成像（B），可见其内大小不同的多发囊肿。

胸腔内心脏和大血管　使用最小模式从正面采集胸腔容积数据，可以显示心脏的形态及血管交叉、两侧弱回声的肺脏和膈肌的黑色边界（图 9-3）。侧面立体成像可以展示大血管交叉与主动脉弓（图 9-10A）。

在这种渲染模式下，可以清楚地观察和辨认肺囊肿、胸腔积液（图 9-11）、膈疝时胃泡的位置和其他异常。但是心脏畸形却难以用这种模式显示，除非是大血管的粗细或走行异常（图 9-10），通常这种情况下最好选用反转模式或玻璃体模式成像。

颅内脑室系统　采用最小模式也可以较好地显示含液体的脑室系统（图 9-12），但是中、晚孕期颅骨声影的影响使其应用受限，

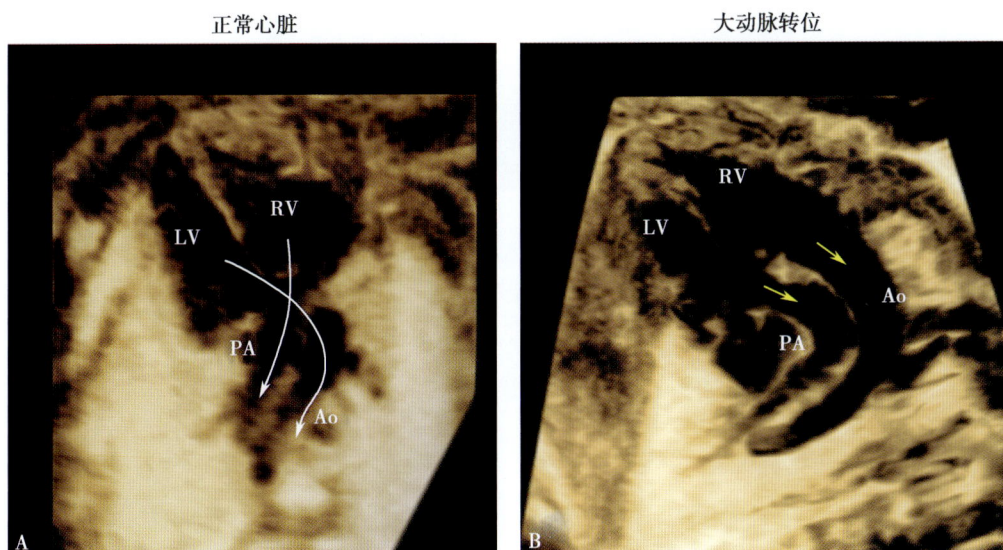

图 9-10　三维 STIC 容积最小透明模式成像。A. 正常胎儿心脏。B. 大动脉转位心脏，可以观察到起源于右室（RV）的主动脉（AO）与起源于左心室（LV）的肺动脉（PA）平行排列。Ao：主动脉；LV：左心室；PA：肺动脉；RV：右心室。

因此建议成像的最佳条件是通过囟门扫查采集 3D 容积数据。最小模式可应用于积液增多的异常情况，如脑室扩大、脑积水、前脑无裂畸形、透明隔缺失等。一个有意思的应用是在妊娠早期（图 9-12）甚至在妊娠 10 周前显示脑室系统，这个阶段的颅骨骨化程度最小，脑室内充满液体。最小模式和 X 线模式的组合可以获得高对比度的图像，如图 9-12 所示。近年来这种方法已被轮廓剪影模式所取代（见第 11 章）。

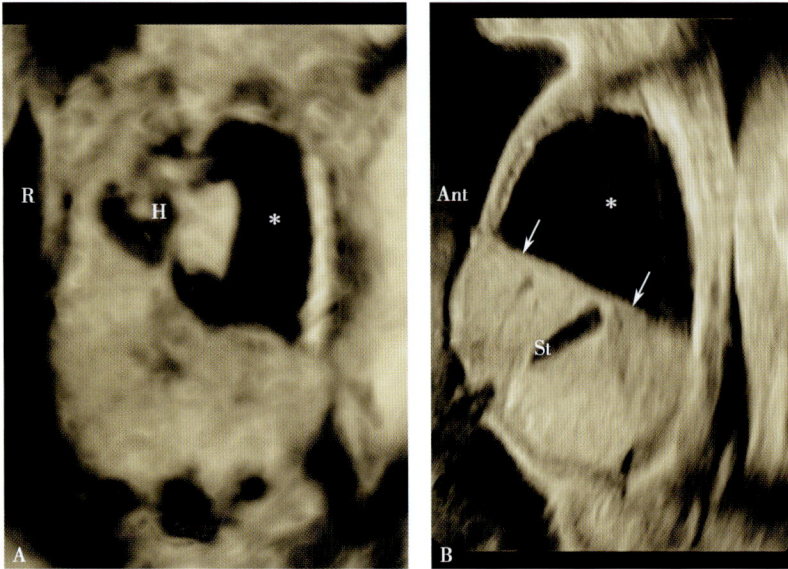

图 9-11 胎儿单侧胸腔积液 * 的 3D 最小模式成像。A. 前后观，显示心脏（H）位置右移（R）。B. 在积液水平的侧面观，膈肌（箭头）和胃泡（St）清晰可见。Ant：前。

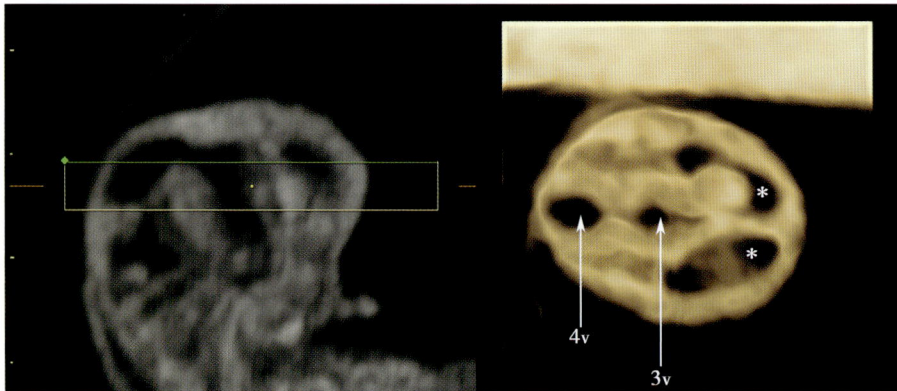

图 9-12 最小模式显示 9 周胎儿的脑室系统，双侧侧脑室（*）和发育中的第三（3v）、第四脑室（4v）显示清晰。

9.4 结语

最小模式以投影的形式凸显三维容积数据内的无回声结构，类似于放射学中的 X 线检查，可以清晰地观察和识别透明的结构及其邻近器官，也可以很好地显示胎儿体内异常增加的液体。肾积水、胸腔积液、双泡征、囊性病变和脑积水都可以使用最小模式成像。有趣的是，通过最小模式成像，肺内或肾内的高回声病灶也因周边有低回声的对比而凸显出来。好的成像效果需要满足两个条件：一是在采集过程中要避开骨骼声影，二是使用较窄的渲染框，目的是避开羊水的干扰。但近年来已经很少单独使用最小模式，一般都首选其他透明模式成像。

10 反转模式

10.1 简介

本章介绍的反转模式渲染成像是对无回声结构信息进行简单反转，使其表现为有回声而非无回声（图10-1）。引入该术语是为了将其与最小模式（见第9章）区分开来，因为此模式将无回声区域反转显示为实性结构（图10-1），图像类似于相关结构的三维数字建模，与最小模式相比，其空间纵深感更强。此外，周围组织的大部分信息都被消除。与最小模式不同，魔术剪（见第3章）可应用于反转模式，去除感兴趣区域周围的伪像。反转模式的颜色早期主要以棕褐色显示，且后处理的光线选项有限，但最近高分辨仿真成像模式（HDlive）的出现，使操作者能够使用表面柔和度、光源及其他新工具进行图像优化。本章将对这些工具进行介绍和讨论。

10.2 操作方法

在三维容积采集过程中，应注意尽量避开声影（如骨骼声影），因为在反转模式下，声影被误显示为有回声的信息。在采集容积数据之前，应调整图像对比度，保证其能够被进行黑/灰识别和边界识别。反转模式下的渲染框大小最好能够包括整个成像区域。为了成功显示三维图像，建议了解获取结果的各步操作，或者最好是为反转模式做专门

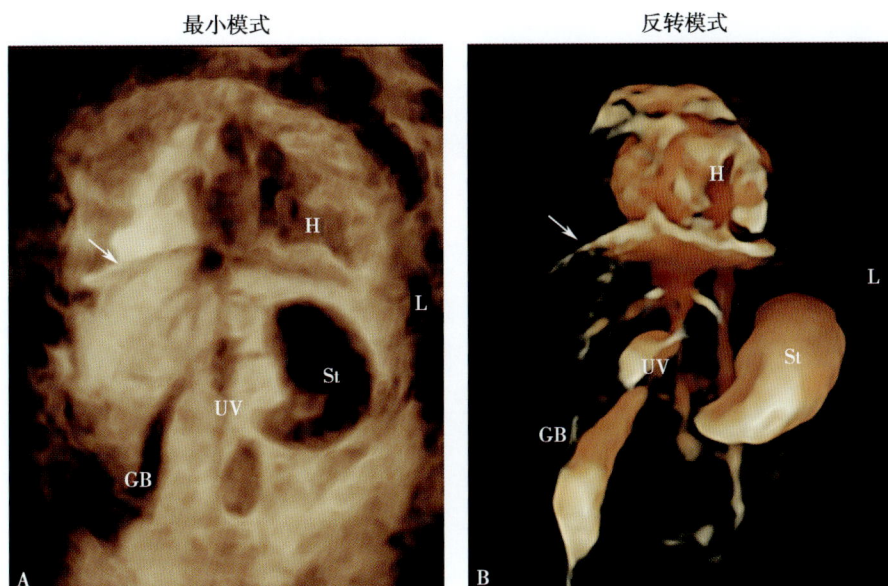

最小模式   反转模式

图 10-1 胸腹部 3D 容积数据的前后方向最小模式成像（A），以及同一容积数据采用反转模式成像（B）。在这两个图像中，胃泡（St）、胆囊（GB）、心脏位置（H）、膈肌（箭头）和脐静脉（UV）等典型结构均清晰可见。

的预设。以下内容及图 10-2～图 10-4 将说明操作步骤。

获取容积数据并选择反转模式之后，图像会变暗，同时只会显示出少量的信息（图 10-1）。必须调整渲染框的大小以包括感兴趣的区域，然后提高"灰度阈值"级别（70 级或更高），

步骤1：激活反转模式，选择HD-live平滑模式

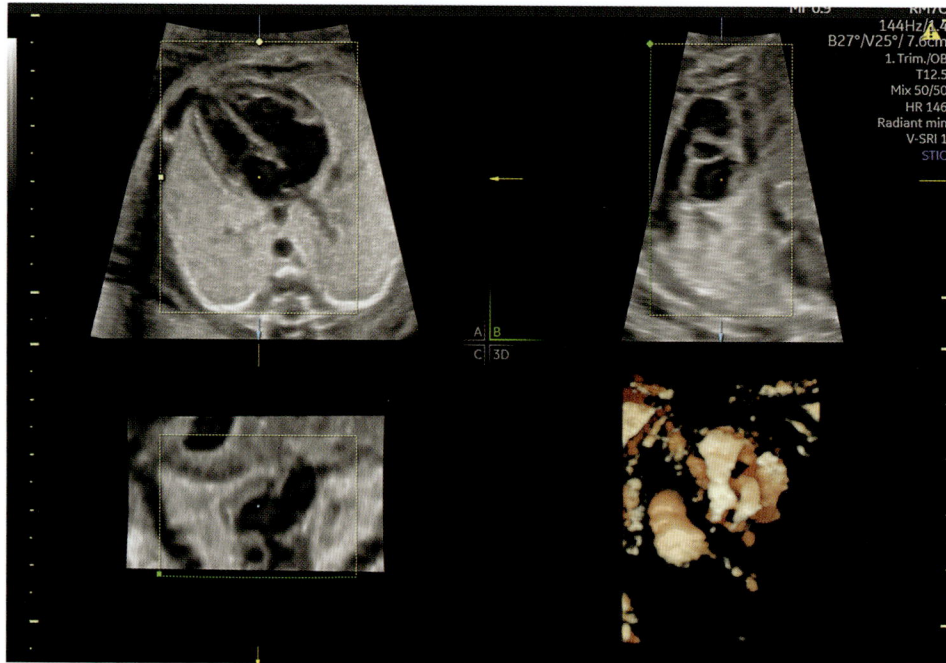

图 10-2 以心脏 STIC 容积为例，展示在反转模式下进行 3D 渲染的主要步骤。调整渲染框以涵盖整个心脏，激活反转模式并选择 HDlive 平滑模式（图 10-3 续）。

步骤2：增加灰度阈值

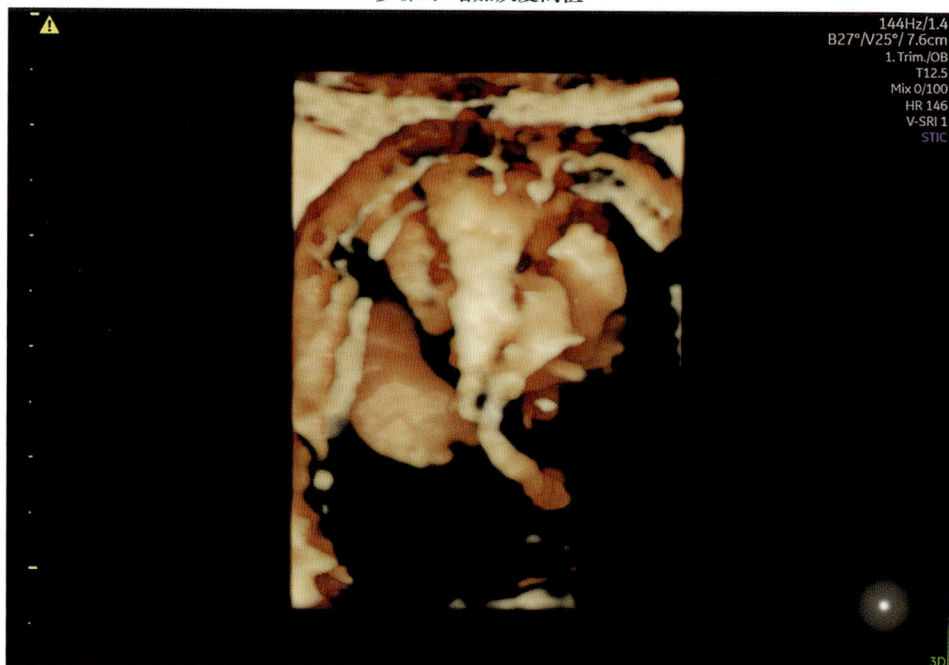

图 10-3 第二步，将灰度阈值从 20 增加到 60，并调整增益，直至所需的解剖细节显示出来。

直至反转的结构在屏幕上出现（图 10-2）。某些系统的反转模式设置默认为"亮度"（light）模式显示，但笔者更喜欢使用"梯度亮度"（gradient light）或 HDlive 模式，它可以很好地与表面模式相结合。魔术剪可用于去除周围多余的伪像（见第 3 章，图 10-3），"增益"和"阈值"可用于改善图像效果。阴影（shadow）值从 50 增加到 100 或更高，可获得更柔和的 HDlive 图像。

10.3 反转模式的典型应用示例

对于感兴趣器官成像，反转模式和最小模式的使用有许多相似之处。

胸部和腹部　在反转模式下，可显示正常和异常胸部和腹部的无回声结构。典型结构包括胃泡（图 10-5）、膀胱、胆囊（图 10-6）以及胸部和腹部的各种大血管（图 10-4、图 10-7）。

颅内结构　充满液体的脑室系统，尤其在胚胎早期（图 10-8），可通过反转模式观察。反转模式的主要的局限性之一是不能显示周围结构。但是反转模式已被用于临床研究胚胎的脑部发育，特别是 8～13 周的胎儿脑室系统（图 10-8），并用于显示早孕和中孕期的前脑无裂畸形等（图 10-9）。在晚孕期，反转模式可被用于液体聚集部位的成像，如扩张的脑室和其他经阴道超声容积成像可发现的异常（图 10-10、图 10-11）。最近一项关于胎儿大脑反转模式的研究中，来自中国的 Chen 和 Li 展示了如何观察大脑半球的外侧裂和脑回，这是一种有潜力的有趣发现（图 10-12）。

泌尿生殖系统　采用反转模式成像可以清楚地观察与积液相关的肾脏异常。典型例子包括多囊性肾发育不良（图 10-13）、肾积水（图 10-14）、巨膀胱及其他异常。更多示例见第 18 章。

步骤3：使用魔术剪移除伪像　　　　步骤4：根据观察目标进行调整

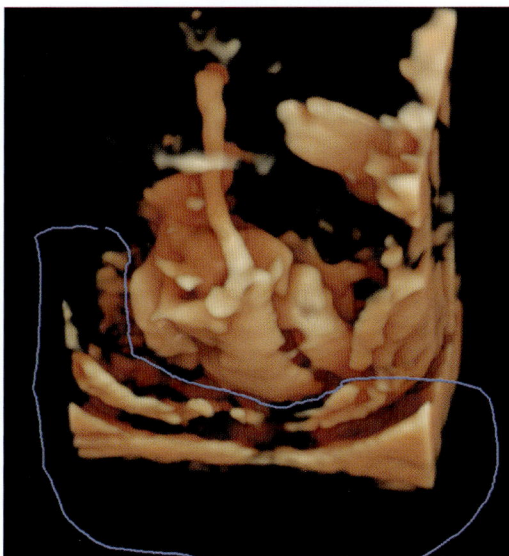

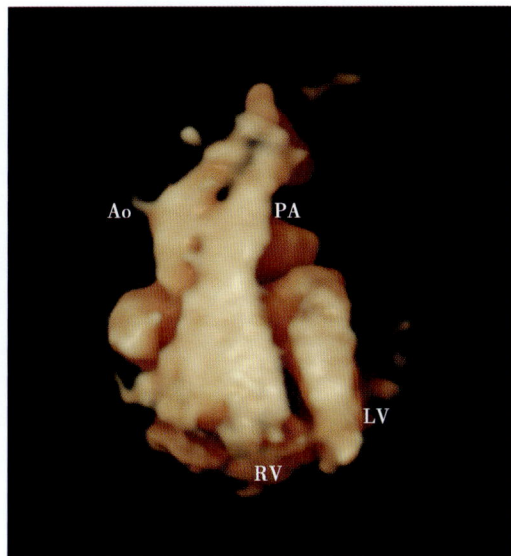

图 10-4　第三步，使用魔术剪去除肋骨声影和其他干扰结构造成的伪像。在第四步，通过调整阈值和增益完善图像，并通过增加阴影值来柔化图像。Ao：主动脉；LV：左心室；PA：肺动脉；RV：右心室。

心脏和大血管 反转模式的主要应用领域之一是心脏及其邻近血管，可清晰显示其空间方位（图 10-2～图 10-4）。反转模式可用于静态 3D 和 STIC（图 10-14）容积数据的成像。在正面视图中，STIC 容积数据可以以良好的对比度显示心房、心室以及大血管的交叉或异常的平行走向（图 10-15）。

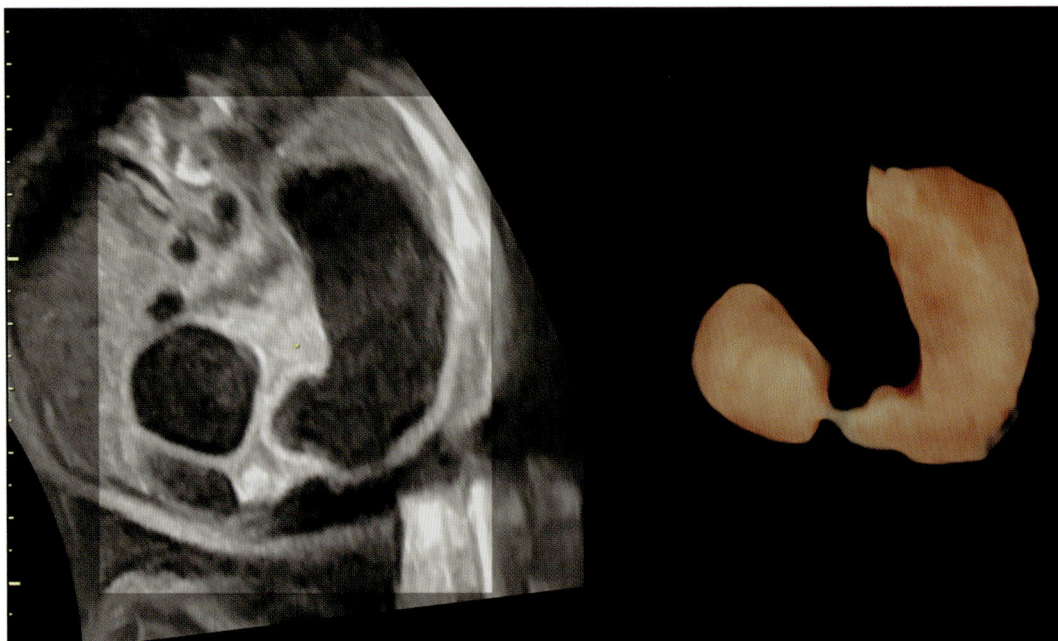

图 10-5　十二指肠闭锁胎儿扩张的胃和十二指肠，2D 图像（左图）和反转模式成像（右图）下的"双泡征"。

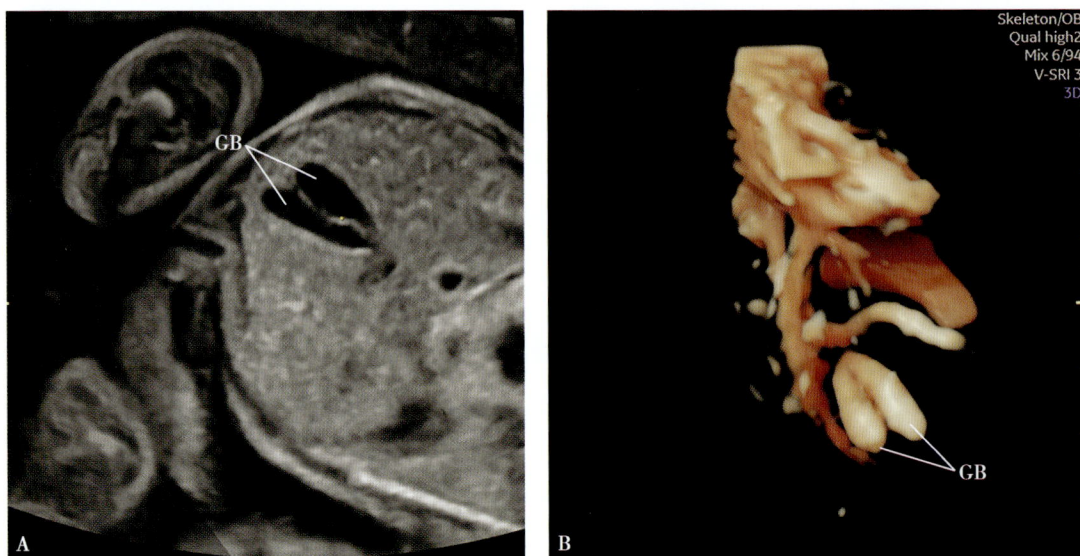

图 10-6　重复胆囊（GB）腹部横切面的 2D 图像（A）和反转模式成像（B）。

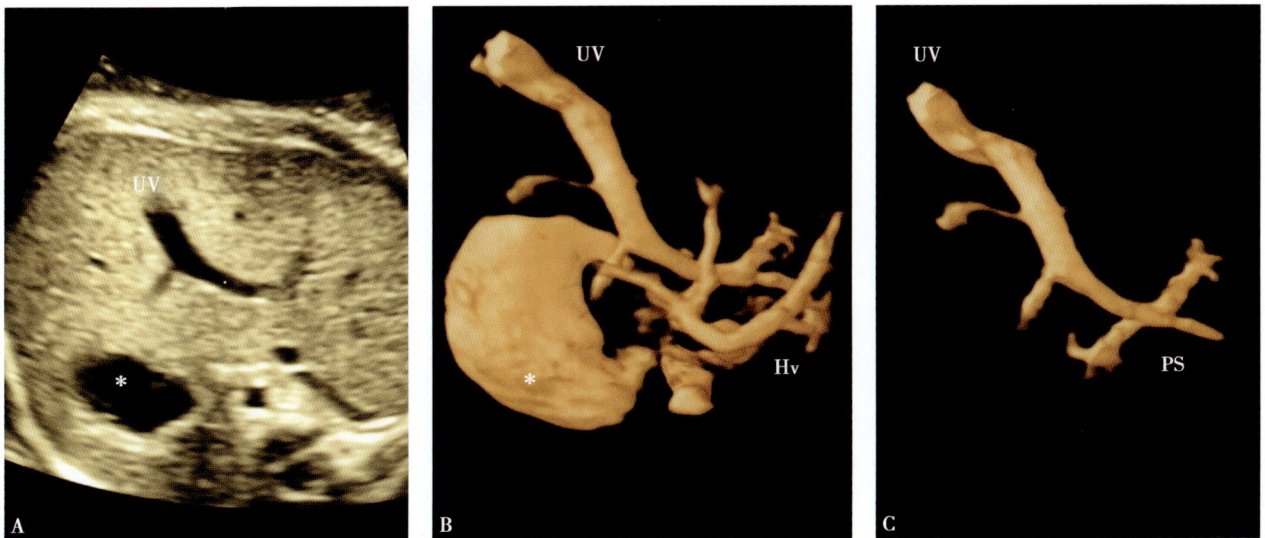

图 10-7 A. 33 周胎儿腹部横切面的 3D 容积数据,可见胃泡(*)、肝脏。B. 反转模式显示胃泡(*)、肝静脉(Hv)、脐静脉(UV)及门静脉系统。C. 胃泡和肝静脉已被魔术剪切除,只显示脐静脉(UV)及其与门静脉窦(PS)的连接。

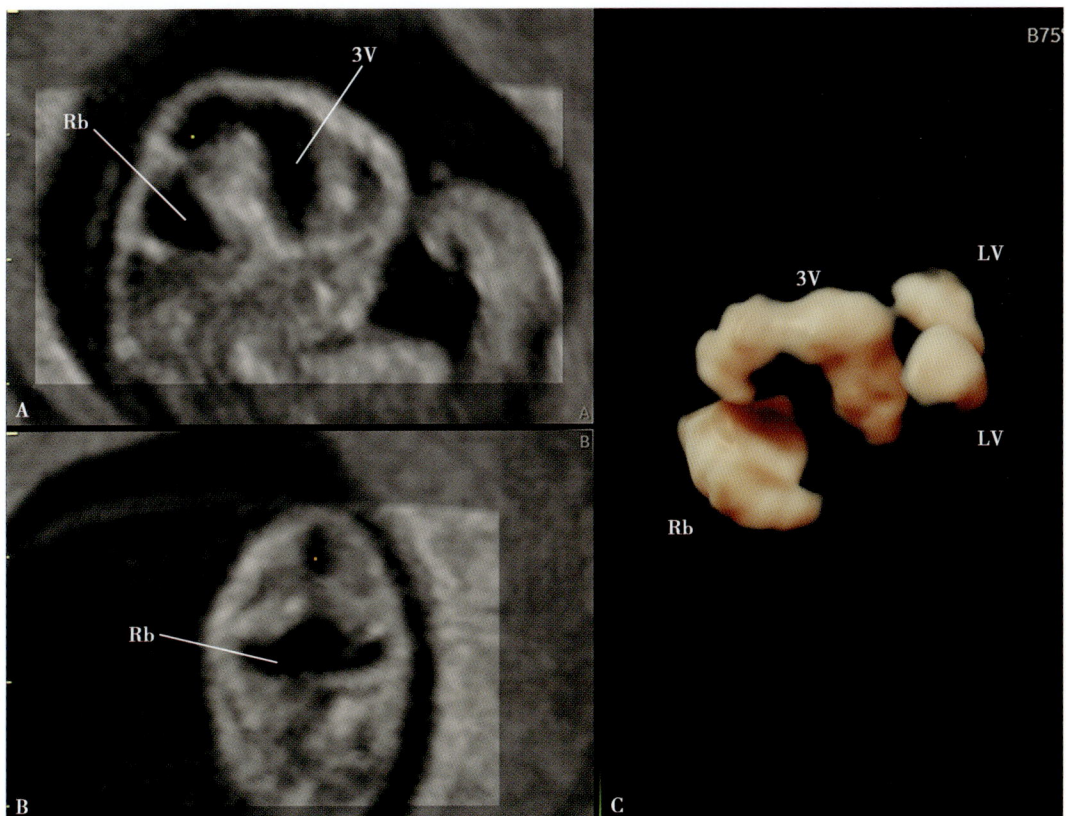

图 10-8 9 周胚胎颅内脑室系统的正交模式(A 和 B)和反转模式(C)图像。LV:侧脑室;Rb:菱脑;3V:第三脑室。

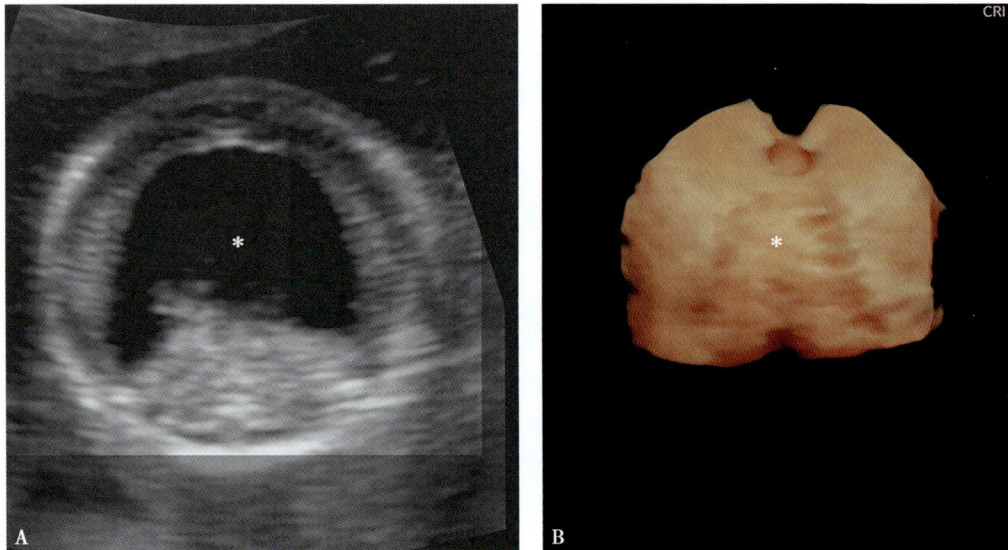

图 10-9 18 周前脑无裂畸形的胎儿，以 2D 图像（A）和 3D 反转模式成像（B）显示单一脑室（*）。

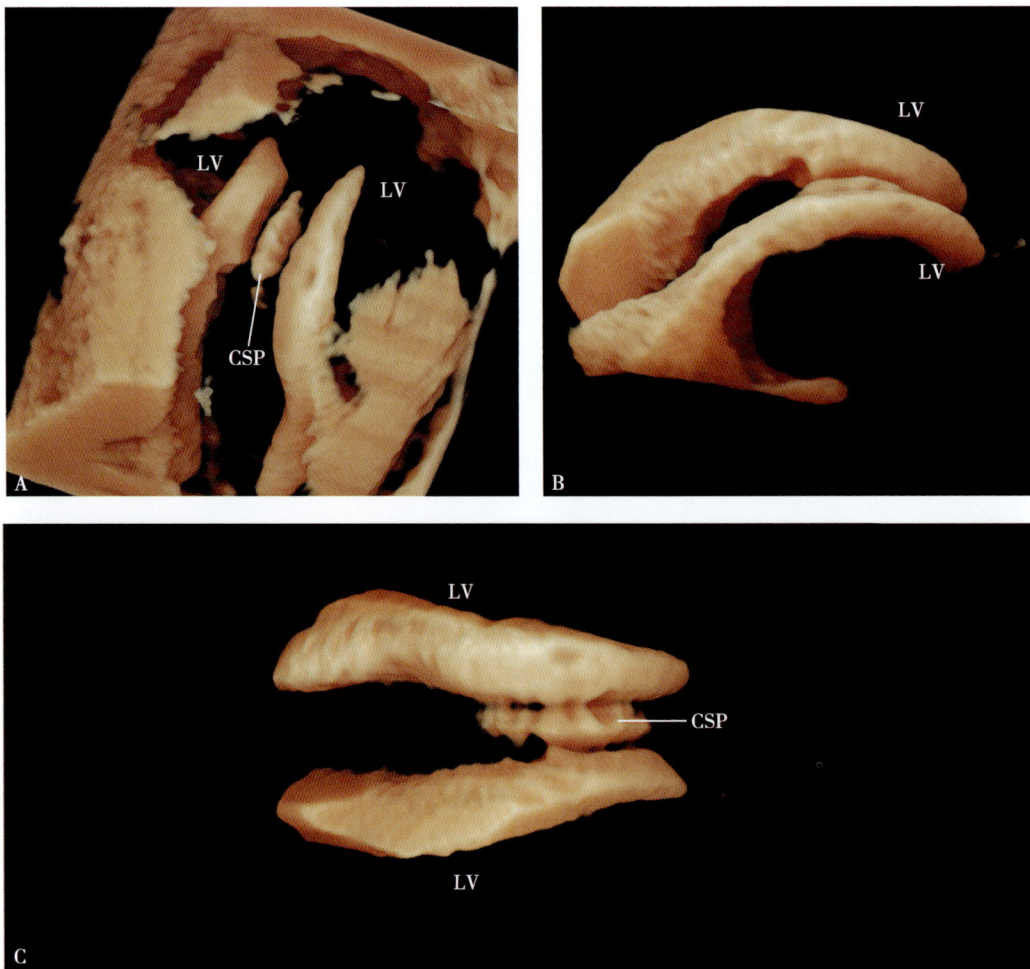

图 10-10 25 周胎儿脑室扩张，经阴道超声采集 3D 容积，在反转模式下渲染成像。A. 脑室系统与其他相邻信息一起呈现，这些信息主要是声影伪像。B. 使用魔术剪去除声影伪像后，从侧面成像观察双侧侧脑室（LV）。从颅顶视角（C）可观察透明隔腔（CSP）。

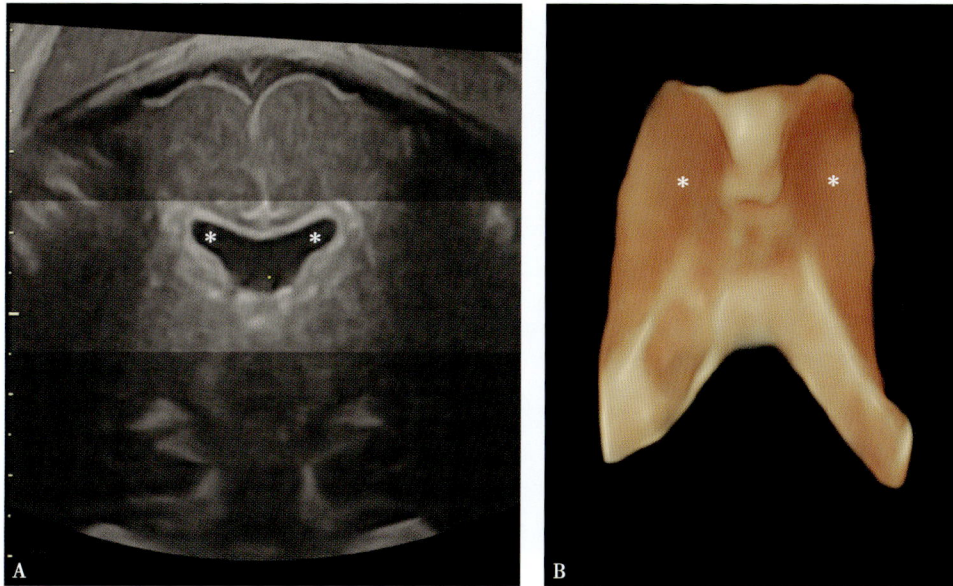

图 10-11　20 周透明隔缺失胎儿的脑室系统。经阴道超声采集 3D 容积数据。A. 在 2D 图像中，两侧脑室前角（*）由于透明隔缺失而相通。B. 经反转模式成像和魔术剪操作后，从颅顶可清晰观察到双侧脑室沿中线相连。

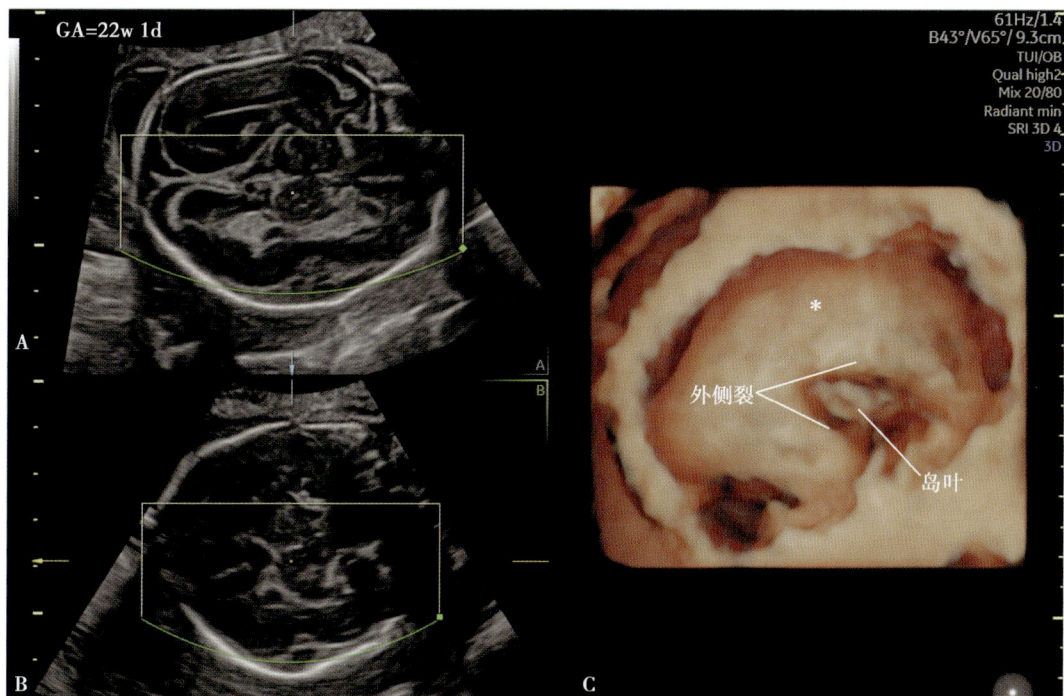

图 10-12　端脑大半球表面的反转模式成像，显示光滑的脑皮层（*）以及外侧裂和岛叶。与图 16-26 相比较。

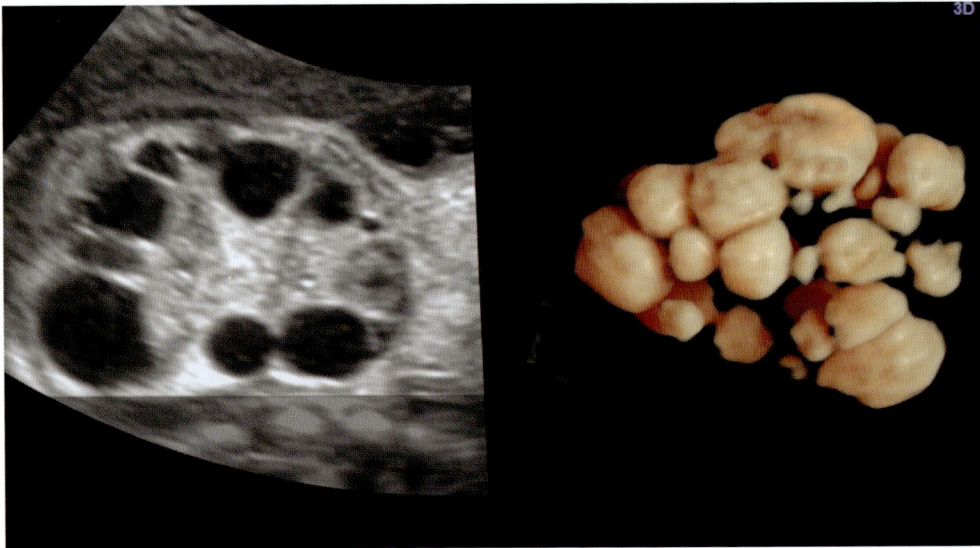

图 10-13 多囊性肾发育不良的 2D 图像（左图）和反转模式成像（右图）。2D 图像可以清晰显示各小囊，而使用 3D 反转模式联合 HDlive 成像则可以显示各小囊的空间关系。

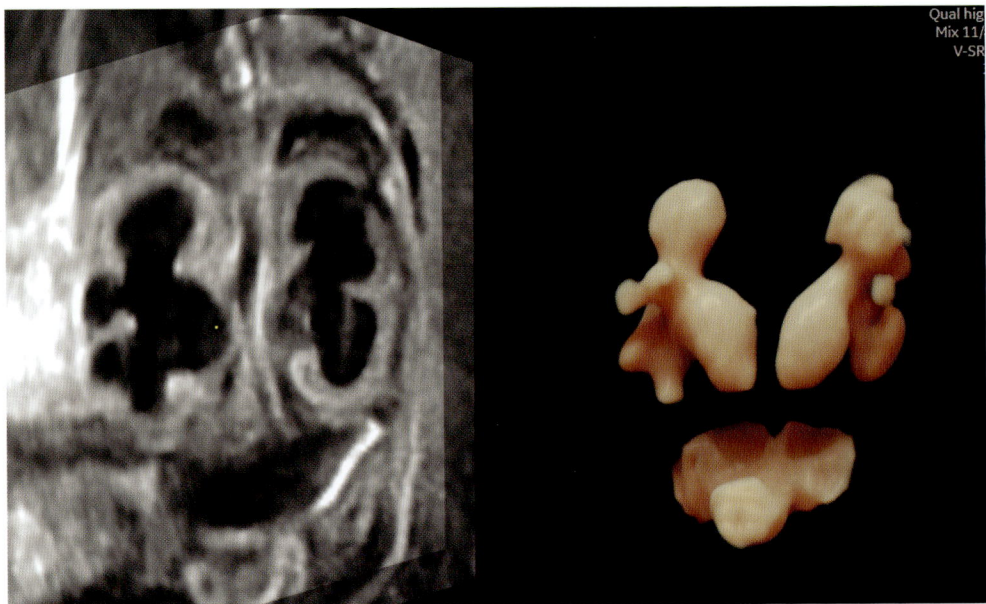

图 10-14 胎儿膀胱输尿管反流的双侧肾盂积水，2D 图像（左图）和反转模式成像（右图）。

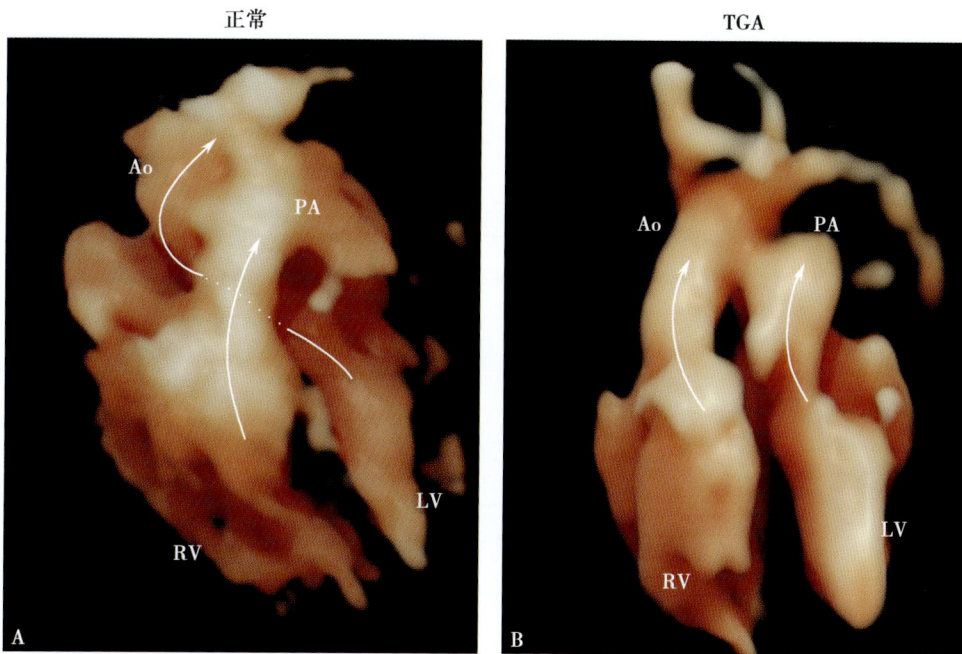

图 10-15　两个不同胎儿心脏的 STIC 容积数据的反转模式成像。A. 正常心脏，可见右心室（RV）、左心室（LV）以及正常的主动脉（Ao）和肺动脉（PA）交叉。B. 大动脉转位（TGA）胎儿，主动脉（Ao）错误起源于 RV，肺动脉（PA）错误起源于 LV，两血管走向平行。

10.4　结语

胎儿体内的液性病灶如果与周围结构分界清晰，并且不受骨骼声影的遮挡，是使用 3D 反转模式成像的最佳指征。图像类似于数字铸型，可通过使用 HDlive 和改变光源位置来增强效果。要获得良好的图像，先决条件是在采集 3D 容积数据前优化 2D 图像的对比度，并使用适当的阈值和增益，保持良好的平衡。通常还需要使用魔术剪去除伪像信息。近年来随着轮廓剪影模式的大幅改进（见第 11 章），反转模式已较少使用，取而代之的是将在下一章讨论的最新模式。

11 轮廓剪影模式

11.1 简介

在对 3D 容积数据内感兴趣区域进行渲染成像时，一般会在表面模式、透明模式或两者的混合模式中进行选择（见第 3 章、第 7 章和图 3-28）。而名为"轮廓剪影（silhouette）"的新模式改变了表面模式和透明模式之间的硬性区分，因为它将两种模式结合在一起，可以在选定的容积区域内展示结构的轮廓图像（图 11-1）。轮廓剪影模式曾是 HDlive 模式的一个扩展工具，其目前已成为一种更加独立的模式，具有多种透明功能。图 11-2 展示了轮廓剪影模式的部分应用潜力，本章将

对其进行介绍。笔者认为这种新模式的潜力尚未得到充分开发，因此鼓励大家尝试不同的组合。第 12 章将简要介绍彩色多普勒轮廓剪影模式。

11.2 操作方法

当检测到组织结构的声阻抗发生显著变化时，轮廓剪影模式工具的算法会在器官边界甚至同一组织内产生梯度，利用这种算法，可以单独突出显示感兴趣的结构。如图 11-2，器官边界的辨识可以在骨骼和组织之间、液性结构（如空腔或血管）和组织壁之间，甚至

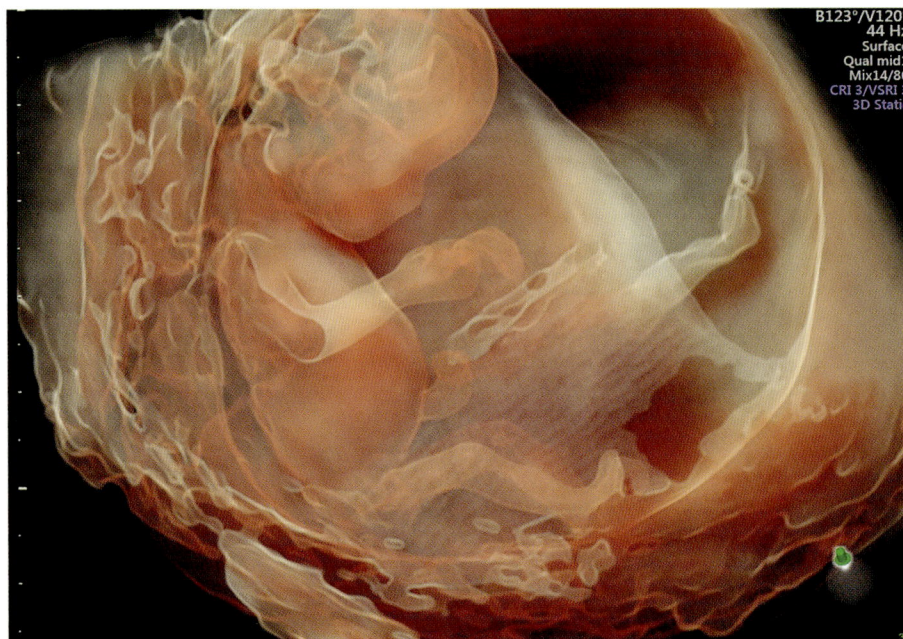

图 11-1　12 周胎儿经阴道超声 3D 图像，采用表面模式渲染和轮廓剪影模式显示。胎儿前方的胎盘仅部分用魔术剪去除，轮廓剪影模式可使剩下的胎盘透明化。

在同一组织内部进行，只要存在声学特性的差异。高回声或低回声结构可显示出清晰的边界，如骨骼（图 11-2B）、肝脏（图 11-2E）、心肌（图 11-2G）或脑组织（图 11-2H）。另外，无回声结构可在透明的图像中清晰展示出边界，如心腔、心脏和心外血管、早孕期脑室以及其他液性结构。该模式能够跨越不同的回声级别，突出显示液性结构，Ritsuko Pooh 医生（日本）将这种模式称为"透视时尚"工具。

所有这些细节的显示都需要进行一些参数调整，而不能仅依赖单一预设完成，这取决于我们希望从容积数据中提取何种信息。下文将尝试通过图示来解释不同的预置。

要充分利用轮廓剪影模式，操作者必须将灰度 - 轮廓剪影（gray-silhouette）、轮廓剪影 - 阈值（silhouette-threshold）和轮廓剪影 - 半径（silhouette-radius）这 3 个参数结合起来，每个参数都可以逐级增减。由于轮廓剪影模式侧重于灰度信息的 3D 可视化，因此还应相应调整灰度信息的后处理参数。这些参数包括"增益""灰度阈值"和"灰度透明度"。

可以通过调整 HDlive 的"阴影""3D SRI"和"光源"来优化最终图像。我们不可能记住每个图像效果中所有九个参数的组合，因此建议先使用系统中的一些预置条件，并稍加修改以达到所需的效果。尽管如此，

各种轮廓剪影模式成像

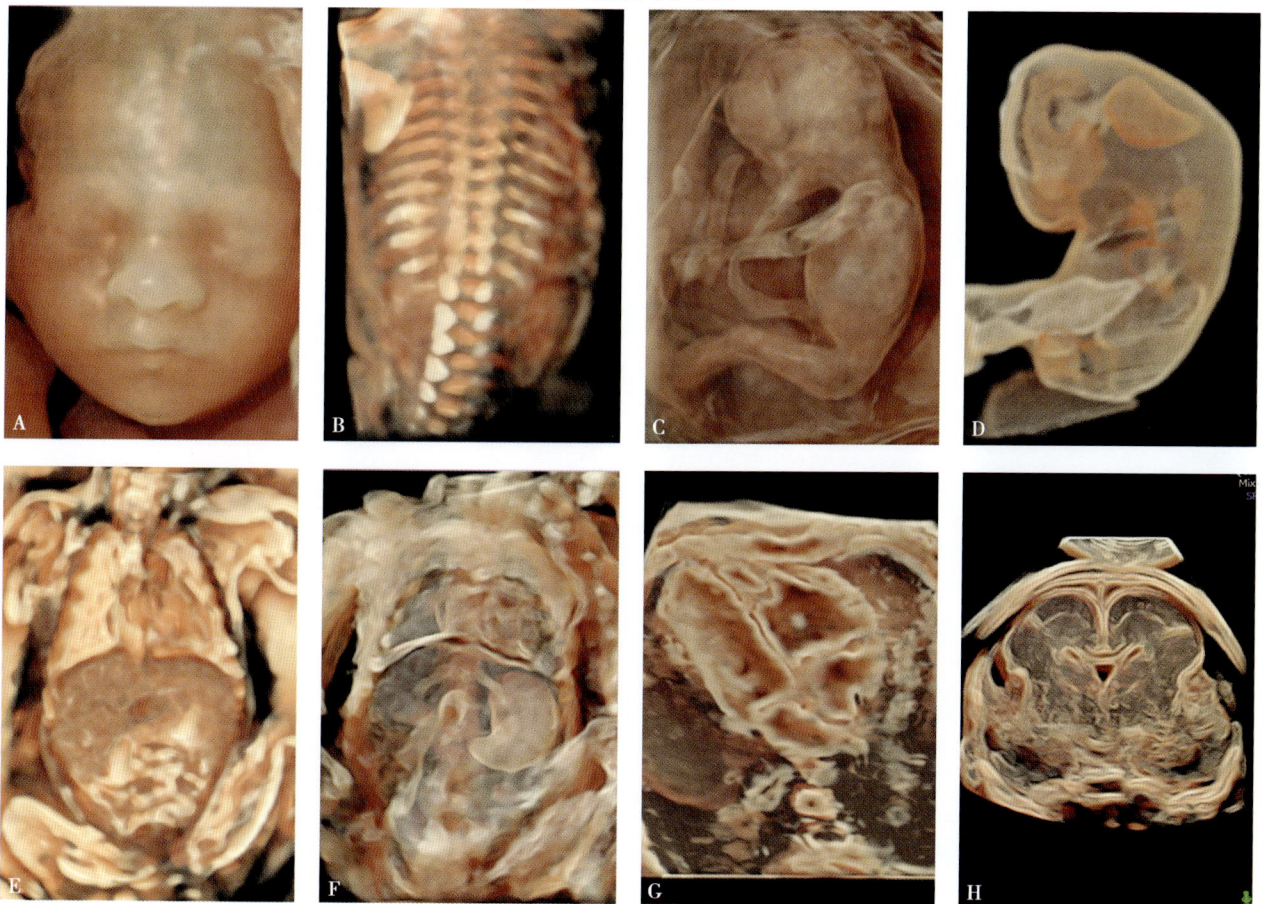

图 11-2　轮廓剪影模式不应被视为单一的渲染工具。这 8 个示例展示了轮廓剪影的不同应用，包括柔化图像（A）、骨骼系统可视化（B）、边界突出（E、G）或使组织结构透明（C、D、F、H）等。将轮廓剪影模式的不同参数应用于适当厚度的容积数据，可以产生不同的渲染效果。

了解轮廓剪影参数的主要效果可能还是很重要的，本章将在下文对其进行解释，并用几个例子进行说明。以下建议是基于笔者的经验所提出，操作者可以根据需要设置自己的组合。

灰度 - 轮廓剪影 使用灰度 - 轮廓剪影一词是为了将其与彩色 - 轮廓剪影区分开来（见第 12 章）。选择 0 级时，轮廓剪影模式及其参数被禁用，选择 1～100 级，轮廓剪影模式处于激活状态。轮廓剪影的透明度随所选级别的增加而增加。在低级别时，皮肤图像如蜡像（1～10 级）（图 11-2A、图 11-3）。在 25 级左右时皮肤变得透明，而使用 35～45 级时，早孕期胎儿不仅骨骼、甚至体内器官

都清晰可见。几乎所有其他的轮廓剪影预设都使用 70～100 级。图 11-3 显示了当其他轮廓剪影参数保持在较低水平时，提高轮廓剪影等级时的不同效果。

轮廓剪影 - 阈值 更改阈值可改变轮廓显示的灰度值。数值范围从 0 到 250，通常我们会选择 30～50 的数值来显示组织、血管和液体区域，提高脑室的阈值，突出充满液体的结构边界。另一方面，可以选择 120 到 200 以上的高阈值，与低轮廓剪影值 30 一起显示骨骼。需要注意的是，该阈值也应被视为 3D 表面模式中使用的灰度阈值的补充，两者最好同时调整，以达到良好的效果。

轮廓剪影 - 半径 半径函数指定显示轮

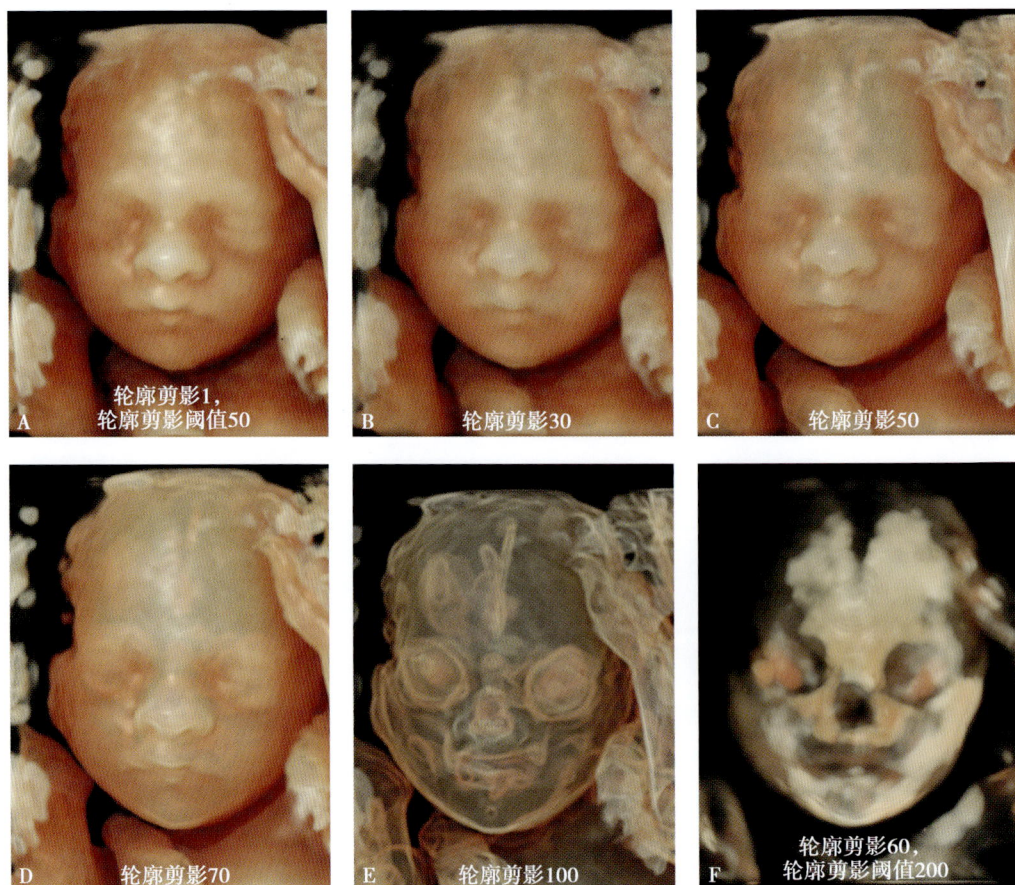

图 11-3 以表面模式渲染的同一胎儿脸部，未激活轮廓剪影的图像（A）和不同轮廓剪影级别逐渐提升的图像。请注意，B～E 中逐渐变得更加透明。在 F 中，轮廓剪影选择 60，但轮廓剪影阈值增加到了 200。

廓的厚度，范围在 0 到 100 之间。该值是最小厚度 0 和最大厚度 100 之间的相对数。大多数情况下使用 60～100 的值。

即使不同参数值的组合可以复制应用于新的容积数据中，操作者也应注意，调整作为感兴趣区的 3D 图层的厚度将会改变成像结果。结果不仅取决于前面叙述参数，还取决于渲染框的大小和信息量。因此，建议始终选择包含信息量最多的最小渲染框。此外，若需显示血管或充满液体的器官，在采集容积数据前提高二维图像的对比度也是一个实用的技巧。

11.3 轮廓剪影模式的典型应用示例

根据初期的使用经验，作者在以下条件下取得了良好的效果。我们鼓励操作者利用轮廓剪影模式探索新的应用领域。

胚胎和早期胎儿 从显示 5mm 长的胚胎到 14 周的胎儿，轮廓剪影模式可应用于整个早孕期，并可得到令人印象深刻又有趣的图像（图 11-4～图 11-11）。但其前提是 3D 容积数据的质量要高，通常需要通过经阴道扫查采集 3D 容积数据。理想情况下应选择

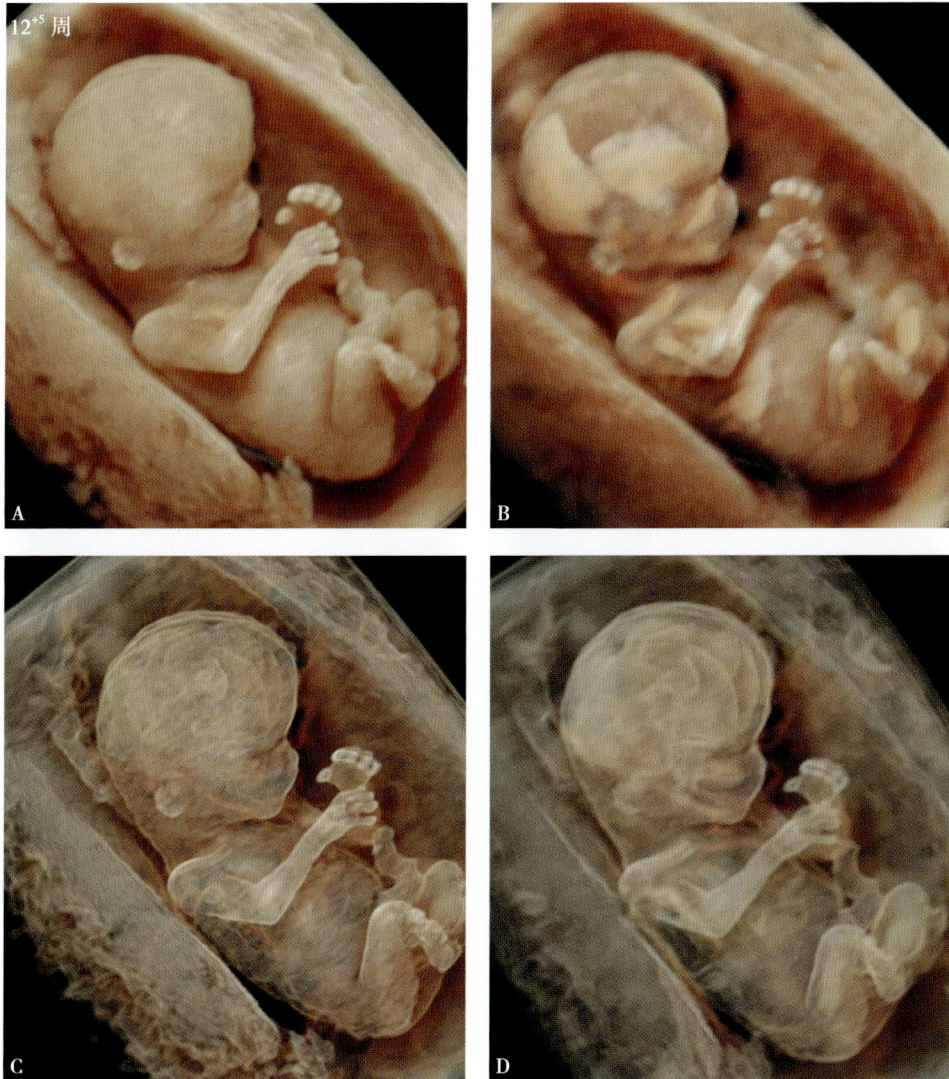

图 11-4　用不同级别的轮廓剪影模式突出显示 12 周胎儿的皮肤（A）、骨骼（B）或表面和内部结构（C 和 D）。

尽可能大的容积框，这样就能更好地显示胚胎/胎儿及其周围的区域。通过这一模式还可以清晰地显示羊膜腔，有助于更好地区分多胎妊娠中的绒毛膜。胎儿颅内结构成像将在下文讨论。早孕期轮廓剪影模式的一个便捷应用是使胎盘和子宫透明，利于观察胎儿或胚胎的形状，如图 11-1、图 11-6～图 11-8。对于多胎妊娠，使用轮廓剪影模式能够更好地展示胎儿的整体外观，如图 11-8、图 11-9。图 11-10 展示了在早孕期利用 3D 技术观察

胎儿全身的实例，分别使用了断层模式和不同参数下的轮廓剪影模式。图 11-11 显示了正常和异常情况下第 12 周胎儿大脑的图像。

骨骼系统　第 8 章讨论了如何使用轮廓剪影模式显示骨骼系统。通过使用灰度轮廓剪影使皮肤透明，同时提高轮廓剪影阈值，可以突出显示骨骼，见图 11-12、图 11-13。有关骨骼轮廓剪影模式的应用细节，可参阅第 8 章。

体外轮廓　低级别的轮廓剪影模式可

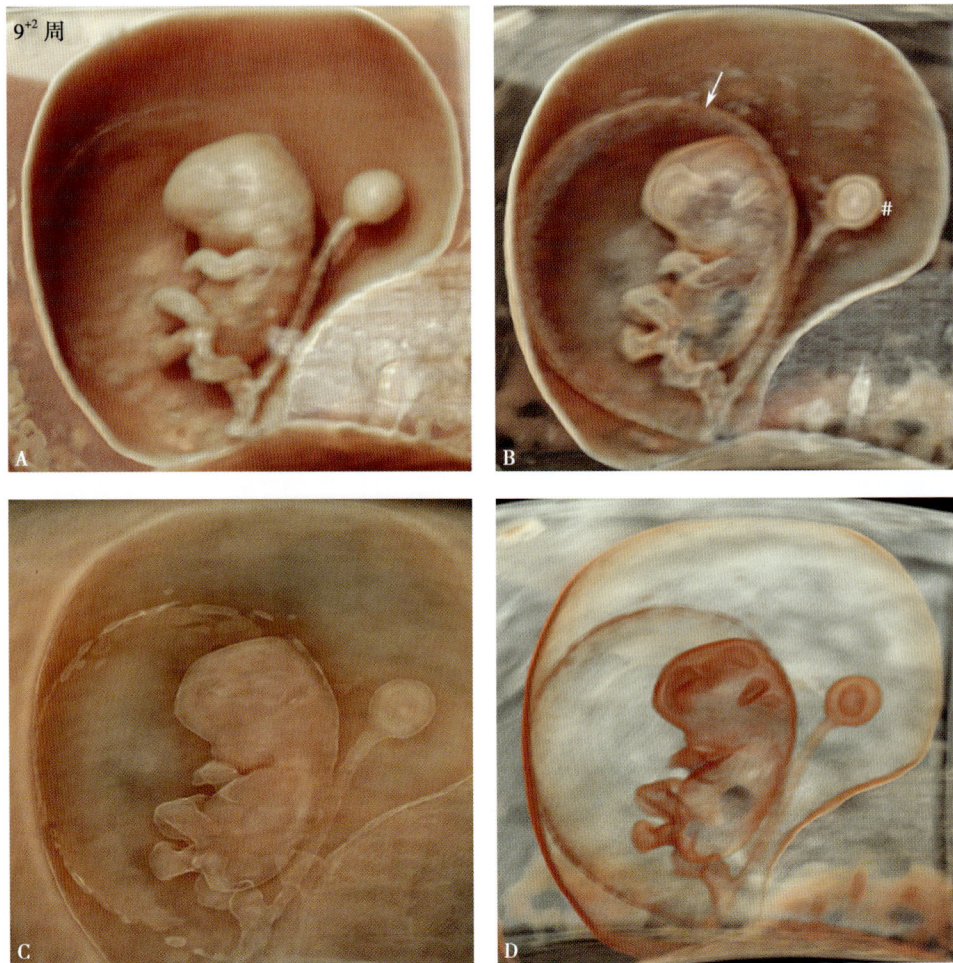

图 11-5　用不同级别的轮廓剪影模式显示 9 周胚胎。A. 图的灰度阈值较高，羊膜隐约可见。B～D. 阈值降低后，羊膜（箭头）清晰可见。D. 光源来自后方。在所有 4 幅图像中，卵黄囊（#）都清晰可见。

使胎儿身体轮廓变得柔和平滑。在早、中或晚孕期，轮廓剪影模式可使脸部呈现柔和的"面纱"感（图 11-1、图 11-3、图 11-14）。轮廓剪影功能在显示累及体表轮廓的异常时非常有用，如颈项透明层增厚（图 11-15）、脊柱裂（图 11-16），以及其他章节中提到的脐膨出、腹裂、唇腭裂等。

体内结构 轮廓剪影模式也可用于肺部和腹部，以低级别的轮廓剪影方式突出显示肝脏、肺部或肠道等结构的表面（图 11-17A），或通过增加透明度突出显示心脏、胃泡、胆囊、肝内血管、扩张的肾盂等充满液体的器官，如图 11-17～图 11-21。观察方向可以是正面、侧面或轴向。在轮廓剪影模式下，选择较薄的容积数据渲染框时，来自背后的定位光线可为图像增添特殊效果，如图 11-19B 和图 11-21C。轮廓剪影模式尤其对体内扩张的无回声区域可以很好地显示，如扩张的胃泡（图 11-20、图 11-21）、多囊肾、肾积水和其他部位的积液。

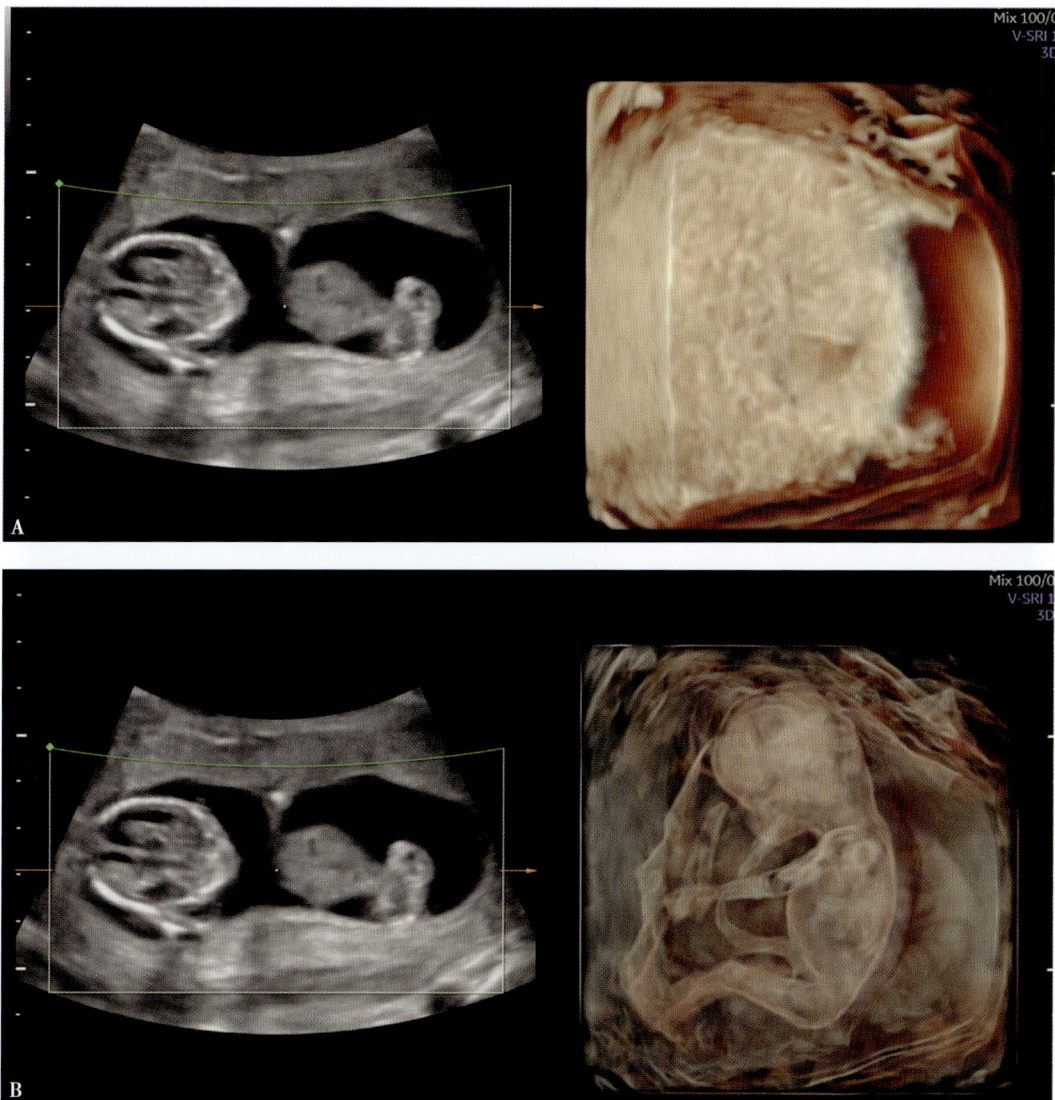

图 11-6 轮廓剪影模式的典型优势之一是可以使某些组织透明化。A. 显示被胎盘部分覆盖的早孕期胎儿的侧面。B. 启动轮廓剪影模式后，胎儿的头部、躯干和四肢轮廓显现出来。类似示例见图 11-7～图 11-11。

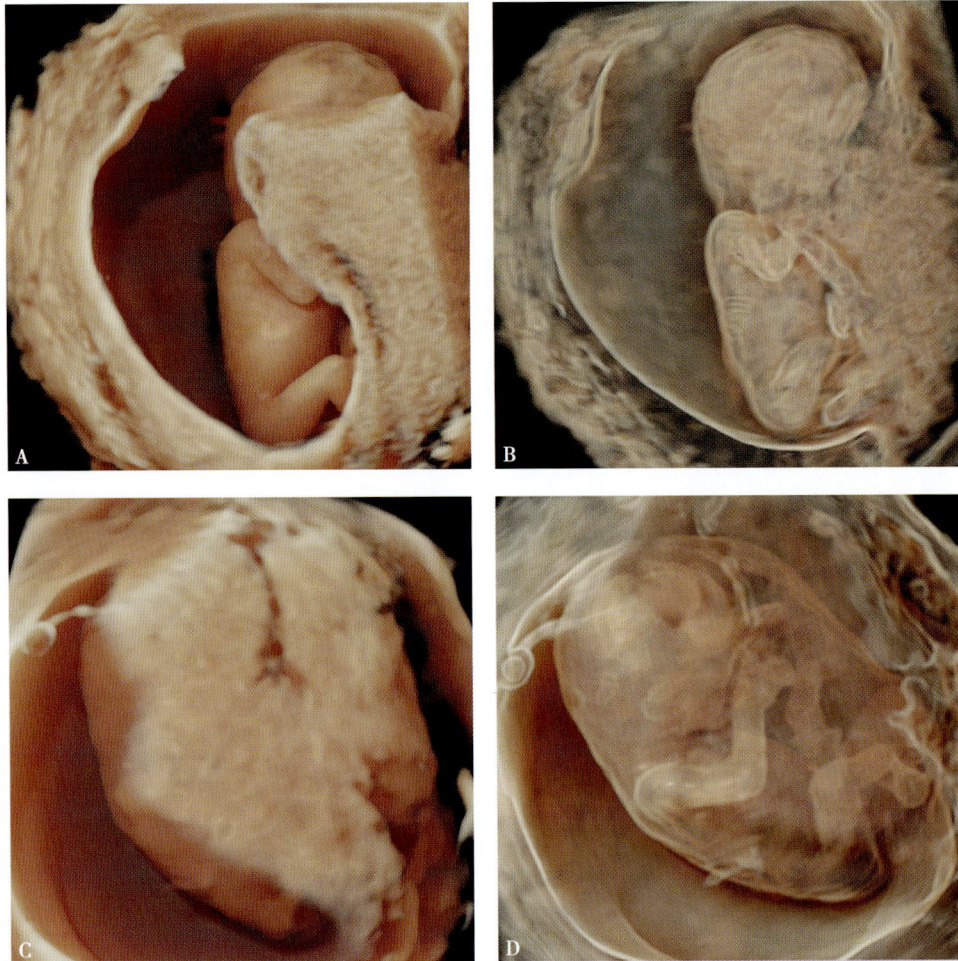

图 11-7　采用轮廓剪影模式使组织结构透明化的案例展示。两例的表面模式下，胎儿被胎盘遮盖（A、C）；激活轮廓剪影模式后，胎儿的轮廓变得清晰可见（B、D）。

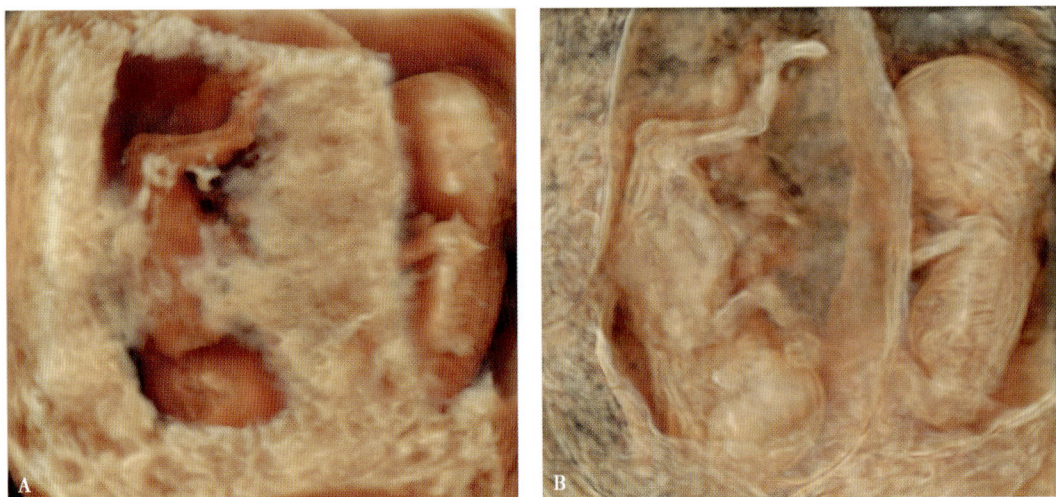

图 11-8　A．采用表面模式显示双羊膜囊双胎。用魔术剪去除胎儿前方的所有结构比较繁琐，而直接激活轮廓剪影模式后，可以很好地显示两个胎儿的全貌。

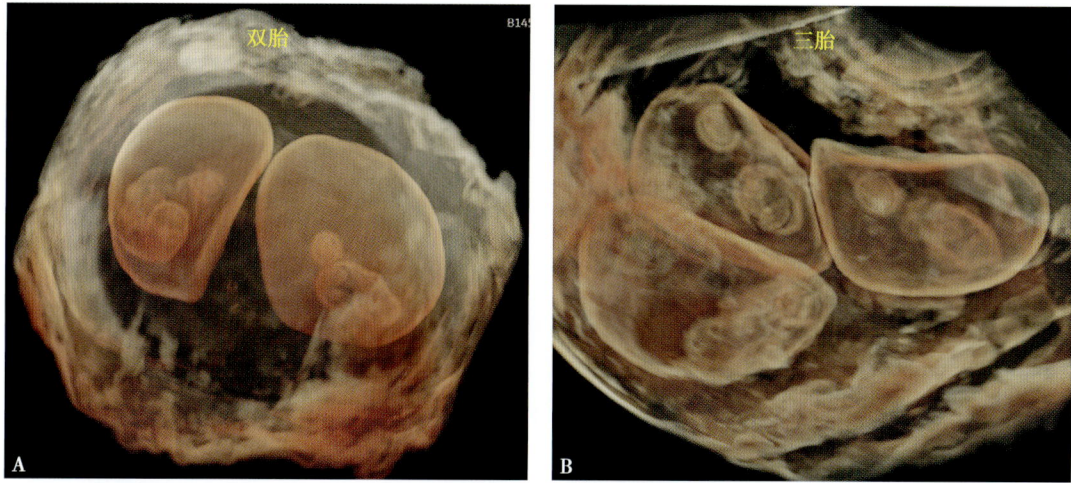

图 11-9　轮廓剪影模式用于胚胎期的多胎妊娠成像非常有帮助。羊膜囊及其内容物一目了然：A. 双绒双胎。B. 三绒三胎。

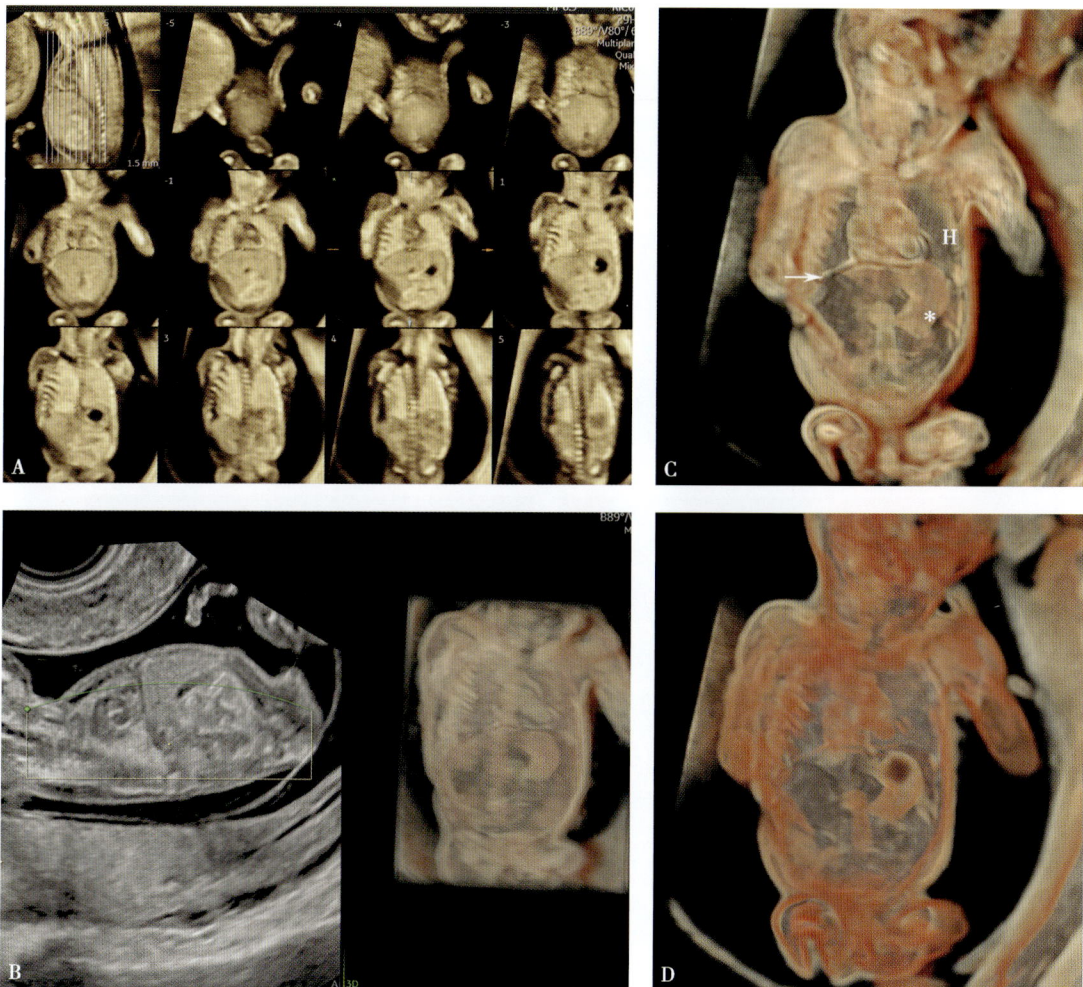

图 11-10　断层模式成像（A）和三维渲染模式成像（B、C 和 D）显示 12 周胎儿躯干。启动轮廓剪影模式后，可以透视横膈（箭头）、心脏（H）、胃泡（*）等内部结构。

正常胎儿　　　　　　　　　　　前脑无裂畸形胎儿

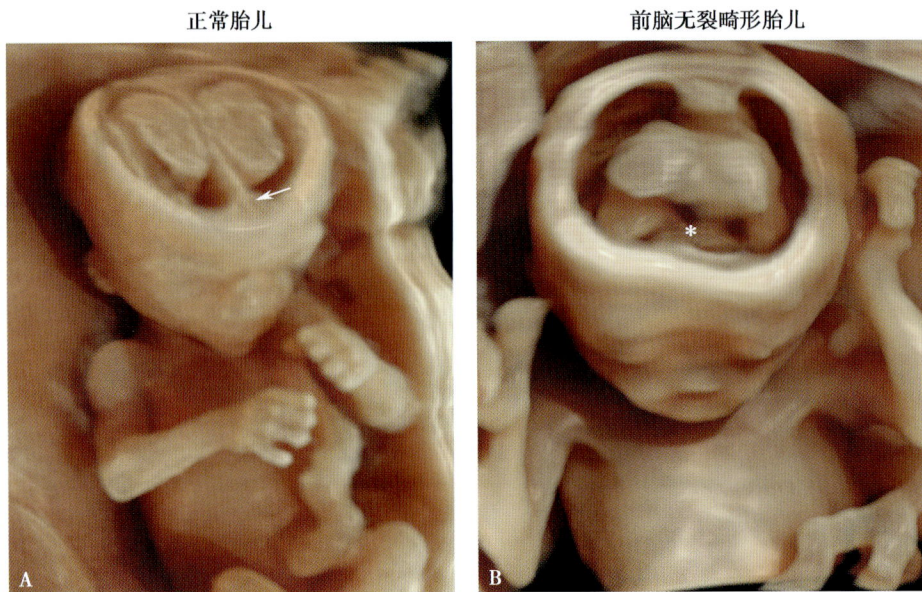

图 11-11　两个 12 周胎儿头部的 3D 图像，用魔术剪去除部分颅骨，并以轮廓剪影模式显示头面部。A. 正常胎儿，其脸部正常，双侧大脑半球被大脑镰分开（箭头）。B. 前脑无裂畸形胎儿，可见脑室融合（*）并面中部异常。

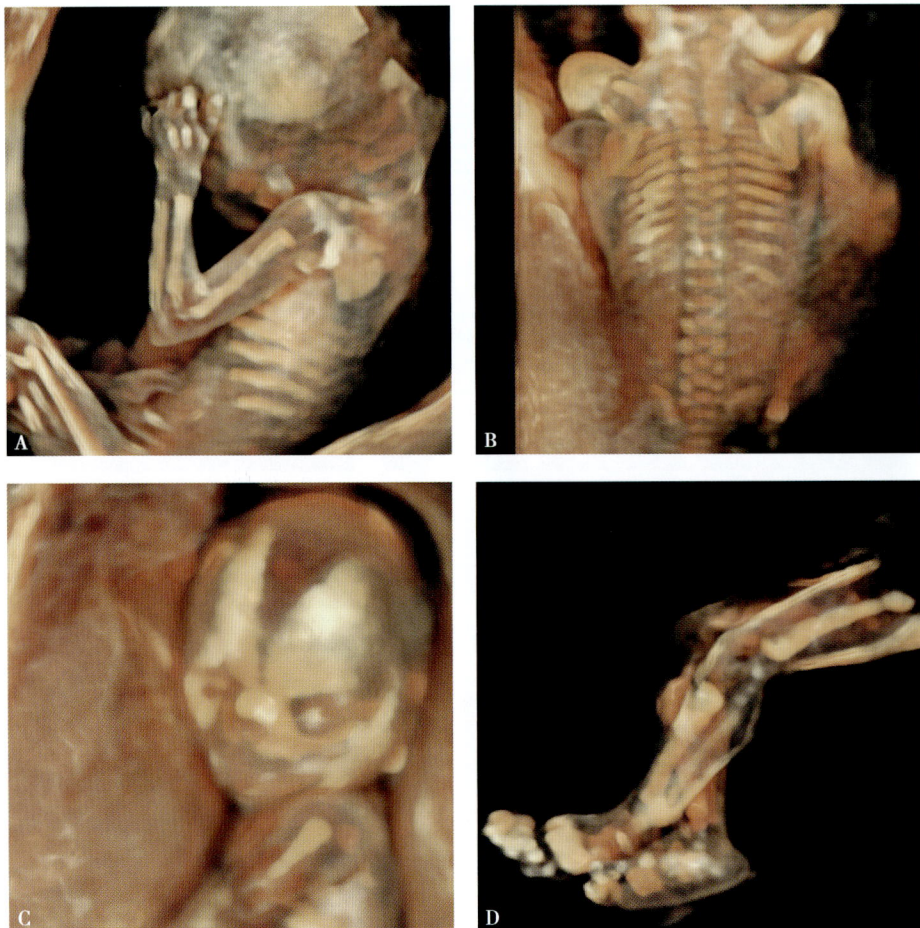

图 11-12　轮廓剪影模式下使用 120～200 的高级别剪影阈值，突出显示骨骼系统的案例展示。此方法最好在胎儿 15～22 周时，皮肤表现为高回声之前使用。A、B、C、D 中的胎儿分别为 15 周、17 周、18 周和 22 周。

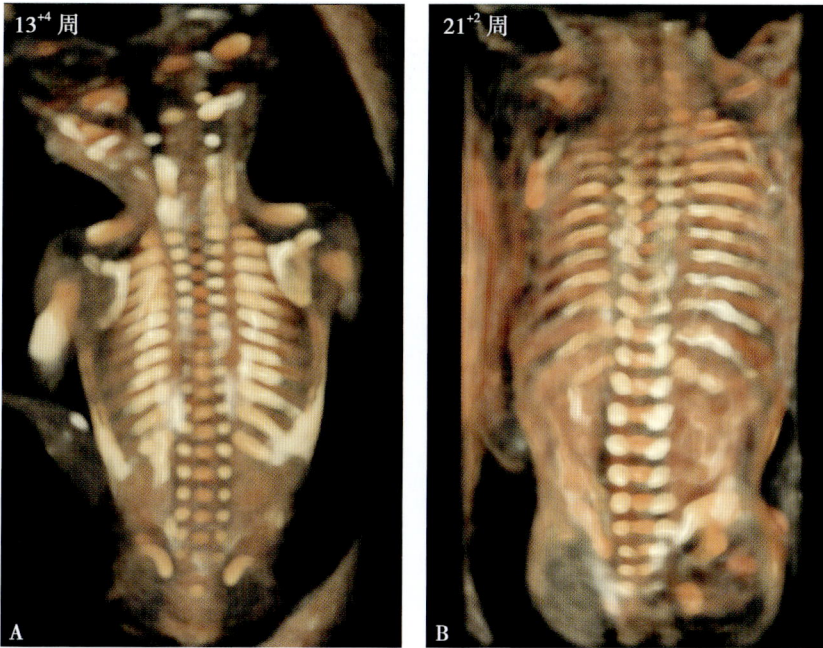

图 11-13　13 周和 21 周胎儿的脊柱和肋骨，采用轮廓剪影模式和高级别剪影阈值的骨骼图像。

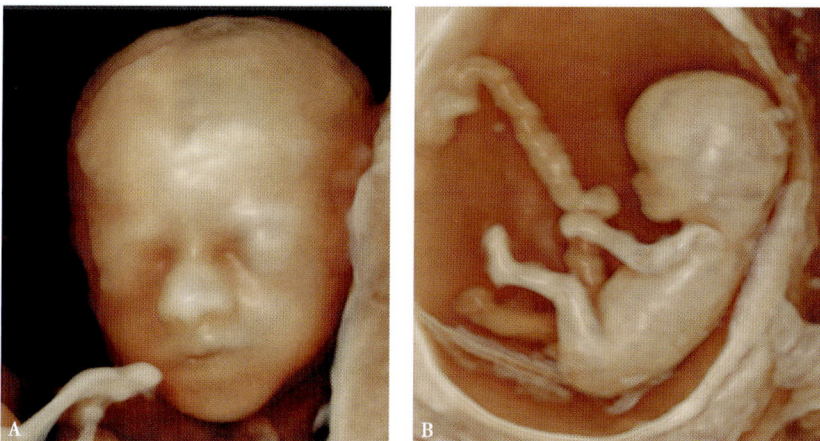

图 11-14　25 周胎儿的面部和 12 周胎儿的全身 3D 表面模式成像，添加了轻微级别的轮廓剪影，使皮肤似蜡像。继续增加轮廓剪影的级别可使皮肤变透明。

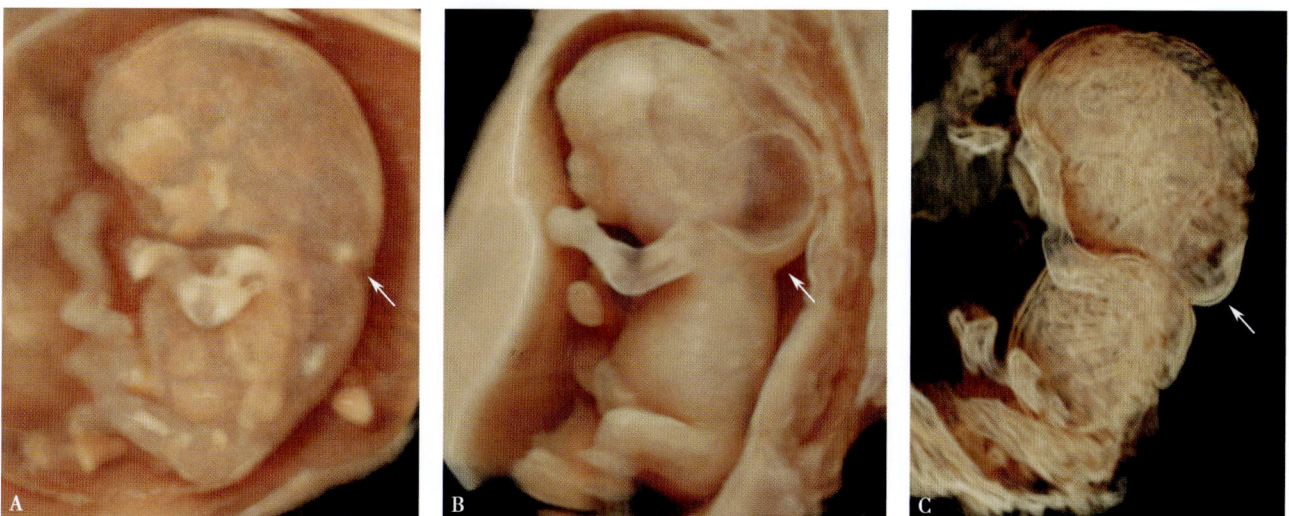

图 11-15　3 例早孕期胎儿 3D 图像，使用表面模式和轮廓剪影模式显示形状各异的增厚的颈项透明层（箭头）。使用轮廓剪影模式时，选择较高透明级别可以更清晰显示颈项透明层。

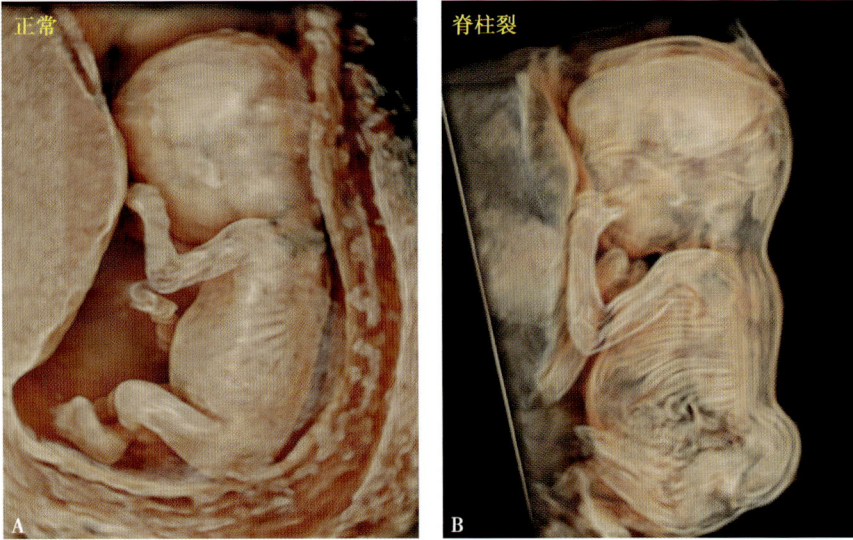

图 11-16 轮廓剪影模式显示两个早孕期胎儿的侧面观。A. 背部正常。B. 严重脊柱裂。

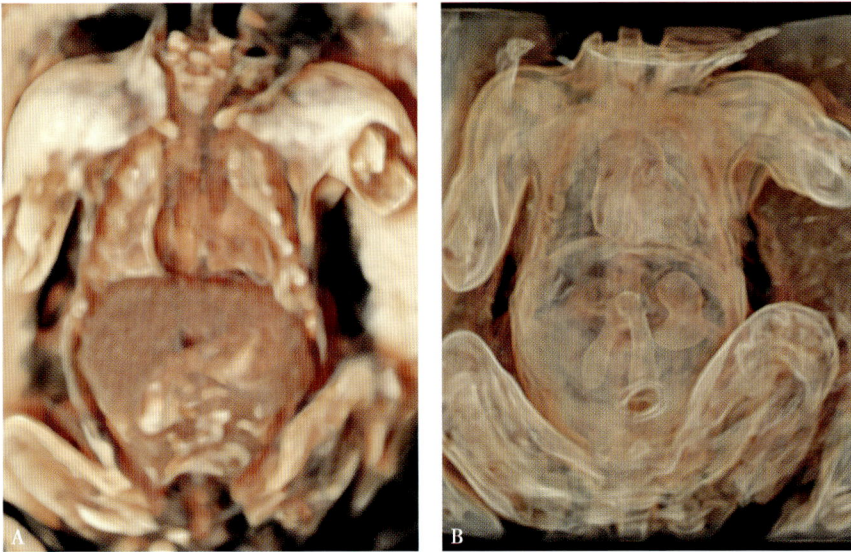

图 11-17 22 周胎儿躯干 3D 图像正面观，使用了两种不同的轮廓剪影模式显示。A. 图中可以看到肝脏、肠管、横膈、心脏和肺的轮廓。如果增加轮廓剪影的透明级别（B），器官会变得更加透明，胃泡、胆囊和脐带可以显现。

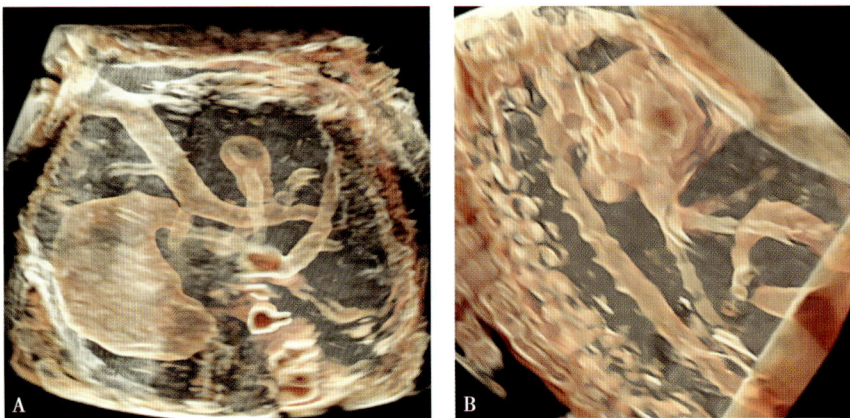

图 11-18 轮廓剪影模式显示腹部的俯视观（A）和侧面观（B），可显示胃泡和血管等无回声结构。

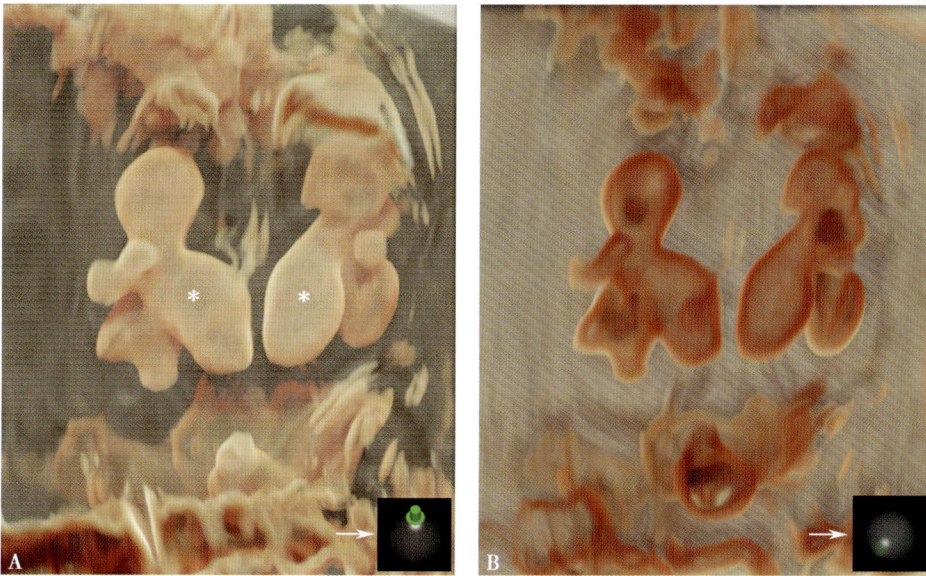

图 11-19 轮廓剪影模式可清晰显示膀胱输尿管反流和肾积水胎儿的肾盂扩张。光源（箭头）分别置于前方（A）和后方（B）。

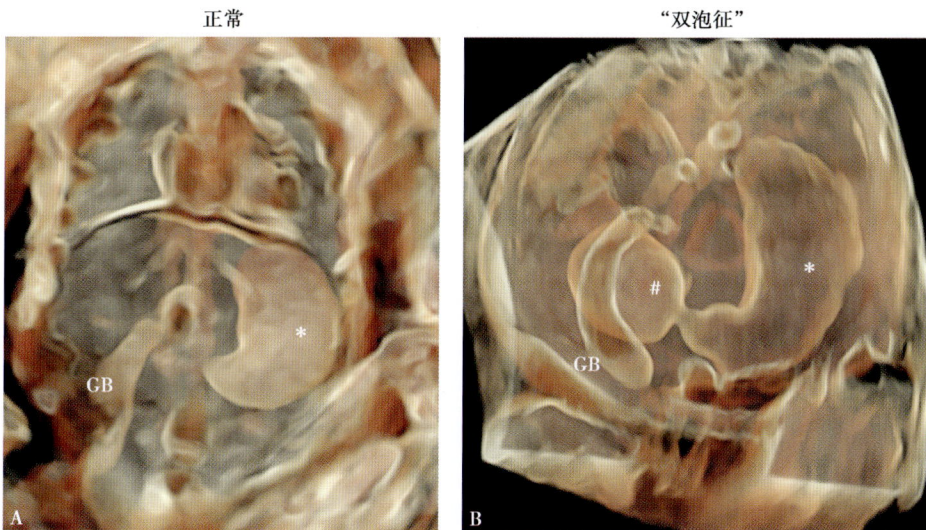

正常

"双泡征"

图 11-20 轮廓剪影模式显示两个胎儿腹部的投影。A. 正常胎儿。图中可以看到胃泡（*）。B. "双泡征"胎儿。图中胃泡（*）和扩张的十二指肠（#）清晰可见。GB：胆囊。

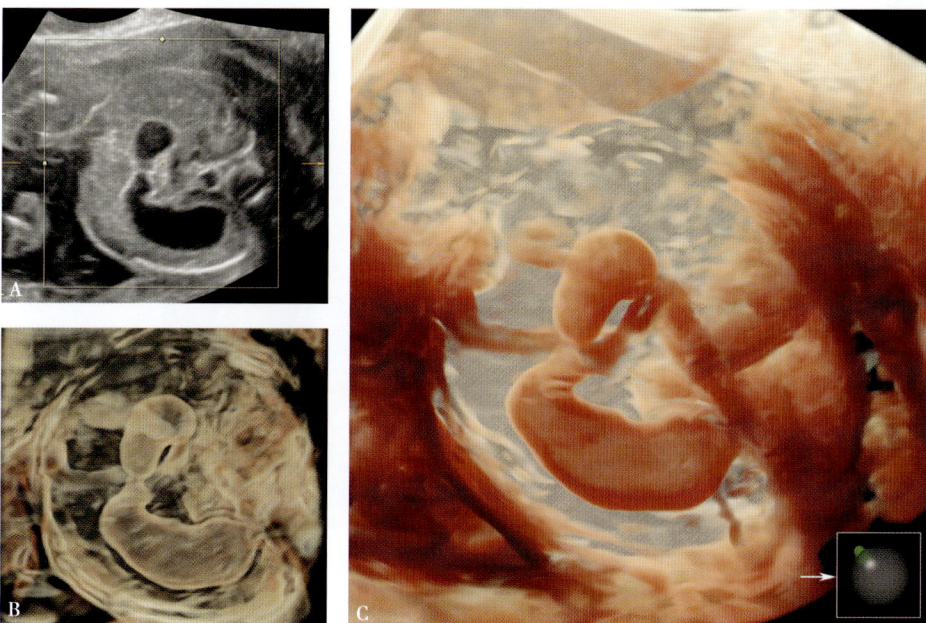

图 11-21 十二指肠闭锁"双泡征"的胎儿。A. 2D 图像。B 和 C 为轮廓剪影模式透明成像。B. 图中光源从正面照射。C. 图中光源来自背面（箭头）。

胎儿心脏 轮廓剪影模式也可应用于灰阶心脏 STIC 容积数据，能够很好地展示心肌、瓣膜和乳头肌的轮廓（图 11-22），心室和大血管的异常也可突出显示。轮廓剪影模式还可以联合彩色多普勒血流成像（见第 12 章和第 19 章），对图像中的灰度信息进行良好的平滑处理。本章稍后将简要讨论新近推出的彩色多普勒轮廓剪影模式。

脑室系统 轮廓剪影模式是显示无回声结构的理想工具，可以用 3D 立体模式显示颅内脑室系统，尤其是在早孕期（图 11-23）。在颅骨骨化尚未发生的阶段，轮廓剪影模式非常适合显示胚胎脑室系统的空间关系，图 11-24 和图 11-25 展示了这种情况。在晚孕期，通过囟门观察脑室系统效果最佳，可观察到脑室扩张、前脑无裂畸形、后颅窝扩张等情况。

厚片轮廓剪影 Ritsuko Pooh 医生（日本）在几年前提出了结合轮廓剪影的厚切片成像概念。为此，需要选择厚层容积切片并

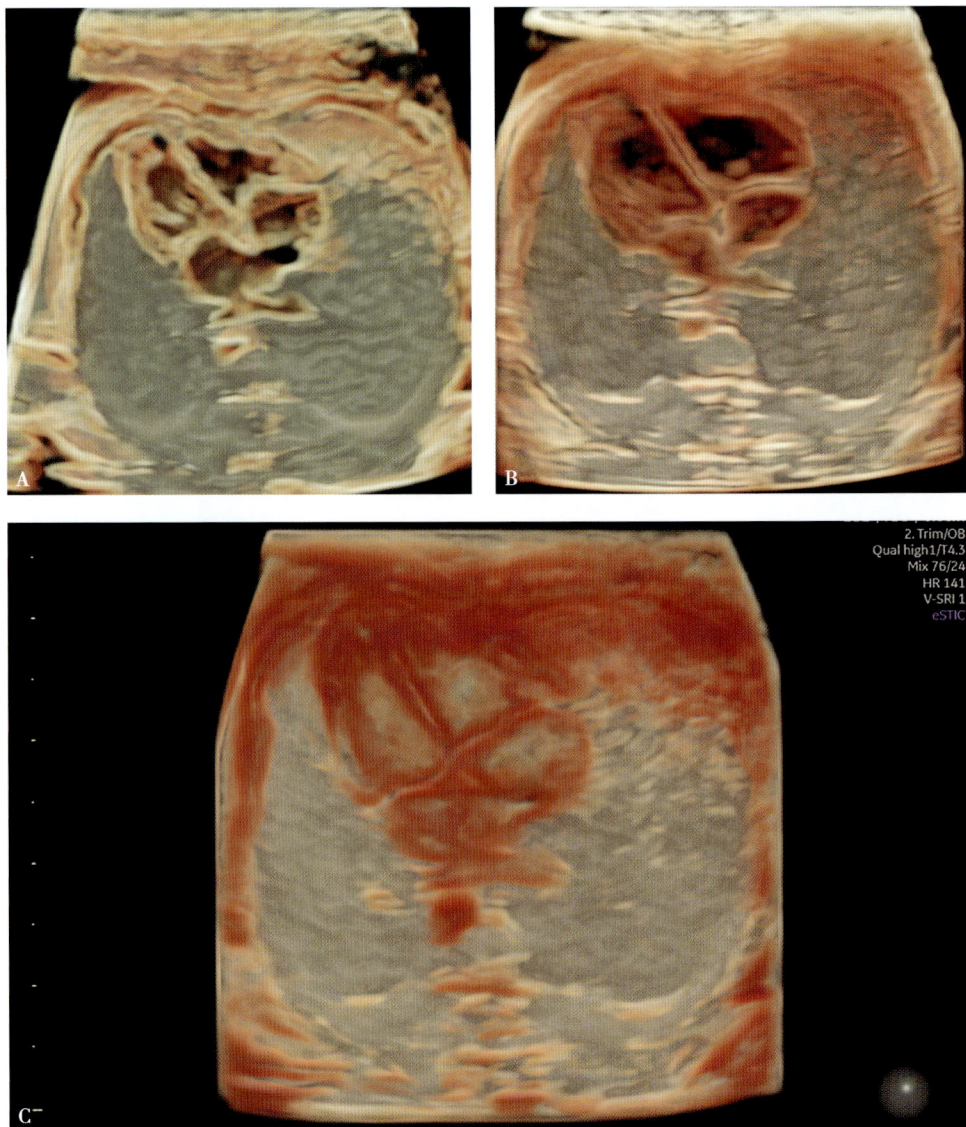

图 11-22　不同光源照射方向的心脏四腔心轮廓剪影成像，光源来自前方（A）、上方（B）和后方（C）。

用轮廓剪影模式进行渲染，同时调整光源的位置（图11-26）。我们认为这种方法可以很好地应用于经阴道超声检查胎儿大脑矢状切面和冠状切面（图11-27）、早孕期胎儿以及其他结构和器官，如图11-28。

彩色多普勒轮廓剪影 随着最新软件的开发应用，轮廓剪影现在还可应用于彩色多普勒模式，使血流逐步变得透明，便于观察血管边界。彩色轮廓剪影可独立使用，也可与灰度轮廓剪影模式结合使用。图11-29展示了使用彩色轮廓剪影模式的示例。

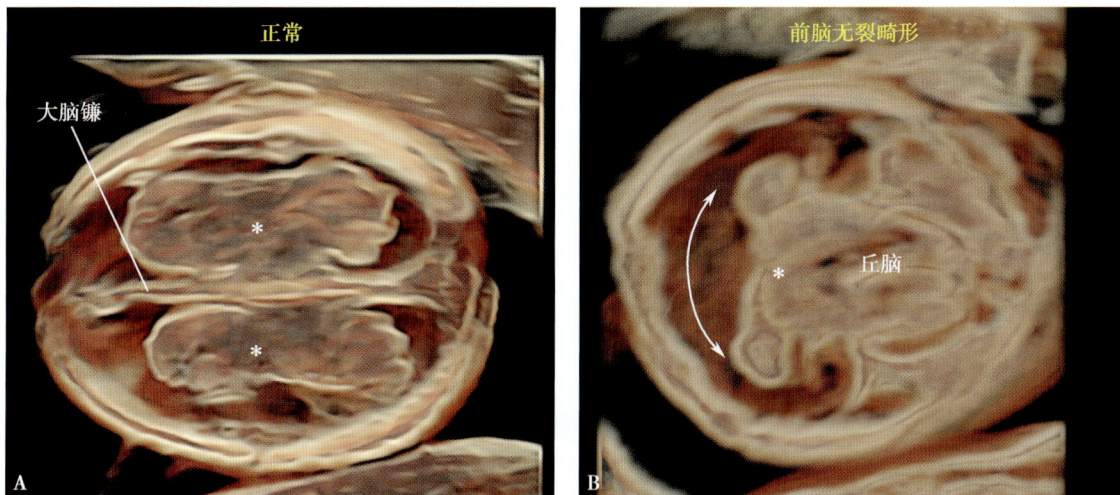

图 11-23 13周胎儿的脑室3D轮廓剪影成像。A.解剖结构正常的胎儿，大脑镰将两侧脑室和两侧脉络丛（*）分开。B.前脑无裂畸形胎儿，可见脉络丛（*）、侧脑室（双箭头）和丘脑融合。

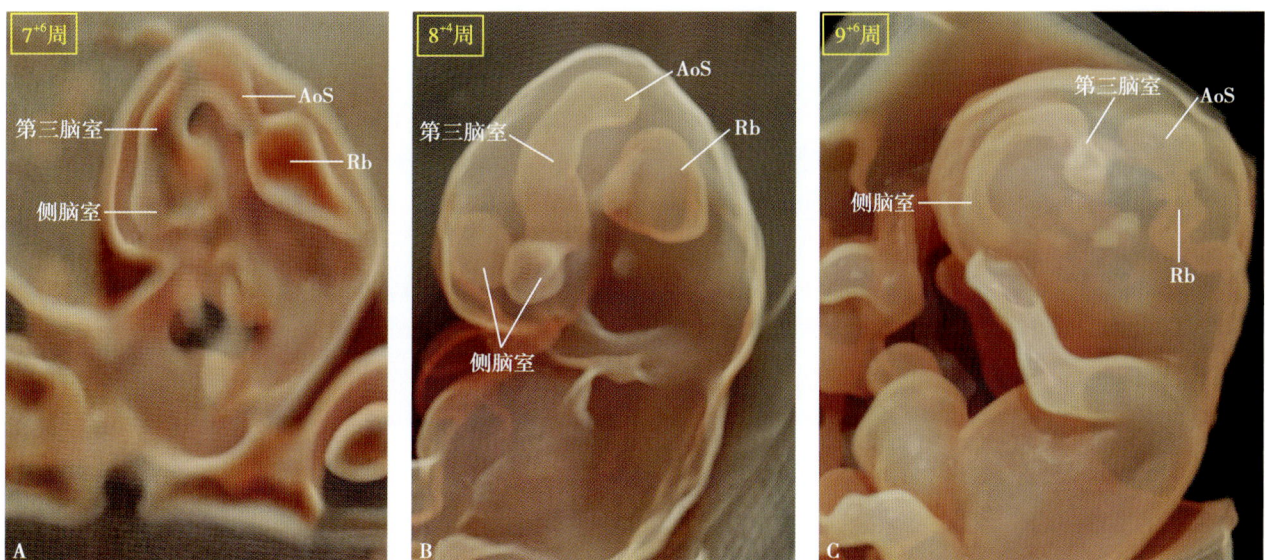

图 11-24 轮廓剪影模式成像展示7周（A）、8周（B）和9周（C）胚胎的脑室系统发育。此透明模式中可以清楚地看到侧脑室、第三脑室、中脑导水管（AoS）和菱脑（Rb）的形态。

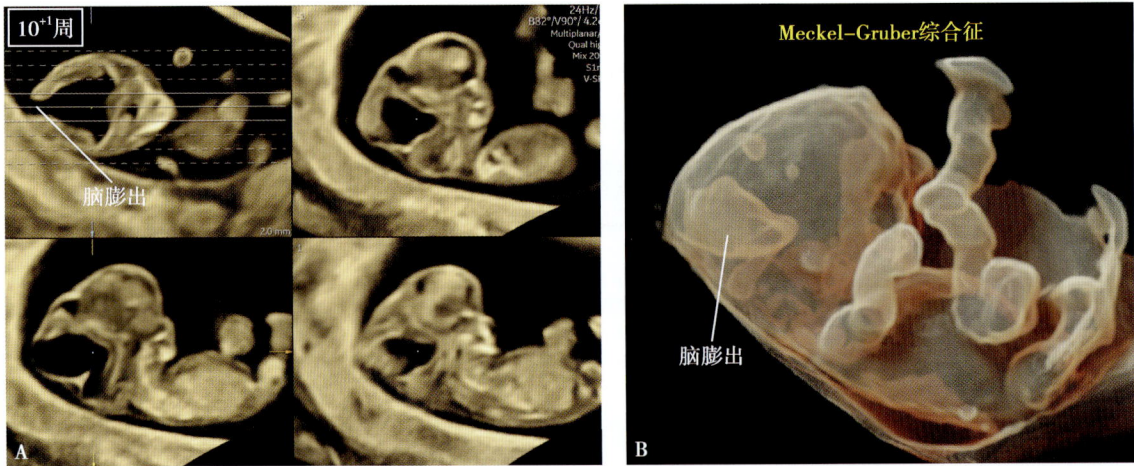

图 11-25 Meckel-Gruber 综合征的 10 周胚胎，以断层超声模式显示脑膨出（A），并以轮廓剪影模式渲染，显示扩张的后颅窝（B）。可与图 11-24 中胚胎的菱脑相比较。

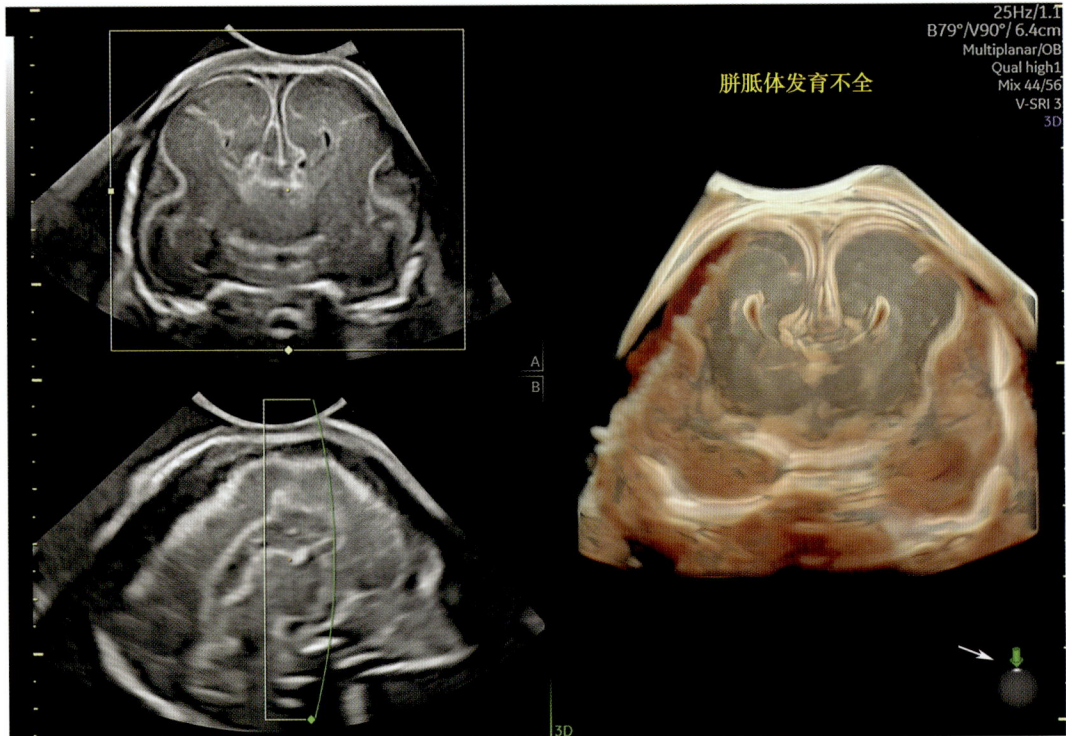

图 11-26 本例厚切片轮廓剪影模式用于选择结构的 3D 厚切片成像（左下图），此例是胼胝体发育不全胎儿的颅脑前额叶切片。应用高透明级别的轮廓剪影模式，并将光源置于颅顶 12 点钟（箭头）或后方。

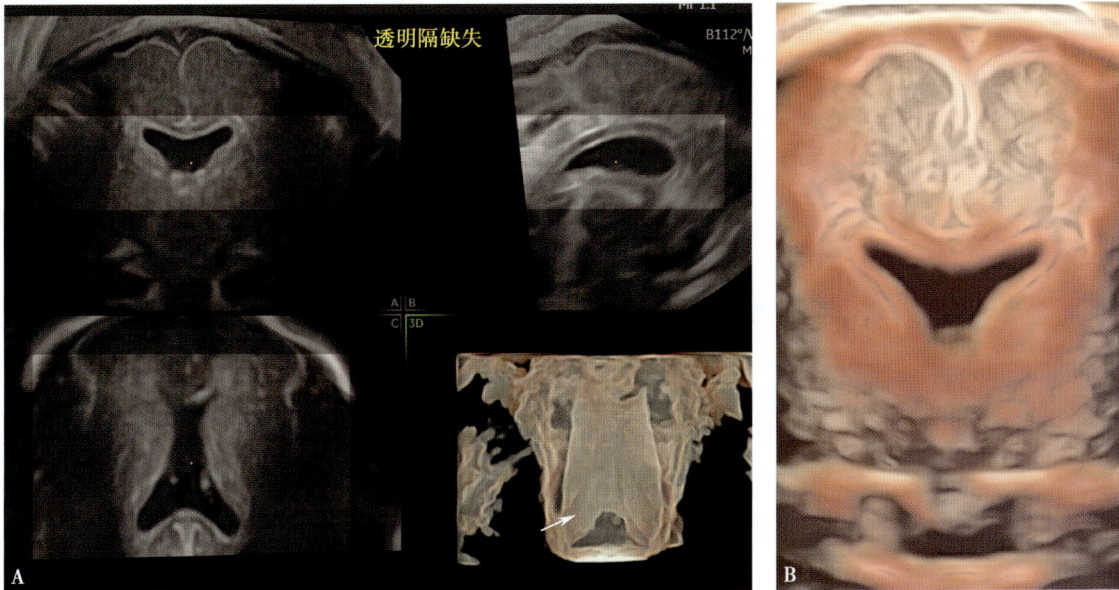

图 11-27 轮廓剪影模式显示胎儿透明隔缺失。A. 正交模式和轮廓剪影 3D 渲染成像，可见双侧侧脑室前角融合（箭头）。B. 图 11-26 中描述的厚切片轮廓剪影模式。

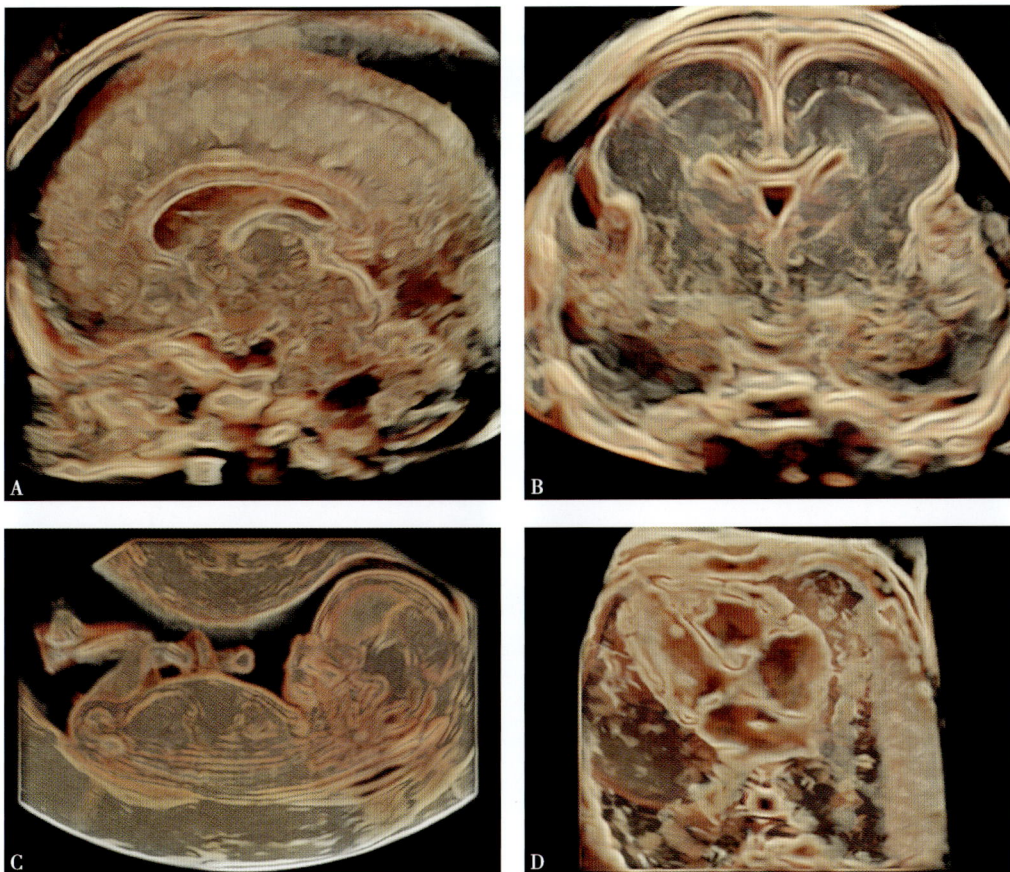

图 11-28 使用厚切片轮廓剪影模式可以用于显示胎儿不同部位。A. 大脑矢状切面。B. 大脑冠状切面。C. 早孕期胎儿的矢状面。D. 心脏四腔心。

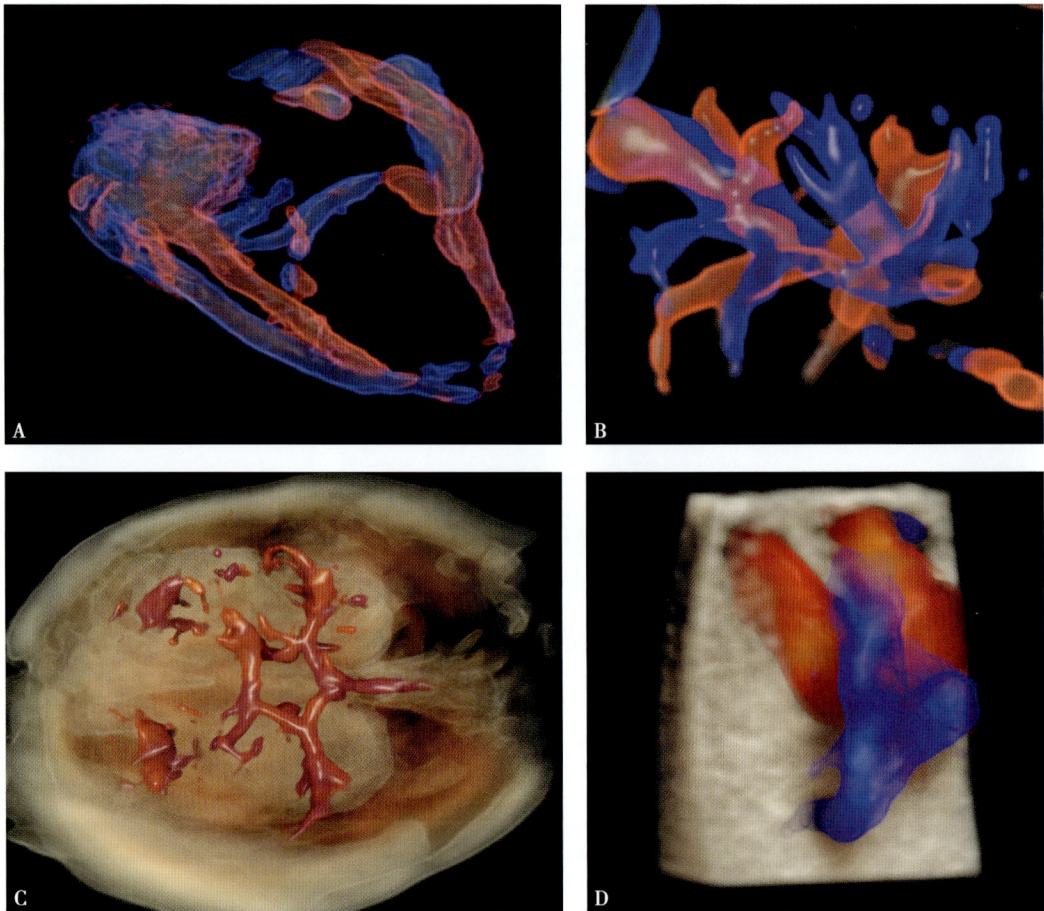

图 11-29　轮廓剪影模式可与彩色多普勒结合使用：A 和 B 是轮廓剪影只结合彩色多普勒模式；C 和 D 则是与灰度背景信息一起显示的玻璃体模式。A. 心脏和腹部血管的右侧面观。B. 肝内血管的俯视图。C. 图显示单色的 Willis 环。D. 图显示心脏的心室和大血管交叉。必要时，几乎所有彩色多普勒容积数据都可以采用轮廓剪影模式显示。

11.4　结语

最近更新的轮廓剪影模式以近乎艺术的效果显示 3D 图像，随着应用经验的增加，其对临床有望提供有益的帮助。在早孕期使用轮廓剪影模式可快速获得胚胎和胎儿位置和形状的概览。使用该工具可轻松观察体表结构，但其真正的功能主要在于观察渲染框内的无回声或高回声结构。与反转模式不同，使用轮廓剪影时周围的结构亦可显示。一个很有前景的应用是可以应用此模式观察妊娠早期胚胎的脑室系统、胸腔和腹腔器官。一旦掌握了操作技巧，可以轻松获得良好的图像效果。

12 玻璃体模式

12.1 简介

彩色多普勒超声有多种成像类型,包括彩色多普勒成像、高分辨力(high-definition,HD)方向性血流成像、能量多普勒或超低速HD血流成像等,可用于研究胎儿的心血管系统及脐血管和胎盘。在本章中,彩色多普勒一词指的是所有这4种多普勒形式。彩色多普勒不仅有助于检测心脏异常,还有助于观察身体各器官的正常和异常血管。人体的动脉和静脉一般都有一定的空间走向,3D彩色多普勒比2D彩色多普勒图像更能直观地显示血管的走行和分支。最佳的3D技术包括将3D或STIC与其中一种彩色多普勒技术相结合。如第4章所述,使用玻璃体模式或多平面模式结合薄层VCI,能很好地显示血管的3D图像。本章将讨论玻璃体模式的临床应用。

12.2 操作方法

玻璃体模式 为了获得良好的效果,操作者应先优化彩色血流预设,以改善心脏或感兴趣区域内血流的显示。对于采集静态3D容积数据,帧频和彩色余辉都应保持在较高的水平。在2D模式中每秒显示的图像越多,3D容积数据所采集到的彩色信息量越大。若高脉动血流的彩色余辉调太低,容积数据中获取的图像虽然多,但会丢失许多彩色信息,这样重建的3D血流图像会出现血流中断。但STIC容积数据是例外,脉动是必要的条件。

在采集容积数据之前,建议先进行预扫查,以确认所有血管都清晰可见,且被包括在采集的容积范围之内。然后使用静态3D或STIC以中等容积质量采集容积数据。观察初步结果后,可根据需要在第二次采集中选择提高或降低分辨力。

获取容积数据后,操作者可选择仅显示灰度容积成像、仅显示彩色容积成像或者选择两种模式混合的玻璃体模式成像(图12-1)。为获得更好的效果,应调整玻璃体模式下的透明级别,如图12-2。

玻璃体模式下使用魔术剪 魔术剪可以有选择性地去除感兴趣结构前面或周围的灰阶结构信息,以突出显示彩色血流信息(图12-3~图12-5)。需强调的是,玻璃体模式下的魔术剪具有更多的功能,其可以单独删除灰阶或彩色信息,也可以同时删除两种信息(图12-3)。

学会这一技能的最佳方法是在3D玻璃体模式下采集涵盖胎盘的脐带血流容积数据,并尝试启用不同的魔术剪功能进行成像。图12-3~图12-8以脐带为例展示了如何使用魔术剪编辑和选择性删除无关信息。来自血管的微小信号造成的伪像也可进行选择性删除。

单色显示 玻璃体模式下使用的彩色信

号可在后期处理中转换为单一颜色,即单色显示,可在渲染子菜单中选择。在此设置中,之前的红色部分比之前的蓝色部分略亮(图 12-9C)。

彩色轮廓剪影模式 在最近发布的软件中,彩色多普勒也引入了轮廓剪影模式,其与灰度轮廓剪影模式的激活无关。该模式可用于所有彩色多普勒类型(图 12-10)。使用彩色多普勒轮廓剪影时,血流会变得透明,并显示出边界。如图 12-10 所示,成像后的彩色血流轮廓的后方甚至可以看到其他血管走行。为了提高彩色轮廓剪影的图像质量,建议去除灰度信息并降低彩色多普勒阈值以增加彩色信息。

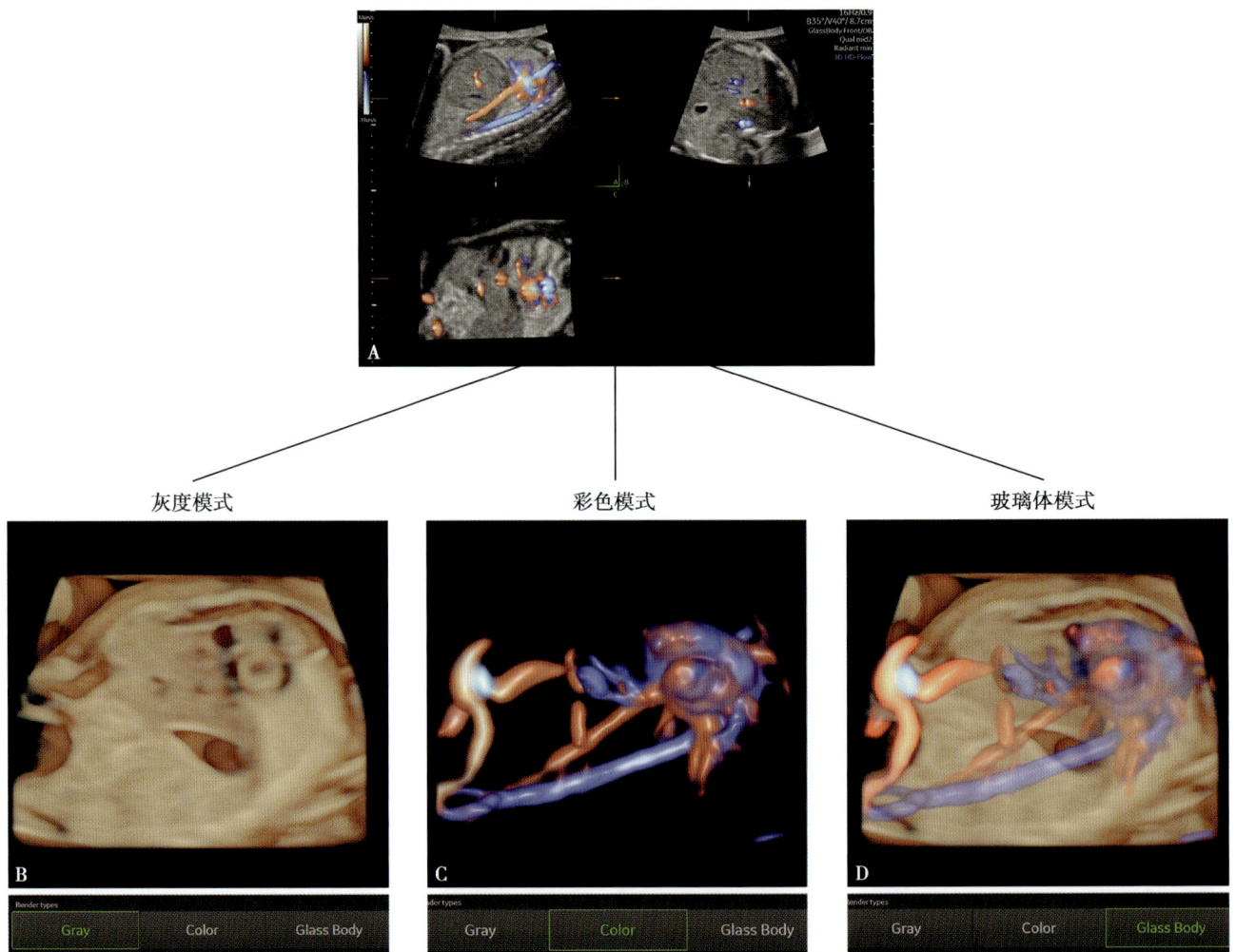

灰度模式　　　　　　　　　　彩色模式　　　　　　　　　　玻璃体模式

图 12-1　使用静态 3D 结合彩色多普勒对胸腹血管进行 3D 容积采集。A. 正交模式。激活 3D 渲染模式时,可以在渲染子菜单中选择不同的渲染模式:灰度模式(B)、彩色模式(C)或两者混合的玻璃体模式(D)。

灰度-彩色混合模式成像

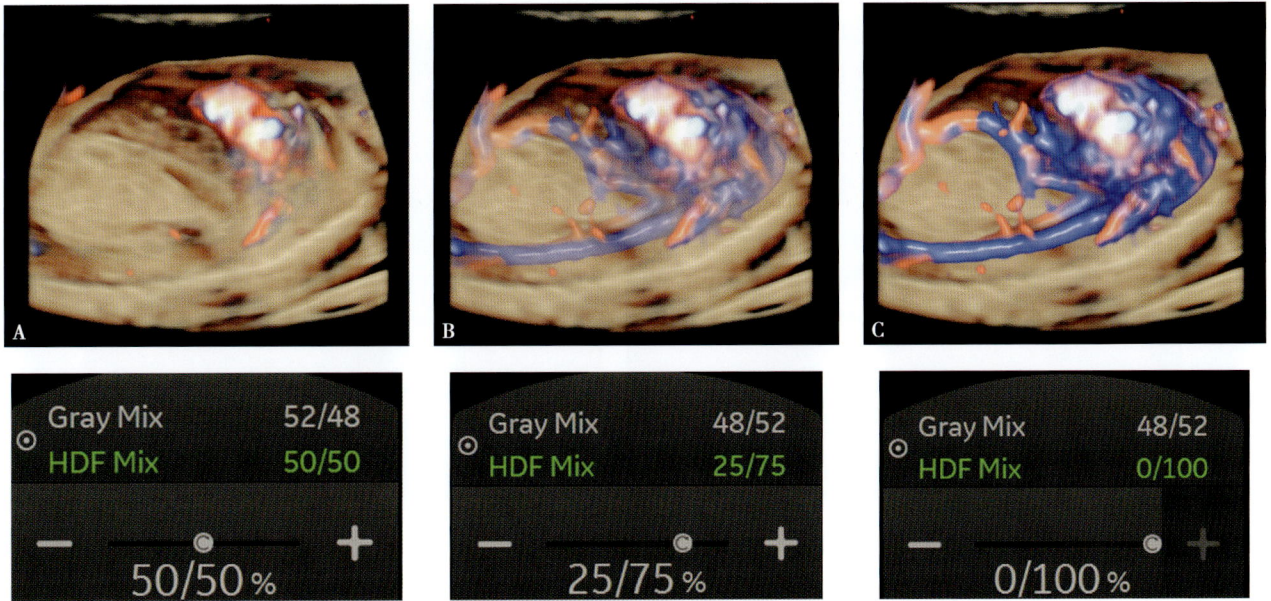

图 12-2　不同透明级别的高分辨力血流（HDF）3D 玻璃体模式成像。对图像进行优化时，可以分别选择灰度和HDF 的混合比例（图下方的键盘），从而改变图像的显示效果。A. 混合比例为 50/50。B. 混合比例为 25/75。C. 混合比例为 0/100，展示了如何使血流从 A 到 C 逐渐变得清晰。

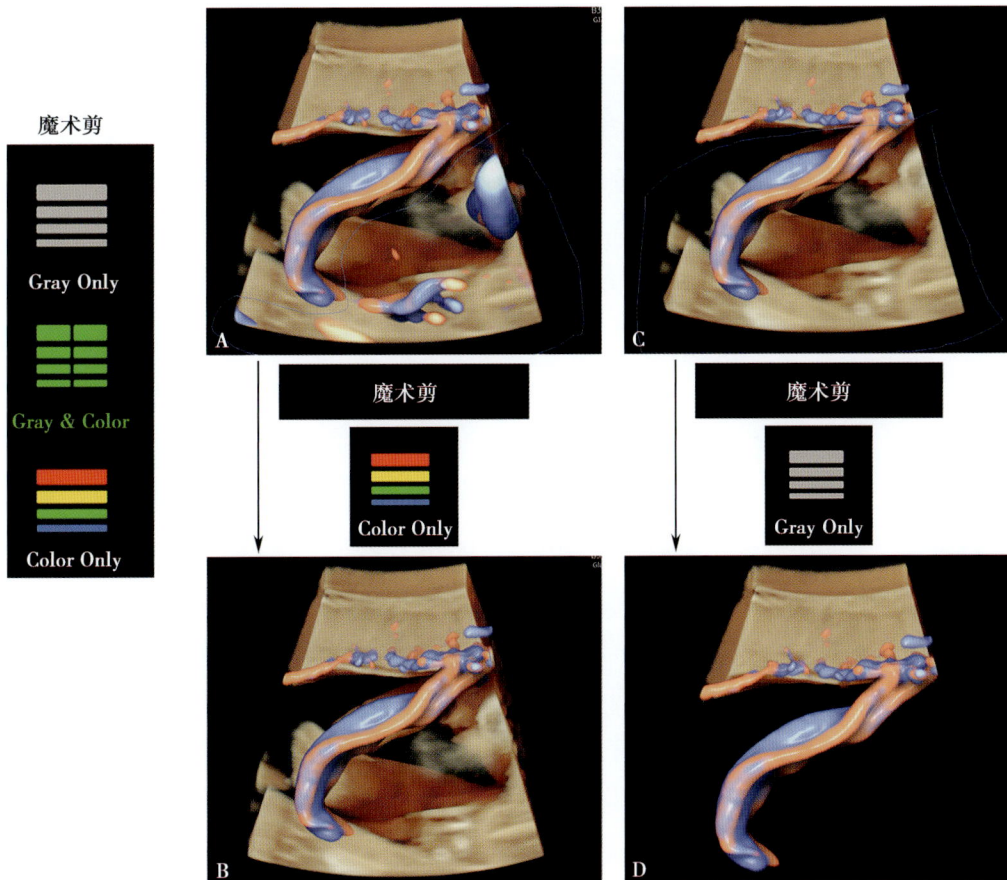

图 12-3　使用魔术剪的 3D 玻璃体模式成像。在玻璃体模式下激活魔术剪时，可以选择不同的功能（左侧面板）：仅灰阶、仅彩色或两者同时。A、B. 单独采用彩色魔术剪前后比较。C、D. 进一步启用只剪除灰阶信息的魔术剪前后比较，可以看到除了胎盘、脐带附着处以外的所有结构都被移除。

使用魔术剪前   使用魔术剪后

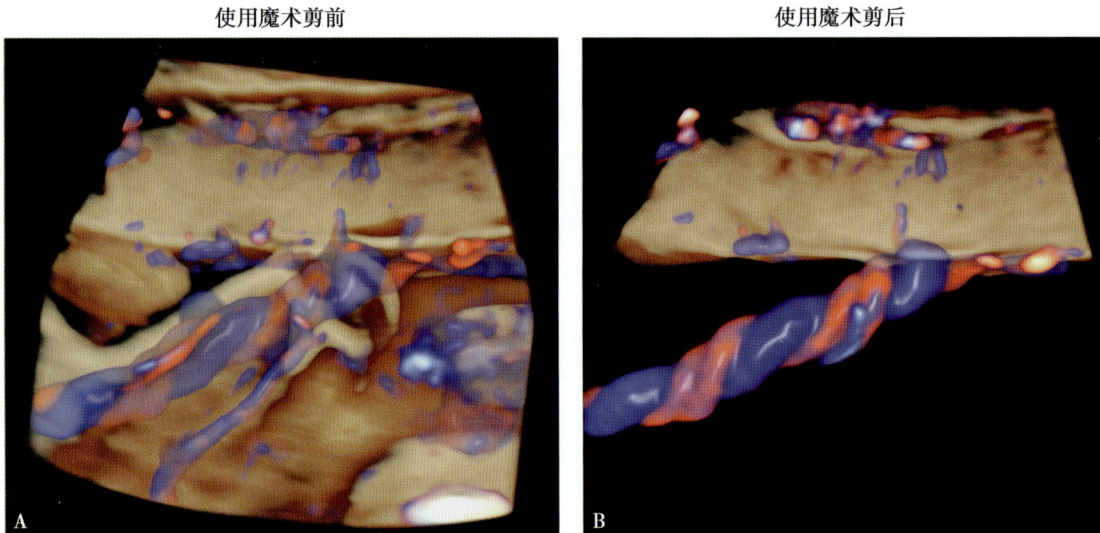

图 12-4 胎盘脐带插入点及其周围结构的 3D 玻璃体模式（A）和魔术剪处理后的结果（B）。与图 12-3 类似。

12.3 玻璃体模式的典型应用示例

脐带和胎盘血管 由于不易受胎动干扰，脐带和胎盘内血管的容积数据通常较易获取（图 12-3～图 12-14），所以是学习这项技术理想的目标血管。从临床意义的角度，评估脐带的起始和走行可以发现一些典型的异常，如脐带帆状附着（图 12-7）、血管前置（图 12-11）、脐带打结（图 12-8）和脐带绕颈（图 12-12）等。

肝脏和腹部血管 肝静脉、下腔静脉和降主动脉在腹部矢状面（图 12-13）和横切面中均可清晰显示。从临床角度来看，这种方法可用于可疑静脉导管走行异常的病例（图 12-15、图 12-16A）、下腔静脉中断并奇静脉异常连接的病例（图 12-16B），以及其他罕见的非典型血管走行异常。在涉及静脉导管异常的病例时，应重点观察门脉系统，采用从胎儿头侧向下扫查采集的彩色血流 3D 容积数据可以很好地观察门脉系统（图 12-16）。

心脏和大血管 在胎儿心脏超声心动图 TIC 技术上应用玻璃体模式成像方面积累了最多的经验（图 12-17）（见第 19 章）。累及四腔心的解剖异常可通过彩色多普勒 2D 图像观察，而累及大血管的病变，应用 3D 成像显示异常则更具优越性（图 12-17、图 12-18）。3D 玻璃体模式成像可显示血管管径大小差异、血流方向、空间排列或血管走行等信息。大动脉转位（图 12-18B）、右位或双主动脉弓、左心发育不良综合征、主动脉缩窄等这类典型的异常可获得良好的 3D 图像，基于 3D 图像很容易将其与正常相鉴别。最佳图像是在自头侧向纵隔方向、或自心脏左上方扫查获取的容积数据中进行 3D 重建成像（图 12-17、图 12-18）。更多示例见第 19 章。

颅内血管 玻璃体模式成像可以很好地显示胎儿颅内动脉和静脉，最佳成像切面是正中矢状切面，可显示胼周动脉、颅内静脉、直窦和上矢状窦（图 12-19）。另一观察颅内动脉的方法可以是经颅底显示 Willis 环的横切面（图 12-20），或经阴道扫查的经囟门冠状面（图 12-21）。临床常见的异常，例如完全或部分性胼胝体发育不全时大脑前动脉的异常走向（见第 16 章）、Galen 静脉动脉瘤样畸形时的异常血管（图 12-22）以及其他病变，都可以采用这种技术很好地显示。颅内静脉解剖空间的 3D 成像是一个新的研究领域，可以观察静脉发育与脑皮质成熟之间的关系，或聚焦各类脑部异常的静脉走向。然而要在这些病例中获得最佳图像，最好采用经阴道扫查的途径采集容积数据（图 12-21）。

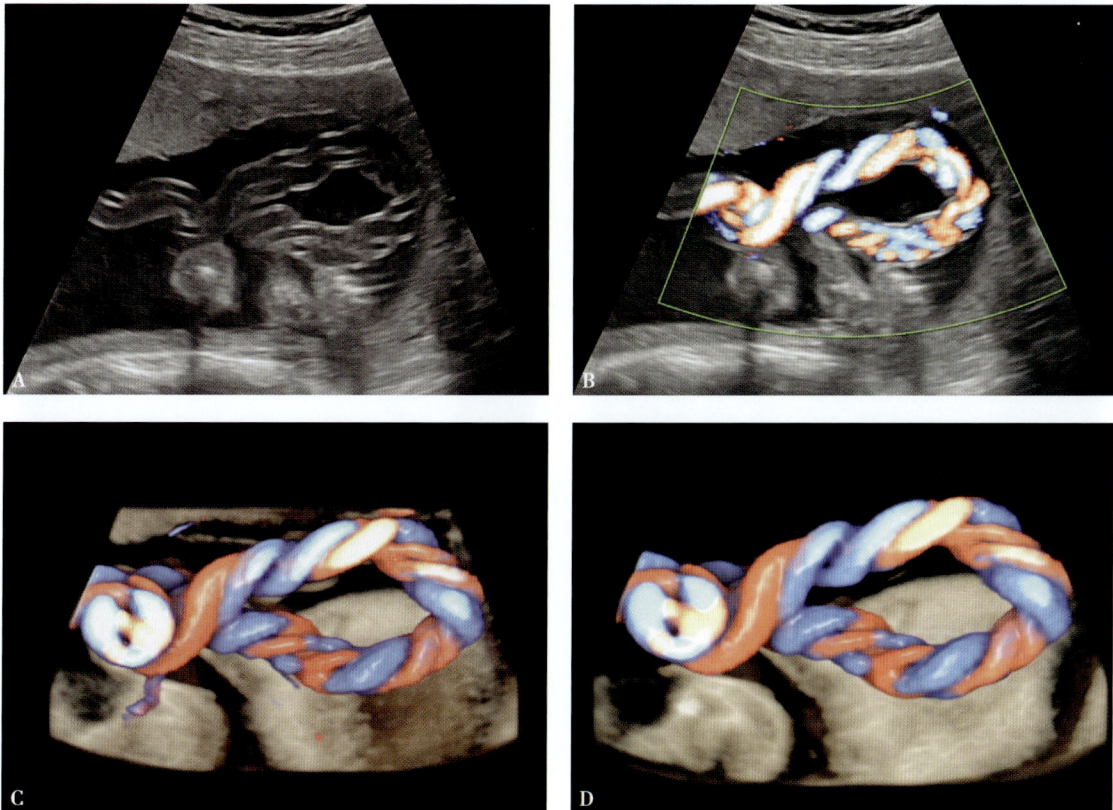

图 12-5　A. 脐带盘绕的灰阶图。B. 脐带盘绕的高分辨血流图。C. 静态 3D 容积成像。D. 魔术剪处理后的容积成像。

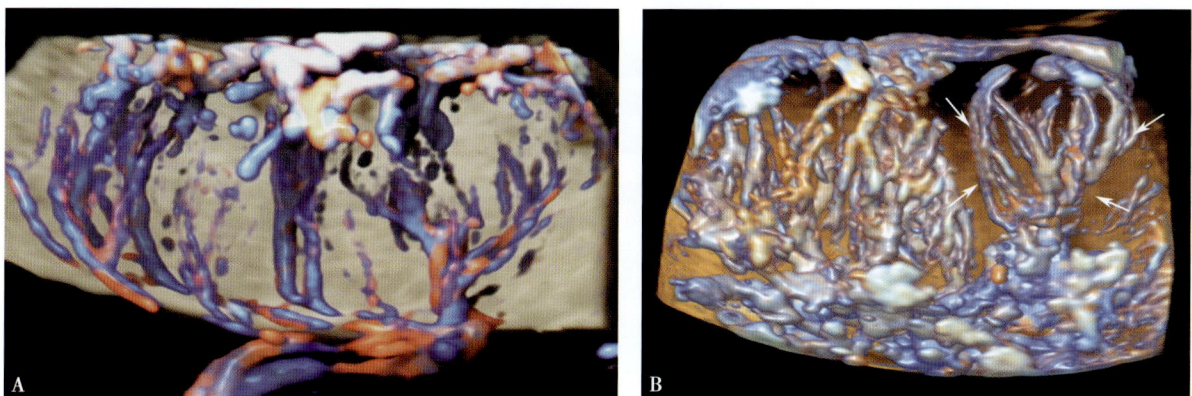

图 12-6　胎盘内血管的 3D 玻璃体模式成像。A. 高分辨彩色多普勒成像。B. 超低速血流成像，可观察到胎盘小叶内的血管（箭头）。

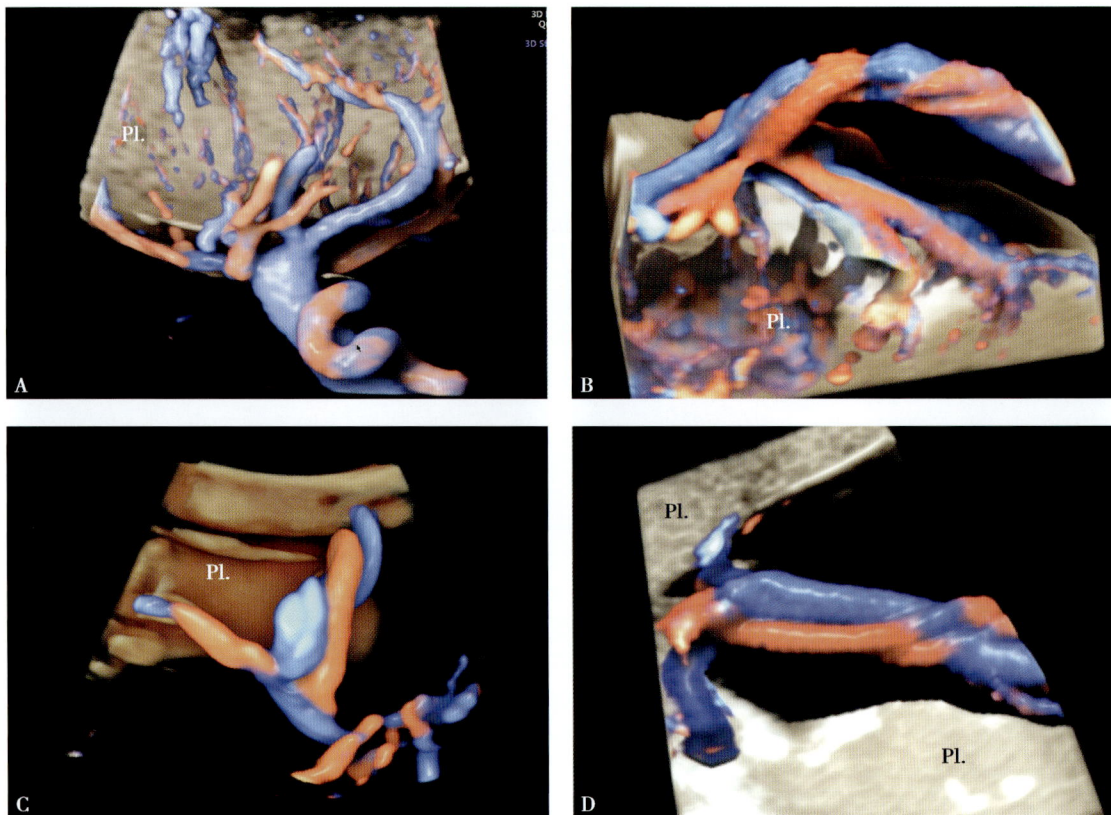

图 12-7 胎盘脐带插入点的 3D 玻璃体模式成像。A. 前壁胎盘（Pl.）。B. 后壁胎盘。C. 脐带帆状附着。D. 双叶胎盘。

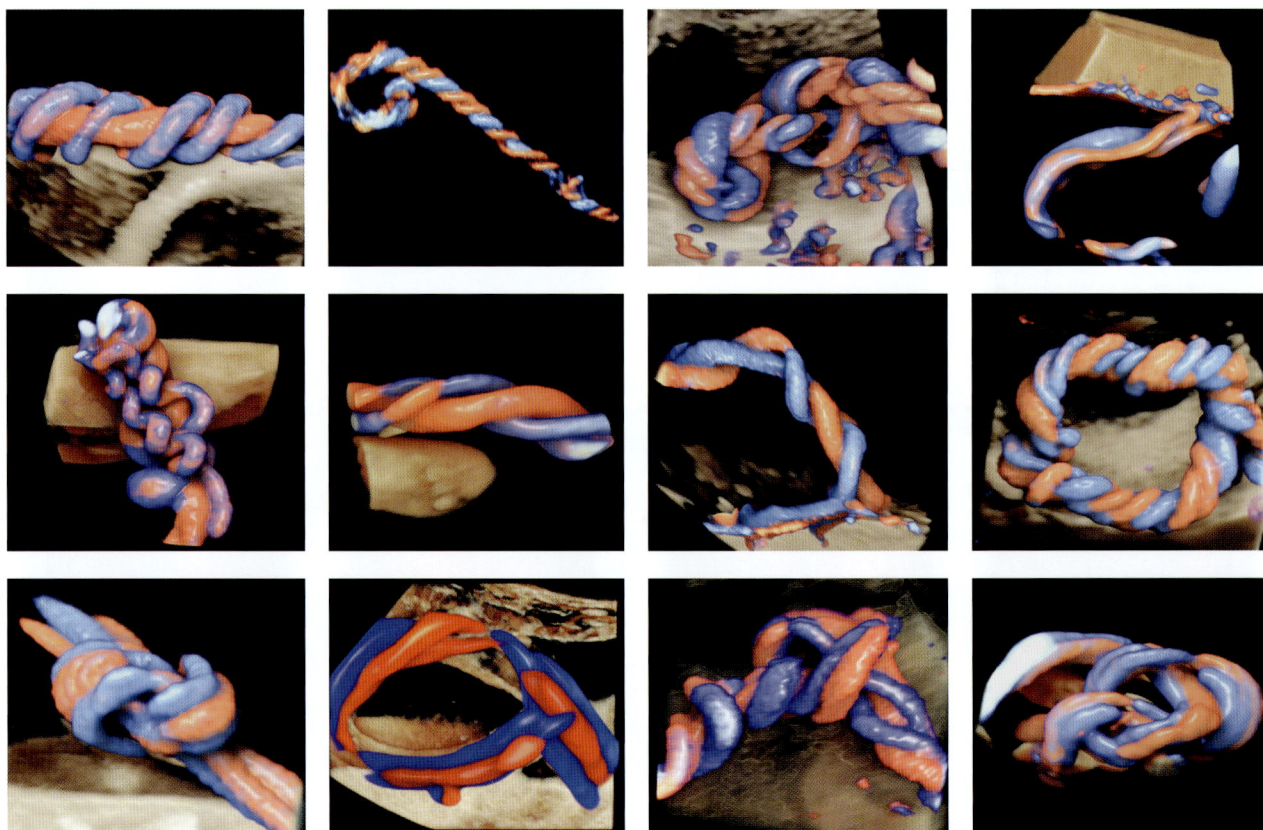

图 12-8 3D 玻璃体模式成像显示螺旋和打结的不同状态的脐带。

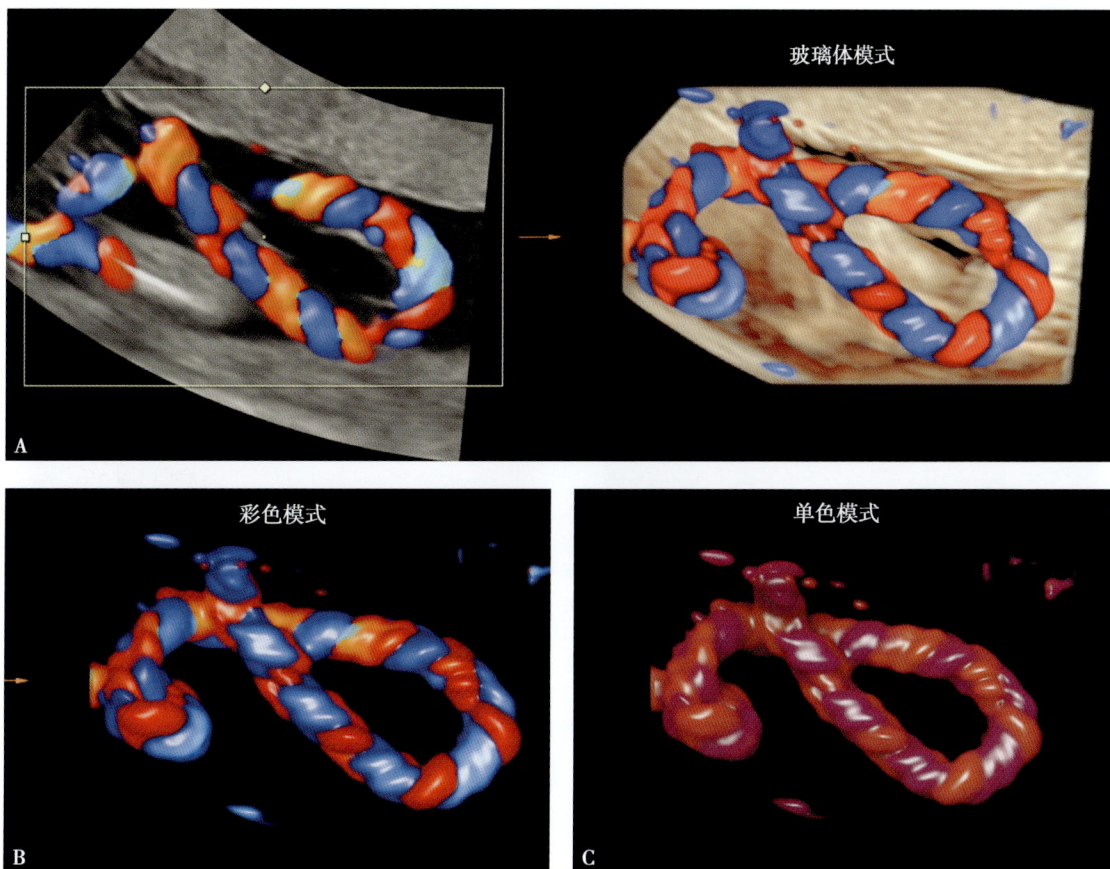

图 12-9 脐带的彩色多普勒模式和玻璃体模式成像（A）、仅显示彩色的 3D 模式成像（B）和仅显示单色的 3D 模式成像（C）。

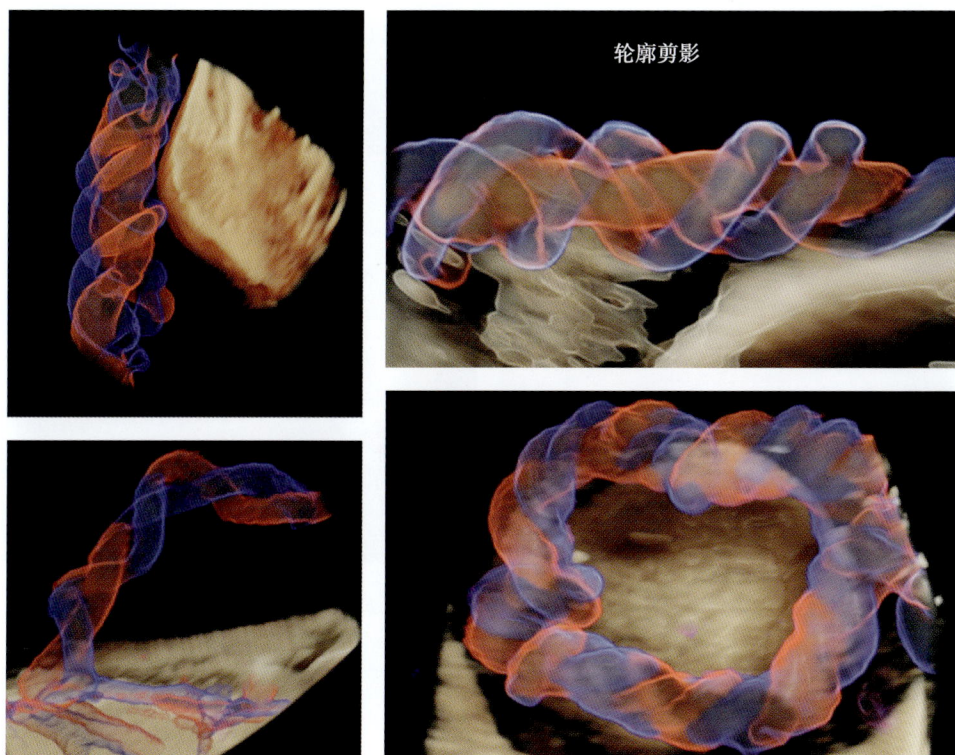

图 12-10 3D 玻璃体模式结合轮廓剪影模式显示不同脐带，血管变得透明。

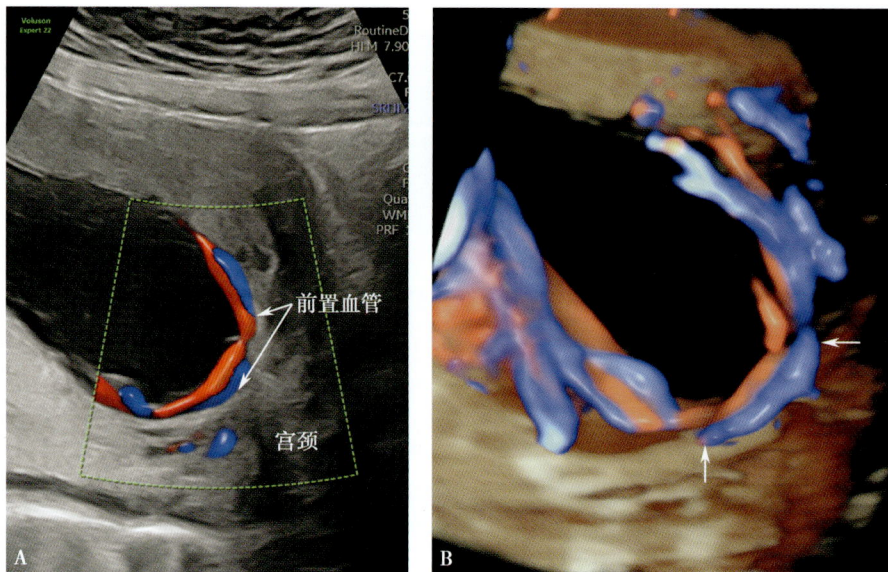

图 12-11　子宫下段彩色多普勒成像（A）显示宫颈上方游离血管（箭头），即前置血管。B. 采用 3D 玻璃体模式成像显示前置血管沿宫颈的空间走行（箭头）。

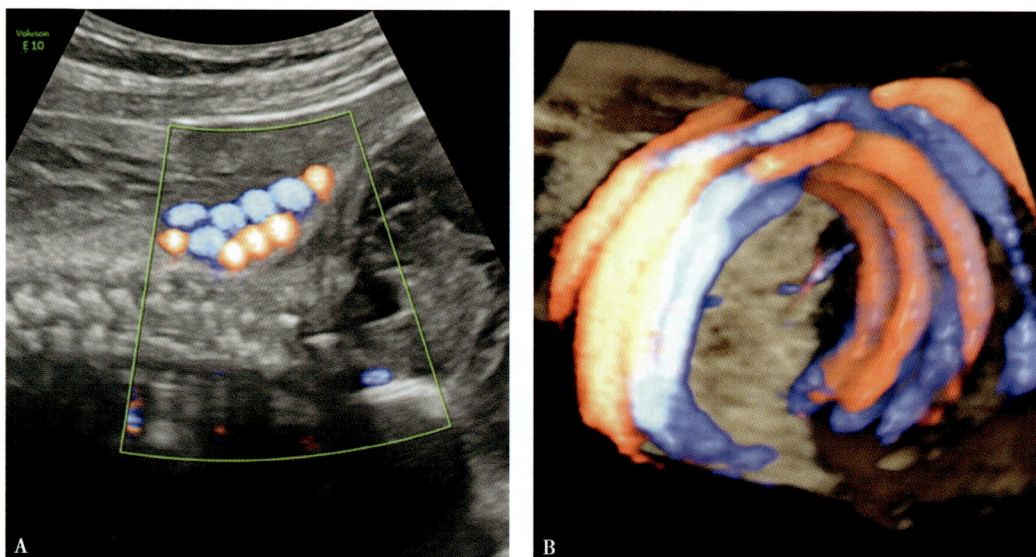

图 12-12　单脐动脉胎儿，脐带绕颈 5 圈的高分辨血流成像的 2D 图（A）和 3D 玻璃体模式成像（B）。

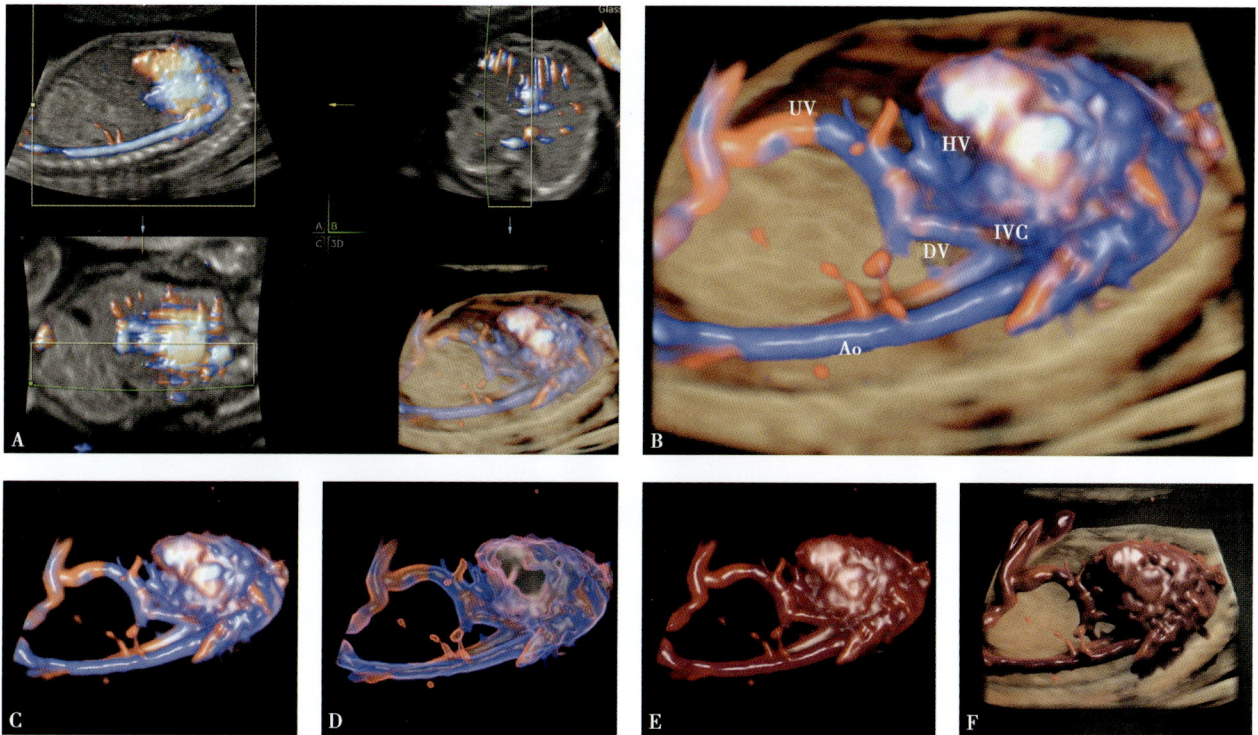

图 12-13 腹部血管纵切面显示静脉导管（DV）、下腔静脉（IVC）和肝静脉（HV）向心脏汇集。不同的成像模式如下：A. 低透明度的混合模式。B. 典型的玻璃体模式。C. 仅显示彩色信息。D. 彩色模式联合轮廓剪影。E. 单色模式。F. 单色模式联合灰度轮廓剪影。Ao：主动脉；UV：脐静脉。

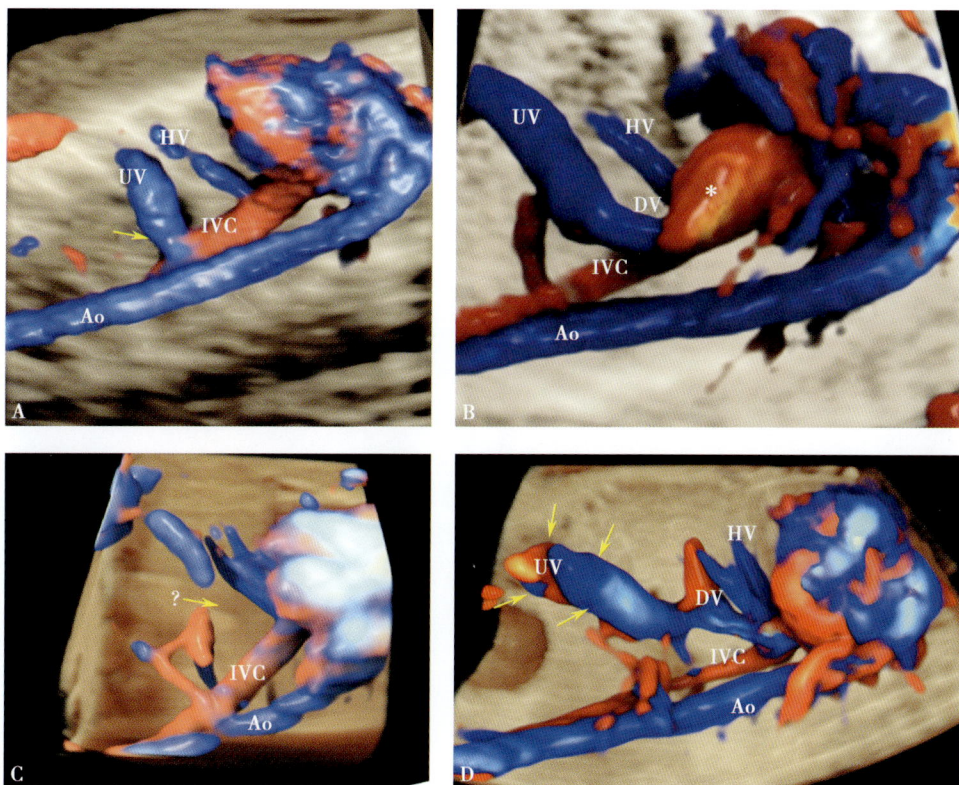

图 12-14 3D 玻璃体模式成像分别显示 4 例胎儿脐静脉（UV）和静脉导管（DV）走行异常。A. 脐静脉直接汇入下腔静脉（IVC）。B. DV 直接与 IVC 相连，导致其广泛扩张（*）。C. 图中静脉导管缺失（箭头，?）。D. 显示胎儿脐静脉瘤样扩张（箭头）。Ao：主动脉；HV：肝静脉。

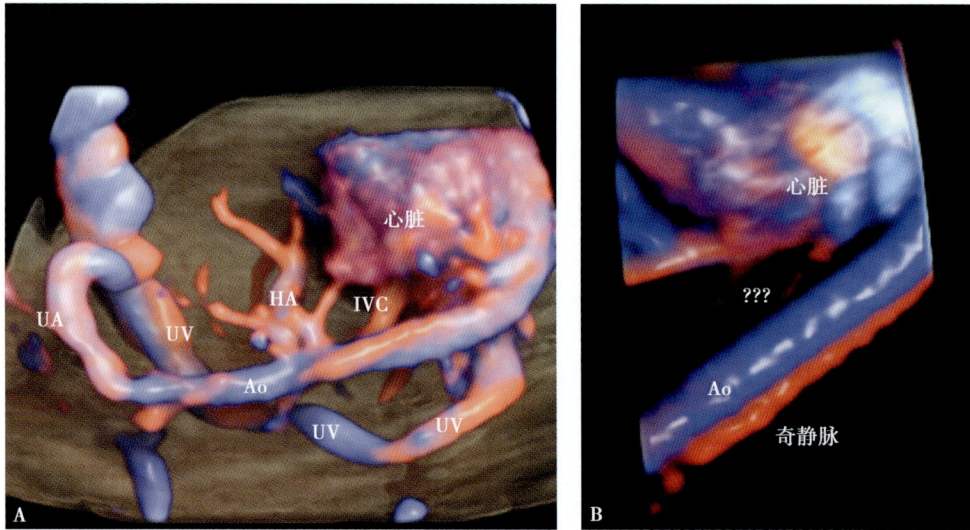

图 12-15　A. 胎儿腹部和胸部侧面观，彩色多普勒玻璃体模式下显示脐静脉（UV）与右心房异常连接。B. 胎儿左侧面观，显示下腔静脉（???）离断并奇静脉连接，主动脉（Ao）和奇静脉并行但血流方向相反。脐动脉（UA）、肝动脉（HA）、下腔静脉（IVC）。

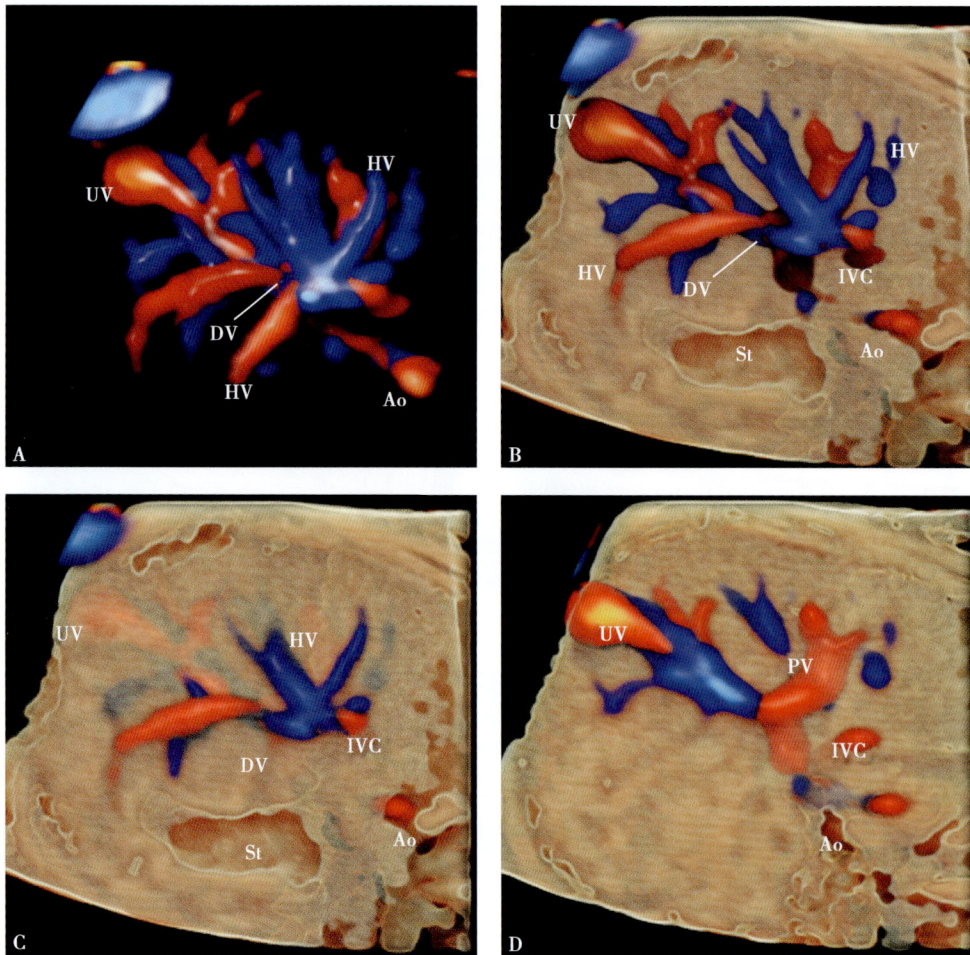

图 12-16　肝内血管的腹部横断面 3D 玻璃体模式成像。A 和 B 展示了血管结构全貌。A. 仅显示彩色多普勒信号。B. 玻璃体模式成像。改变透明级别并平移显示容积图像后。C. 可显示肝静脉（HV）在上腹部水平与下腔静脉（IVC）汇合，胃泡（St）可显示。D. 稍下一点的平面图像，可见脐静脉（UV）连接门静脉窦（PV）。Ao：主动脉；DV：静脉导管。

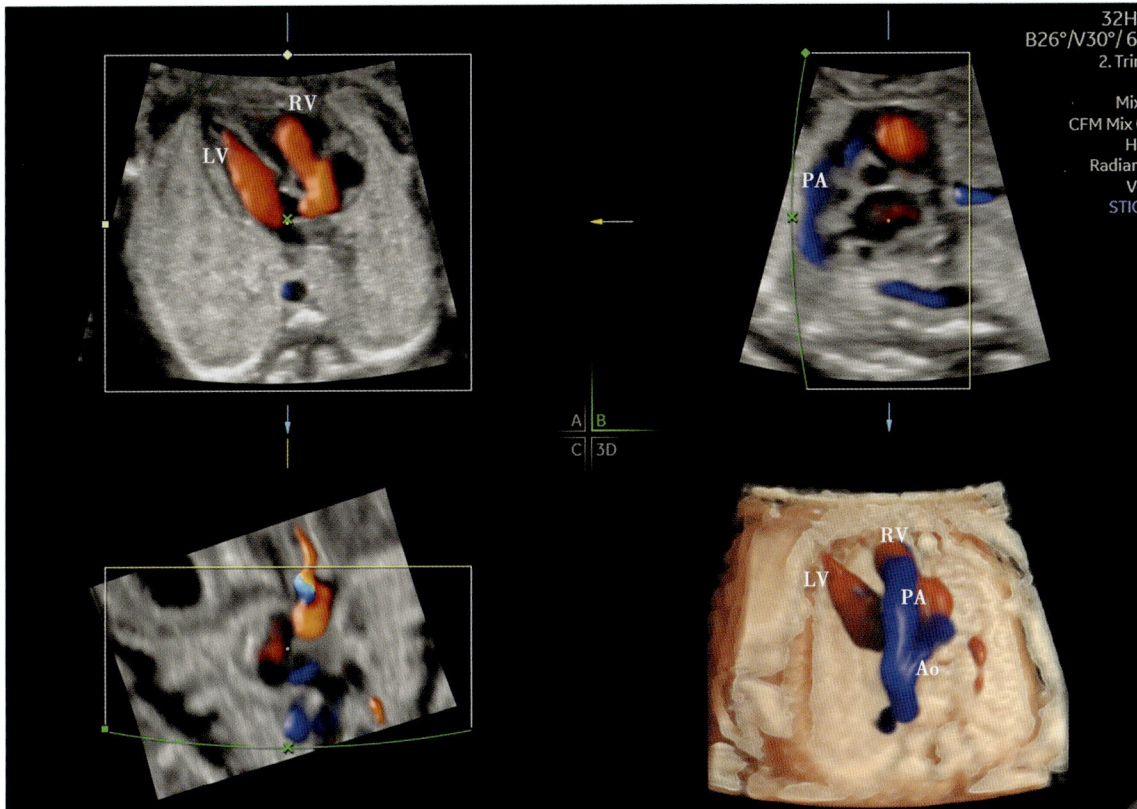

图 12-17　彩色多普勒 STIC 容积的玻璃体模式成像。背景中可以看到心室，而大血管的交叉浮现在前景。Ao：主动脉；LV：左心室；PA：肺动脉；RV：右心室。

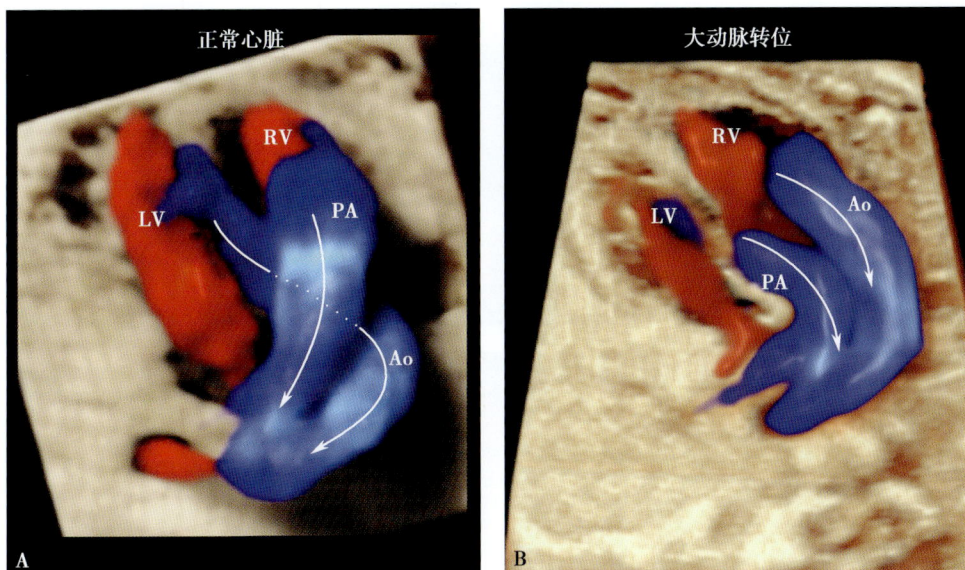

图 12-18　心脏 STIC 容积数据的玻璃体模式成像，从头侧向下显示正常胎儿（A）和完全性大动脉转位（TGA）胎儿（B）。注意 A 中主动脉（Ao）和肺动脉（PA）的正常交叉和 B 中两者异常的平行走向。LV：左心室；RV：右心室。

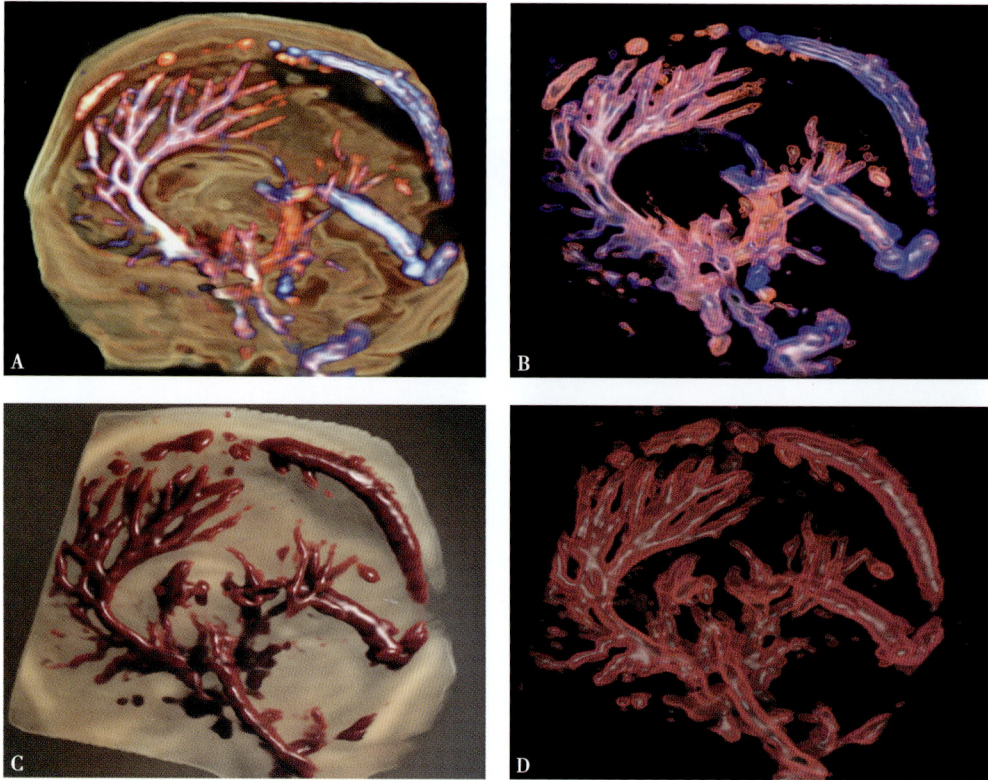

图 12-19 3D 玻璃体模式显示颅内动静脉的正中矢状切面，A 和 B 为方向性血流模式，C 和 D 为单色血流模式。A 和 C 中，灰度信息以轮廓剪影模式显示，而 B 和 D 为仅显示彩色血流信息的彩色轮廓剪影模式成像。

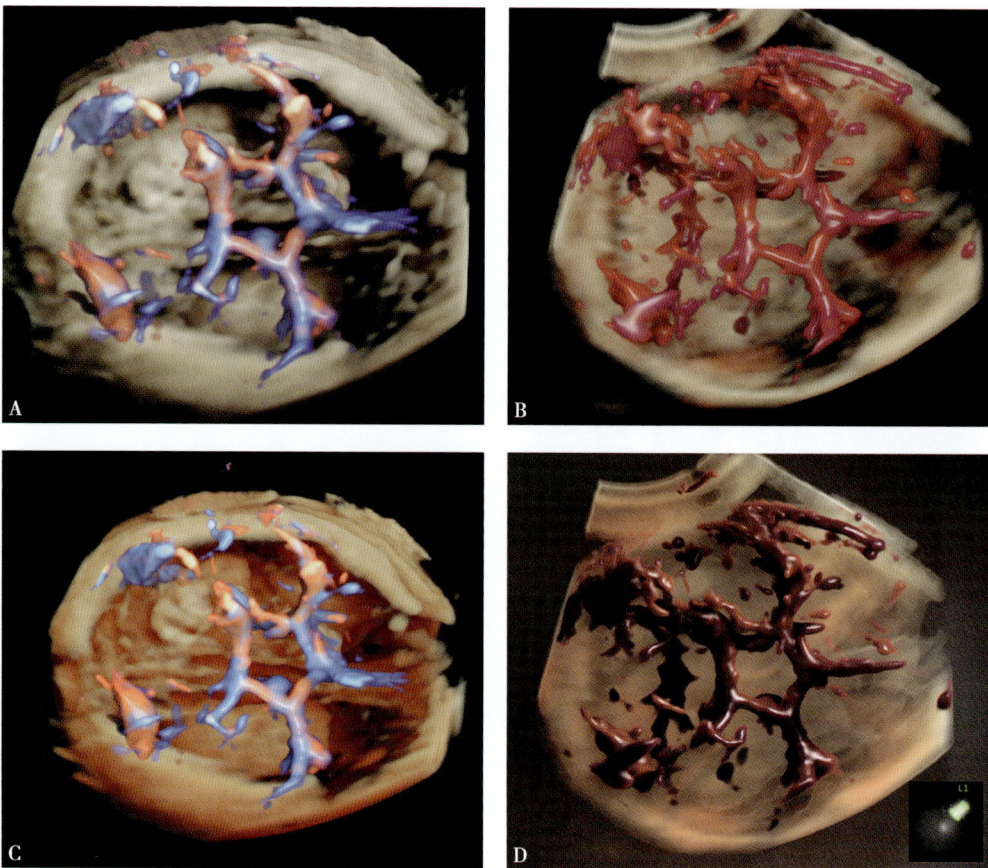

图 12-20 3D 玻璃体模式下头颅 Willis 环横切面，采用双向血流彩色模式（A 和 C）和单色血流模式（B 和 D）显示，同时采用灰度轮廓剪影模式，不同透明级别和光影呈现不同的效果。

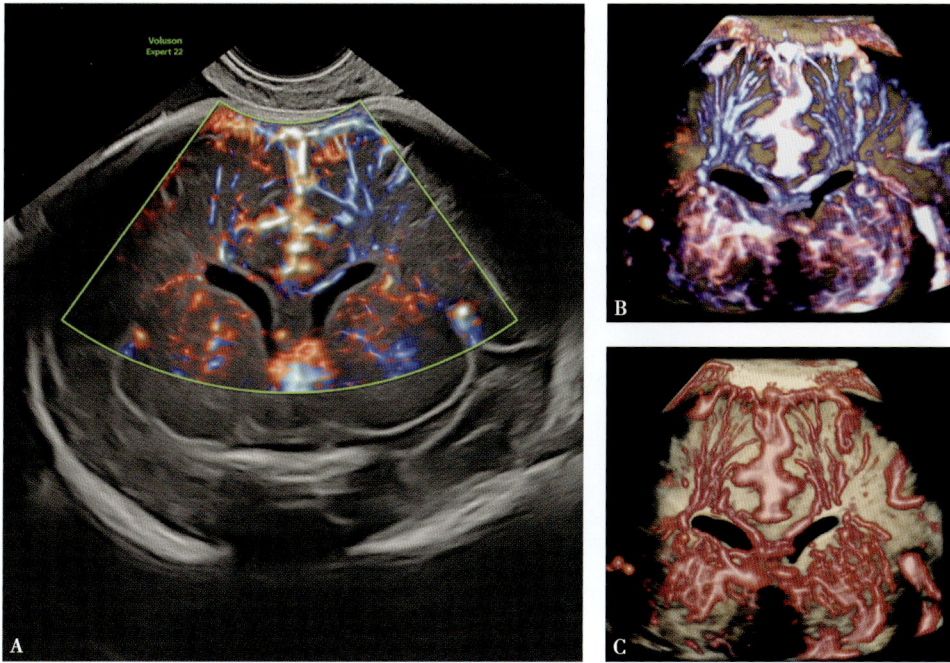

图 12-21　采用超低速血流彩色多普勒经阴道扫查显示脑实质血管，可观察到微小的髓静脉（A）。B、C. 以玻璃体模式进行容积采集后，分别使用双向彩色和单色血流模式成像。

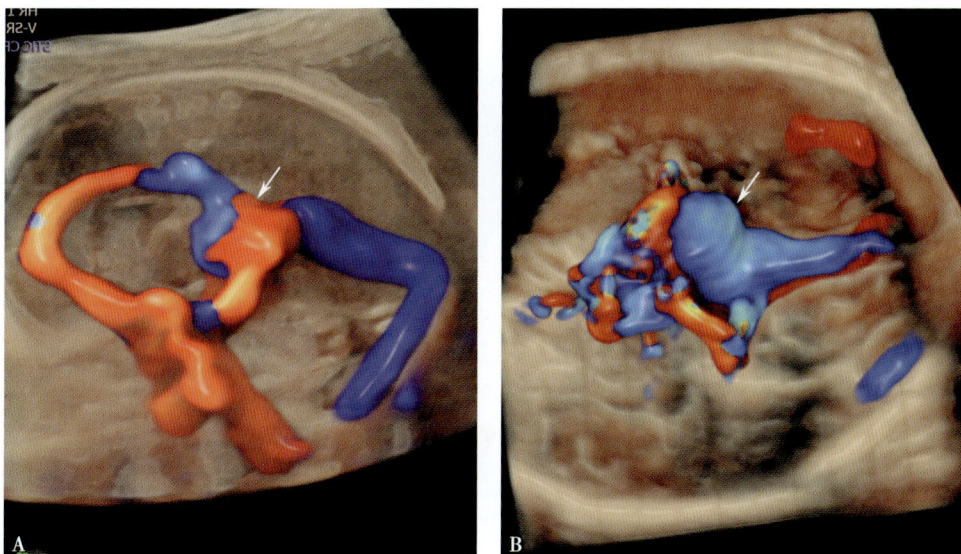

图 12-22　玻璃体模式显示 22 周（A）和 33 周（B）的盖伦静脉瘤畸形（箭头）。A. 侧面观。B. 俯视观。

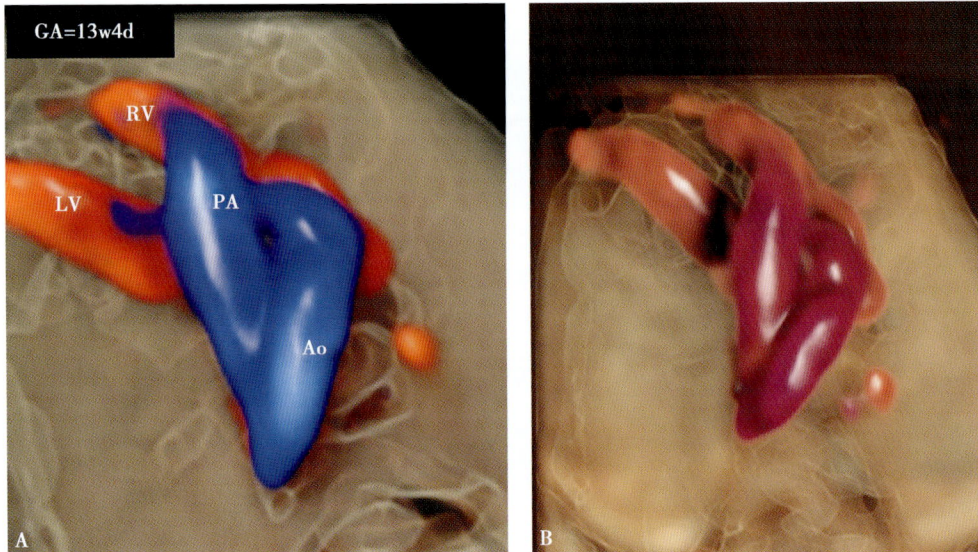

图 12-23 13 周正常胎儿心脏 STIC 容积成像，玻璃体模式显示靠后方充盈的右心室（RV）、左心室（LV）以及肺动脉（PA）与主动脉（Ao）交叉。A. 双向彩色血流模式。B. 单色血流模式。图像与中孕期者相似（图 12-18），但由于早孕期胎儿活动度大，通常更难获得。

早孕期检查 随着 3D 扫查技术在早孕期的应用（见第 20 章），11～14 周的早孕期筛查变得越来越重要。彩色多普勒在早孕期常用于检查胎儿心脏，有时也用于检查脐带、躯干和脑血管。这些部位也可以采用 3D 玻璃体模式成像，与本章前述其他部位的成像方法相仿。图 12-23 和图 12-24 为胎儿心脏、图 12-25 为胎儿胸腹部 3D 玻璃体模式成像。

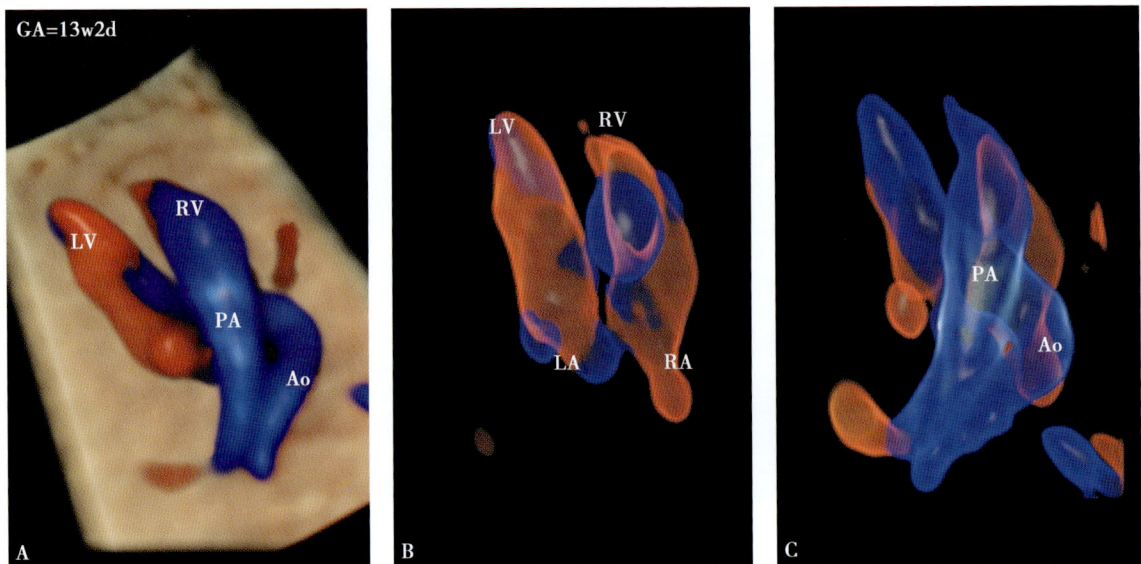

图 12-24 13 周胎儿心脏彩色多普勒 STIC 容积成像，以玻璃体模式显示。A. 显示两个心室和大动脉交叉。B 和 C 中去除了灰度信息，激活了彩色轮廓剪影模式。B. 显示舒张期四腔心的灌注。C. 显示收缩期的大血管交叉。Ao：主动脉；LA：左心房；LV：左心室；PA：肺动脉；RA：右心房；RV：右心室。

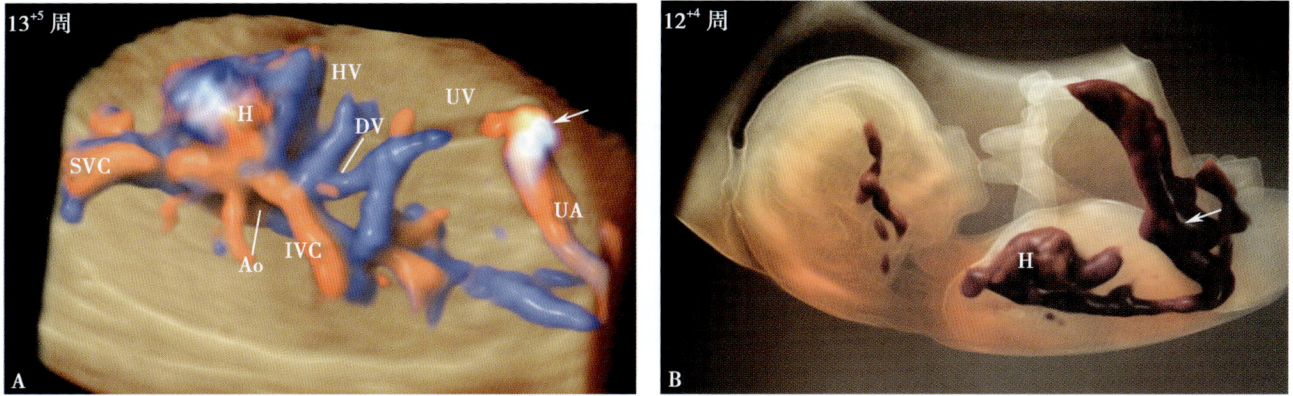

图 12-25　早孕期胎儿玻璃体模式成像。A. 身体右侧面观，与中孕期类似，显示腹腔和胸腔血管，包括下腔静脉（IVC）、上腔静脉（SVC）、脐静脉（UV）和静脉导管（DV）及其他血管。B. 以轮廓剪影模式显示 12 周的胎儿，并以单色轮廓剪影模式显示血管。箭头指向为脐带腹壁入口。Ao：主动脉；H：心脏；HV：肝静脉；UA：脐动脉。

12.4　结语

　　玻璃体模式结合了彩色多普勒和 3D 技术，常用于胎儿心脏和血管内的血流成像。在此模式中，血管可单独显示，也可与周围的灰度结构一起显示。除了心脏以外，其他血管发育良好的器官结构，如肝、脑、肺或胎盘等，也是玻璃体模式成像的应用适应证。此技术用于胎儿心脏检查可提供心脏与大血管交叉的空间关系，有助于详细的胎儿超声心动图检查。

13 三维体积计算

13.1 简介

胎儿生物测量是产前超声检查中不可或缺的部分。在常规检查中需要进行直径、周长和面积的测量，并与正常参考范围相对照。但在产前筛查过程中不需要进行体积计算，若有需要时，检查者一般仅根据感兴趣区的测量径线和面积应用标准公式来进行简单的计算。要进行可靠的体积测量，其先决条件是要获取 3D 容积数据。目前可用的 3D 软件中，有几种体积计算技术，根据感兴趣区的不同，计算可以快速简便，也可以耗时较长。本章将介绍两种重要的体积计算工具。

13.2 操作方法

3D 体积测量的方法有多种。最为人熟悉、使用最广泛的方法是使用 VOCAL 软件（见下文）。近年来，又有一些工具可以自动、快速地测量无回声区域。今后在产前诊断领域可能需要进行体积测量的情况越来越多，更加需要简洁快速的工具。现有的几种体积测量技术在使用过程中都相当耗时，在很大程度上解释了为什么大多数体积计算都只是在研究中被提及，而没有在临床上实用。下文中将介绍两种技术，即 VOCAL 和 Sono-AVC 软件。

13.2.1 虚拟器官计算机辅助分析软件

虚拟器官计算机辅助分析（VOCAL）软件是计算体积的常用工具。完成静态 3D 容积数据采集后，需要测量的结构将以正交多平面模式显示，放大图像，将测量目标置于图像中心。激活 VOCAL 后，会出现一条两极各有一三角形图标的垂直线（译者注：勾画的参考平面是 A、B 平面时，出现的是垂直线，勾画参考平面是 C 平面时，出现的是水平线）。操作者手动移动每个三角形，将其放置在要测量区域的两极上（图 13-1）。下一步是选择绘制轮廓，可采用手动（图 13-2）、半自动或自动绘制。如果待绘制的区域是边界清晰的单个无回声结构，如胃泡、膀胱或囊肿，则采用自动绘制轮廓是可靠的，但这种情况很少。大多数情况下自动检测轮廓比较困难，如检测肾脏、肺脏、胎盘和其他结构，建议选择手动或半自动的绘制方式。操作者

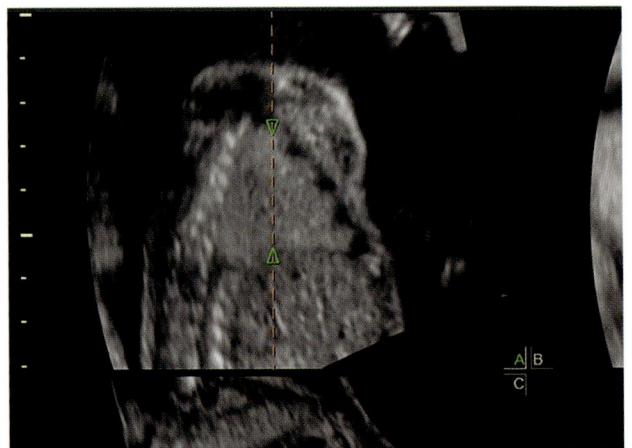

图 13-1 应用 VOCAL 软件计算 3D 体积的步骤：在正交多平面模式下显示感兴趣区域后，选择 VOCAL 工具，出现一条带有两个三角形的垂直线。三角形将被手动置于所选区域的两极，本例目标区域为肺脏。

可以根据屏幕上的回声信息绘制或修改轮廓（图13-2）。完成轮廓绘制后进行手动确认，图像会自动围绕纵轴旋转一定的角度，切换到下一幅图像。在每个平面上确认相同的步骤并进行手动校正（图13-3、图13-4），直到完全旋转180°。选择的旋转步骤越多，体积计算就越精确。图13-1～图13-5分步显示了使用VOCAL测量肺体积的过程。完成后，屏幕上显示出以实体或网格模型计算出的体积（图13-5）。

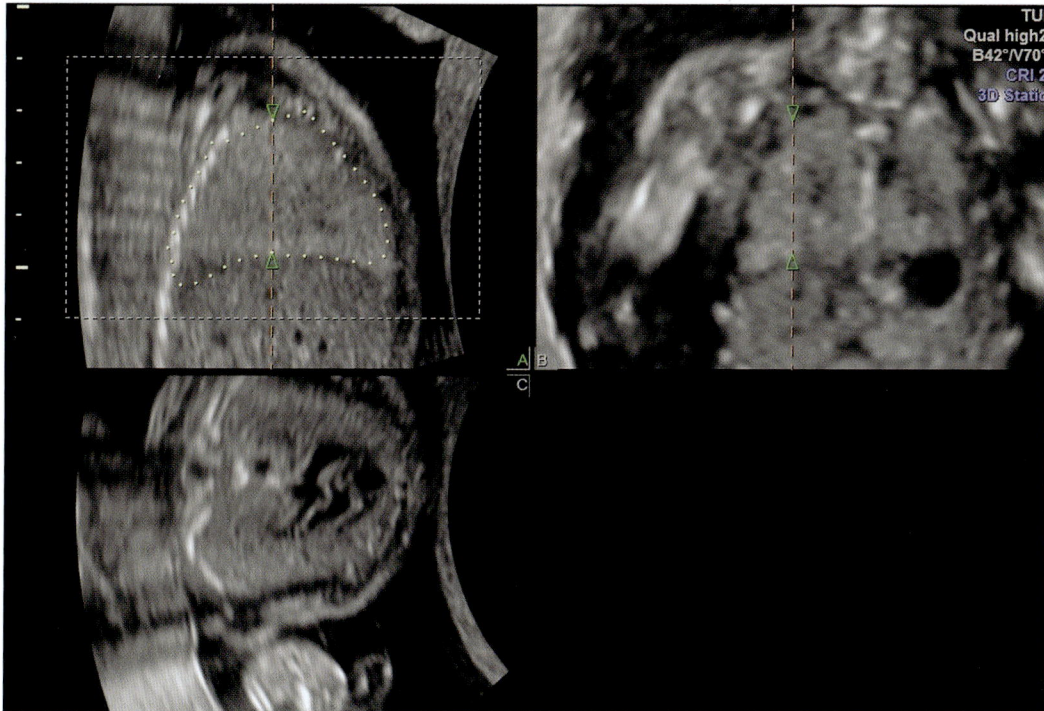

图13-2 VOCAL体积计算下一步（续图13-1）是放大目标区域并将三角形调置于其两极。然后选择手动或半自动绘制轮廓。一旦轮廓绘制完成，绘制结果即被确认，容积数据自动旋转到下一幅待绘制的图像。

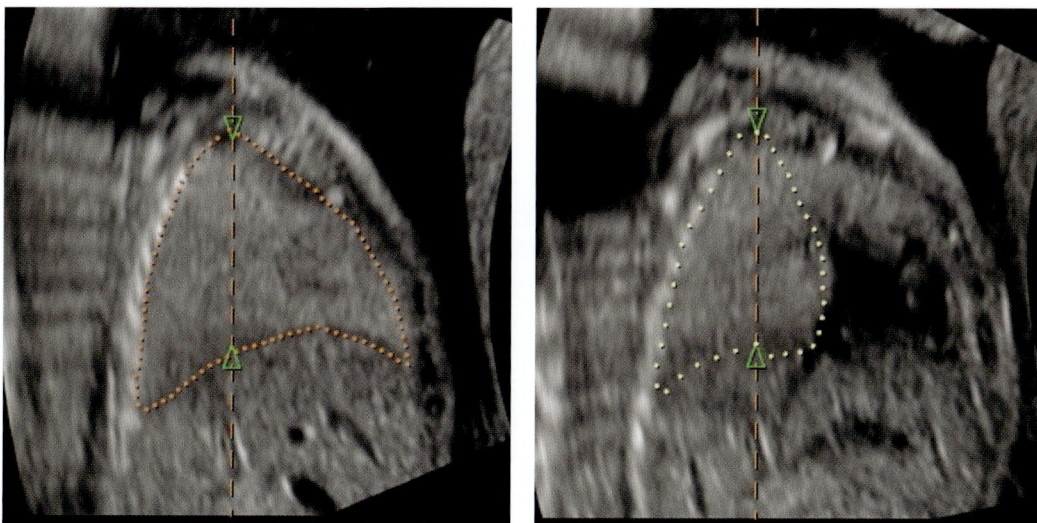

图13-3 VOCAL体积计算再下一步（续图13-1、图13-2），按照与图13-2同样的步骤依次绘制每一幅图像的轮廓，并确认结果，直到完成所有图像绘制。绘制的次数在第一次绘制之前即已设定。

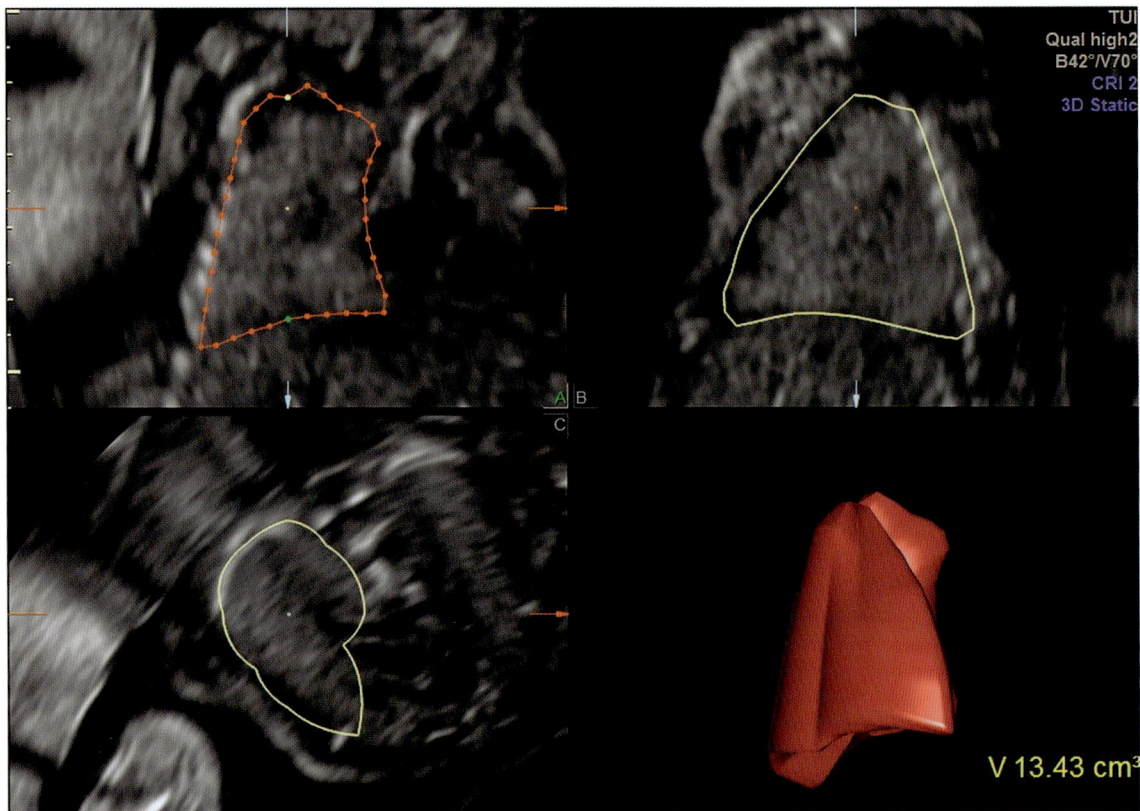

图 13-4　VOCAL 体积计算继续往下（续图 13-1～图 13-3），在完成前述的旋转体积和绘制步骤后，计算结果将显示在屏幕右下方，本例为肺体积的计算结果。在屏幕上还可以选择每一绘制平面的轮廓进行微调。

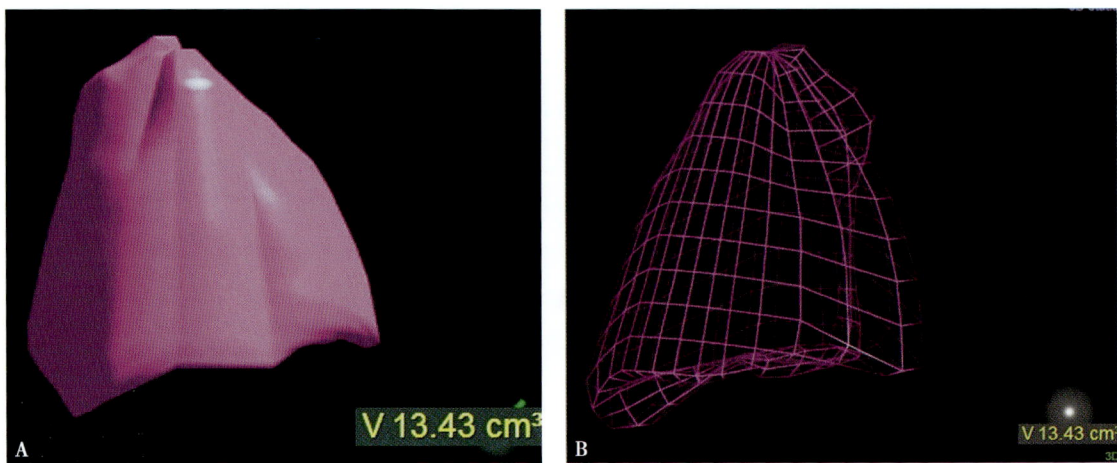

图 13-5　以上步骤完成后，最终获得肺 VOCAL 体积计算结果。结果可以用不同颜色显示为实体筑型（A）或网格模型（B）。

13.2.2 超声自动体积计算软件

另外一种体积计算软件即超声自动体积计算（Sono-AVC）更常用于妇科疾病中的囊肿和卵泡的自动测量。该软件可自动识别单个或多个无回声区域为囊性结构，并自动计算其相应的体积（图 13-6～图 13-10）。操作过程中需先将感兴趣区域调整至渲染框内，只需点击鼠标键（轨迹球上方的按钮），即可选择性地添加或删除要测量的结构。需要注意的是，软件会自动测量无回声区域，因此若有声影影响，可能会造成误测。但是该技术仍然是计算积液结构体积最快的技术，尤其是需要测量多个囊泡时（图 13-10）。因此，充盈胃泡的体积（图 13-7、图 13-8）、肾盂扩张的液体量（图 13-9）或多囊肾的囊肿体积（图 13-10）都可以快速计算出来。

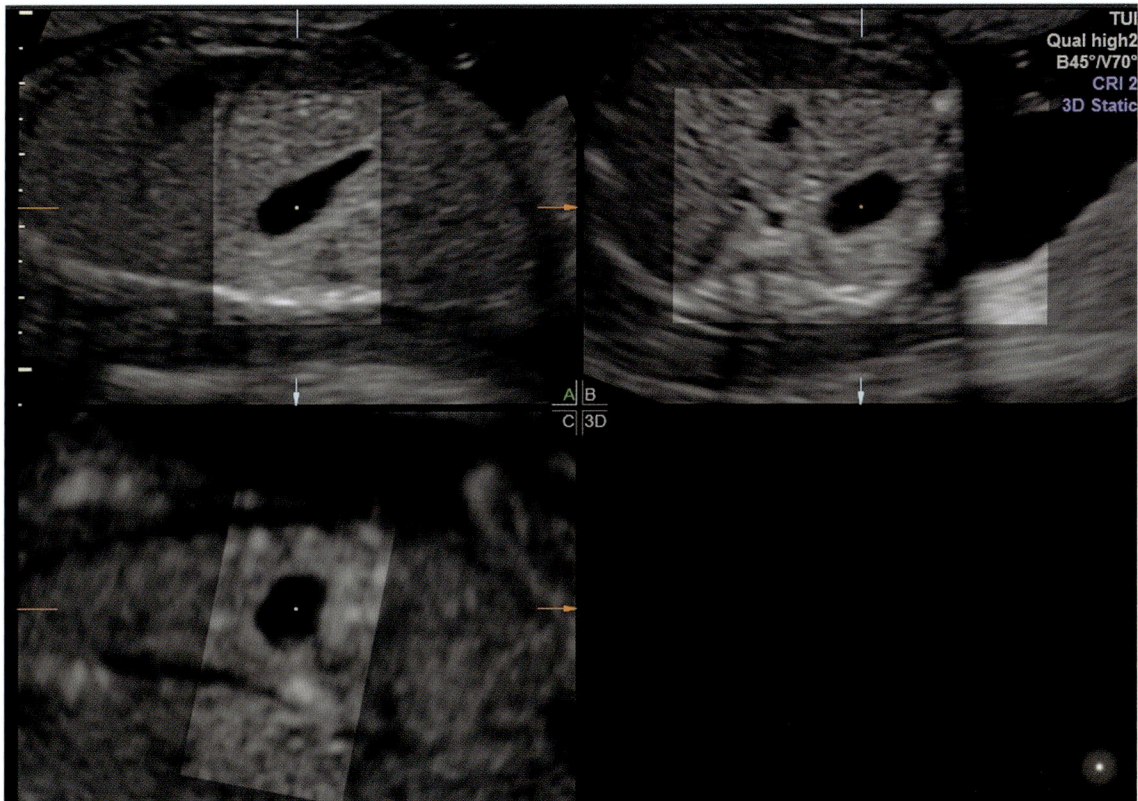

图 13-6　应用超声自动体积计算（Sono-AVC）进行体积计算。选择好感兴趣的液性待测区域（此处为胃泡）后，激活 Sono-AVC 功能，即可用鼠标选择性的点击该区域（图 13-7）。

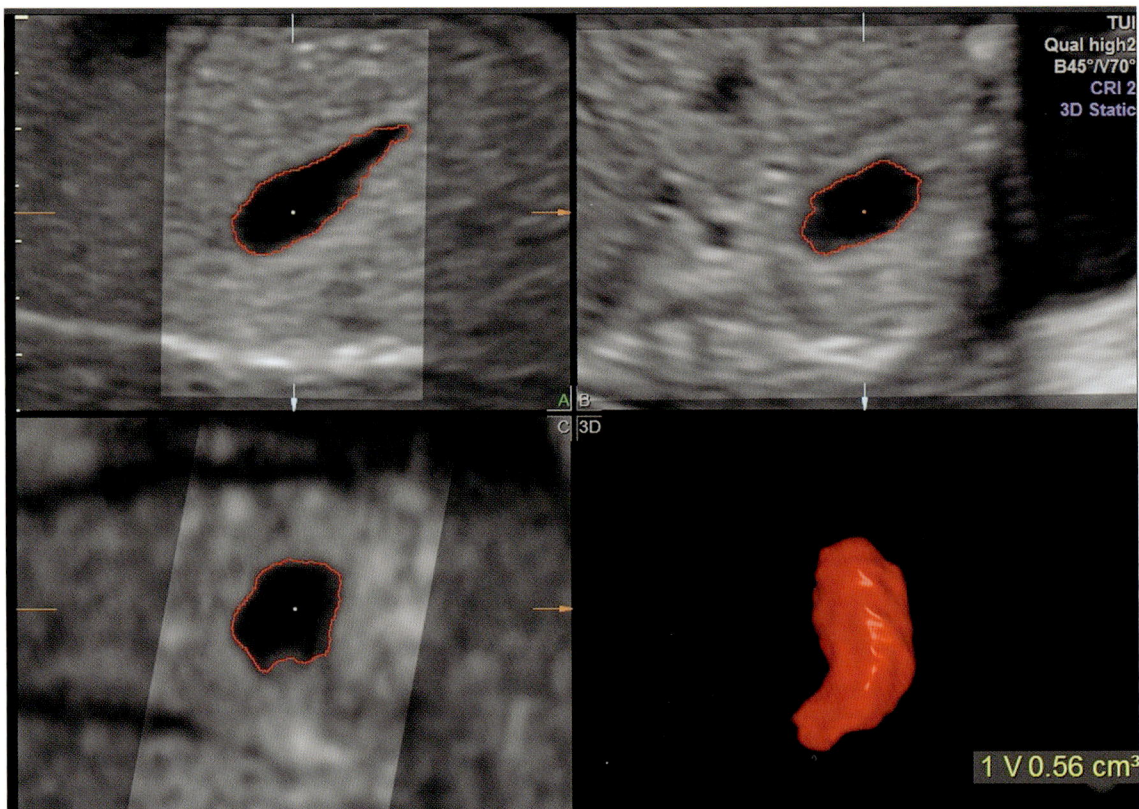

图 13-7 应用超声自动体积计算（Sono-AVC）进行体积计算。接上图，点击鼠标后，液体区域被自动识别，屏幕上显示出胃泡的 3D 轮廓及体积计算结果。

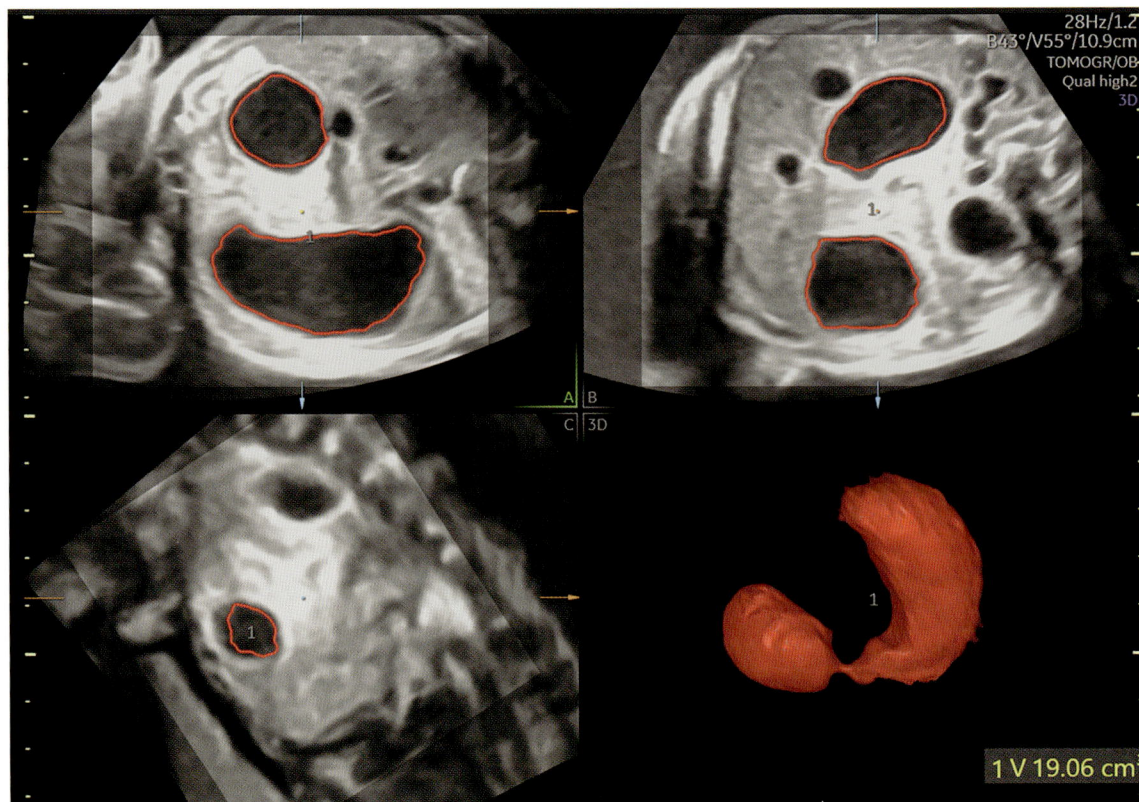

图 13-8 应用超声自动体积计算（Sono-AVC）进行体积计算。此例为胎儿十二指肠闭锁呈现的"双泡征"。

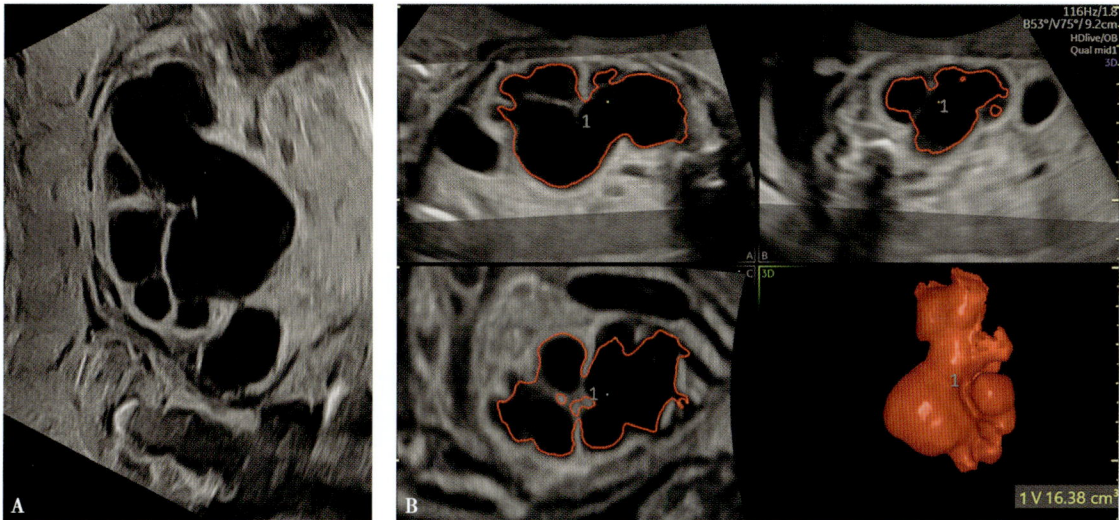

图 13-9   应用 Sono-AVC 对肾盂输尿管连接部梗阻性肾积水的胎儿进行积液量的体积计算。

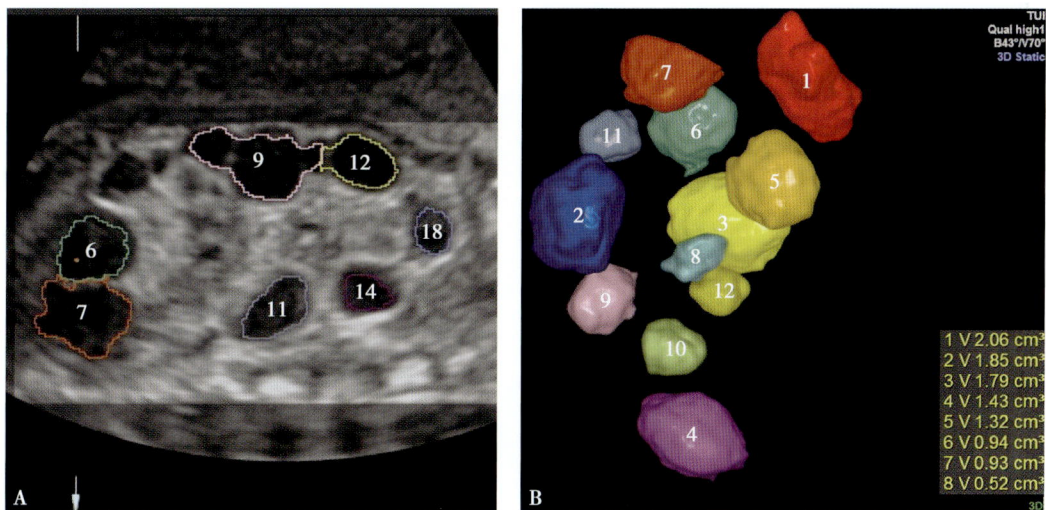

图 13-10   应用 Sono-AVC 计算胎儿多囊性肾发育不良的囊泡病灶体积。可以分别计算每一囊泡的体积，并以不同颜色区分，显示测量值，数字表示所测量囊泡的序号。

13.3 自动体积计算的典型应用示例

有研究报道早孕期超声体积测量和相应的参考值范围，包括胎盘、羊膜囊和胚胎的体积测量。自动体积测量的另一个较好的领域是正常或可疑发育不良的胎儿肺脏。自动体积计算功能已被应用于胎儿的各种结构，如肝、脑、胎盘、肾、侧脑室、心腔等体积测量。自动体积测量的主要应用之一是评估胎儿体重，通过计算胎儿肢体体积或联合其他器官体积来预测体重。但是目前自动体积计算主要用于产科研究，尚未在临床中常规应用。

13.4 结语

产前超声三维自动体积测量功能对于某些选择性的病例渐显重要，但是实施计算仍然相当耗时。VOCAL 和 Sono-AVC 是最常用的工具，但需要积累一定的经验才能熟练有效地使用，限制了其在超声检查中常规应用。

14 电子矩阵探头

14.1 简介

电子矩阵探头的最大特点之一是拥有多排晶体，这与传统机械探头只有单排晶体不同。由于具有多排晶体（有些是 64 排），探头足印区（探头和皮肤接触区）的阵元数超过 8 000 个，因此又称为矩阵阵列探头。传统的机械 3D 探头中，采用单排晶体进行二维成像。当激活 3D 采集模式时，机械马达就会偏转超声声束，连续采集多幅 2D 图像，并组合成 3D 容积。应用快速计算机处理器，矩阵探头以电子方式偏转超声声束，扫描预设采集框内的容积数据，以较机械 3D 探头快 2～4 倍的速率完成容积数据的采集。因此与传统的机械容积探头相比，电子容积探头具有多项优势，这些优势包括：

- 大量的电子控制晶体阵元的应用，能够大幅提升灰阶和彩色多普勒图像的质量。
- 电子探头采集 3D/4D 容积的速率明显更快。例如使用电子探头采集 STIC 容积数据只需 2～3s，而使用机械 3D 探头则需要 7.5～15s。这就是为什么即使在实时 4D 或 VCI-A 模式下检查，电子探头也能比机械 3D 探头运行起来更流畅、帧频也更高的原因。
- 使用电子 3D/4D 探头，实现了薄层容积实时扫查，在进行 2D 检查时也可以采用薄层容积扫查。软件可增强显示操作者定义的某些图像结构信息（骨骼、软组

织），并抑制其他无关信息。薄层厚度可在 2～20mm 之间选择。
- 只有矩阵探头才能实现的另一项重要功能是同时显示两个正交平面，即所谓的双平面显示。此功能能够在实时扫查感兴趣结构某一切面的同时，获取与之垂直的正交切面。与 3D 容积数据中的多平面模式不同，这是两幅原始的而非数字重建的超声图像。操作者可根据其感兴趣的切面，在第一幅图像上调整参考线，实时获取相应的正交图像，并可随时改变参考线的位置。

14.2 双平面显示

14.2.1 操作方法

首先启用矩阵探头进行 2D 扫查，找到需检查的区域。除了做优化图像的调整外，在切换到双平面功能之前，应尽可能缩小图像的扫描扇角。然后激活双平面模式，图像则以 A 和 B 两幅图像模式显示（双幅模式）（图 14-1）。左侧图像（A 平面）是初始图像，操作者需在 A 平面上调整垂线（参考线），获取目标结构切面。右侧图像（B 平面）同步显示通过参考线并与 A 平面正交的切面图像。双平面检查支持灰阶模式和彩色多普勒模式。笔者建议在工作中尝试使用这一有趣的成像工具。

14.2.2 双平面模式的典型应用示例

检查者经过多次实践应用双平面成像技术后，就会意识到这种新的扫查方式不仅可用于筛查，而且还可以用于可疑胎儿异常的诊断。

头面部检查 胎儿头面部常规超声检查时，需通过 2D 或 3D 多平面模式显示多个切面，双平面模式则为显示更多的解剖切面提供了理想的工具。例如，对头部进行横切面扫查时，双平面模式可以同时观察透明隔腔、侧脑室、外侧裂池或后颅窝结构。对于脑部异常的病变，也可以在双平面模式的两个切面上清晰地观察和验证，例如胼胝体发育不全、透明隔缺失等。图 14-1～图 14-3 展示了双平面模式在胎儿脑发育评估中的应用。

双平面模式对评估胎儿面部特别有帮助，最好从矢状切面的侧脸轮廓开始检查。简易的方法是在获取侧面轮廓切面的同时，将参考线从眼睛逐渐平移到鼻部，再移至上颌和下颌（图 14-4、图 14-5）。面部畸形如唇裂和腭裂（图 14-6）及其他畸形，均可以通过双平面模式清晰地显示和辨别。在早孕期筛查中也可以采用类似的方法（图 14-7）。

心脏检查 双平面模式是检查心脏、胸部和纵隔的一个有趣工具。在做心脏四腔心或三血管气管切面扫查时，可同时显示主动脉弓或导管弓的矢状切面（图 14-8）。在双平面上同时观察室间隔非常有意思，尤其是可以直接观察室间隔最大切面（图 14-9）。这种新颖的视角能够在灰阶或彩色多普勒模式下检查室间隔的完整性（图 14-10）。图 14-8～图 14-10 显示了正常和异常胎儿心脏的例子。

胸部、腹部、骨骼系统和其他部位的检查 双平面模式也可用于胎儿其他器官的检查。可以在双平面上详细观察脊柱，有助于评估脊柱裂或半椎体的严重程度。肺部和腹部器官也可以采用双平面模式进行检查，可以更容易、更好地了解正常和异常状况。图 14-11 显示了双平面模式下胎儿胸腔积液的例子。

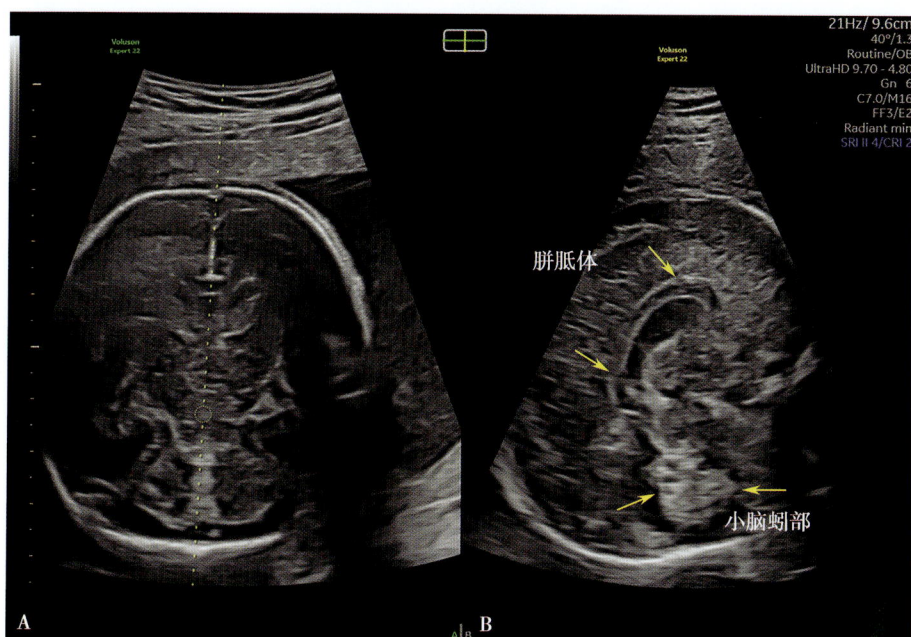

图 14-1 A 平面中，通过前额声窗以双平面模式检查头颅，B 平面中同时显示胼胝体正中矢状切面图像（箭头）。

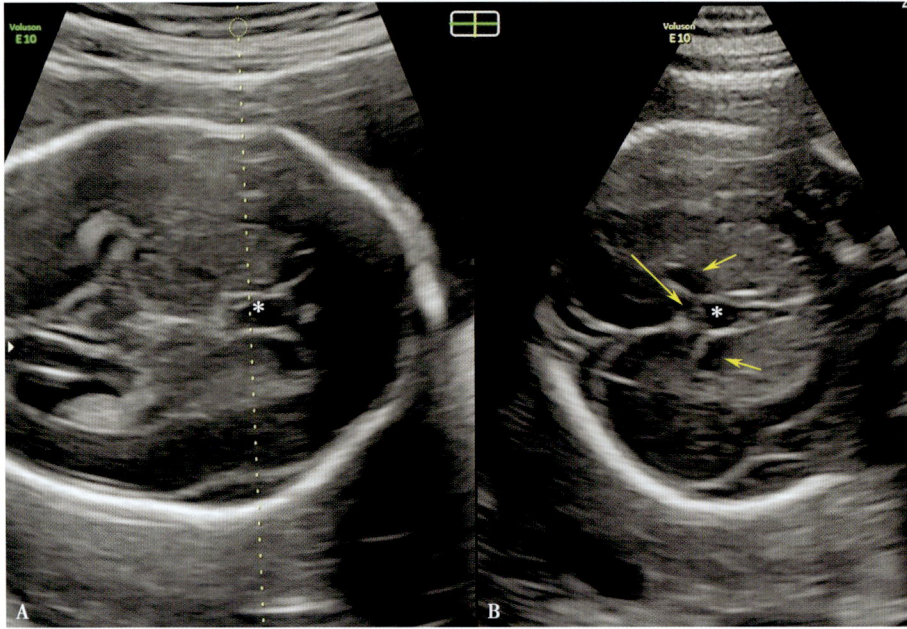

图 14-2 在双平面模式下检查胎儿头颅，两个平面正交于透明隔腔（*）。左图（A）为头颅横切面；右图（B）显示双侧侧脑室前角（短箭头）和胼胝体（长箭头）。

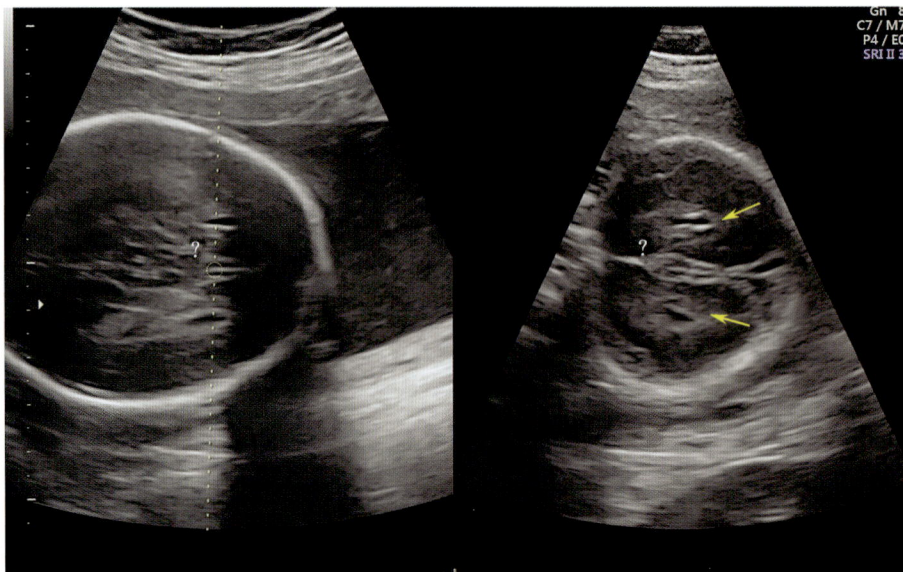

图 14-3 双平面模式显示胼胝体发育不全。如图 14-2 的方法一样显示头颅标准横切面，但此例双平面上均未见透明隔腔（?）。在双平面模式下的右侧图像中，双侧侧脑室前角向两侧分开。

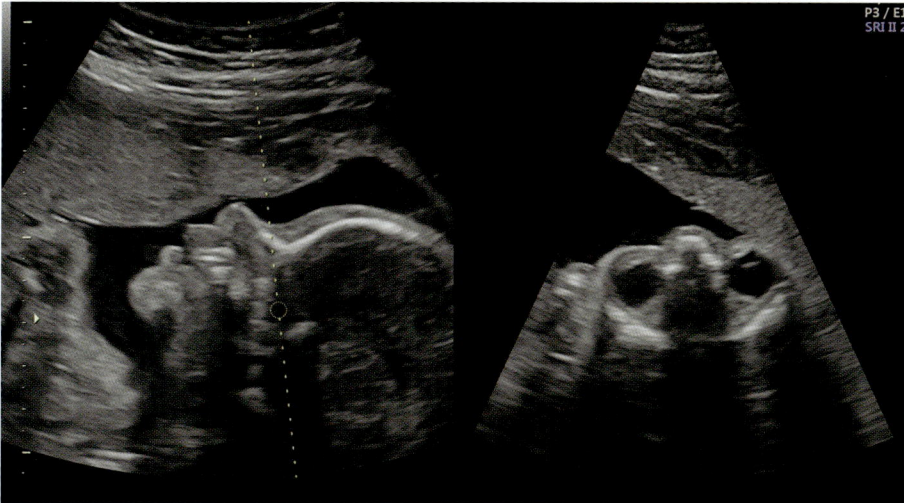

图 14-4　在双平面模式下检查胎儿面部。左图显示胎儿的侧脸轮廓，参考线放置在眼部水平位置，左侧 A 平面中未见双眼，但右图的正交平面图像上，双眼及眼眶均可显示。

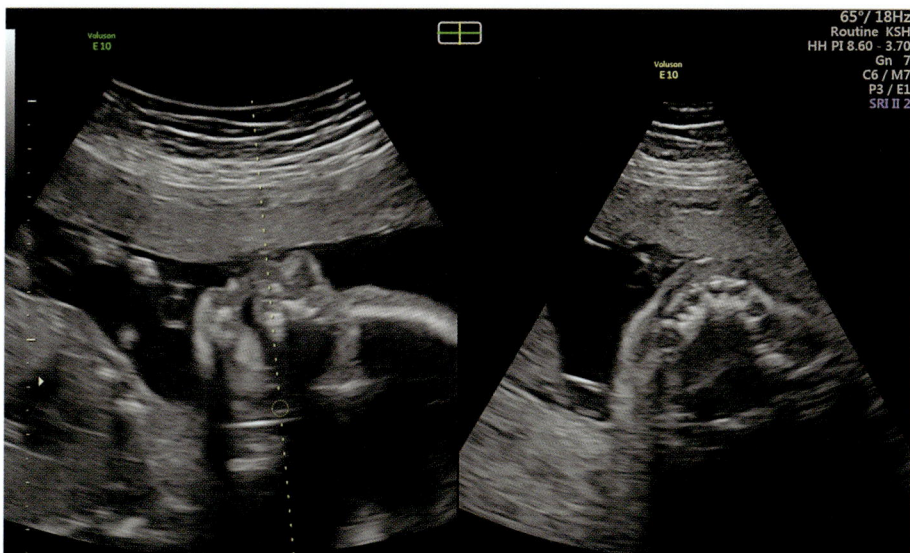

图 14-5　在双平面模式下观察胎儿面部。侧脸轮廓与图 14-4 相似，双平面参考线放在嘴部水平，则 B 平面可显示完整的上颌。

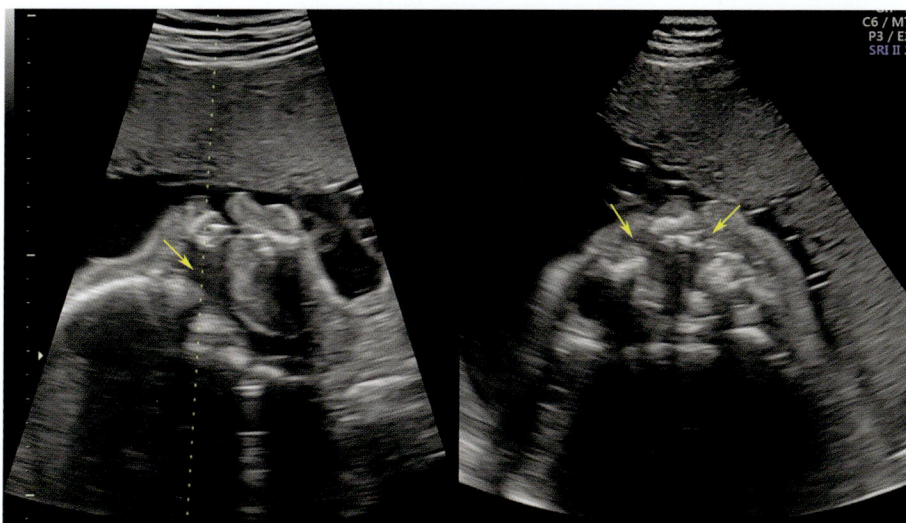

图 14-6　在双平面模式下观察胎儿双侧唇裂和腭裂（箭头）。双平面模式下先显示侧脸轮廓，然后把参考线放在上颌水平获取横切面。

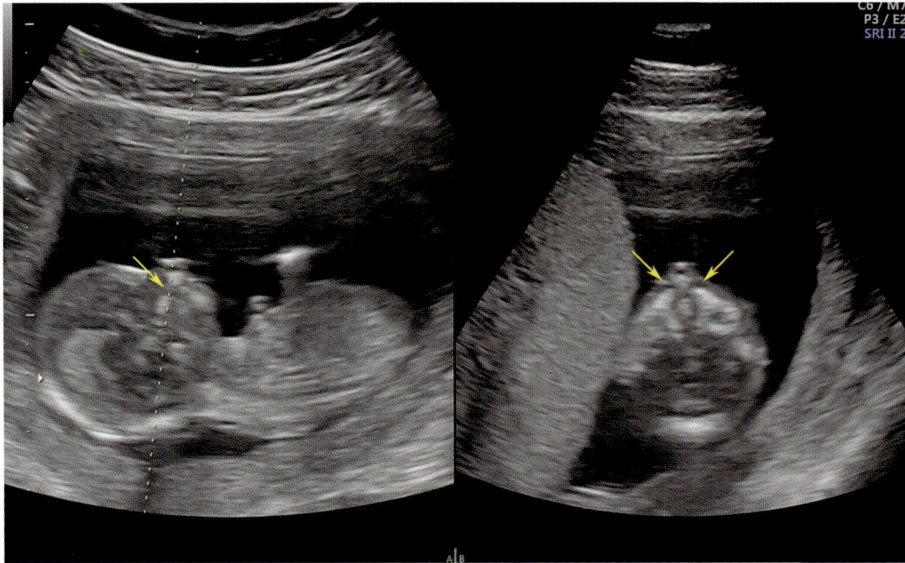

图 14-7 双平面模式观察 13 周胎儿的双侧唇腭裂（箭头）。左图显示参考线所在位置为"上颌裂隙"，参考线位置的横切面（右图）证实存在双侧唇腭裂。

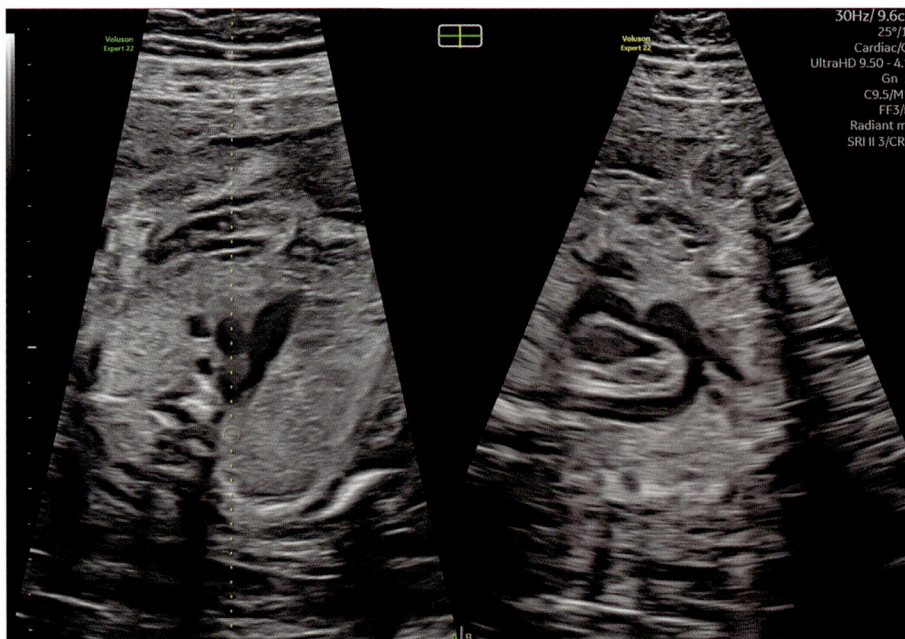

图 14-8 双平面模式显示正常心脏。扫查的切面是三血管气管切面（左图）。在双平面模式下另一平面可同时显示主动脉弓长轴。

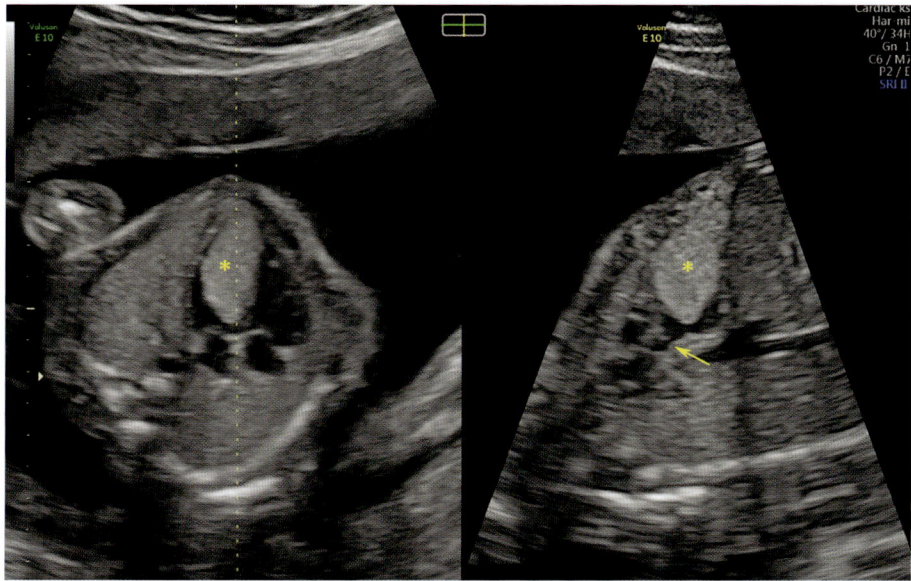

图 14-9　双平面模式显示胎儿室间隔横纹肌瘤。巨大的横纹肌瘤(*)位于室间隔和左心室区域。在双平面模式下,显示肿瘤没有造成主动脉瓣梗阻(箭头)。

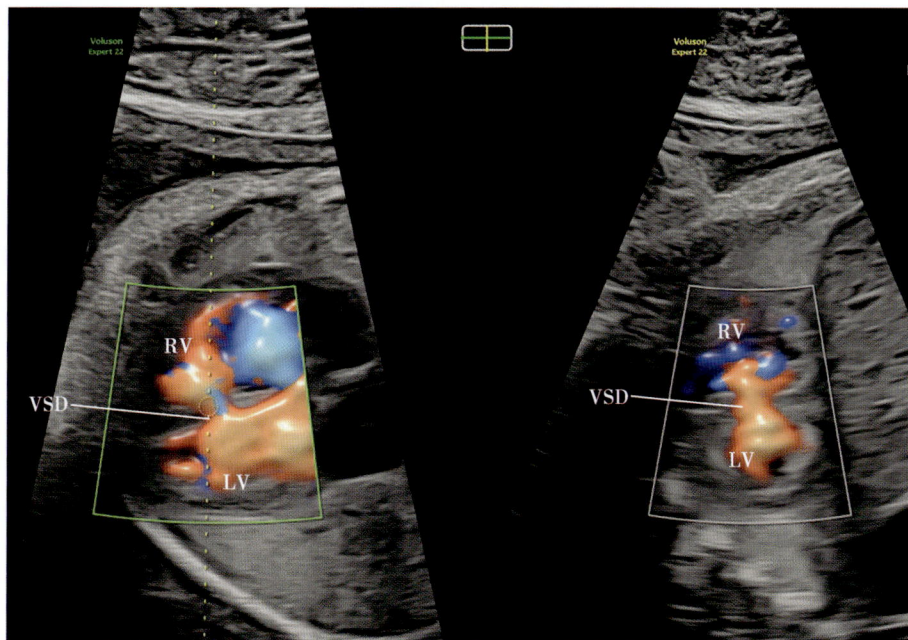

图 14-10　彩色多普勒双平面模式显示胎儿心脏室间隔缺损(VSD)。左图上有可疑缺损,在右图上得到确认。LV:左心室;RV:右心室。

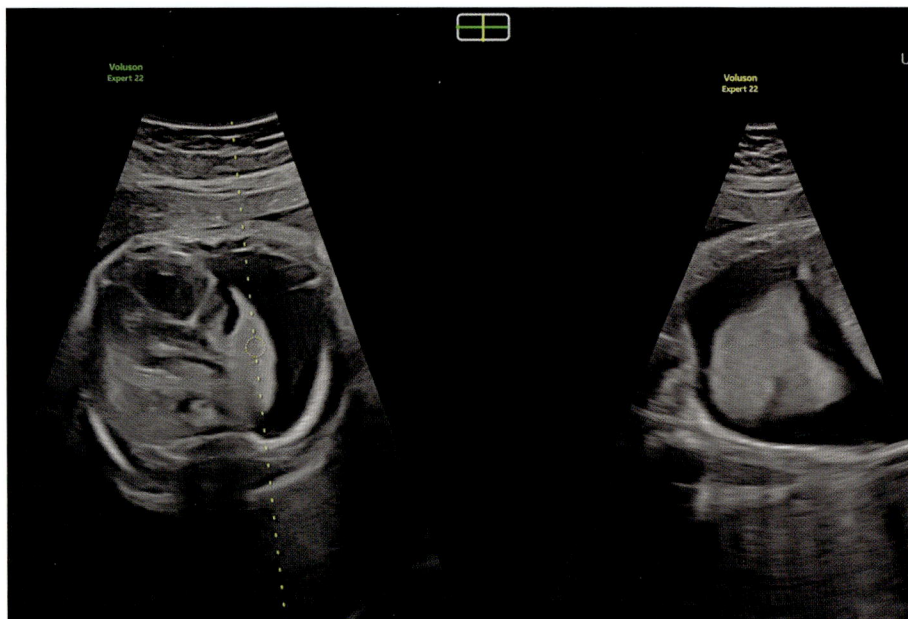

图 14-11　双平面模式显示右侧胸腔积液。左图中可以看到胸腔积液，右图中与之正交的胸腔矢状切面上，可以更好地评估胸水的程度。

14.3　A 平面容积对比成像

14.3.1　操作方法

VCI 的原理已经在第 4 章中进行了介绍，它是基于增强显示静态 3D 容积数据集中的薄层（1～20mm）的信息成像，提升了图像显示细节，同时减少了伪像。在静态 3D 中（见第 4 章），对比度在所有三个正交平面 A、B 和 C 同时得到增强。VCI 也可以应用于实时 4D 检查，此时仅增强显示扫查平面即 A 平面，因此被称为 VCI-A。机械探头也支持 VCI-A，但电子矩阵探头的帧频和分辨力要比机械容积探头更好。检查过程中，可以实时选择用于显示感兴趣器官的薄层厚度和渲染方式。操作者可以选择不同的渲染模式，如组织模式（X 线）、最大模式（骨骼）、最小模式、表面模式和反转模式，具体详见第 4 章中对静态 VCI 的阐述（图 4-3）。根据临床经验，我们主要使用 VCI-A 的组织模式对软组织器官进行薄层容积扫描，使用最大模式对骨骼进行厚层容积成像，具体如下所述。

14.3.2　VCI-A 的典型应用示例

用于软组织检查的 VCI-A 组织模式　激活此功能时，操作者仍在常规检查平面（A 平面）进行扫查，但增加了 3D 薄层厚度。组织渲染模式（X 线模式）可通过选择数毫米（1～5mm）的薄层厚度以重点增强软组织对比度。这种模式明显提升了所采集图像的可塑性（图 14-12～图 14-14）。此工具适用于胎儿心脏（图 14-12、图 14-13）、颅脑（图 14-15）、腹部（图 14-16）和胸部的检查。检查胸部时可以很好地区分心肌、腔室和肺的界限（图 14-12～图 14-14）。检查腹部时，肠道、肾脏、肝脏和膈肌的回声不同，也可以应用 VCI-A 模式很好地区分组织边界（图 14-14、图 14-16）。对于以上适应证，根据临床病例和胎龄的不同，通常选择 2～5mm 的薄层厚度。图 14-12～图 14-16 展示了应用 VCI-A 技术获取的软组织图像。

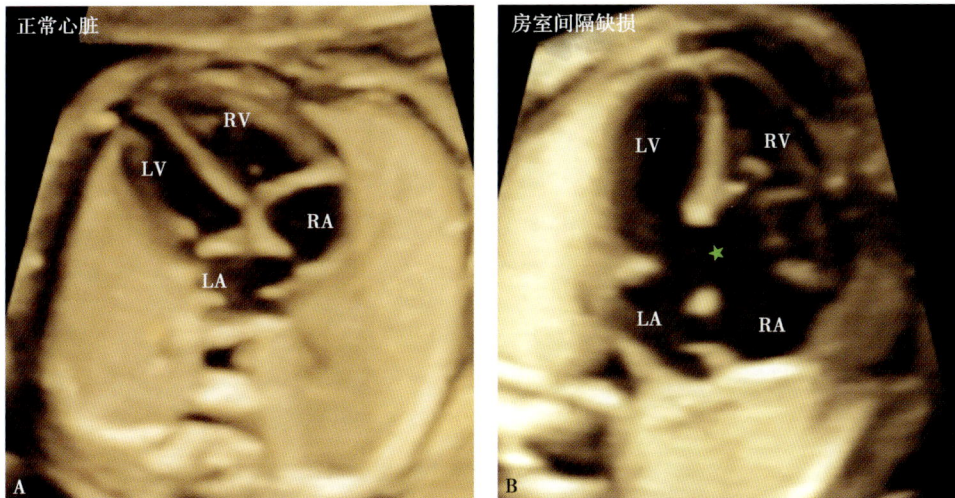

图 14-12 A 平面容积对比成像（VCI-A），此处应用 X 线模式显示两个胎儿心脏的软组织增强图像，VCI 薄层厚度为 4mm。A．正常胎儿心脏四腔心切面。B．房室间隔缺损（AVSD），缺损处（星形）清晰可见。LA：左心房；LV：左心室；RA：右心房；RV：右心室。

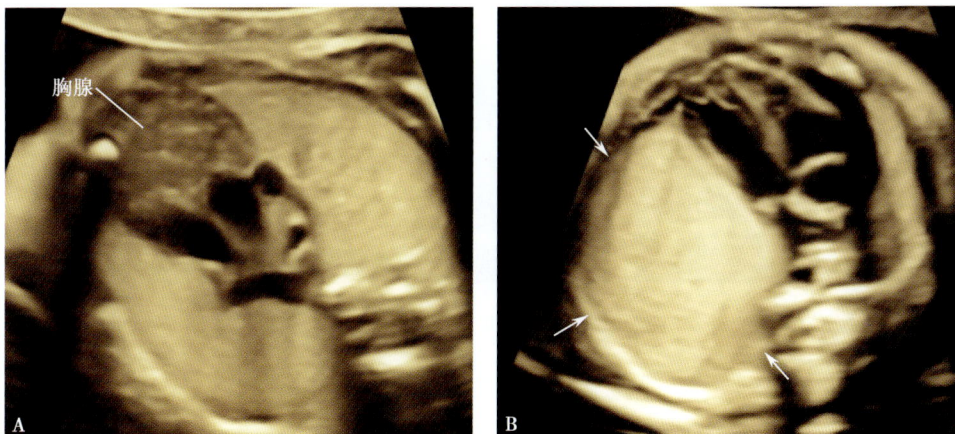

图 14-13 两例胎儿心脏 VCI-A 模式成像，显示软组织回声增强。A．三血管气管切面，明亮的双侧肺脏之间的低回声胸腺清晰可见。B．图中心脏被增大的高回声左肺（箭头）推挤，向右移位。

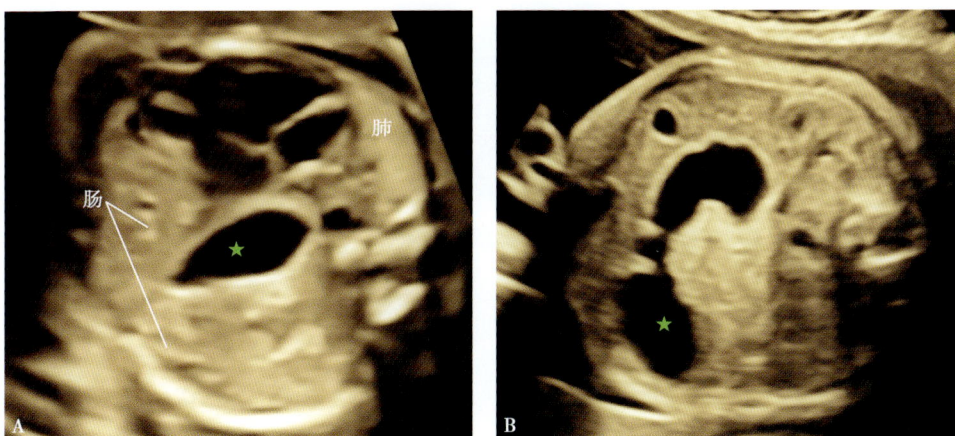

图 14-14 在 VCI-A 模式下对 2 例异常胎儿的胃泡成像。A．先天性膈疝。对比度增强后，不仅可以清晰地显示胃泡的形状（星形），还可以清晰地与肠管和肺区分开来。B．十二指肠闭锁"双泡征"。扩张的胃泡和十二指肠的"双泡征"（星形）。

用于骨骼检查的 VCI-A 最大模式　上述 VCI-A 检查技术特别适用于骨骼成像。中孕期或晚孕期检查可选择 8～20mm 的层厚。以 10mm 厚度为例，5mm 薄层位于检查平面前方，5mm 薄层位于检查平面后方，然后再经 3D 运算处理，最后以最大模式实时渲染薄层内的信息（请参阅第 8 章）。在临床实践中，笔者选择 8～14mm 的薄层厚度，使用 VCI-A 观察四肢、脊柱和颅骨（图 14-17～图 14-22）。应用这种方法可以对整个手部进行成像，即使手指呈弯曲状。同样，常规应用该技术还可以对颅骨和骨缝进行成像。需要强调的是，这种容积成像模式在早孕期也具有巨大潜力，因为可以应用骨骼模式对整个胎儿进行成像。

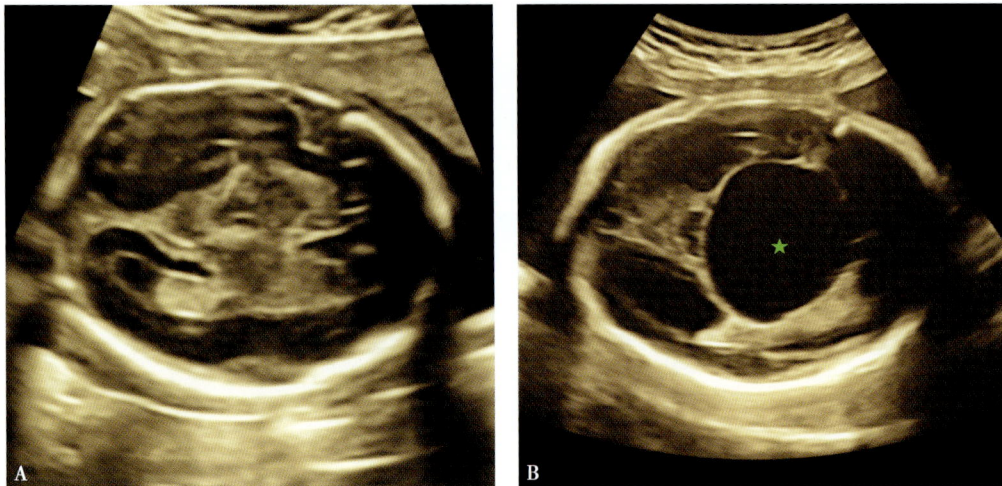

图 14-15　VCI-A 模式显示胎儿头部。A. 显示正常胎儿颅内结构对称。B. 显示半球间的巨大囊肿（星形）。

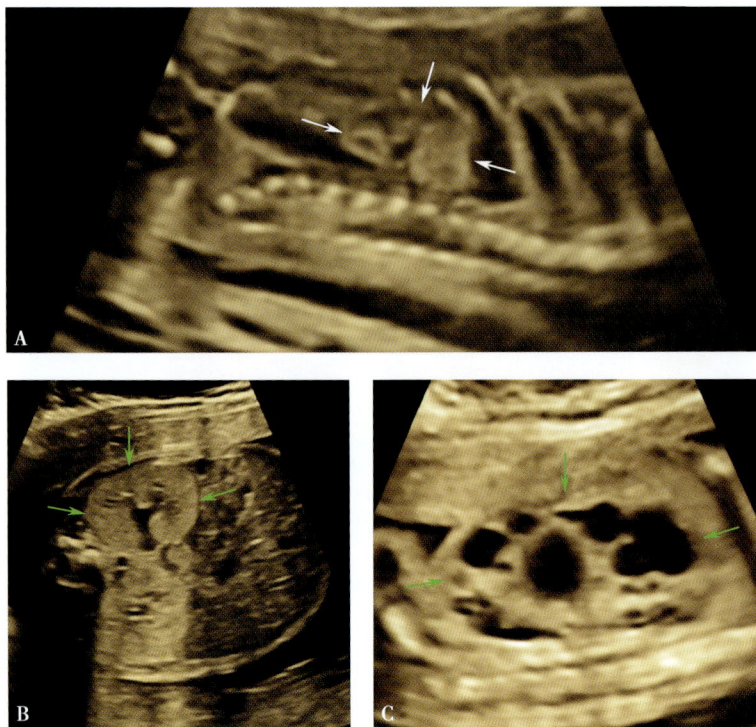

图 14-16　VCI-A 模式显示正常胎儿肾脏（A）（白色箭头）和两例异常胎儿肾脏的解剖结构。B. 图中胎儿肾脏增大，回声增强（箭头）。C. 多囊性肾发育不良胎儿肾脏，可见许多大小不一的囊肿。

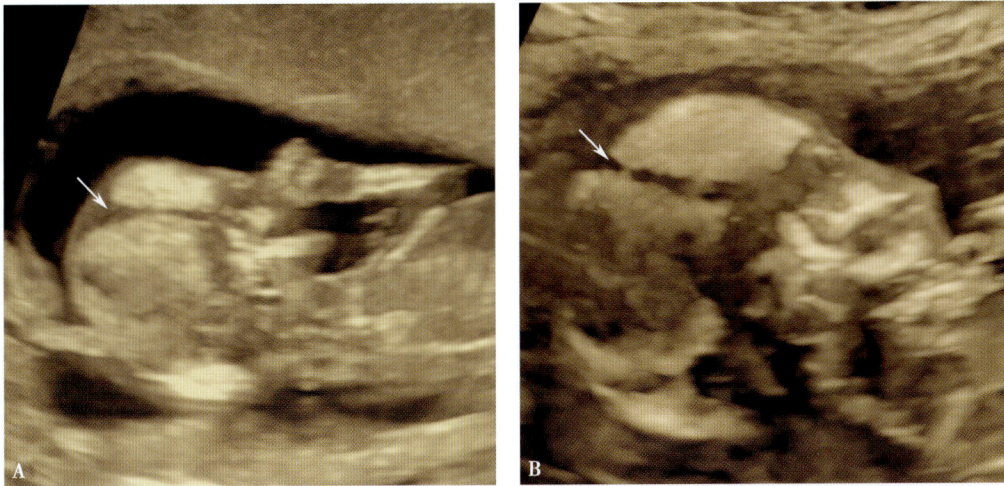

图 14-17　14 周和 22 周两个胎儿面部的旁矢状切面，采用 VCI-A 骨骼模式显示颅骨的侧面观。注意两个胎儿的冠状缝（箭头）和部分面部骨骼均被显示。A. 薄层厚度为 12mm。B. 薄层厚度为 13mm。

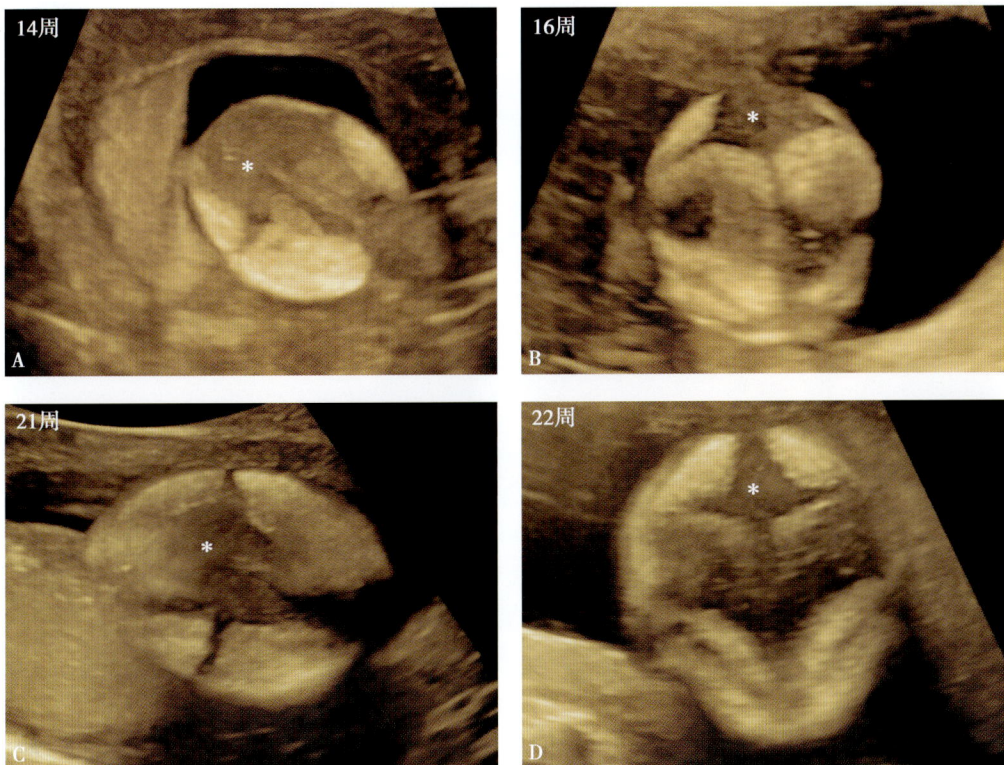

图 14-18　采用 VCI-A 骨骼模式显示胎儿颅骨顶部，不同胎龄的囟门（*）均清晰可见。此 4 例的薄层厚度均为 10mm。

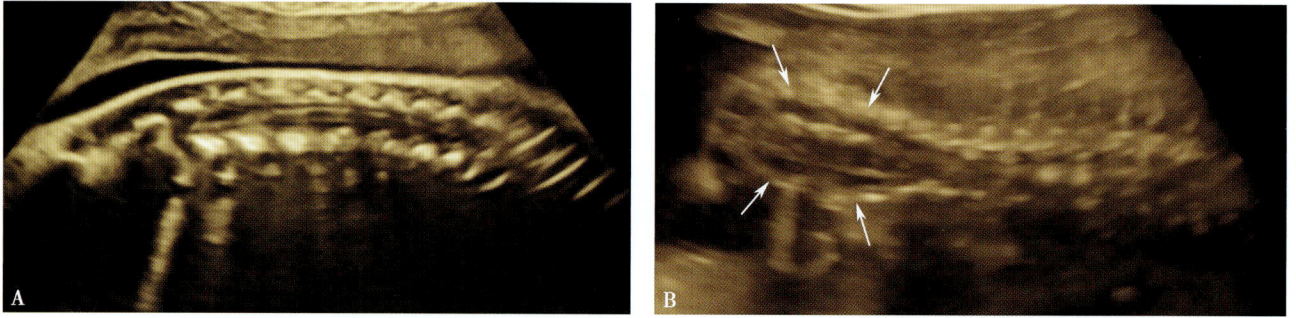

图 14-19 采用 VCI-A 骨骼模式显示正常胎儿（A）和开放性脊柱裂（箭头）胎儿（B）的腰椎，以及病变的正面视图。

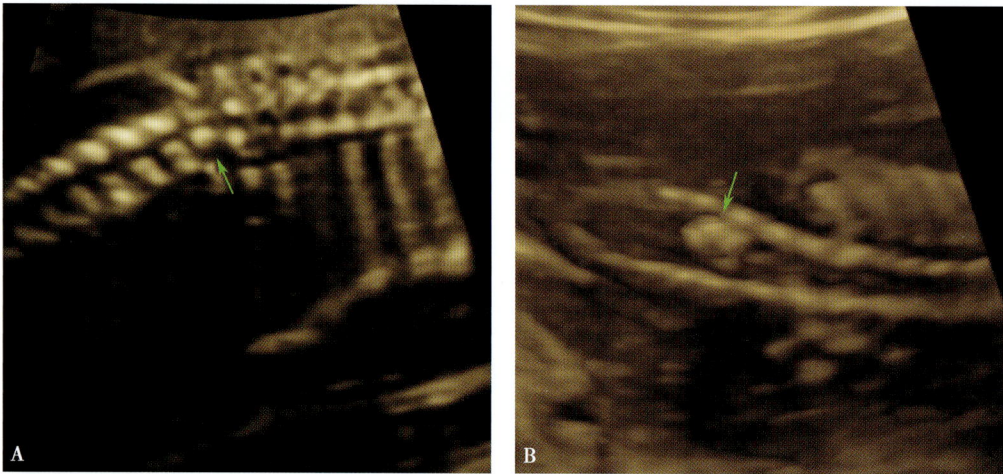

图 14-20 采用 VCI-A 骨骼模式显示半椎体（箭头）胎儿（A）和脊髓纵裂胎儿（B）的骨刺（箭头）正面观。

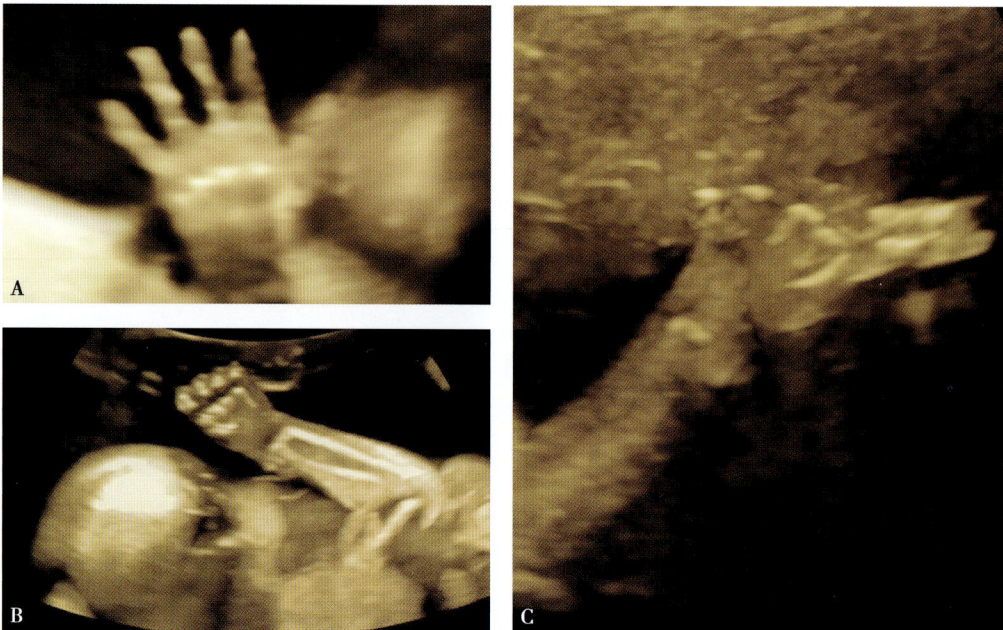

图 14-21 采用 VCI-A 骨骼模式显示两例正常胎儿（A 和 B）和一例异常胎儿（C）的手部。A 中的手、B 中的前臂和手清晰可见；而 C 中可观察到胎儿的裂手畸形。

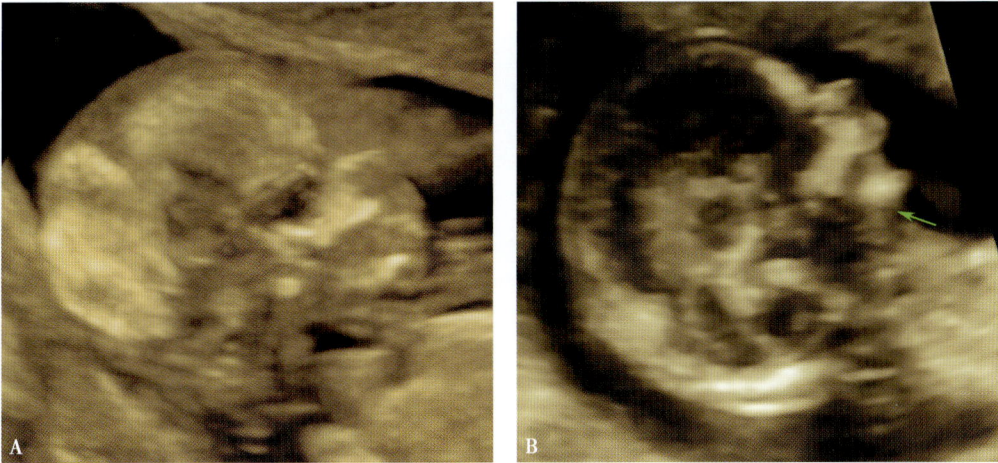

图 14-22 在 VCI-A 骨骼模式下显示胎儿侧脸轮廓。A. 正常上颌骨、下颌骨。B. 显示下颌后缩（箭头）。

14.4 新工具 VCI-2D

最近，基于 VCI-A 渲染经验，推出了用于电子矩阵探头的新软件，使用该软件将与 VCI-A 方法一样，矩阵探头采用数毫米的层厚而非单一切面进行 2D 检查。这款名为 VCI-2D 的软件，图像分辨率高于简单的 2D 或 VCI-A 图像，操作者可以选择不同的薄层厚度（1～20mm）和成像质量（组织或骨骼）进行成像。这是一种很有前景的新方法，其使用 3D 成像算法进行 2D 检查。图 14-23、图 14-24 展示了这项新技术的首批应用实例。

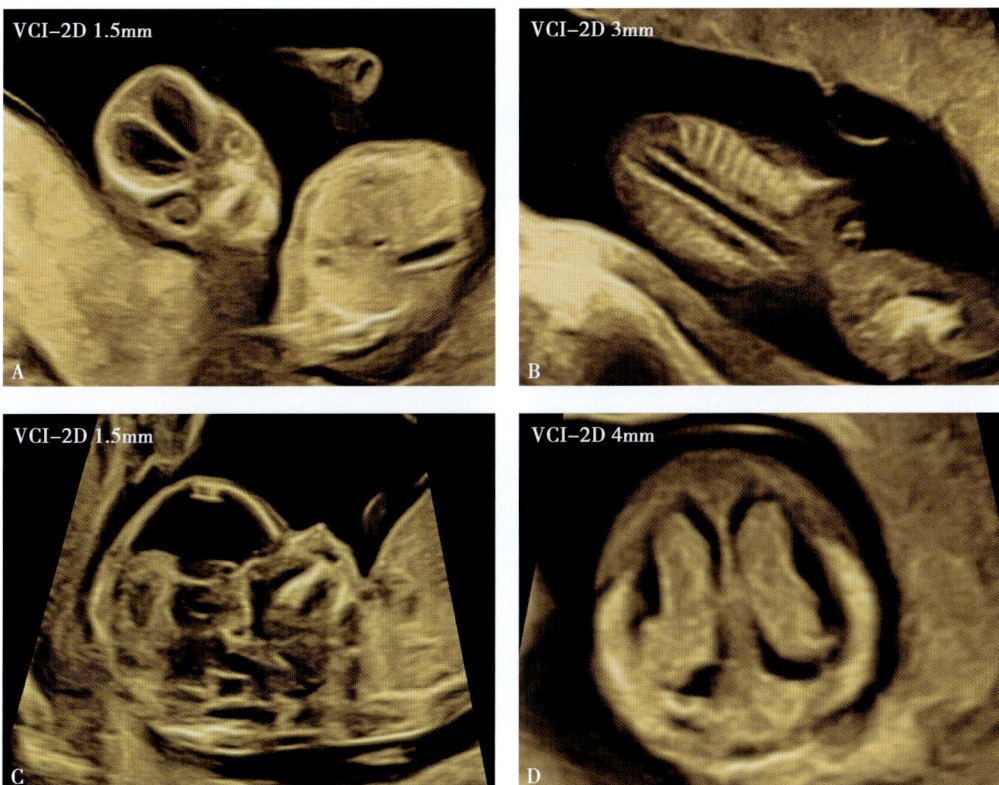

图 14-23 电子矩阵探头的最新技术进展是能够对有一定厚度的薄层而非单一切面进行 2D 成像。这种薄层扫描方法被称为 VCI-2D，厚度可以调整。这些早孕期胎儿图像显示出更好的对比度和细节。图上标注了层厚。

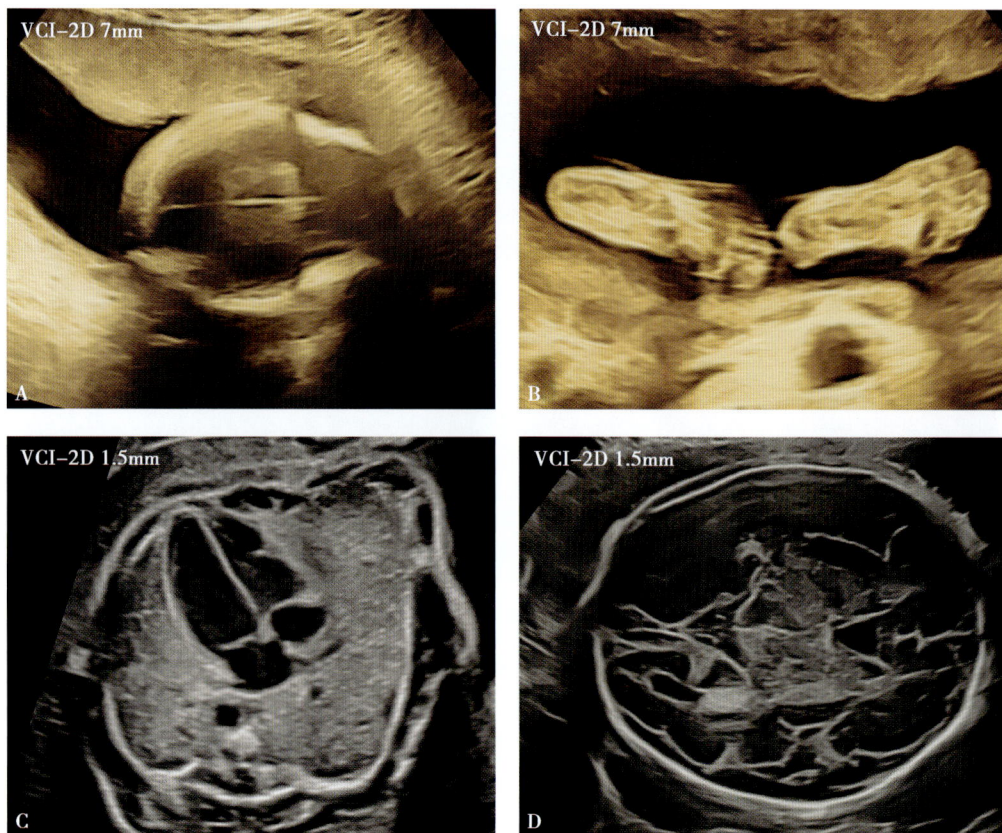

图 14-24 如图 14-23 所述，本图案例也使用了 VCI-2D 技术分别对 22 周（A～C）和 28 周（D）胎儿进行成像。注意，薄层成像提高了图像的分辨率和对比度。

14.5 结语

本书第 1 章中已阐述了电子矩阵探头的基础知识，在第 1 章和第 15 章也讨论了实时 4D 的临床应用。需要强调的最重要的一点是，有了电子探头和现今处理器日益增强的计算能力，可以在近乎实时的状态下获取和显示 4D 图像序列。因此，与机械探头相比，我们更倾向于使用矩阵探头进行 4D 检查，特别是在整个孕期都能以更高的分辨率显示图像。具体案例可参见第 15 章，其中展示了在妊娠晚期使用该探头获得的胎儿面部表情和做鬼脸的示例。实时 4D 也是对胎儿心脏进行实时检查的良好工具，但由于 eSTIC 的后处理能力更强，因此推荐使用 eSTIC 采集容积数据。eSTIC 采集不仅速度快，而且分辨率更高。遗憾的是，关于 4D 实时采集的细节很难在本书的静态图像中完全展现。因此，建议操作者尝试使用电子矩阵探头，并通过本章介绍的各种工具了解该探头的功能。

第三部分　**三维超声在产前诊断中的临床应用**

15 胎儿面部三维成像

15.1 胎儿面部二维和三维超声检查

胎儿面部二维超声检查常以正中矢状切面观察面部轮廓,以及一系列平行横切面显示眼睛、鼻子、唇到上下颌骨,理想情况下还应显示硬腭。如果条件允许,还应观察胎儿的一侧或两侧耳。胎儿面部侧脸轮廓图像是孕妇最期望看到的图像之一,因为这是外行人能够容易辨认出来的为数不多的图像。目前胎儿面部最佳的显示方法是 3D 超声表面模式成像,如第 7 章所述。3D 超声表面模式成像的主要优势在于能够在一张静态图像上显示完整的胎儿的面部图像,可增强母亲和孩子的密切联系。观察面部特征随孕周的变化也很有趣(图 15-1),晚孕早期胎儿面部图像逐渐与新生儿期相似(见后)。在实际应用

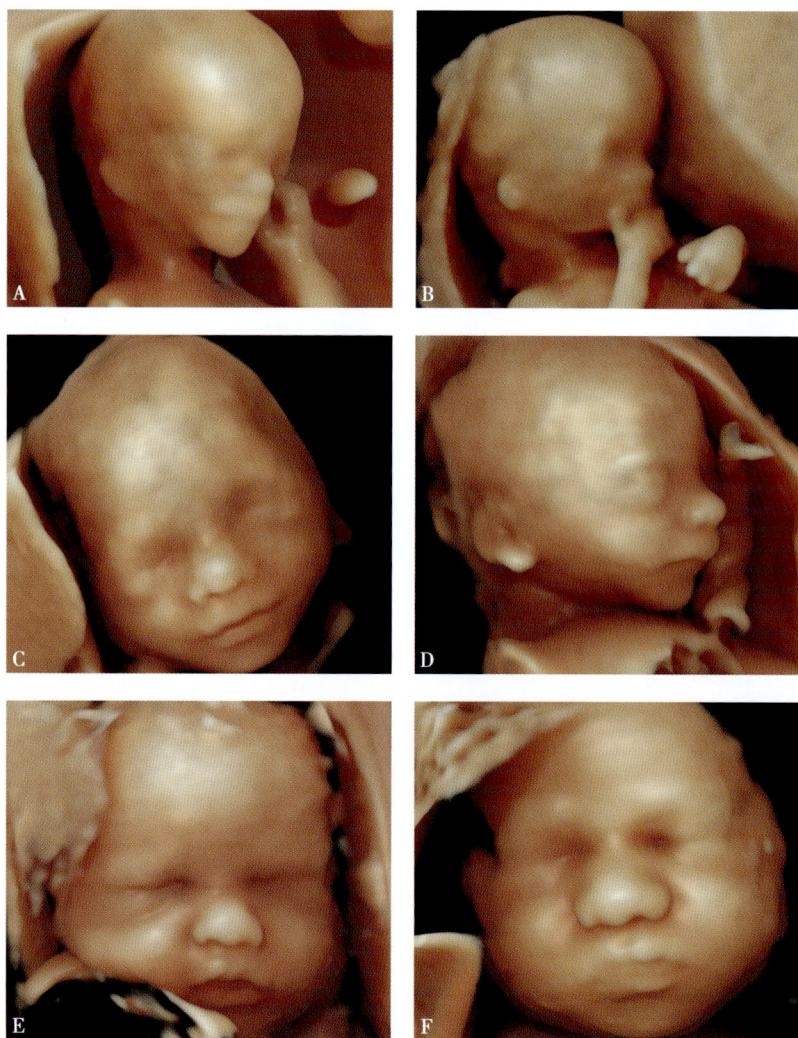

图 15-1 胎儿面部 3D 表面模式成像。胎儿面部外观在 12 周(A、B)、约 22 周(C、D)和 30 周后(E、F)有明显的变化,晚孕期皮下组织增厚、丰满。

中，使用三维超声技术的医师通常会对 80%以上的胎儿面部进行 3D/4D 成像，而其他器官的成像频率则相对较低。因此，我们单列一章来讨论胎儿面部成像。胎儿面部成像可采用表面模式、多平面模式以及骨骼模式。本章中我们将详述前两种模式，并重点介绍在两种模式下正常和异常的面部表现，面部骨性结构和颅骨则在第 17 章中另作讨论。

15.2 正常胎儿面部 3D 表面模式成像

使用 3D/4D 超声获取胎儿面部图像即3D 超声成像，为大多数接受孕期超声筛查的孕妇所期待。为获得良好的图像质量，需遵循 4 个关键步骤：

1. 在进行 3D/4D 采集之前，要获取最佳的二维图像。

2. 调整面部成像角度时应注意周围结构的影响。

3. 在 3D/4D 采集前调整预设，优化成像参数。

4. 对采集后的容积数据进行调整及后处理。

本节将详述以上步骤内容。更多关于表面模式的信息，参阅第 7 章。

15.2.1 初始二维图像的获取

在启动采集容积数据之前，应确保 2D图像具有良好的分辨率，以获得清晰的面部轮廓特征。可以通过增强图像的对比度使羊水透声好，同时避免胎儿脸部前方的斑点伪像（见第 1 章中的图 1-2）。

15.2.2 容积数据采集角度

在获取容积数据之前，需确定胎儿面部前方有足够的羊水，且没有无关结构（例如手或脐带）遮挡，可将探头像自由臂扫查那样手动在胎儿面部左右扫查，有助于明确获取容积数据的区域。获得完美的面部图像就像摄影师拍下经典的作品，为达到这一目的，扫查时的初始切面应取胎儿面部的前侧方而非正中矢状切面（对比图 15-2 和图 15-3）。推荐在初始切面上，胎儿颏部、嘴部、鼻部和前额保持在同一水平线上（图 7-6、图 15-3），如果嘴部区域低，嘴部和颏部在 3D 图像上就无法显示清楚，如图 15-2。

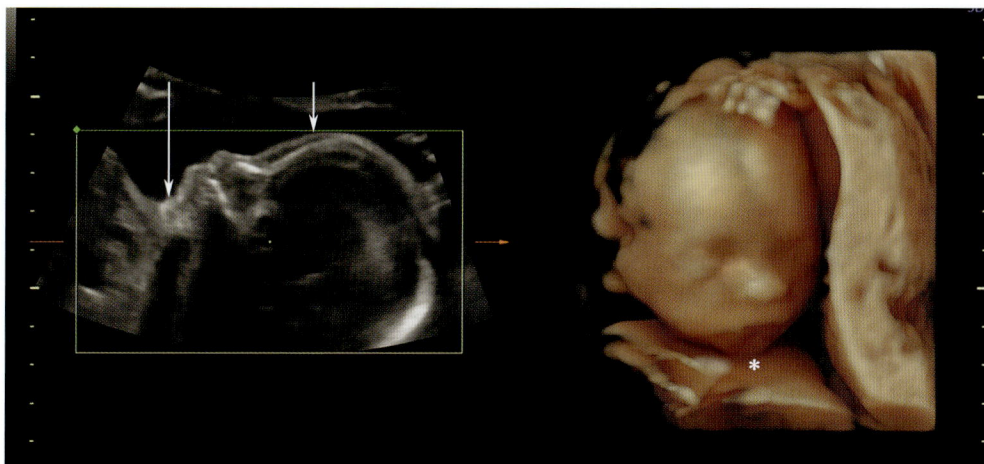

图 15-2 此例胎儿面部轮廓的 2D 图像质量尚可，但三维容积的取样初始切面的位置还可以改善。此例容积成像中，胎儿嘴-颏部（长箭头）与额部（短箭头）相比位于图像远场，导致 3D 图像中嘴-颏部（*）的显示不尽人意。可与图 15-3 进行比较。

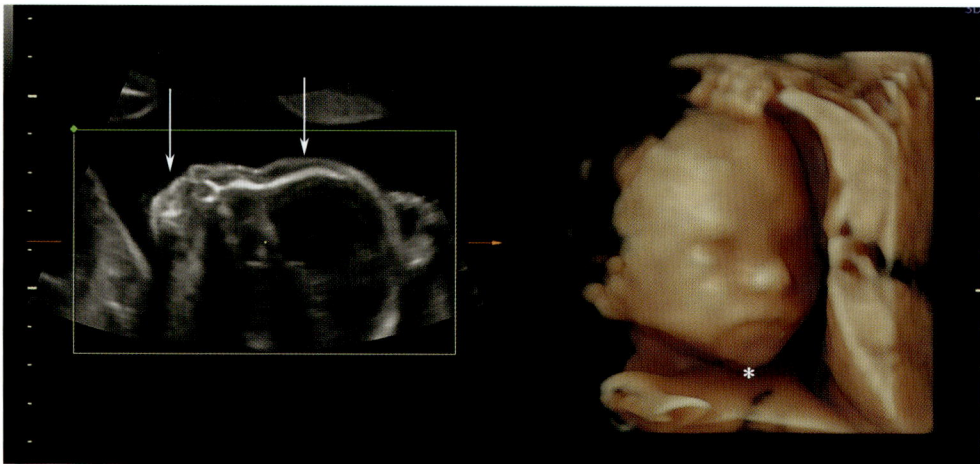

图 15-3 此例特别注意将胎儿面部初始切面调整为呈水平位,嘴部、颏部和前额几乎在同一水平(左图),其面部整体 3D 图像与图 15-2 相比较获得了更好的效果,特别是嘴-颏部区域(*)。

15.2.3 容积数据采集前预设

超声仪器内提供了胎儿面部三维渲染的编程预设。通常需要预先调整好 3 个关键参数:采样框大小、容积深度以及容积分辨力。建议选择较大的采样框,并确保足够的深度,以便获取尽可能多的信息(图 7-8)。对于分辨力的设置,笔者倾向于选择中等质量(如 mid-1、mid-2),这样可以生成较为柔和的面部图像。而针对手或耳等结构的三维成像,建议用较高分辨力设置。

15.2.4 容积数据三维渲染后处理和容积操作

获得成功的面部三维图像的一个重要环节是调整 HDlive 图像的柔和度。可以通过选择 V-SRI 级别来实现这一效果,V-SRI 从 1 级到 5 级,面部图像的轮廓可以从锐利到柔和进行调整(图 7-10)。还可以调整阴影级别,例如调整至 130,可获得另一种柔和的色彩效果。另外采用轮廓剪影模式,可使图像更为柔和,如第 11 章所述。在 3D 图像处理过程中,通常需要借助"魔术剪"功能裁剪邻近的伪影,操作时先将 3D 容积调整至合适角度,然后启动"魔术剪"将不需要的结构裁掉(图 15-4)。在某些情况下调整增益和阈值有助于降低脐带的干扰。还可以从前方向上调节光源方向,改善面部光线(图 3-16)。图 15-4～图 15-7 展示了采用前述步骤处理所获得的一系列图像。

使用魔术剪前 使用魔术剪后

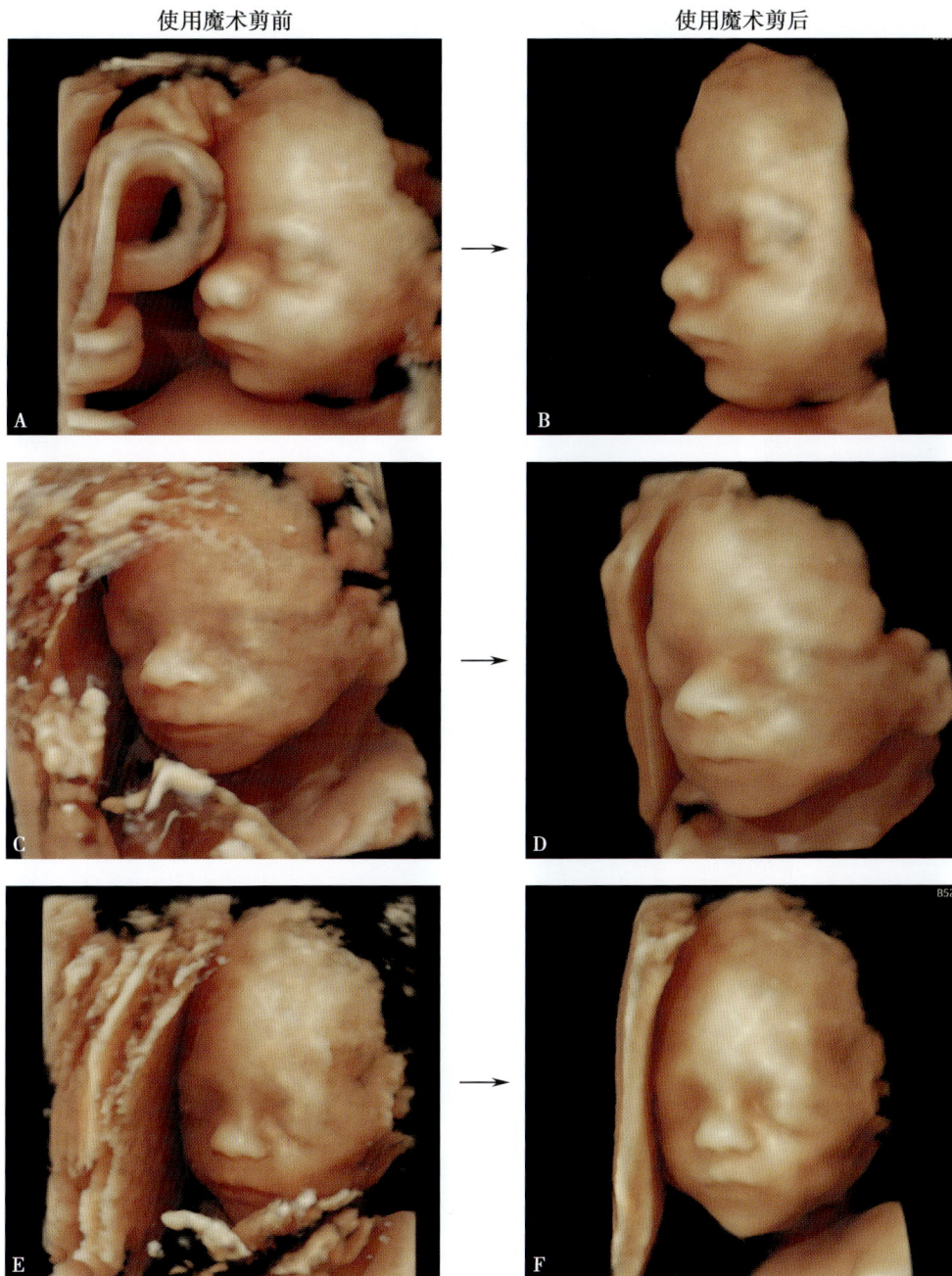

图 15-4　大多数胎儿面部 3D 图像可以采用"魔术剪"功能获得改善。此图展示使用魔术剪之前（A、C 和 E）和使用后（B、D 和 F）的 3 个示例。

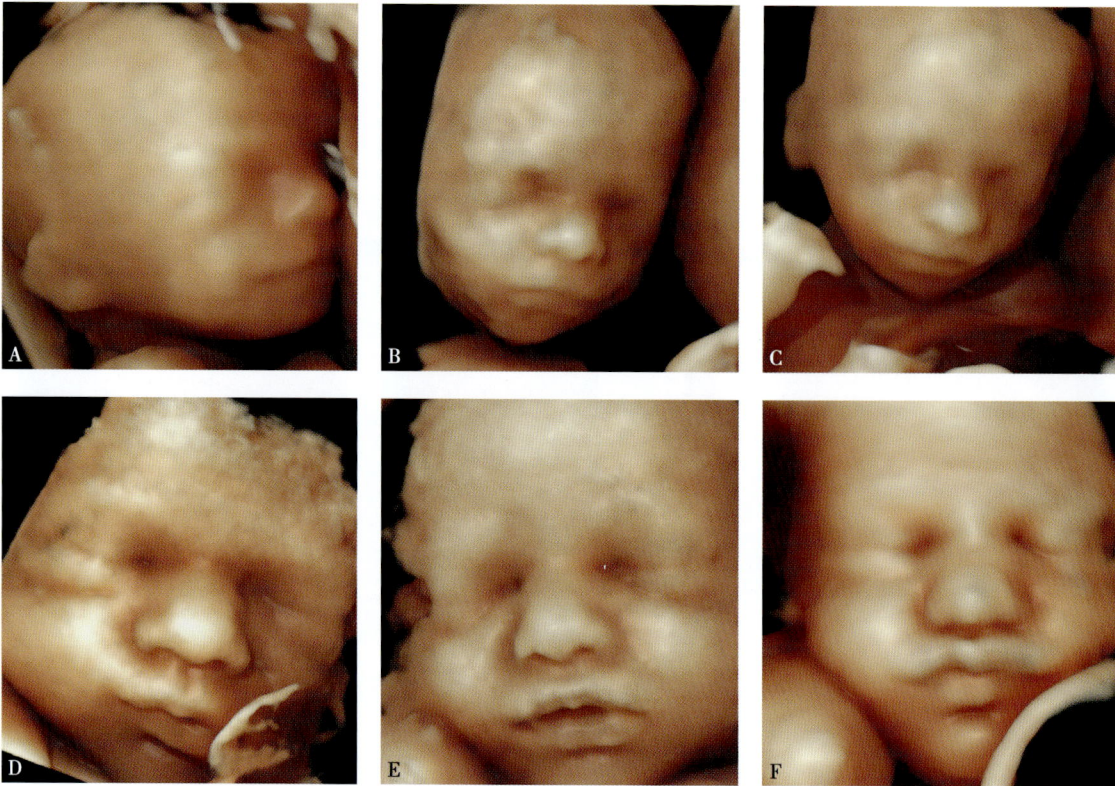

图 15-5　展示了 22 周（A、B 和 C）、30 周（D 和 E）以及 32 周（F）胎儿的静息阶段，看起来像在睡觉一样。

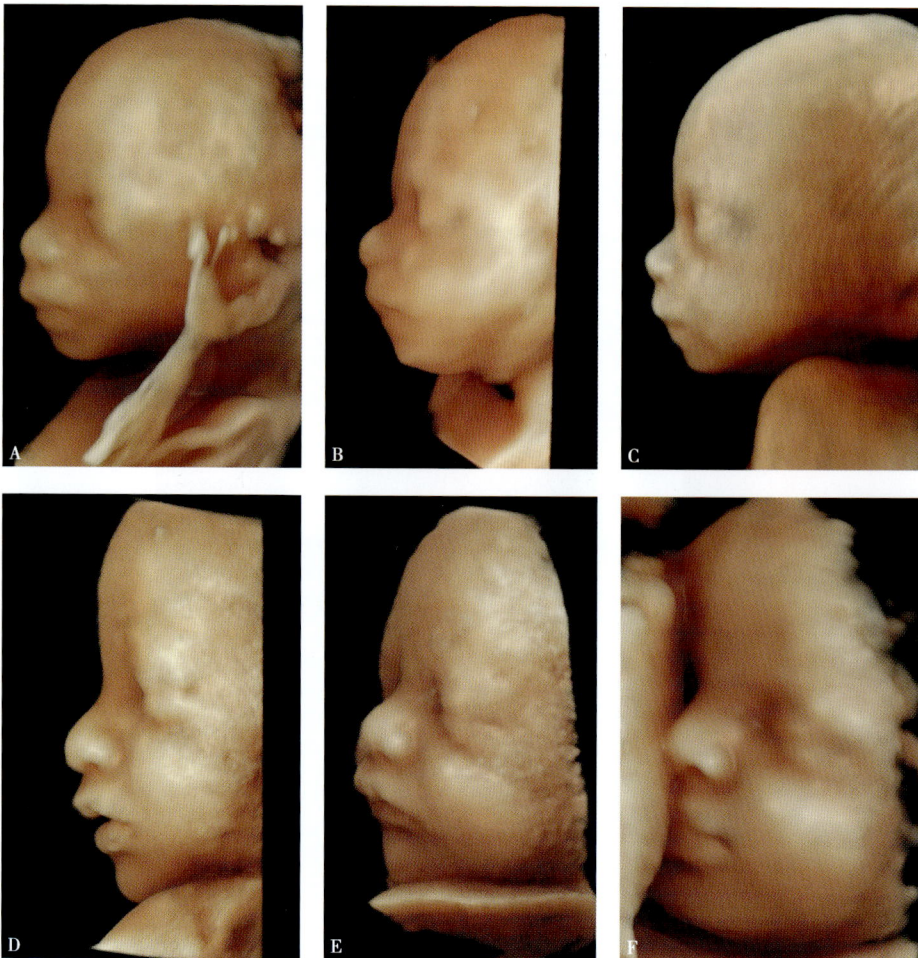

图 15-6　使用魔术剪裁掉背景，从而清晰显示胎儿侧脸轮廓。A、B、C 为 22 周胎儿面部成像，D、E、F 为 30 周胎儿面部成像。注意 28 周后胎儿面部特征的变化。

胎儿面部和手部

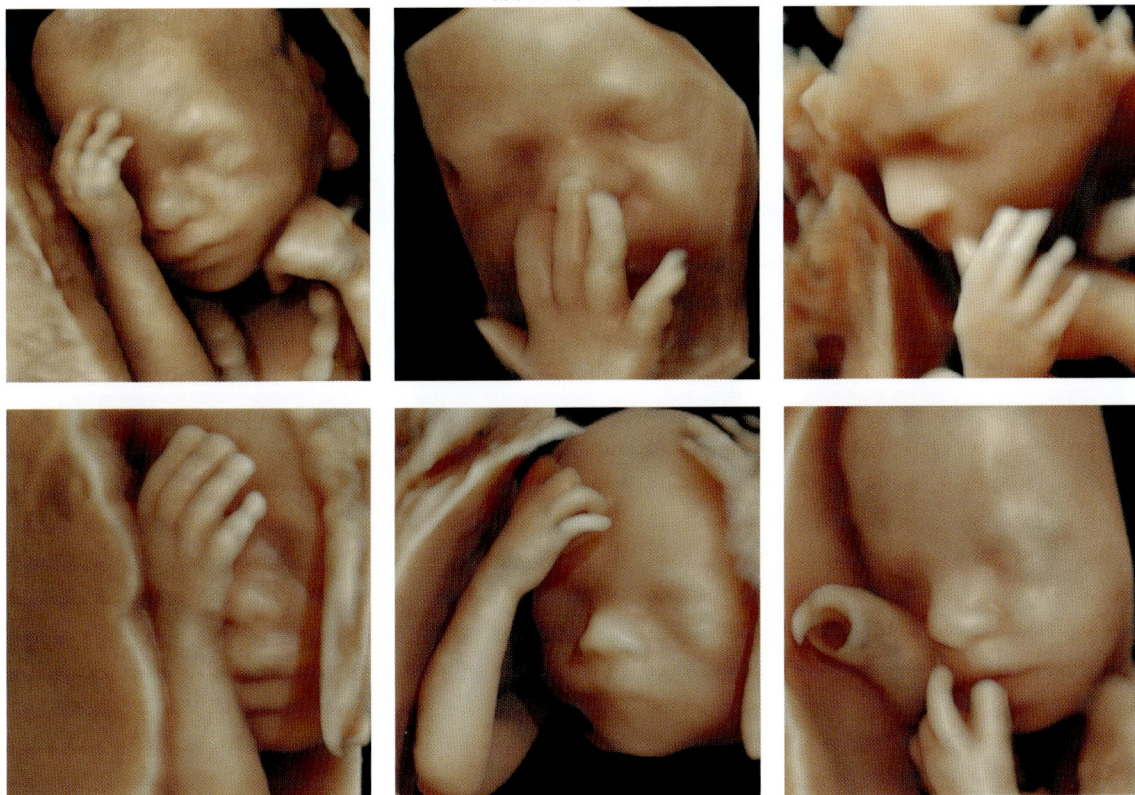

图 15-7　胎儿宫内典型的动作是把手放在头和脸前面，可以通过 3D 成像方法观察。

15.3　正常胎儿面部 4D 表面模式成像

实时四维（4D）与静态三维（3D）超声检查在面部成像方面略有不同。尽管步骤 1 和 2 大致相同，但在步骤 3 中，需调整取样框至接近胎儿面部大小，并将取样线置于羊水中，以便直接观察到胎儿面部。在 4D 超声检查扫查过程中，持续胎动会影响"魔术剪"和其他功能的应用效果，因此在进行实时 4D 扫查时，应预先设置好各种条件，如光源、V-SRI 图像的平滑处理，以及其他

在步骤 4 中讨论的功能。操作者可以启用 SonoRender 实时工具（见第 3 章）代替"魔术剪"，此工具能够根据胎儿运动实时调整渲染线。实时 4D 检查的一大优势在于，其不仅可以直接获取立体图像，更重要的是，操作者和父母可以一同观察到胎儿的面部动作，如嘴巴或眼睛的开合、面部表情（图 15-8）或面前手部的运动。图 15-8 和图 15-9 展示了从 4D 容积数据中提取的一系列图像，这些图像记录了胎儿面部表情的变化。在晚孕期做 4D 成像特别有意思，因为此时胎儿的面部特征和表情变化更加明显。

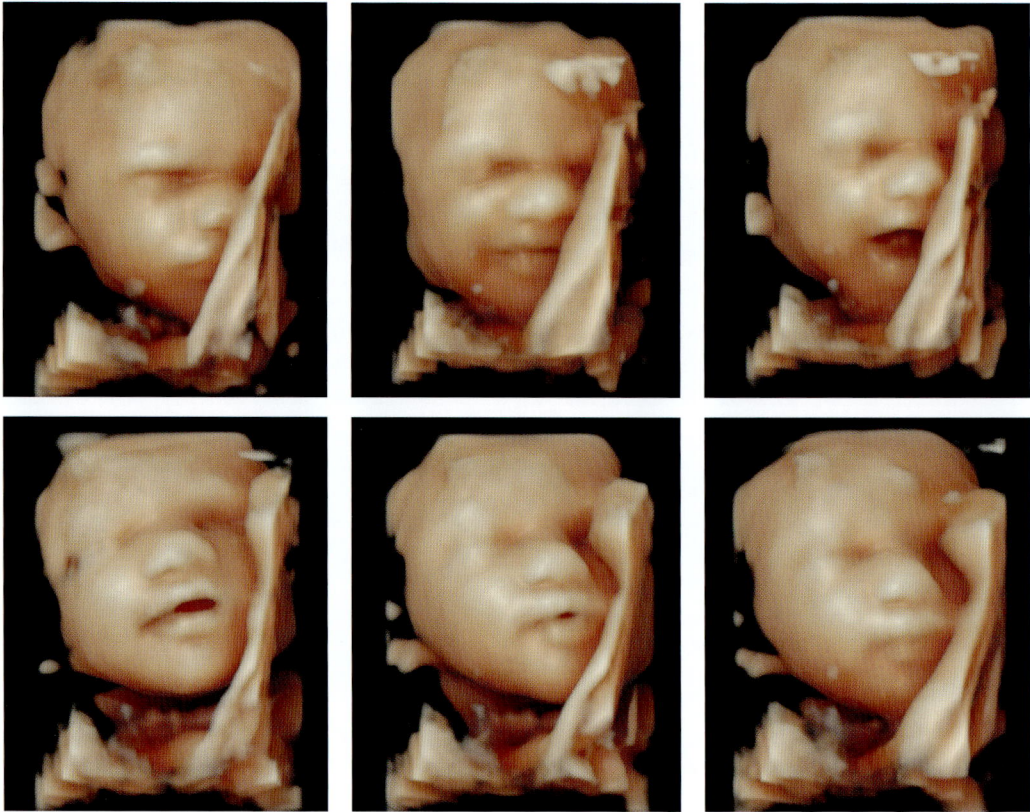

图 15-8　一系列胎儿面部表情变化的 4D 动态图的截图，展现了胎儿的多种面部表情，如喝水、哈欠或做鬼脸。

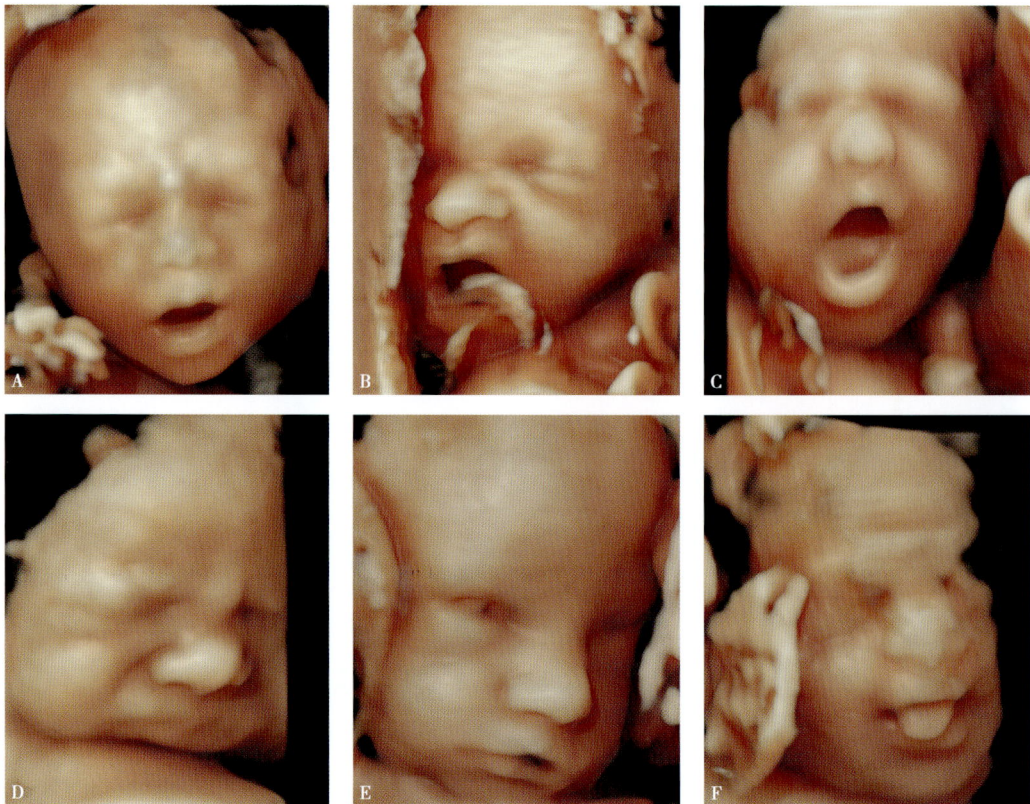

图 15-9　4D 超声检查中常可以观察到胎儿面部表情，例如喝水（A、B）、哈欠（C）、哭泣（D）、思考（E）或吐舌头（F）。这些表情和动作在晚孕期尤为明显。

15.4 不同孕周正常胎儿面部成像

早孕期和中孕早期胎儿面部 3D 成像　孕 19 周前，胎儿皮下脂肪尚未充分发育，此时胎儿面部结构较小，即使探头分辨力较好也会影响面部特征的捕捉。为了提高成像质量，可采用经阴道超声扫查，并选择更高质量的采集分辨力（high-1 级或 high-2 级）进行数据采集。当需要获取清晰的面部图像以排除或确认异常时，建议进行经阴道检查。图 15-10 展示了 11～13 周胎儿的面部成像。

中孕期胎儿面部 3D 成像　第 7 章所介绍的 3D 成像预设主要针对最常用到的中孕期检查过程，见图 15-11 及图 15-5、图 15-6 的上行图。在中孕期超声检查中，胎儿的面部表情变化不多，且由于皮下组织尚未充分发育，3D 图像中胎儿的面部特征变化尚不明显。鼻子和嘴巴的形状因胎儿而异，眼球在这一时期较为突出，可能会让父母感到意外。此外，由于动作不够流畅且持续时间短，很难获得较好的实时 4D 动态图像。因此在中孕期笔者更倾向于采集高分辨率的静态 3D 图像。

晚孕期胎儿面部 3D 成像　26 周之后，胎儿的皮下组织逐渐增多，其面相开始与出生后婴儿相似。此时胎儿的面部动作也变得更加自然和协调。图 15-12 和图 15-13 为 28 周后胎儿的面部 3D 图像，展示了不同胎儿之间面相的差异。图 15-14 则进一步展示了 2 个胎儿的面部与他们出生后外观的相似性。

早孕期面部3D成像

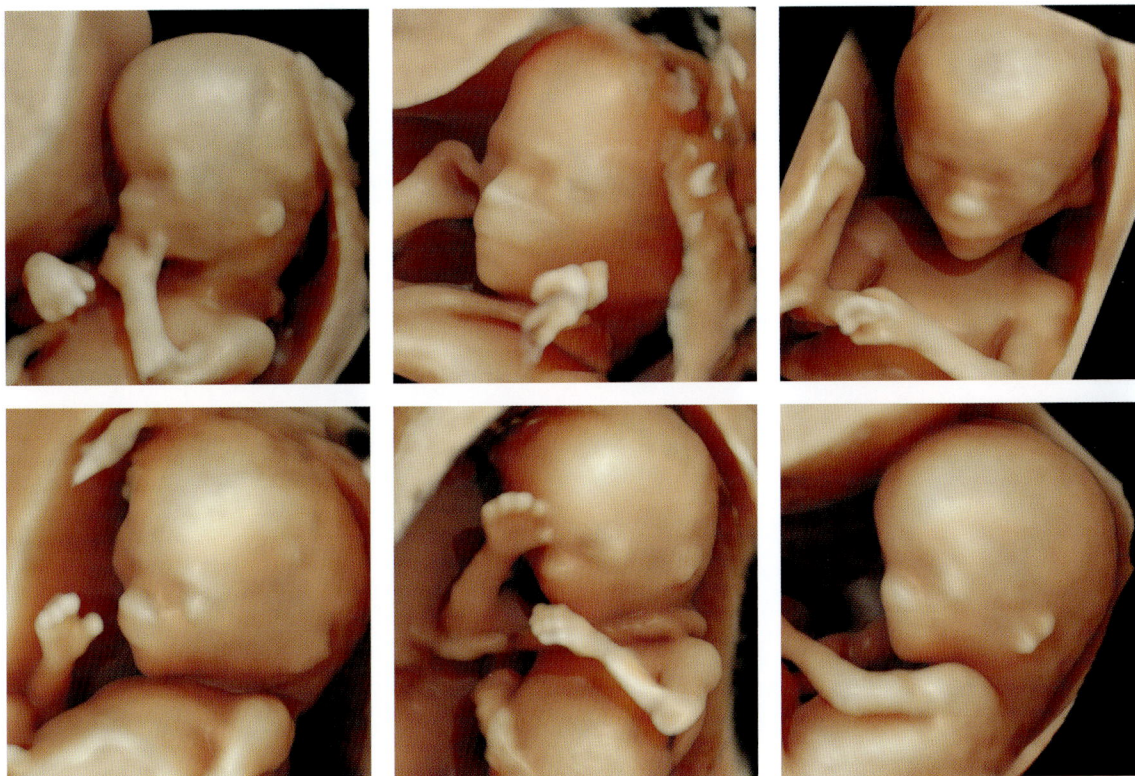

图 15-10　11～13 周胎儿面部 3D 表面模式成像。手臂和手常置于面部前方。

中孕期面部3D成像

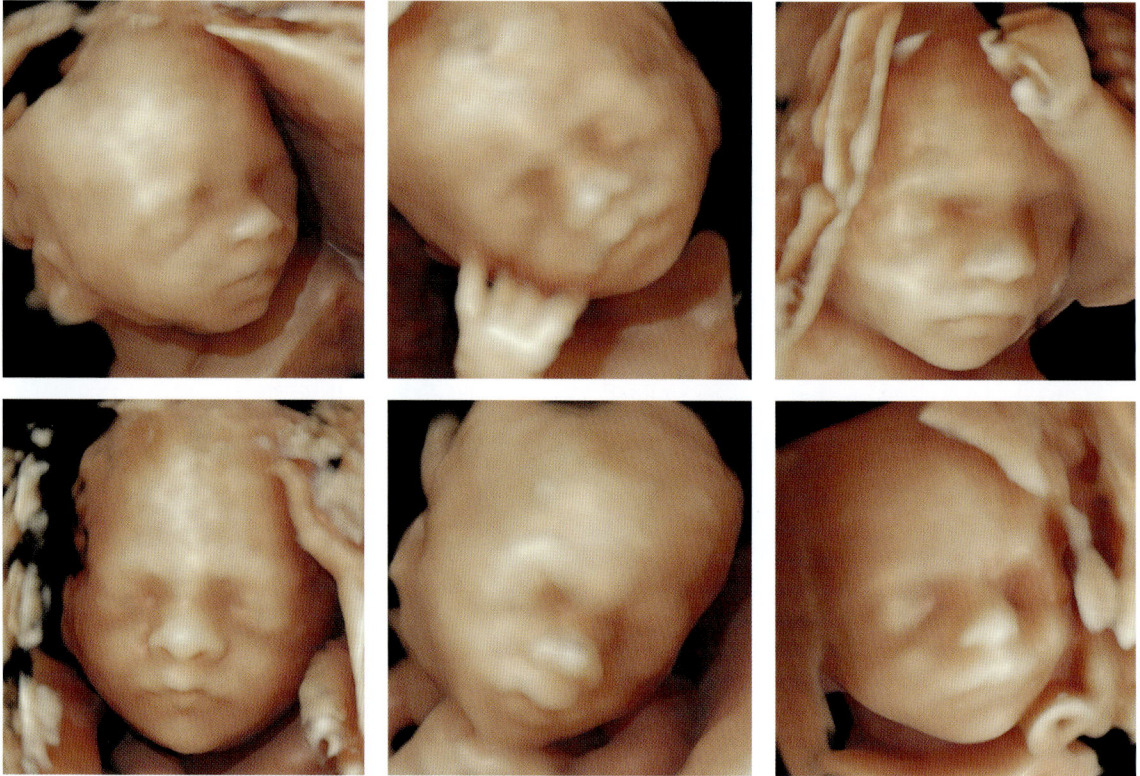

图 15-11　20～25 周胎儿面部 3D 超声表面模式成像。此时可显示各种面部表情，眼眶区域常较为突出，属正常现象，胎儿的眼睛始终是闭合的。

晚孕期面部3D成像

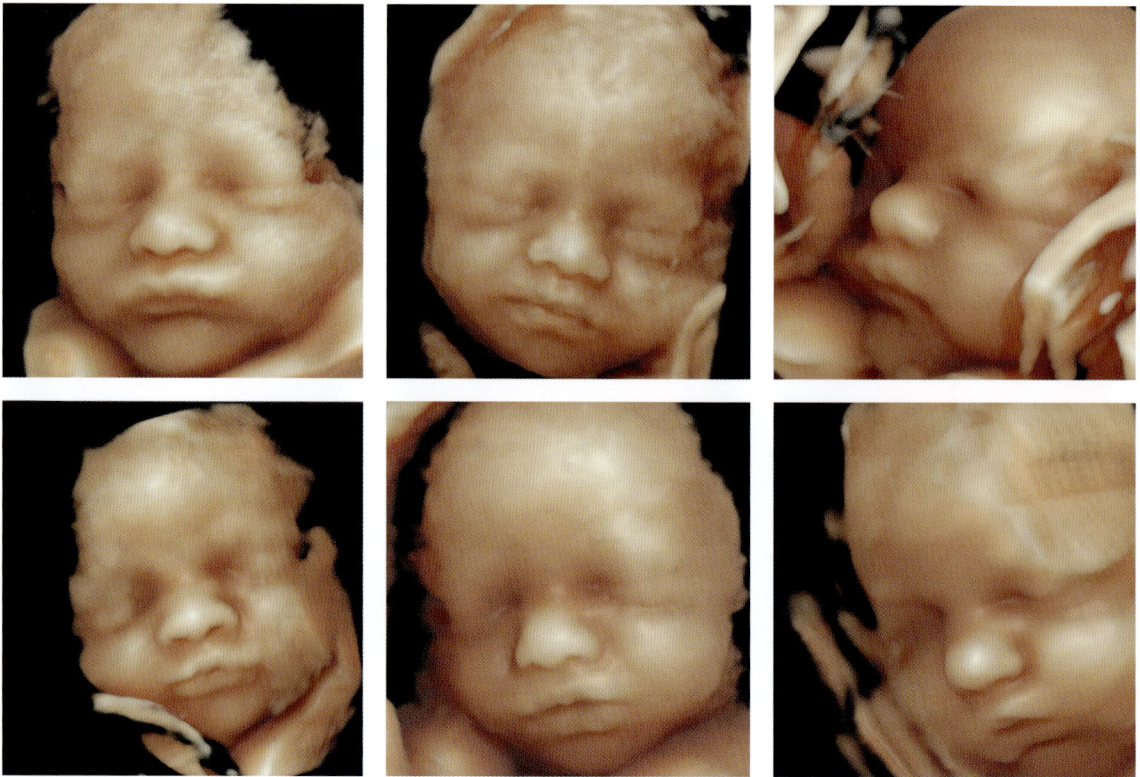

图 15-12　尽管早孕期和中孕期的胎儿面部可能存在相似之处（见图 15-10、图 15-11），但到了晚孕期，胎儿开始表现出个性化的面部特征，并且与出生后相似。

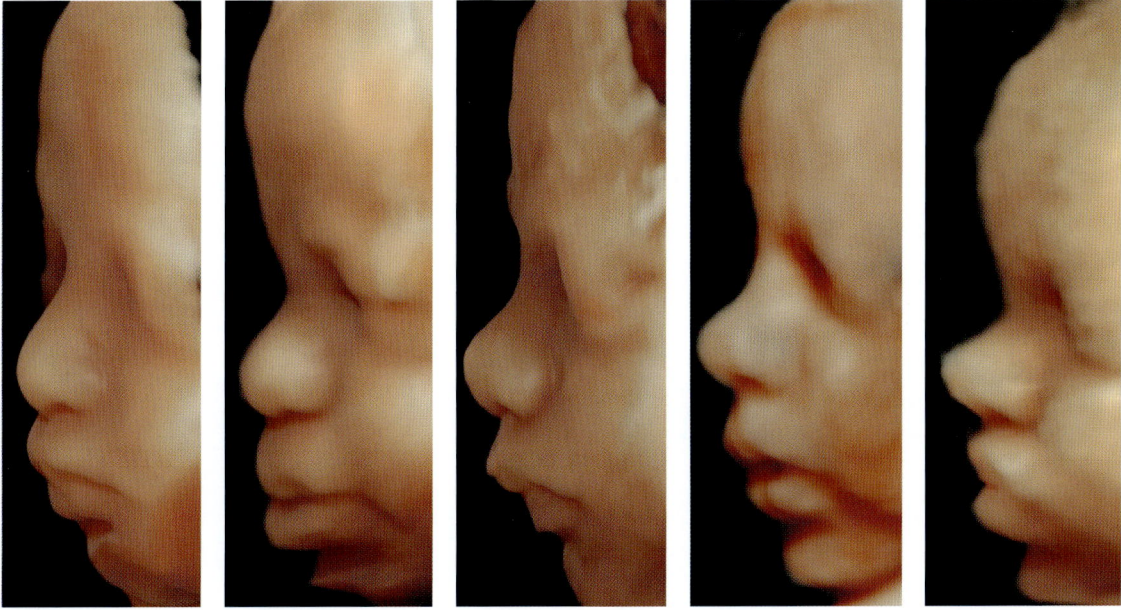

图 15-13 28 周后的晚孕期，胎儿开始表现出个性化的面部特征。鼻子、嘴的形状、脸部的比例、面颊的厚度等的差异使得胎儿面部各有特征。此图显示 5 个不同胎儿的侧脸轮廓特征。

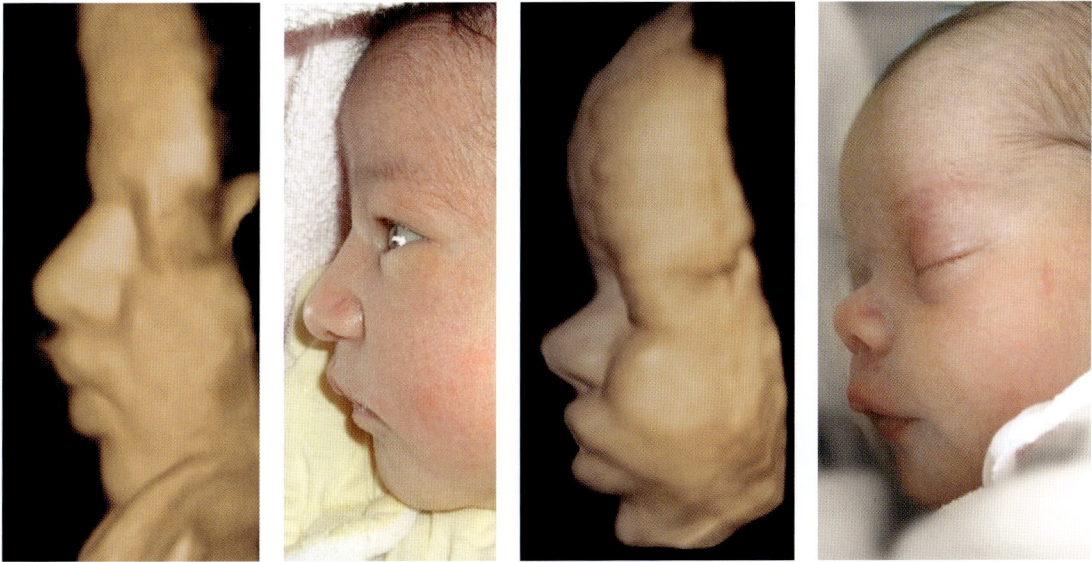

图 15-14 2 个晚孕期胎儿侧脸轮廓 3D 图与出生后照片相比较，前额、鼻和嘴出生前后都很相似。

15.5 胎儿面部异常的 3D/4D 成像

3D 超声从最早期开始至今，最主要的临床价值一直都集中在观察面部的异常。尽管某些面部异常在 2D 模式下展现得更为清晰（如前额水肿、鼻骨缺失等），但 3D 表面成像可获取全面的面部图像，更有辅助价值。这一成像模式可显示胎儿面部对称性以及观察面部各结构，如前额、双眼、鼻、嘴、颏部和耳，可以清晰地辨识面部与前额比例的异常，例如无脑儿、小头畸形或大头畸形，如图 15-15 所示。此外，还可以很好地识别和展示唇腭裂的程度（图 15-16），有助于患者和同行更直观地理解病变的范围。同样，诸如 21、13、18 三体综合征的面部特征（图 15-17），以及 Binder 综合征的面部扁平或全前脑畸形（图 15-18），也能够被清楚地显示。但是不应该只根据三维图像判定异常，因为有时候三维图像所呈现的外观可能比二维切面的程度轻。笔者认为，三维面部图像是二维灰阶图像的重要补充，但并不能取而代之。图 15-15～图 15-20 展示了不同综合征的胎儿面部三维图像。

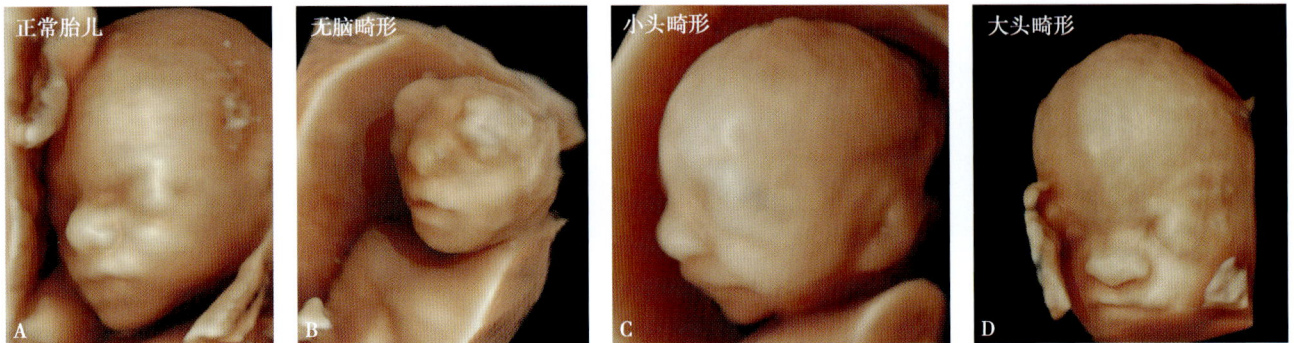

图 15-15　22～25 周正常胎儿（A）和异常胎儿面部、头部形状（B、C、D）。A. 正常胎儿，面部和前额比例正常。B. 无脑畸形，没有前额和头骨。C. 小头畸形，头骨较小。D. 前额隆起如塔，同时伴有 Apert 综合征的大头表现。

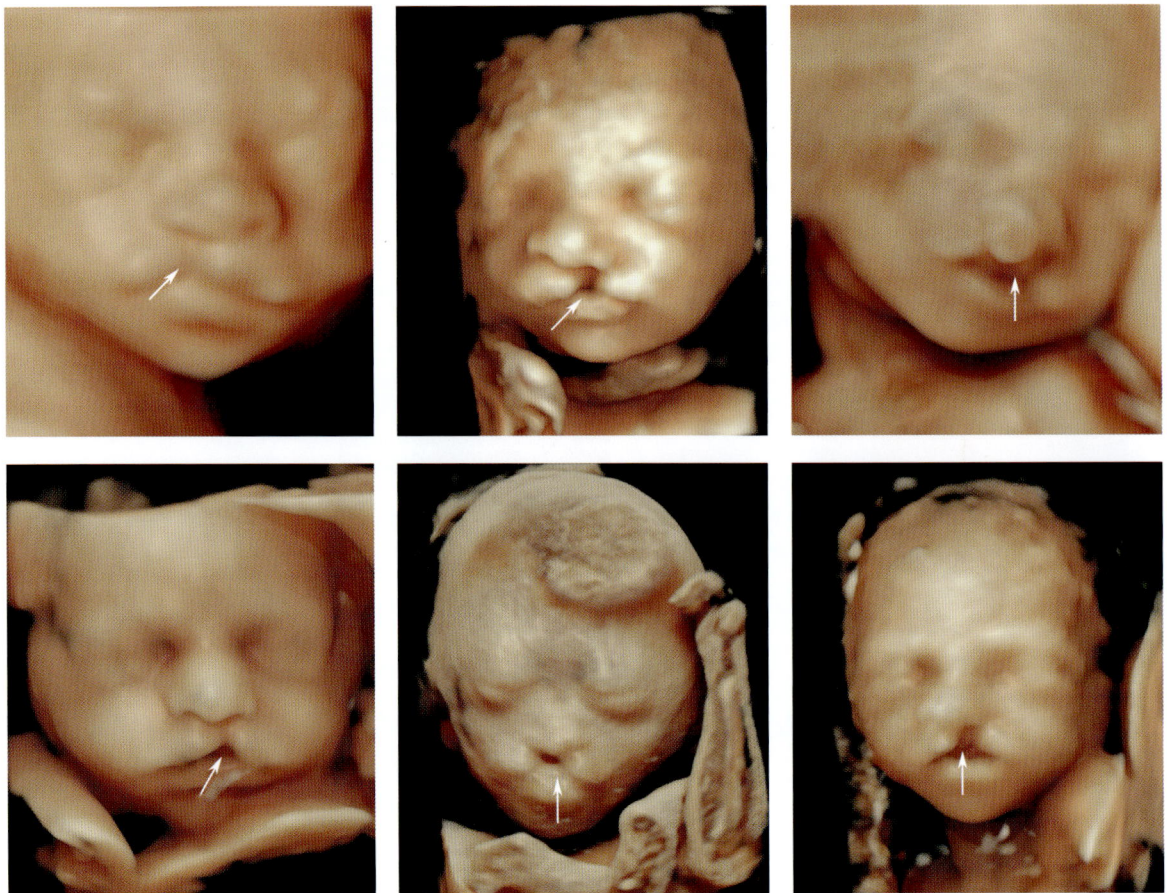

图 15-16　胎儿不同程度面裂（箭头），包括孤立性唇裂，偏侧唇腭裂和中央型唇腭裂。

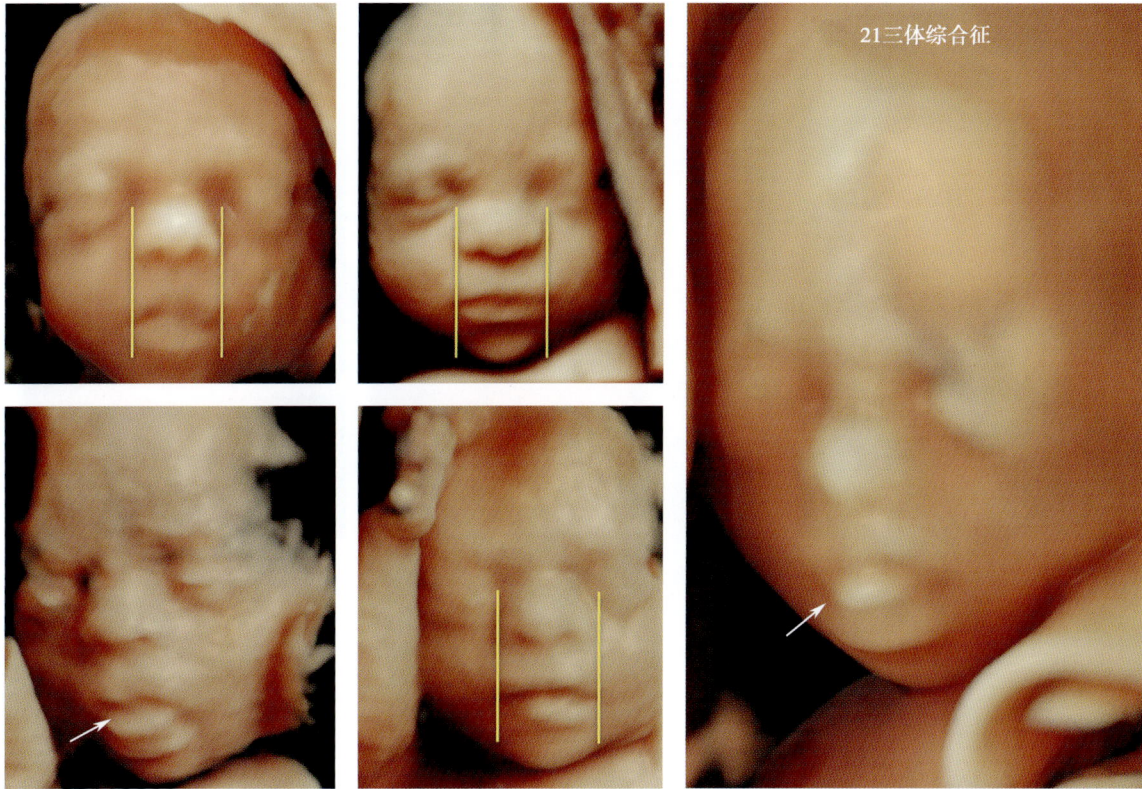

图 15-17 21 三体综合征胎儿面部表面模式成像。部分 21 三体综合征胎儿可观察到张嘴，偶见舌体伸出（箭头）。一个有趣的特征是鼻和嘴的比例，21 三体综合征胎儿鼻子和嘴一样小，而正常的胎儿嘴比鼻宽。

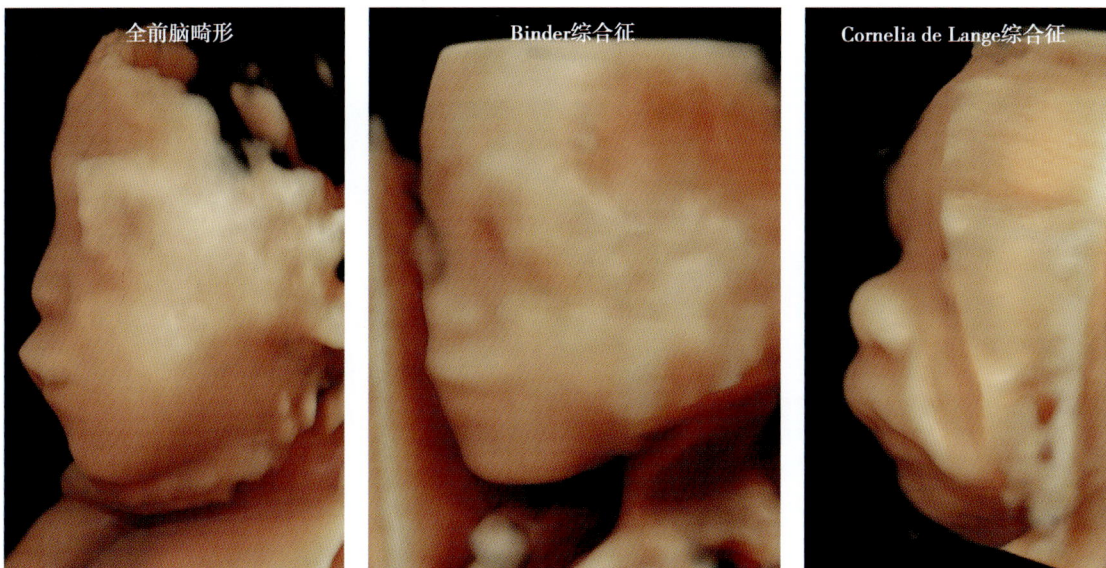

图 15-18 3 例面中部异常胎儿，左图为中线结构异常的全前脑畸形，中图为 Binder 综合征，右图为 Cornelia de Lange 综合征，伴疑似异常的人中。

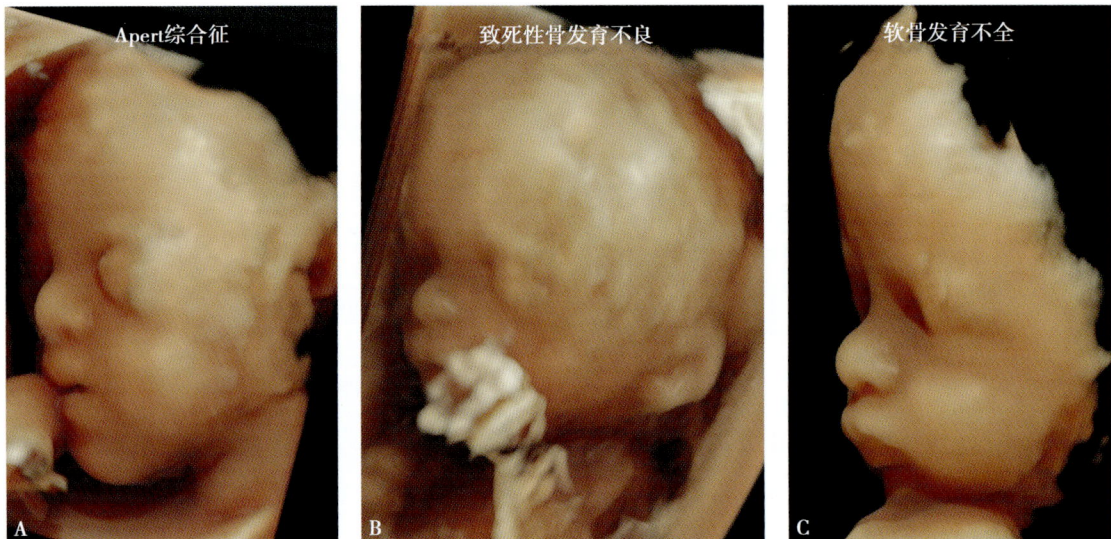

图 15-19　3 例骨骼发育异常胎儿的异常面部轮廓，均表现为前额突出。A. Apert 综合征。B. 致死性骨发育不良。C. 软骨发育不全。

15.6　正常与异常耳

与二维超声相比，采用三维表面模式成像可以更好地观察耳。从面部前侧方角度扫查可以获得耳的最佳显示效果。图 15-21 展示了正常与异常耳的三维图像，包括不同程度的小耳畸形、综合征性的耳形状或位置异常（图 15-20、图 15-21）。三维超声的应用使胎儿异常综合征中耳异常的检测能力有了显著提升。

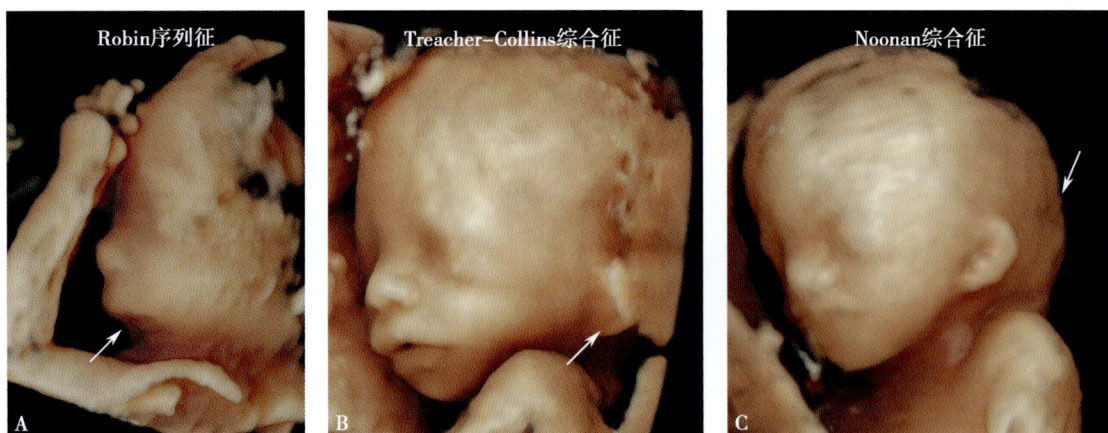

图 15-20　3 例综合征性疾病的胎儿面部异常。A. Robin 序列征，可见下颌发育不良（箭头）。B. Treacher-Collins 综合征，表现为嘴大、眼斜、耳发育不良（箭头）。C. 胎儿为 Noonan 综合征，表现为眼下斜、耳后旋、颈后皮层增厚（箭头）。

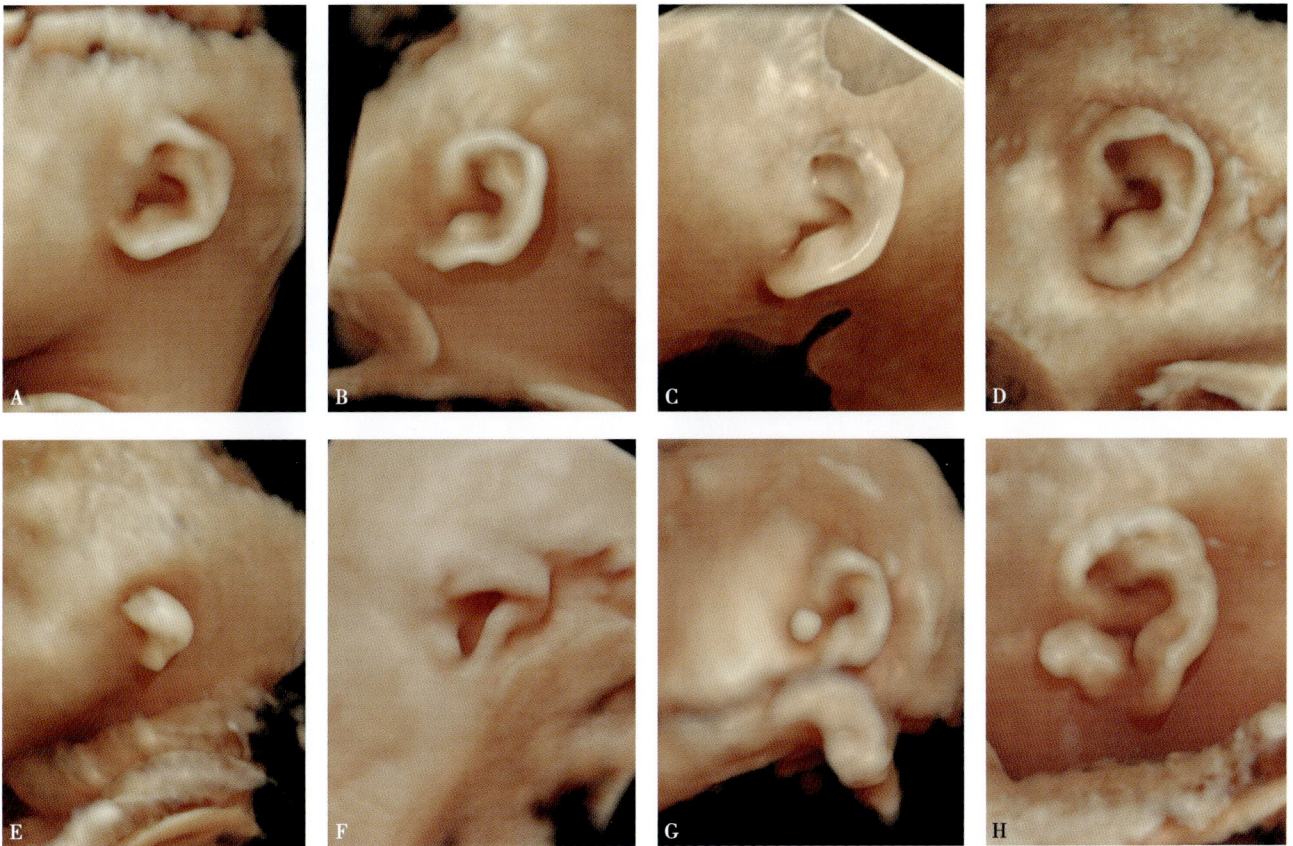

图 15-21 3D 超声相较于 2D 超声能够很好地观察耳郭，对于伴耳郭异常的综合征的诊断起到重要作用。图上排（A～D）为正常耳郭，下排（E～H）为小耳、耳发育不全以及综合征性疾病中的耳前肉赘，但耳前肉赘也可为孤立性。

15.7 胎儿面部多平面模式成像

对于面部多平面成像，宜采用从头侧至尾侧或从左至右的方向获取容积数据。在前一种方法中，初始切面应显示两个眼眶或鼻子；而在后一种方法中，则应以面部轮廓的正中矢状切面为初始切面。采用三个正交的平面（图 15-22）或断层模式（图 15-23）进行容积数据分析，调整切面以显示面部所需观察的细节，例如前额、双眼、鼻子、嘴和颏部（图 15-22～图 15-24）。眼睛可以作为良好的定位标志。在某些情况下可以采用 Omniview 模式选择性地显示特定结构（图 15-25），例如正常胎儿的硬腭和软腭，以及联合其他多平面模式用于观察唇裂和腭裂（图 15-26、图 15-27）。针对硬腭的检查，建议以下颌骨水平横切面为初始切面进行容积采集，如图 15-24 和第 5 章的图 5-7 所示。图 15-28 展示了小眼畸形胎儿面部的断层模式成像。图 15-29 则展示了正常胎儿晶状体的多平面成像，并与白内障胎儿不透明晶状体进行对比。

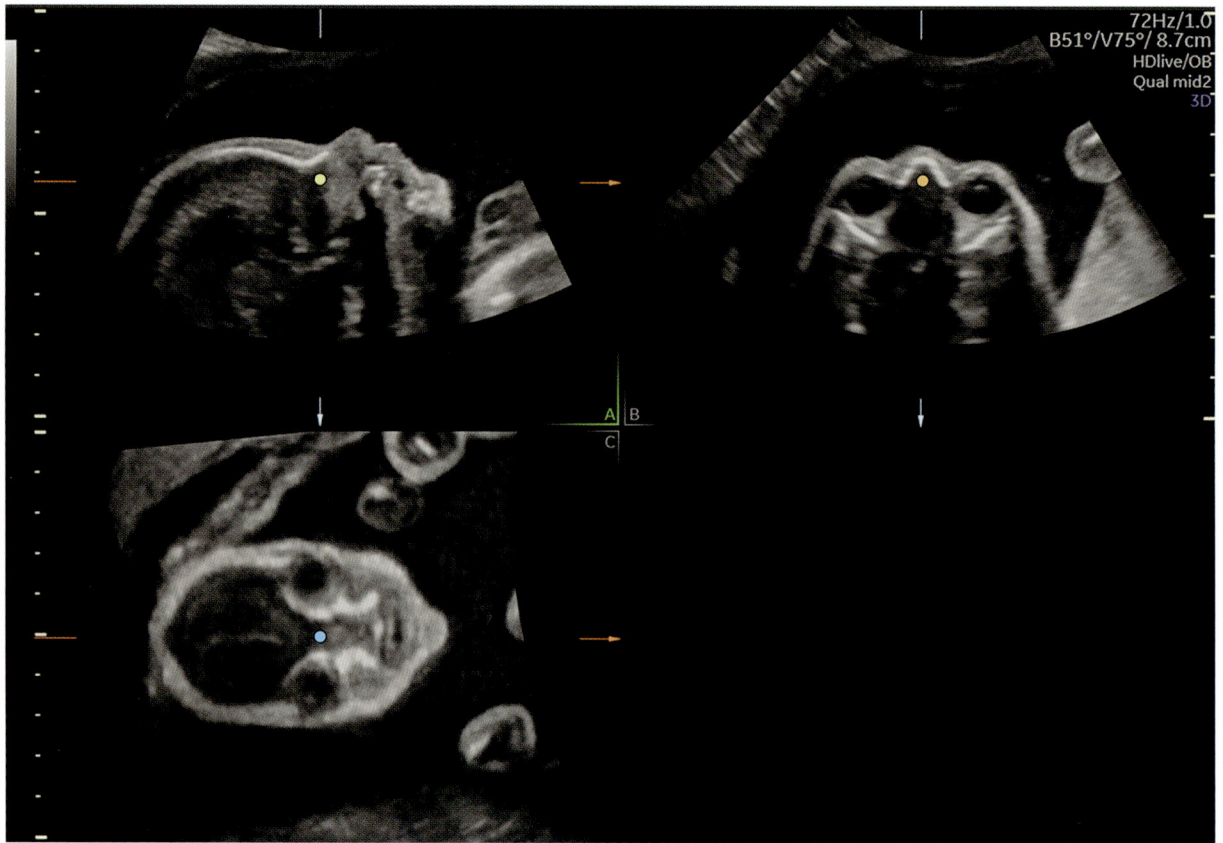

图 15-22　面部三个正交平面模式成像。定位的相交点（导航点）放置在鼻部，然后做相应的旋转和调整。

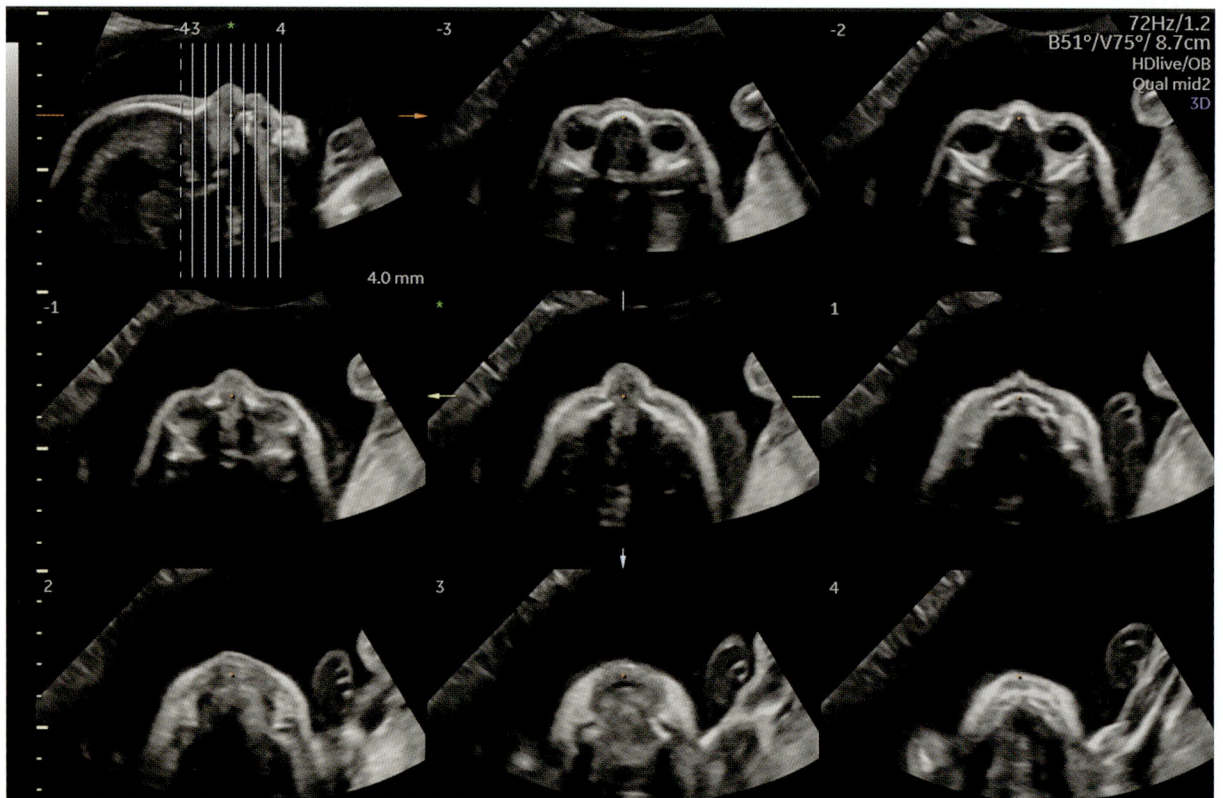

图 15-23　面部多平面断层模式成像。左上图参考平面为面部侧脸轮廓，断层图像为面部从眼睛（上中图）到下颌（右下图）相平行的系列横切面。

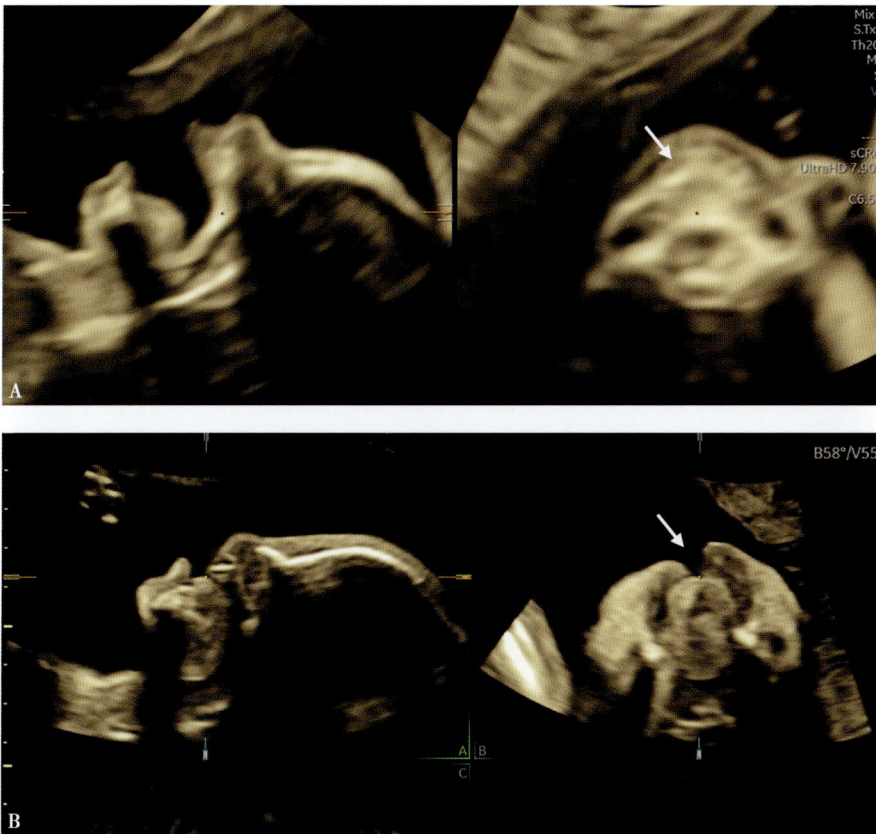

图 15-24　正常胎儿（A）和偏侧唇腭裂胎儿（B）面部正交模式成像，显示硬腭（粗箭头）。

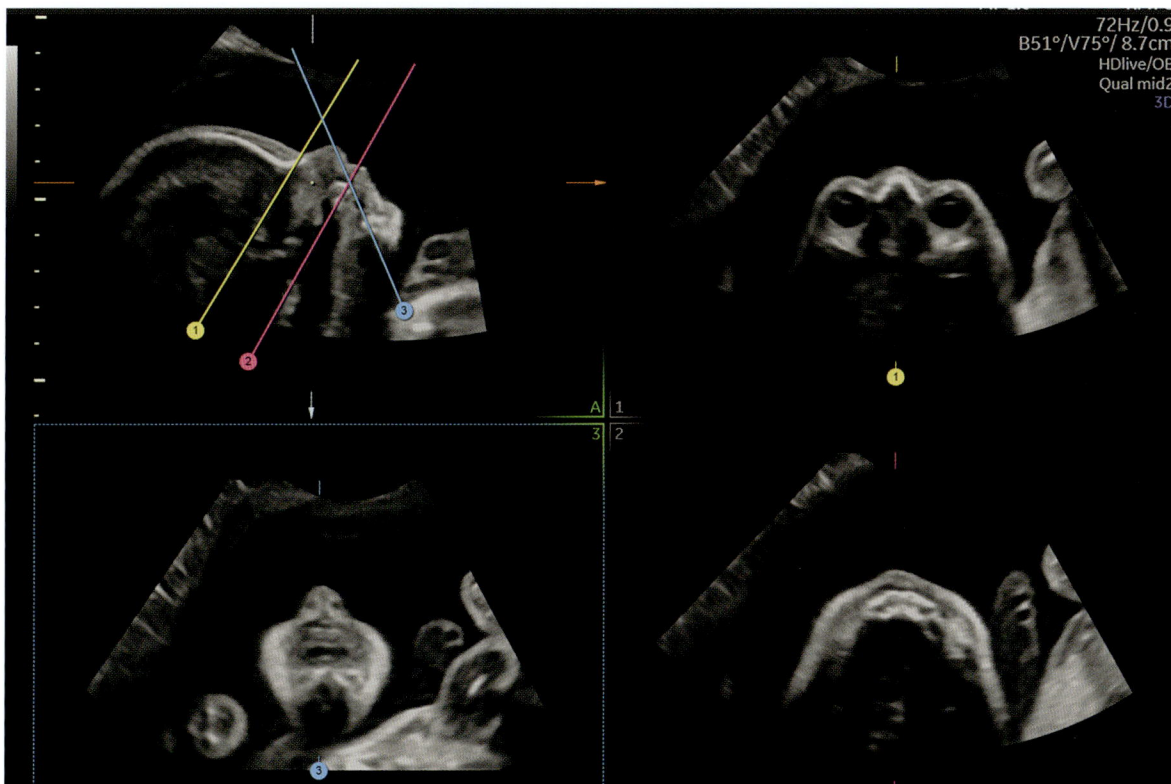

图 15-25　应用 Omniview 多平面模式可对感兴趣的切面进行成像。与面部矢状切面垂直的横切面分别以黄线（1）、洋红线（2）和蓝绿线（3）为参考线所获得。右上图显示眼眶，左下图显示鼻唇三角区，右下图为上颌横切面。

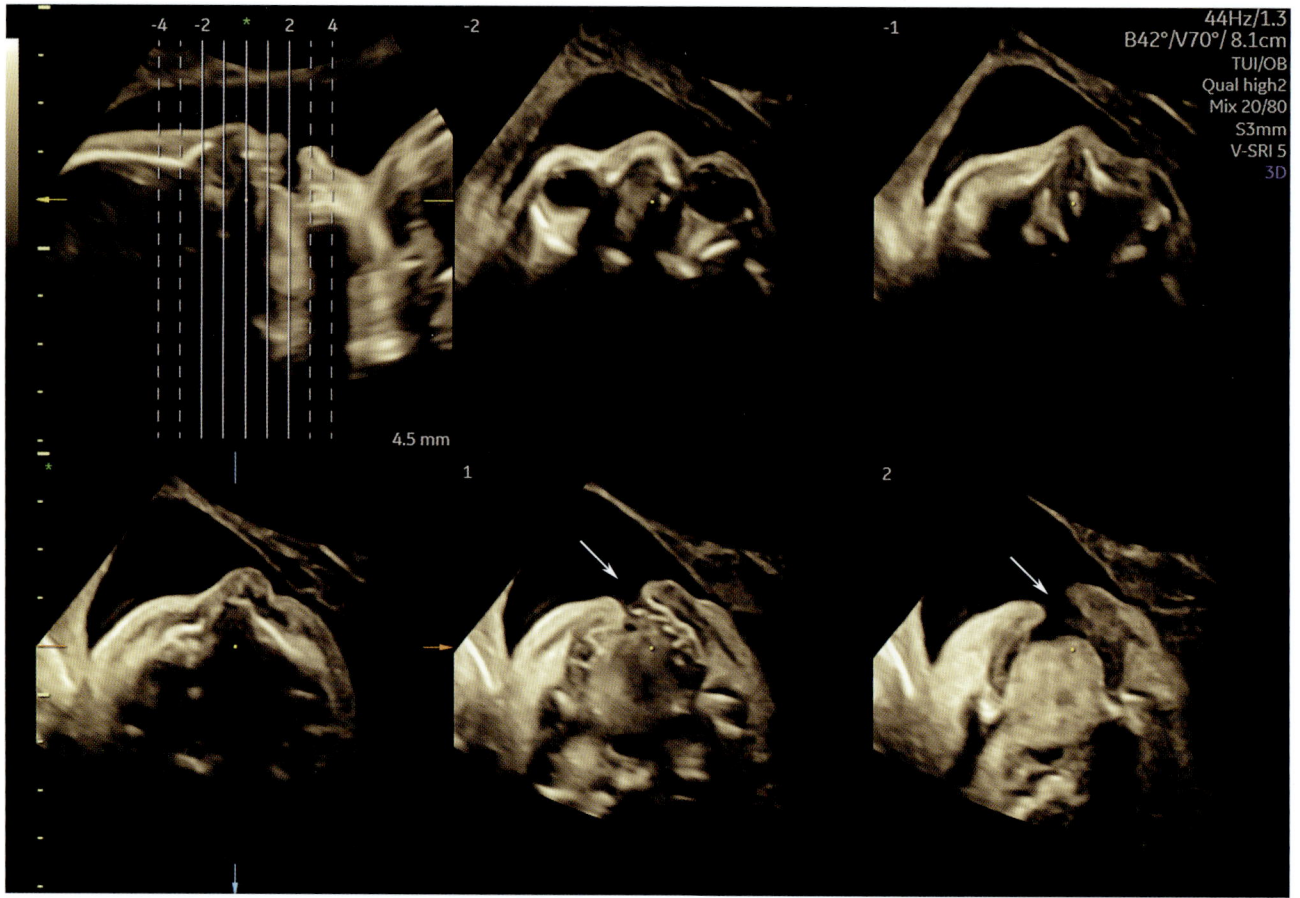

图 15-26 断层模式显示胎儿偏侧唇腭裂（箭头）。双眼眶正常，下方横切面显示唇腭裂（箭头）。

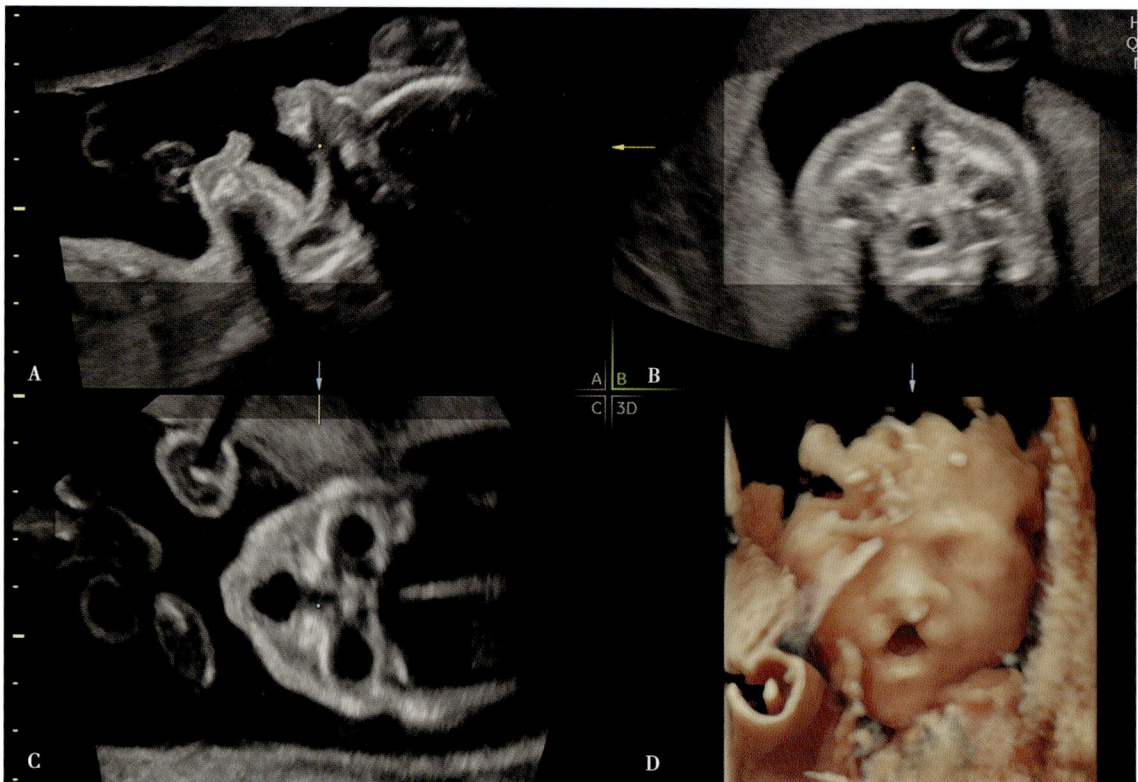

图 15-27 多平面模式（A、B、C）和 3D 表面模式（D）展示胎儿双侧唇腭裂。

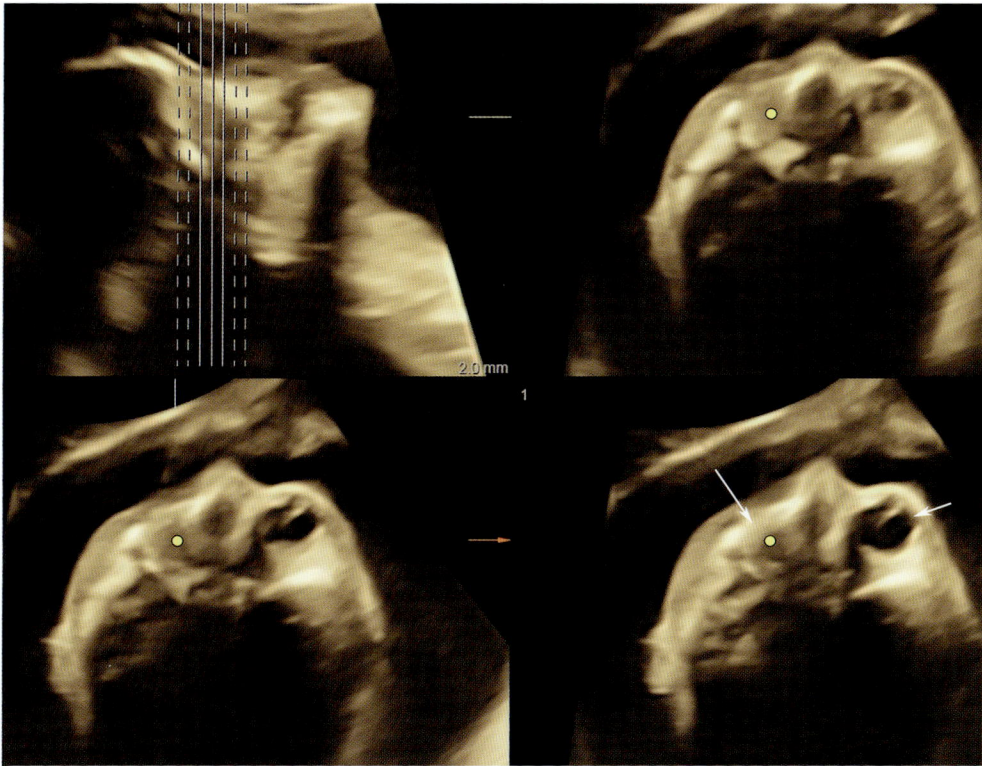

图 15-28 多平面断层模式成像显示胎儿单侧小眼畸形(长箭头),可在不同平面同时显示正常(短箭头)和异常(长箭头)眼睛。

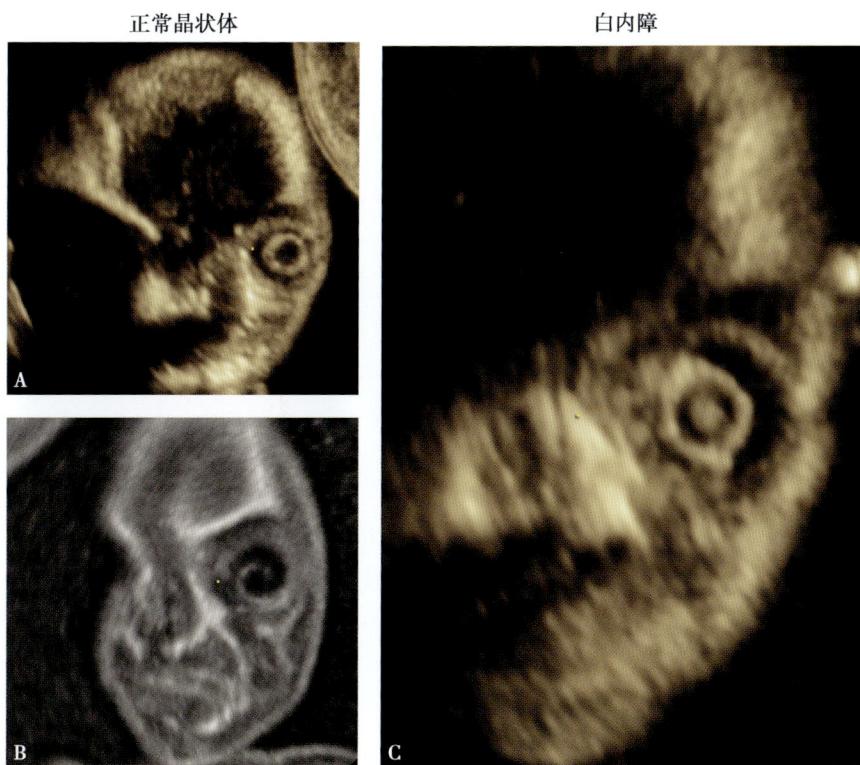

正常晶状体　　　　　　　白内障

图 15-29 多平面重建模式显示正常胎儿透明的晶状体(A、B)和白内障胎儿的不透明晶状体(C)。

15.8 结语

尽管三维容积成像提供了多种渲染方式并可对不同部位进行成像，但胎儿面部仍然是最常使用 3D 成像的部位，也是初学 3D 超声的必经之路。多平面模式能够很好地显示面部畸形，而 3D 表面模式可提供与出生后相似的面部立体图像。要想获得好的 3D 图像，需要在获取 3D 容积之前设置好二维灰阶条件。采集框要足够大，使取样范围内包含部分面部周边结构如肢体；扫查声束起始于面部侧面而非正面。调节容积数据时可应用"魔术剪"、采用不同表面模式和皮肤光滑模式等逐步调整，可获得逼真的图像。晚孕期面部表情和扮鬼脸面容很明显，最好采用 4D 超声观察。3D 成像能够很好地显示胎儿面部异常如面裂，眼睛、鼻子、唇和耳等异常，以及一些异常综合征，总的来说 3D 成像在二维超声的基础上提供了重要的辅助诊断信息。

16 胎儿神经系统三维超声成像

16.1 简介

近二十年来，随着新型成像技术的应用和专业知识的积累，对胎儿脑发育的研究愈发得到重视。目前超声检查已能对胚胎发育第 7 周的大脑进行观察，并能够追踪其发育至妊娠 40 周左右，检查目的因孕周和所需信息而异。自第 11 周起，常规检查方法包括显示头部的标准横切面，评估颅内不同区域的对称性，必要时辅以矢状面和冠状面。现已明确，三维成像技术对现代胎儿神经超声检查的发展起到了关键作用，已被广泛应用于筛查和针对性检查中。

临床实践中，三维超声在胎儿神经超声检查中的应用主要采用各种多平面模式（见第 2、4～6 章），该模式既可获得特定结构（如胼胝体、小脑蚓部）的重建图像，又可显示多个断层切面。容积渲染技术在评估大脑胚胎发育以及脑室系统积液中具有很大的潜在用途。此外，3D 玻璃体模式有助于展示正常和异常的动脉与静脉血管走行。本章将介绍和展示三维超声技术在胎儿大脑检查中的多样化应用。

16.2 经腹胎儿神经系统三维超声成像及多平面重建

常规经腹超声检查胎儿头颅从 15 周后开始，主要显示测量双顶径、小脑横径的头颅横切面。对于神经系统发育异常的高危人群，或筛查中发现可疑异常，需增加冠状切面和矢状切面扫查，方可获得全面的神经超声学检查信息。所需增加的切面往往难以直接扫查获得，尤其在胎位不合适时，例如头位，此时需行阴道超声检查，或经腹 3D 超声容积重建获取所需切面。

使用 3D 神经超声检查技术，操作者能够获取并将超声容积数字化信息存储于硬盘中，这些容积数据可以被调出和存储在超声系统上，以进一步显示和操作，如第 2 章所述。3D 容积数据可以基于头颅横切面、冠状切面或矢状切面等不同的初始切面开始采集。多平面模式的两个主要优势是：

1. 断层模式能够在单一图像中同时显示颅内任意区域的相邻结构，获得与婴儿大脑 CT 或 MR 检查类似的图像效果（图 16-1、图 16-2）。

2. 利用三维容积数据虚拟重建大脑的任意结构，例如胼胝体或小脑蚓部等中线结构（图 16-3、图 16-4）。

下一节将探讨相关技术细节。

16.2.1 胎儿脑部容积数据采集

胎儿脑部容积数据常以头颅横切面为初始切面进行采集，因多数情况下胎儿为头位（图 16-1），但在其他体位情况下也可采集（图 16-2）。在启动三维采集前应注意尽量避免颅骨衰减声影的影响，采集前先进行模拟手动扫查，调整探头角度。检查者应在心中预想最终图像，并据此调整采集参数。若成像目的是在断层图像上显示大脑结构，则采集角度需足够大以覆盖整个大脑，且分辨力应设置为高档（High-1 至 Max）。根据笔者经验，没有所谓"采集最完美的三维容积"，而只有对所获取的一系列相似的容积数据行后处理之后选择出最佳的那个，经验丰富的专家也常采用这种"试错"方法来优化图像采集。

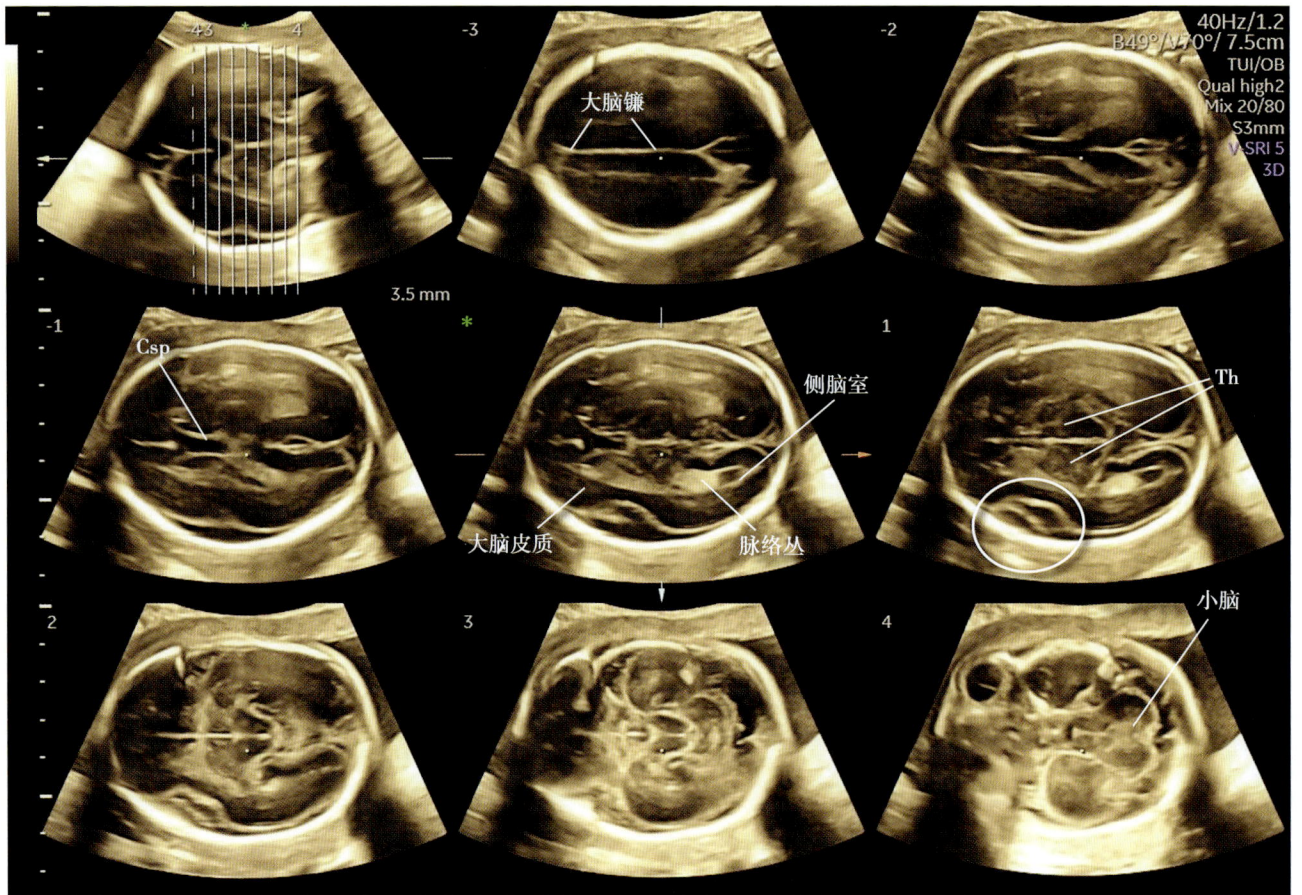

图 16-1 经胎儿头颅横切面采集的 3D 容积所显示的断层模式图。显示正常颅内主要结构的不同切面：大脑镰、侧脑室、脉络丛、丘脑（Th）、透明隔腔（Csp）、外侧裂（圆圈）、大脑皮质、小脑和后颅窝池。

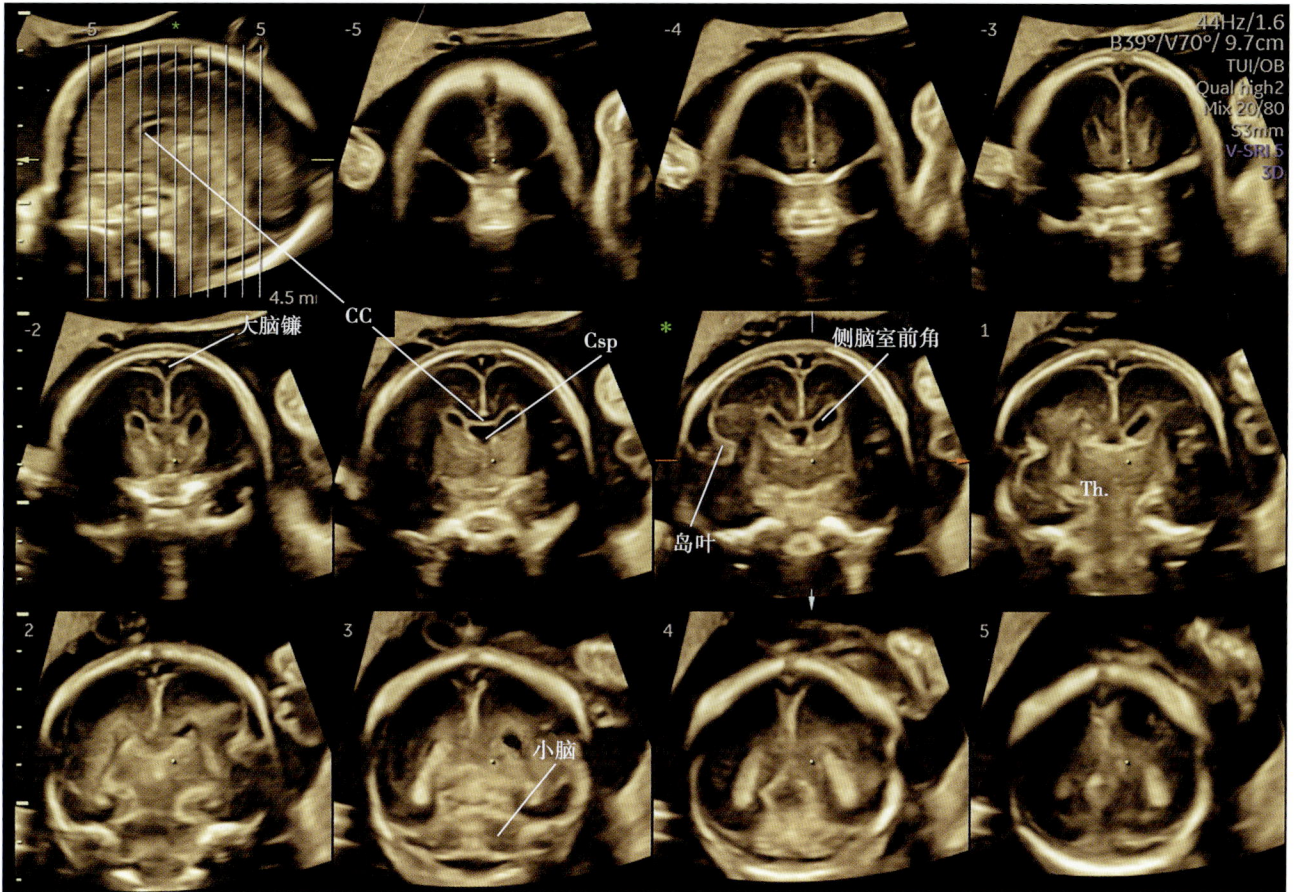

图 16-2 在胎头前囟部位经腹扫查采集的 3D 容积的头颅冠状切面断层模式。一眼即可观察到以下结构：大脑镰、胼胝体（CC）、透明隔腔（Csp）、丘脑（Th）、岛叶和侧脑室前角。

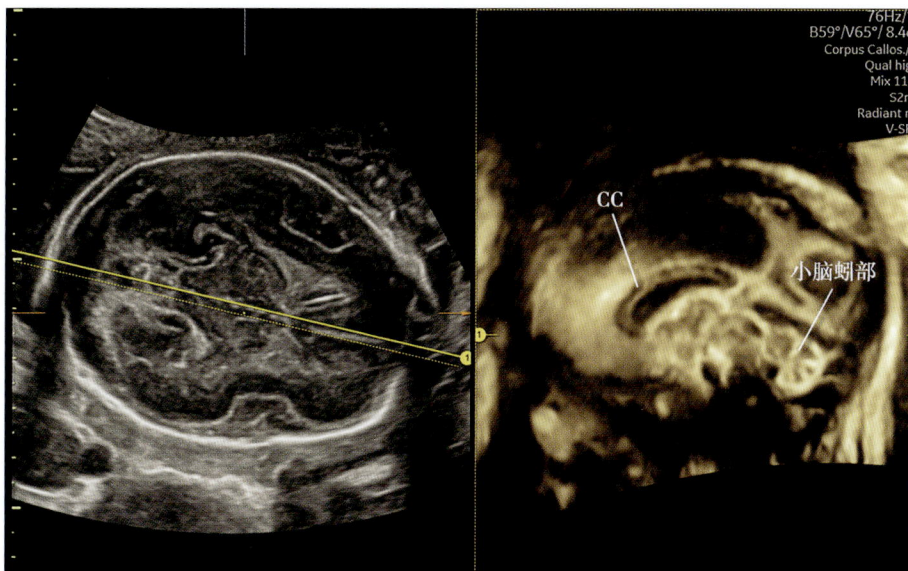

图 16-3 沿脑中线行 Omniview 模式下 VCI 成像，显示胼胝体（CC）和小脑蚓部。大脑镰和透明隔腔作为解剖定位标志。

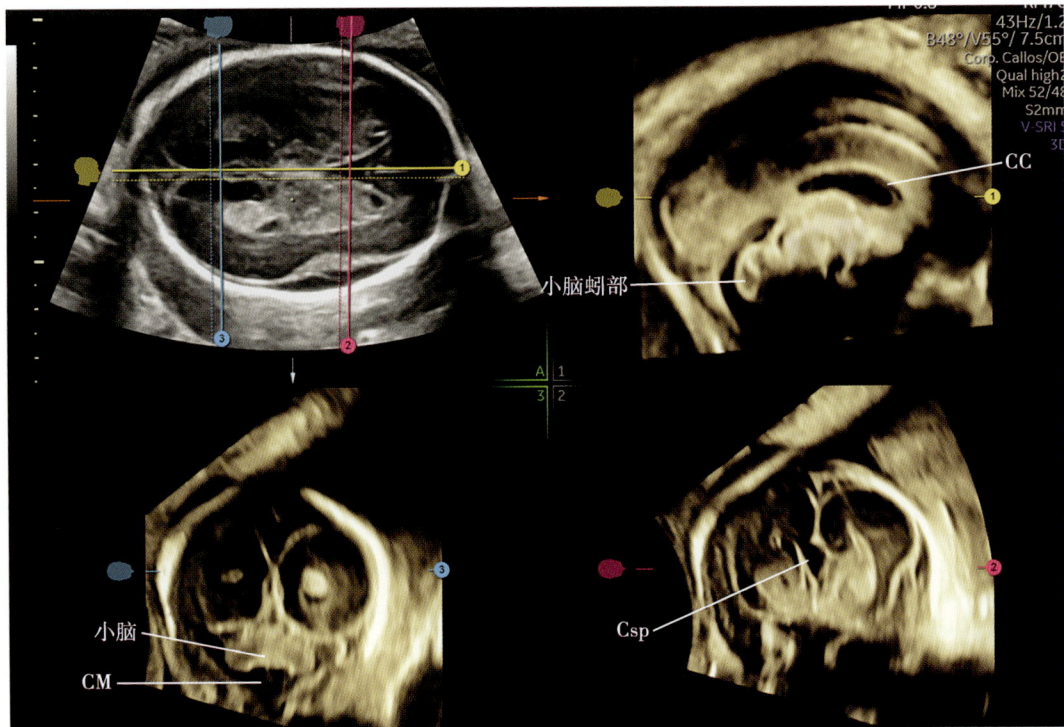

图 16-4 胎儿头部侧向静态 3D 容积采集后行 Omniview 模式成像。绘制 3 条 Omniview 线，在矢状切面（黄色线）上显示胼胝体（CC），在冠状切面（洋红色线）上显示透明隔腔（Csp），在冠状切面后部（蓝色线）显示小脑和后颅窝池（CM）。

16.2.2 多平面重建与图像展示

胎儿神经超声学检查中，一些重要的结构（例如胼胝体或小脑蚓部）需要采用正交平面模式或 Omniview 模式进行 3D 重建图像来观察，其显示步骤如下：

胼胝体图像的三维重建 对于有经验的检查者，观察胼胝体是全面超声检查的重要部分。此结构既可直接显示，又可以在胎头横切面上采集的 3D 容积数据上通过矢状切面重建获得。无论是采集容积数据还是重建三维图像，透明隔腔都是重要的解剖标志。图 16-5～图 16-7 展示了采用 3D 超声容积数据重建胼胝体的步骤。基于笔者的经验，推荐如下：①采集三维容积前适当降低二维图像亮度，以避免因增加使用 VCI 而影响三维

图像的清晰度；②在采集容积前对感兴趣区域进行模拟手动扫查，确保胼胝体不受颅骨声影遮挡。当显示胼胝体为清晰可见的低回声结构时，即为理想的成像效果，如图 16-3 和图 16-7 所示。

小脑蚓部图像的三维重建 通常在头颅横切面观察小脑的解剖结构，包括显示双侧正常形状的小脑半球、两者之间的小脑蚓部、大小正常的后颅窝池以及小脑蚓部下段，后者将第四脑室与后颅窝池隔开。当头颅横切面扫查发现后颅窝可疑异常时，获取小脑蚓部的正中矢状切面进行鉴别诊断具有重要意义，此切面可以通过头颅横切面采集三维容积进行重建，在此切面上可以对小脑蚓部的形态、大小和位置进行客观评价。图 16-8～图 16-10 展示了小脑蚓部 3D 重建的过程。

获取 3D 容积数据后,调节图像使脑中线和小脑蚓部在同一水平线上,则在 C 平面可显示蚓部的形状和大小,尤其还可观察其与后颅窝池和脑干的关系(图 16-9)。理想状态下 3D 容积扫查范围不仅应包括小脑和小脑延髓池,还应尽可能包括脑干,然而受枕骨骨化衰减的影响,较为困难,如图 16-10。通过该技术,一些病变,例如小脑延髓池增宽、Blake 窝囊肿、部分或完全性蚓部发育不良以及真正的 Dandy-Walker 畸形等可以很好地加以鉴别(图 16-11)。

正常和异常胎儿脑部断层模式成像 多平面重建技术是胎儿颅内结构 3D 超声成像最常用的方法,例如正交模式、断层模式或 Omniview 模式。这些技术通常与 VCI 联合使用,可以提高对比度和细节分辨力(见第 4 章)。对于正常和可疑异常的脑部检查,推荐使用断层扫描模式进行评估(图 16-1),此模式能够展示并记录一系列平行切面,有助于全面观察脑部的解剖结构。如图 16-1 所示,可将小脑、后颅窝池、大脑皮质、侧脑室前角与后角,以及大脑镰和透明隔腔等标志性结构整合在一张图中,获得脑部结构的概览。图 16-12～图 16-15 展示了几例典型的脑畸形三维容积数据的断层模式图像,例如全前脑畸形(图 16-12)、脊柱裂(图 16-13)以及胼胝体发育不全(图 16-14、图 16-15)。

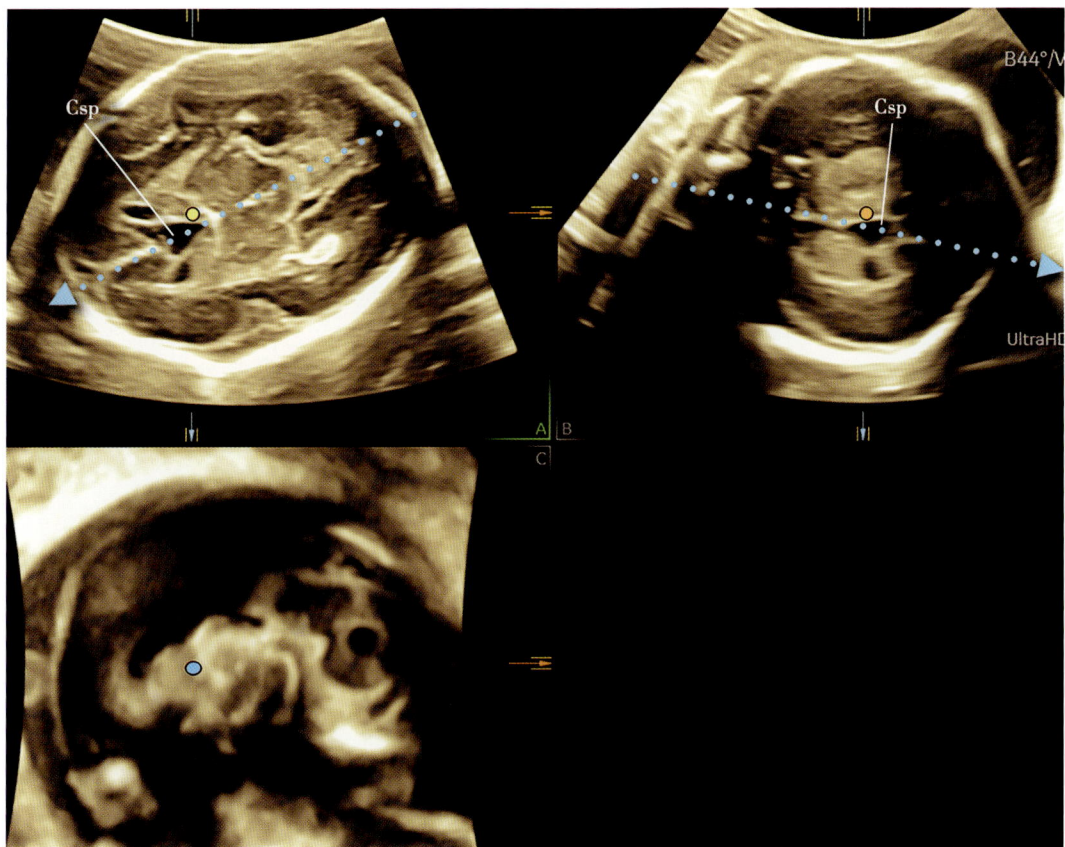

图 16-5 虽然头位的胎儿二维扫查无法显示完整的胼胝体,但可以通过三维超声联合 VCI 对胼胝体进行重建。最佳的调节方法是先定位透明隔腔(Csp),即将定位点放在透明隔腔内,此时脑中线(虚线箭头)是斜的,需要调整到相应的水平线上(见图 16-6)。

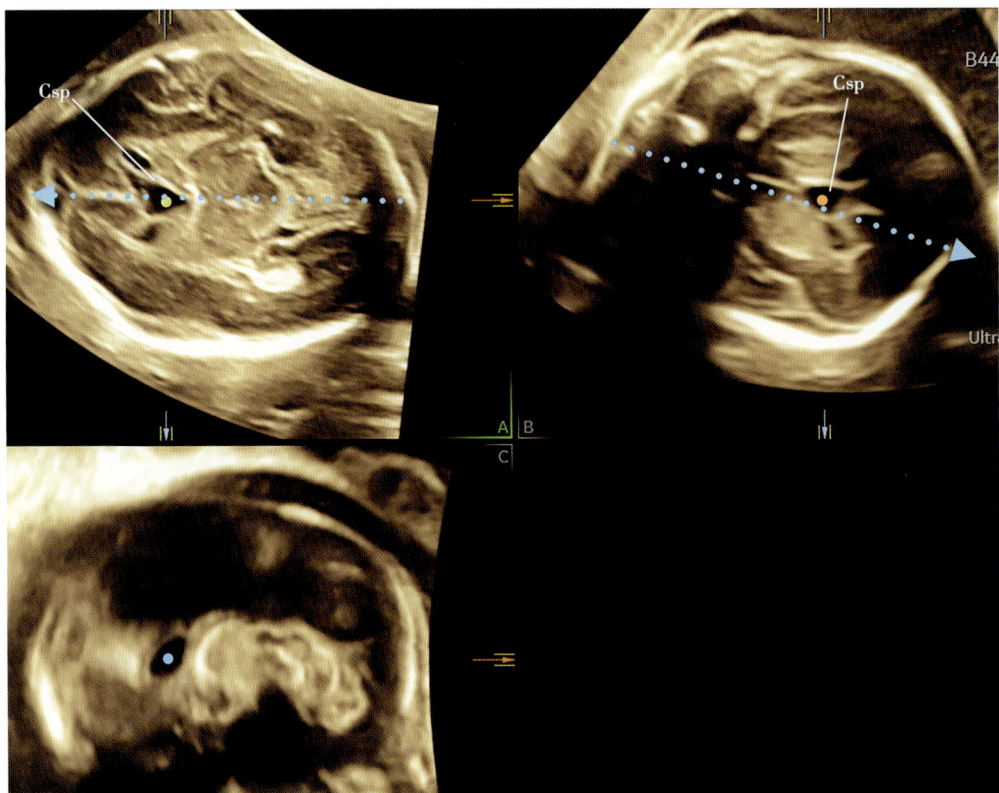

图 16-6 当定位的相交点放置在透明隔腔（Csp）时，旋转 A 平面，使得大脑镰线落在水平轴线上（虚线箭头），此时 B 平面中的脑中线仍然倾斜，进一步调整见图 16-7。

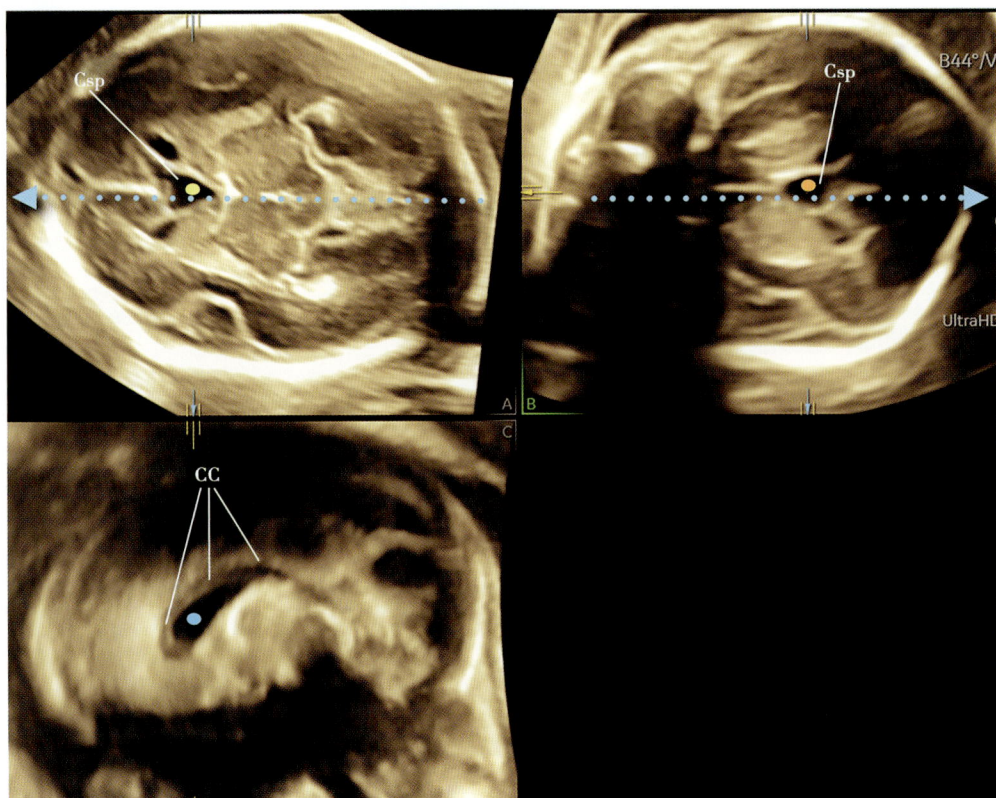

图 16-7 对 B 平面进行旋转，使 A 和 B 平面中的两个脑中线均水平对齐（虚线箭头），C 平面上即可显示完整胼胝体（CC）。应注意此时在 3 个正交平面上，定位点均位于透明隔腔（Csp）内。

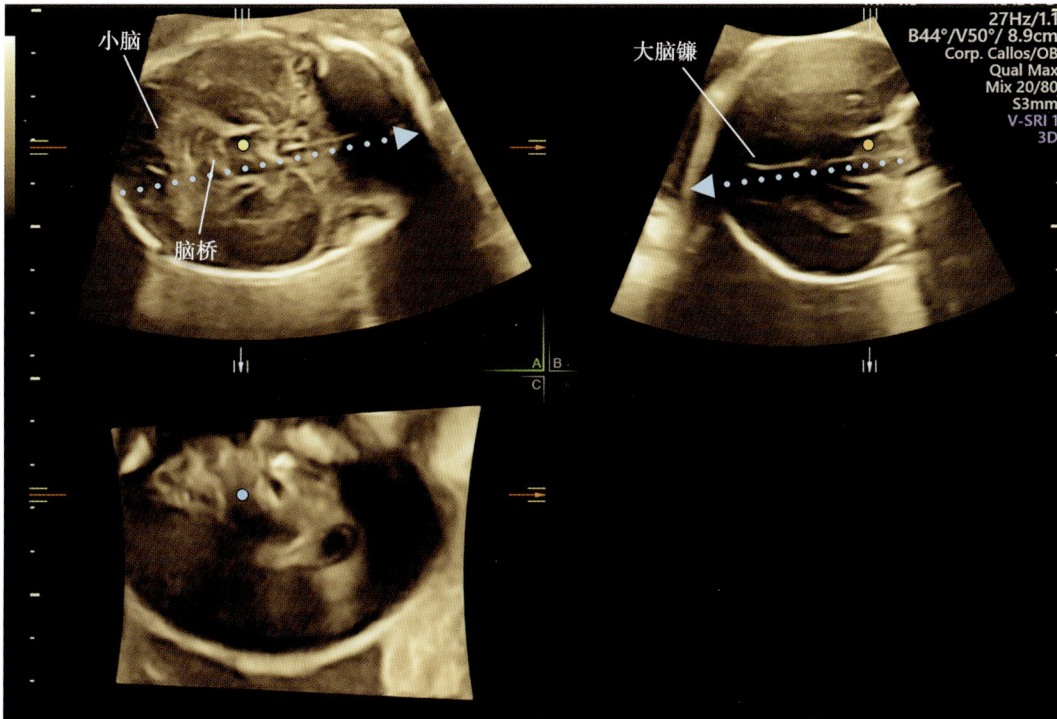

图 16-8　此例为头位胎儿,同样需要观察完整的小脑蚓部。采集三维容积时已获得涵盖小脑和脑桥的容积数据。注意此时脑中线在 A 和 B 平面上都是倾斜的(虚线箭头),需先将相交点定位于第四脑室,并调整 A 和 B 平面,使脑中线在水平位,参见图 16-9。

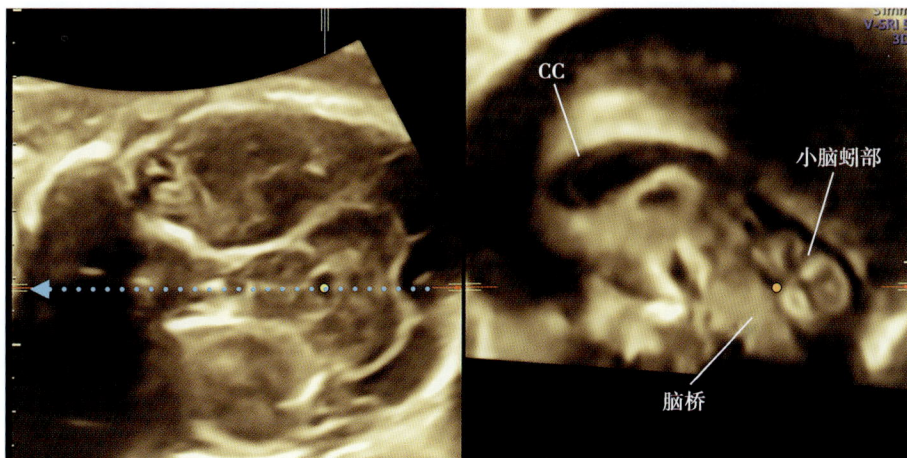

图 16-9　基于图 16-8,调整 A、B 平面至脑中线水平(虚线箭头),即得到小脑矢状切面,可显示小脑蚓部和脑桥。此图相交点置于第四脑室顶部区域,与图 16-10 相比较。CC:胼胝体。

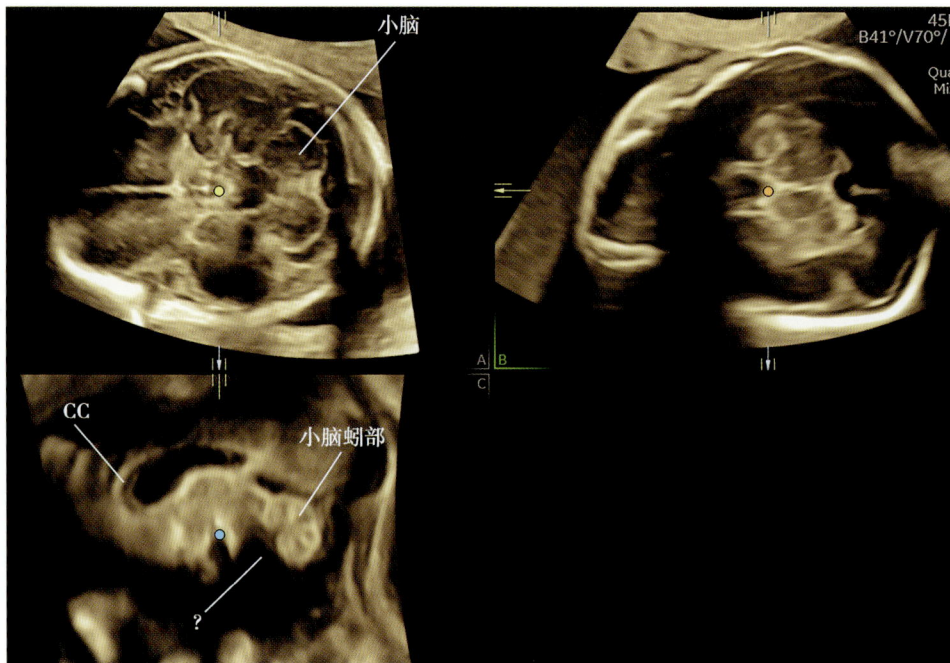

图 16-10　此例大脑 3D 容积数据完整地包含了小脑,但脑桥区域则因颅骨声影遮挡显示不清(?)。3D 重建后尽管无法显示脑桥,但可以很好地评估小脑蚓部和胼胝体(CC)。

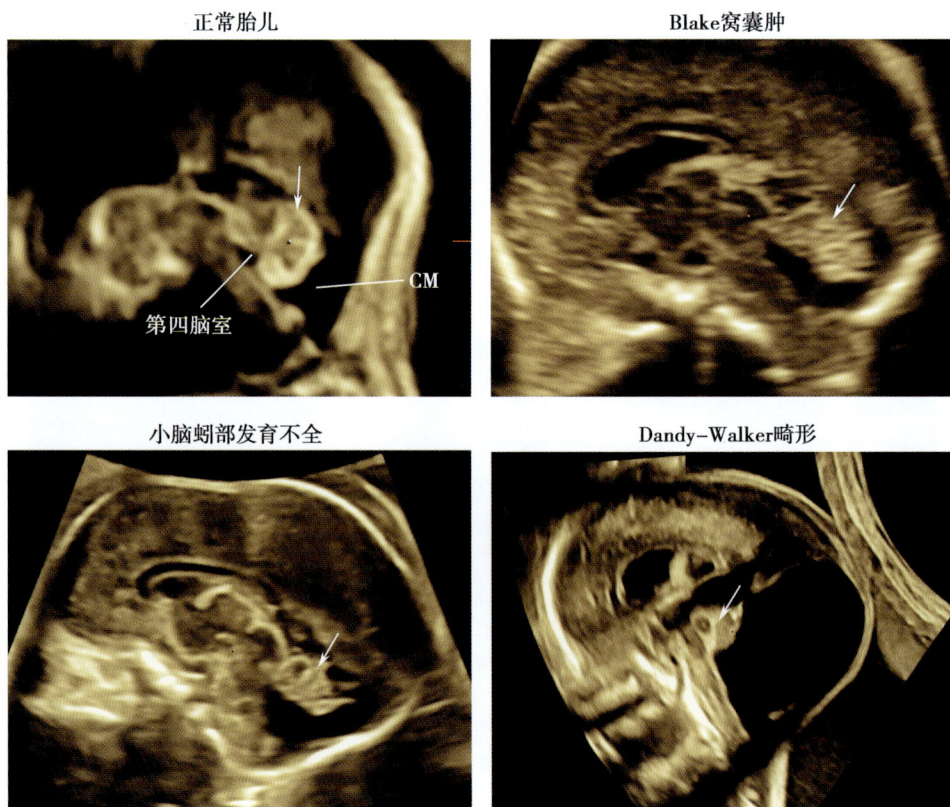

图 16-11　正常胎儿头颅正中矢状切面显示后颅窝及小脑蚓部(左上图),蚓部大小正常,第四脑室与后颅窝池(CM)不相通。其他 3 幅图像展示 3 个后颅窝异常胎儿。右上图为 Blake 窝囊肿,小脑蚓部上下径正常但第四脑室和 CM 相通,蚓部轻度上旋。左下图为小脑蚓部发育不全,可见小脑蚓部较小;右下图为 Dandy-Walker 畸形,可见小脑蚓部发育不良,并重度后颅窝池扩张、小脑幕上抬。

无叶全前脑

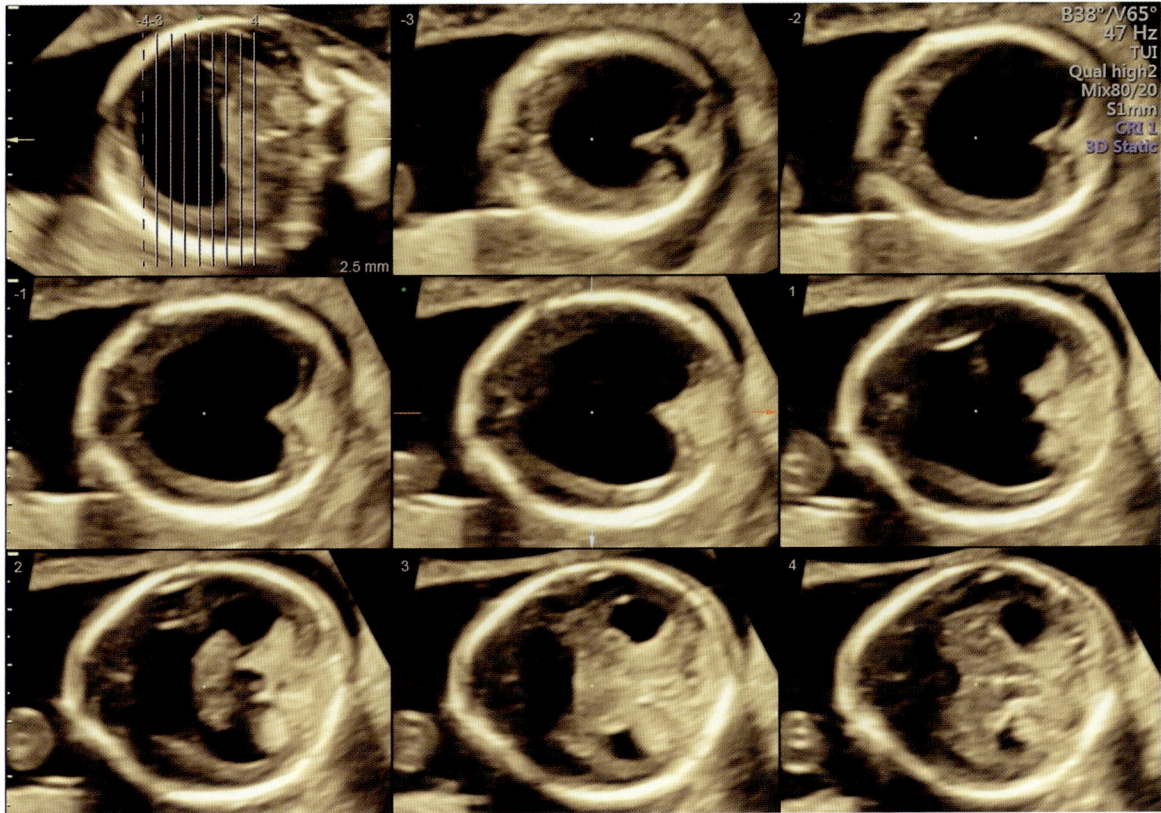

图 16-12　18 周无叶全前脑的断层模式成像。

脊柱裂

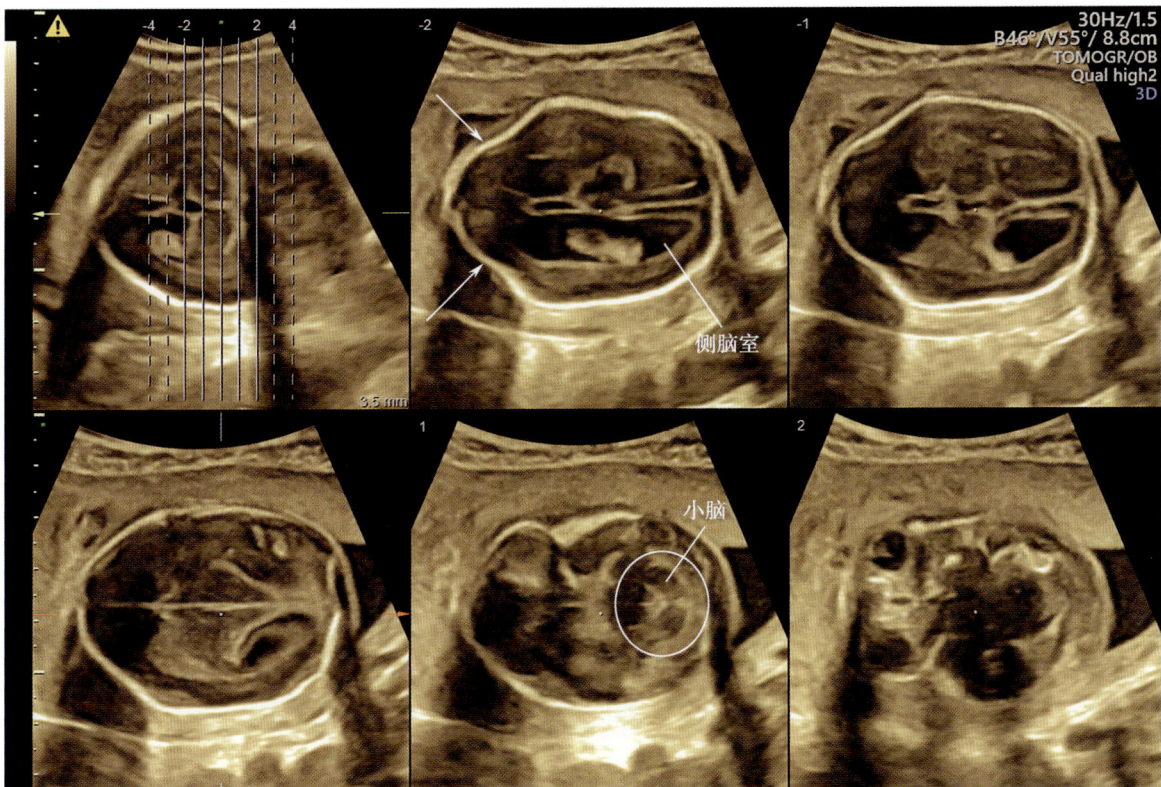

图 16-13　开放性脊柱裂的断层模式成像，一个断层平面即可展示所有典型的头颅特征，例如扇贝状的额骨（箭头，"柠檬头征"），受压变形的小脑（圆圈，"香蕉小脑征"），以及侧脑室扩张。

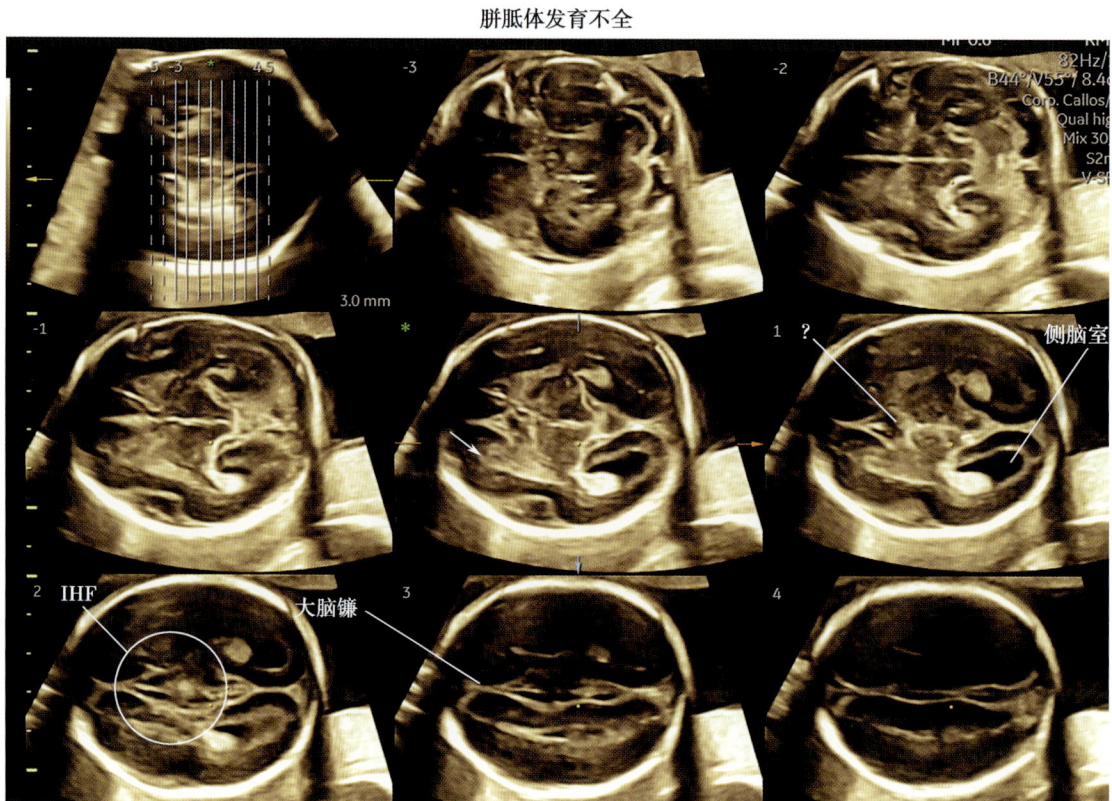

图 16-14 胼胝体发育不全头颅横切面断层模式成像。透明隔腔未显示(?),脑中线大脑半球间裂增宽(IHF,圆圈),"泪滴状"侧脑室(箭头)提示侧脑室枕角积水。

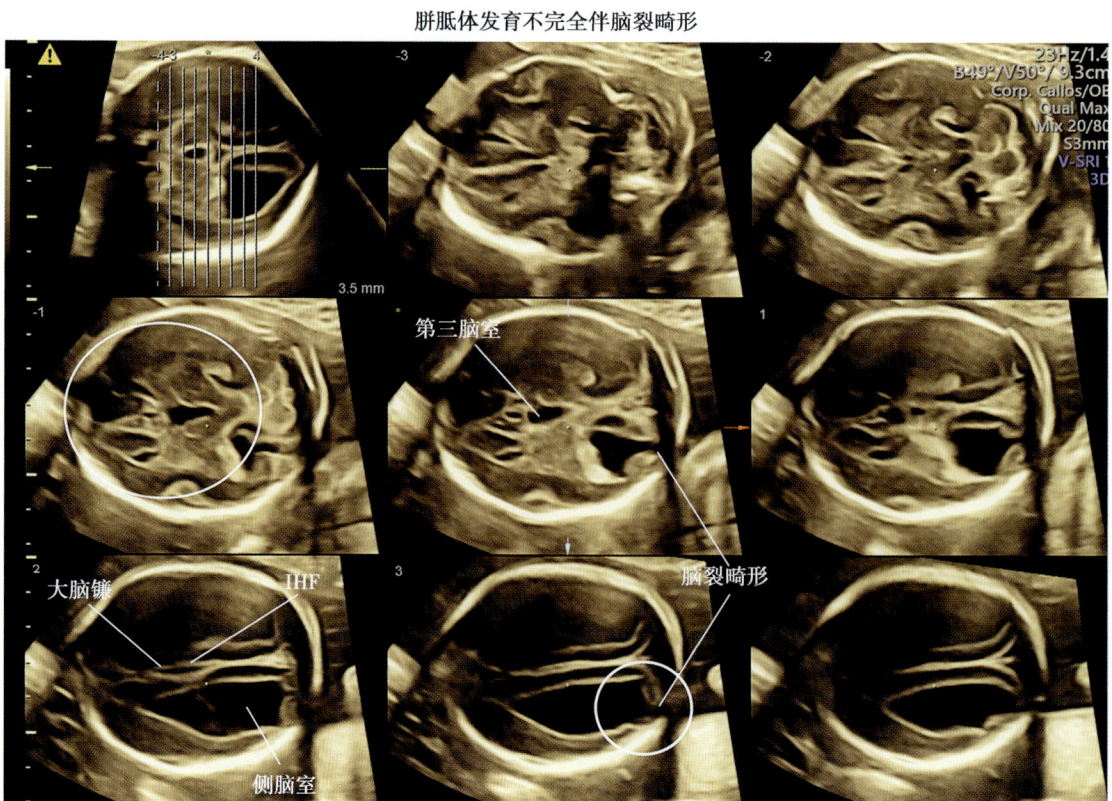

图 16-15 胎儿胼胝体发育不全,合并脑裂畸形(小圆圈)。第三脑室扩张,其典型特征(大圆圈)如图 16-14 所示。与单张图像相比,断层模式能提供更完整的颅内结构图像。

16.3 经阴道胎儿脑三维超声及多平面重建

多年来的实践经验表明，胎位为头位时行经阴道超声检查能够获得最佳分辨率的脑部图像。有时操作者甚至可手动操作使胎儿保持头位进行经阴道神经超声检查。这种检查方式之所以检查效果好且可获得更高的图像质量，其 3 个主要的原因是：

1. 探头与颅脑的距离较近，声束无需像经腹扫查那样穿过母体的腹壁组织；

2. 阴道超声探头的分辨力更高；

3. 可经胎儿囟门或较大的颅缝行颅内成像。

二维超声检查过程中，胎儿往往不会处于有利于观察颅脑中线结构切面的胎位，即使出现胎头位置合适的情况，也只能维持几

秒钟，在此短短的时间内详细分析所有大脑结构较为困难，尤其是怀疑颅内异常时。因此，有必要采集多个 3D 容积数据，对其进行离线分析和感兴趣平面重建。在晚孕期尤其是 28 周之后（图 16-16、图 16-17），获取高质量的颅脑三维图像的难度增加，20～27 周是最佳的采集时间。在 14～20 周，经阴道超声检查颅脑的效果通常优于经腹部超声。本章最后部分将介绍经阴道三维超声检查 7～13 周胎儿大脑发育的方法。

经阴道超声三维重建方法同经腹部三维超声重建，采用断层模式可显示大脑全貌，如图 16-16、图 16-17。虽然偶尔可经头颅横切面行三维成像（图 16-18），但最佳途径是经前囟或后囟进行扫查。因此，经阴道扫查获取的三维容积断层成像多数以冠状面或矢状面/旁矢状面显示。图 16-16～图 16-21 展示了断层模式下正常及异常大脑的实例。

正常胎儿头颅矢状/旁矢状切面

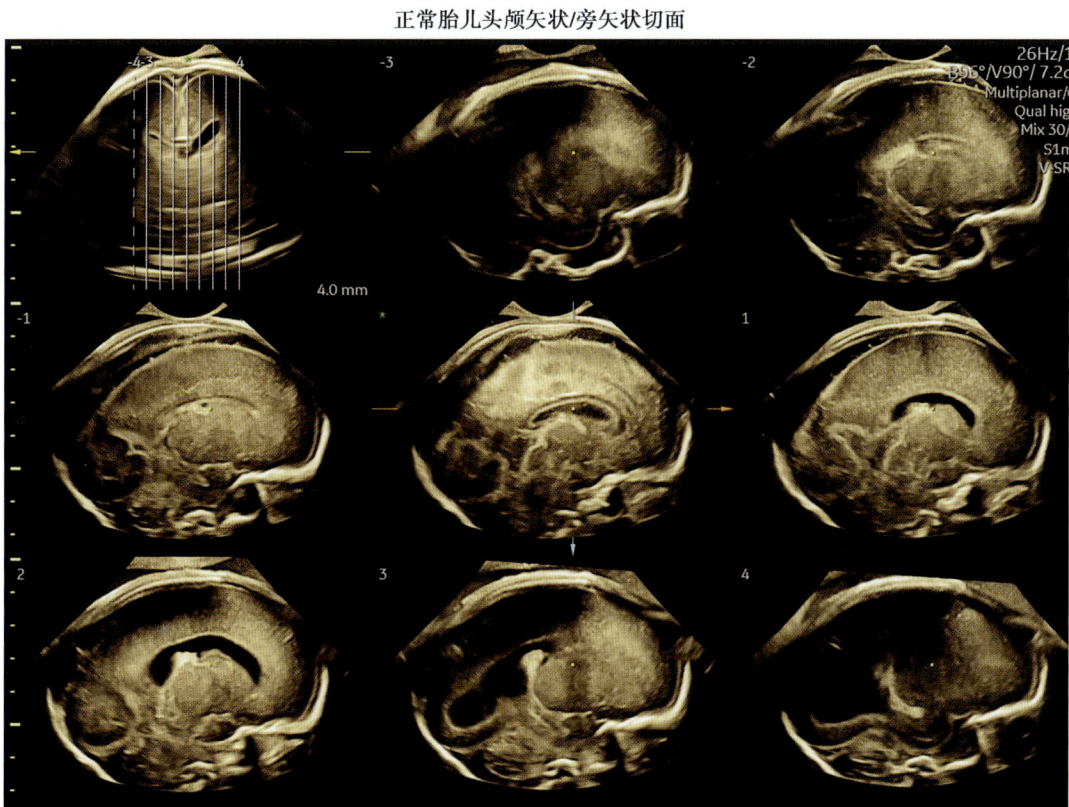

图 16-16　以前囟为声窗经阴道采集的三维容积数据，断层成像模式在一张图上同时显示大脑矢状和旁矢状切面，胼胝体、小脑蚓部、侧脑室后角清晰可见。

正常胎儿头颅冠状切面

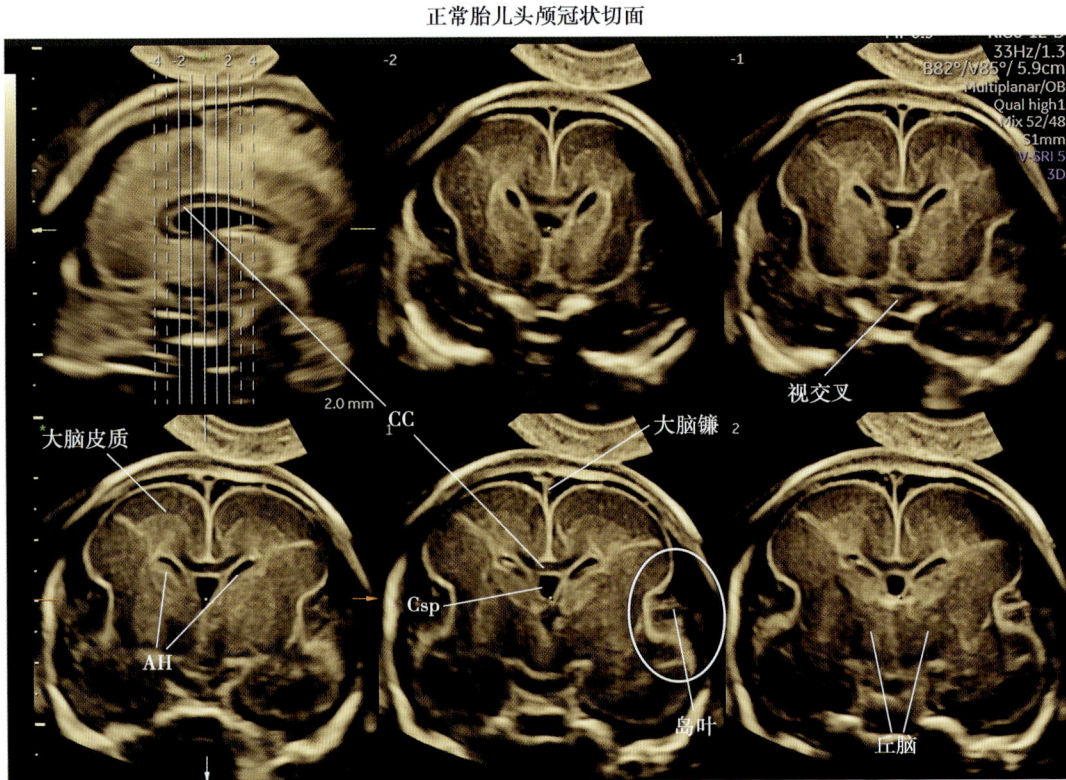

图 16-17　以前囟为声窗经阴道扫查采集的正常胎儿头颅容积数据，断层成像模式显示系列冠状切面。一张图可展示颅脑全貌，可见大脑皮质、大脑镰、胼胝体（CC）、透明隔腔（Csp）、丘脑、岛叶（圆圈）和侧脑室前角（AH）。

菱脑融合合并中脑导水管梗阻

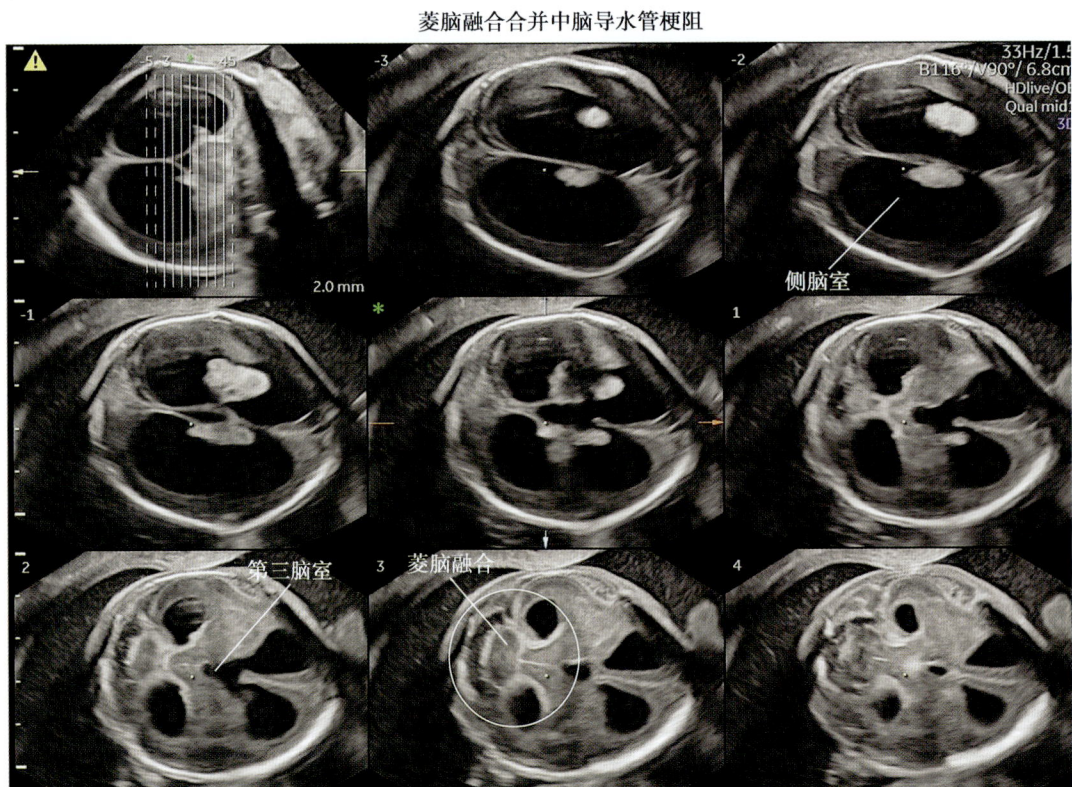

图 16-18　脑积水胎儿经阴道神经三维超声检查。断层成像模式显示侧脑室和第三脑室扩张，提示中脑导水管梗阻，这是由于存在以菱脑融合（圆圈）为特征的小脑异常。

胼胝体发育不全

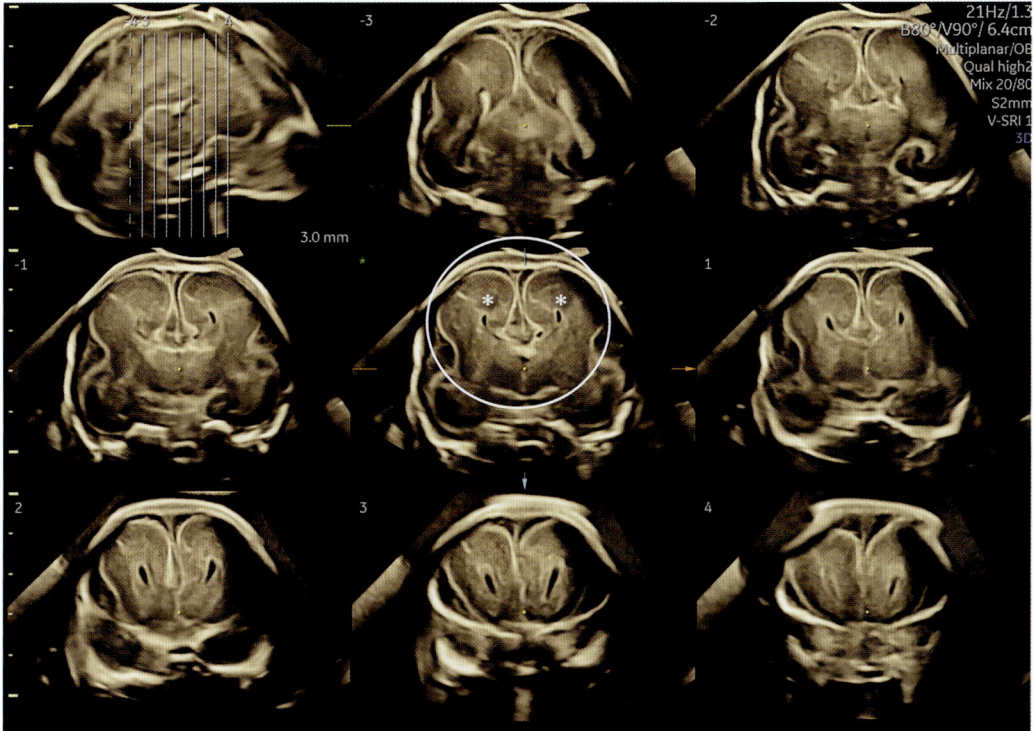

图 16-19　对胼胝体发育不全胎儿行经阴道三维超声检查，经胎儿前囟采集的头颅 3D 容积数据获取的系列冠状切面断层图像。图中胼胝体未显示，但可以看到典型的"牛角状"结构（圆圈），侧脑室前角（*）被压向两侧。

透明隔缺失

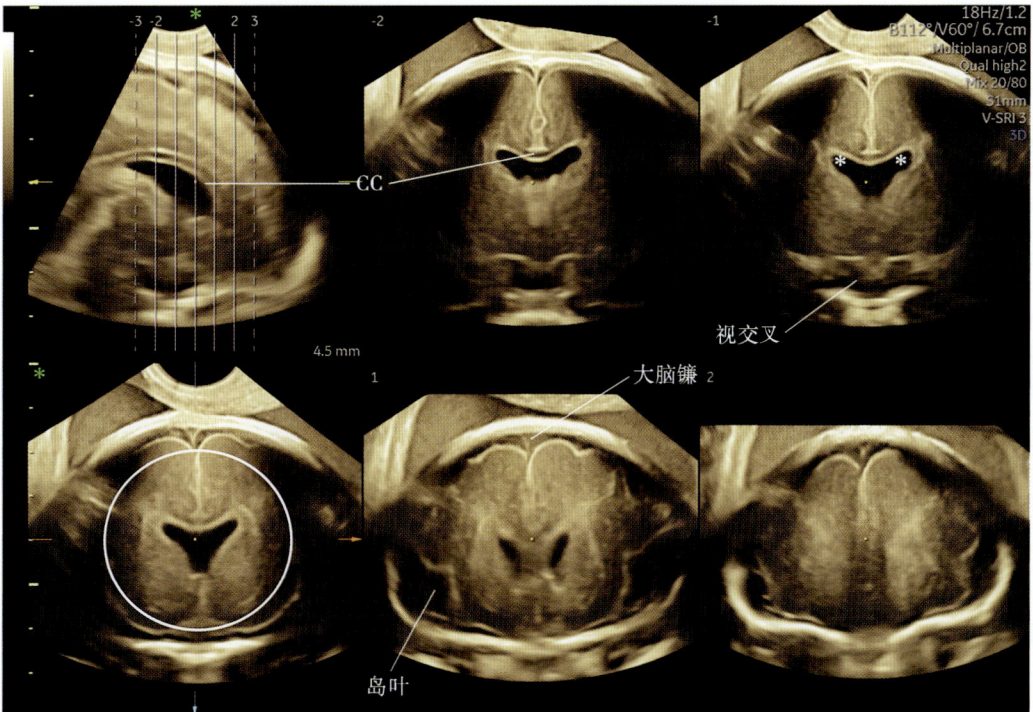

图 16-20　对透明隔缺失（圆圈）胎儿行经阴道三维超声检查，经胎儿前囟采集的头颅 3D 容积数据获取的系列冠状切面断层图像。图中可见双侧侧脑室前角（*）融合，但大脑镰和胼胝体（CC）存在，可排除叶状全前脑畸形。此类病例评估视交叉和岛叶脑回非常重要。

无脑回畸形，多微小脑回，胼胝体增厚

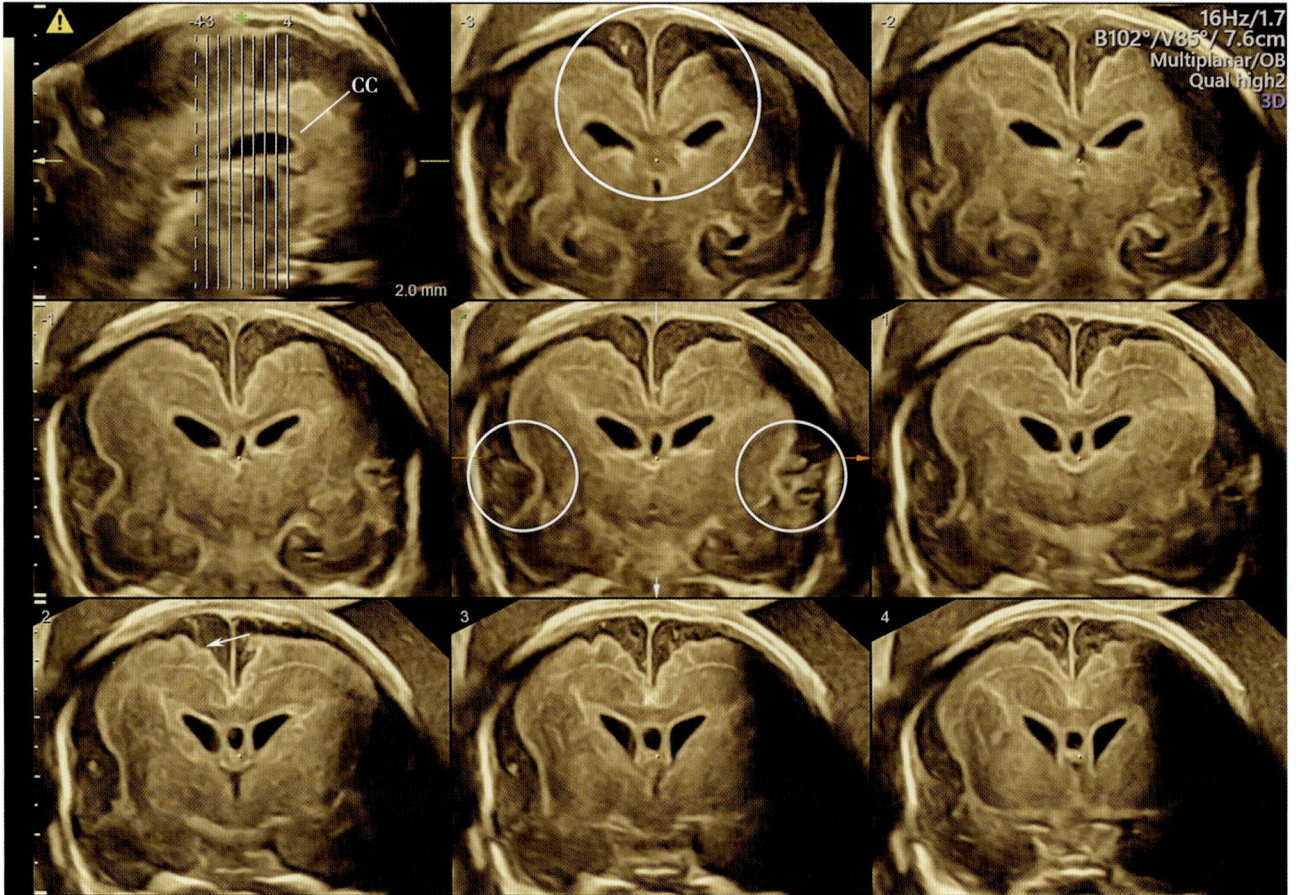

图 16-21 对 21 三体伴颅内结构异常胎儿行经阴道三维超声检查，经胎儿前囟采集的 3D 容积数据获取的系列冠状切面的断层图像。断层模式能有效展示大部分颅内异常，例如脑外间隙增宽（大圆圈）、外侧裂浅（小圆圈）、多微小脑回（箭头）和增厚的胼胝体（CC）。

16.4 胎儿颅脑三维超声容积渲染

胎儿神经系统超声学检查中 3D 超声的应用主要以多平面成像模式显示颅脑结构，如前文所述。但在一些情况下也可以采用本书已介绍的其他 3D 成像模式，容积渲染技术能够在 2D 及多平面 3D 图像上补充更多信息（图 16-22、图 16-23）。通常采用表面模式来展示感兴趣区域，偶尔也会采用轮廓剪影模式完善图像效果。轮廓剪影模式为颅内结构成像提供了新的视角（图 16-24、图 16-25）。在脑脊液增多的情况下，可以采用表面模式、反转或轮廓剪影模式进行观察。在早孕期，由于颅骨尚未骨化，轮廓剪影模式可用于显示脑室系统，如第 16.6 节所述。图 16-22～图 16-25 展示了不同 3D 表面模式的实例。在最近的一项研究中，中国的 Chen 和 Li 利用反转模式成功对远场的外侧裂和大脑沟回进行成像，显示出该技术的良好潜力（图 16-26）。

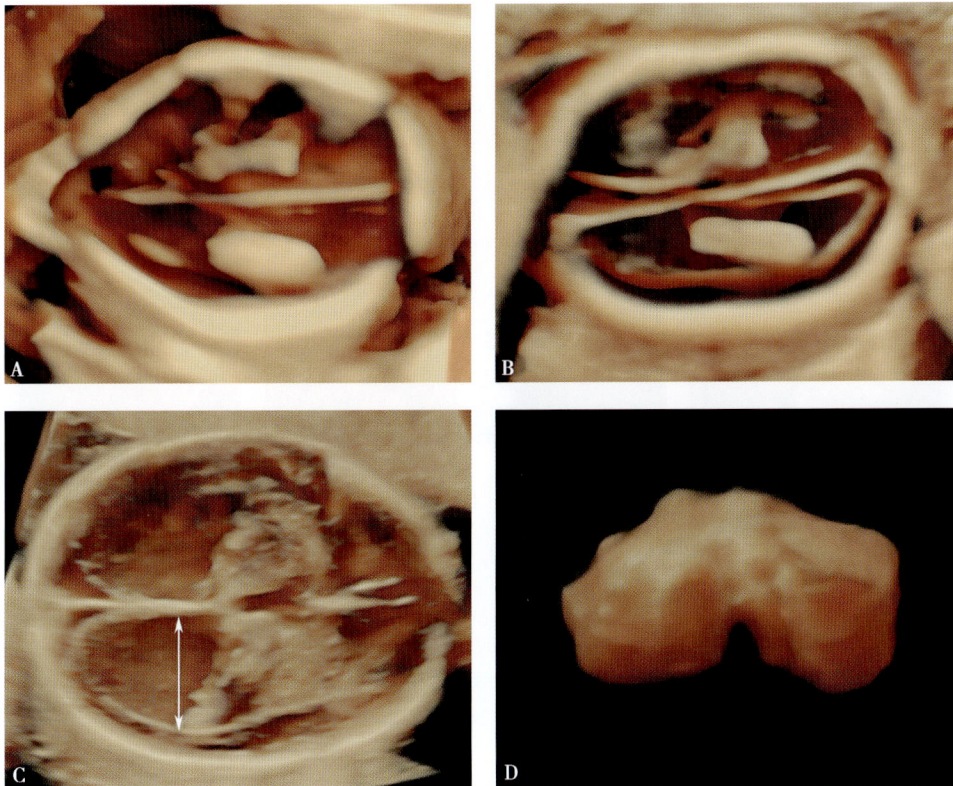

图 16-22　采用表面模式观察颅内结构。A、B. 脊柱裂两例胎儿头颅形态异常。C. 侧脑室增宽（双箭头）病例。D. 正常小脑轮廓的三维重建。

脑膨出

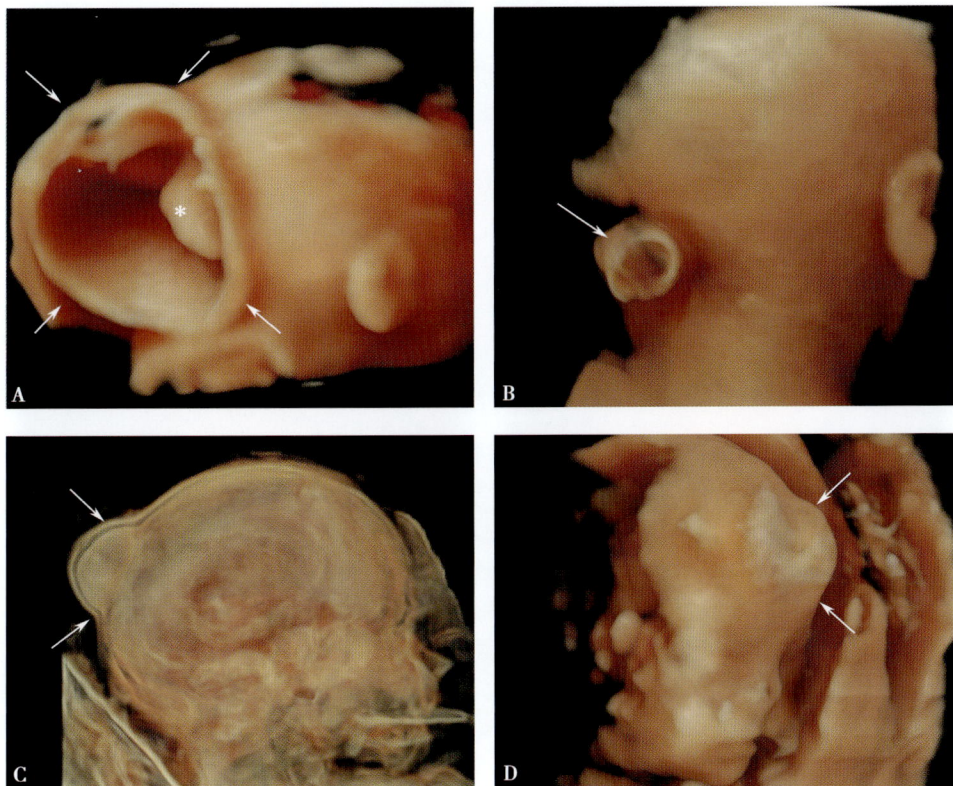

图 16-23　表面模式显示各种脑膨出（箭头）病例。A. 脑膨出。B. 枕下脊膜膨出。C. 顶部脑膨出。D. 前额脑膜膨出。

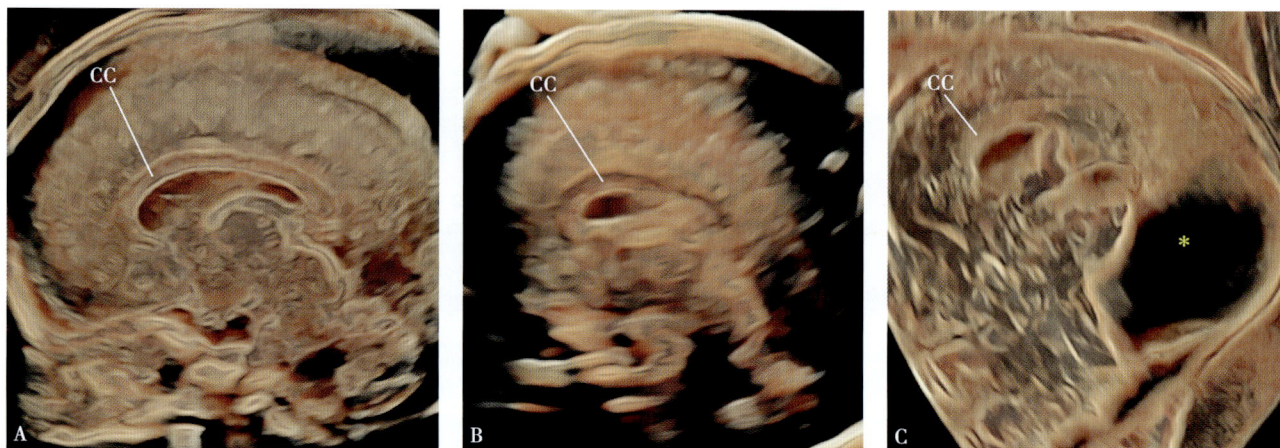

图 16-24　胎儿脑中线结构轮廓剪影模式成像。A. 显示正常胎儿胼胝体（CC）。B. 胎儿胼胝体（CC）增厚。C. 胎儿胼胝体（CC）短小合并 Dandy-Walker 畸形（*）。

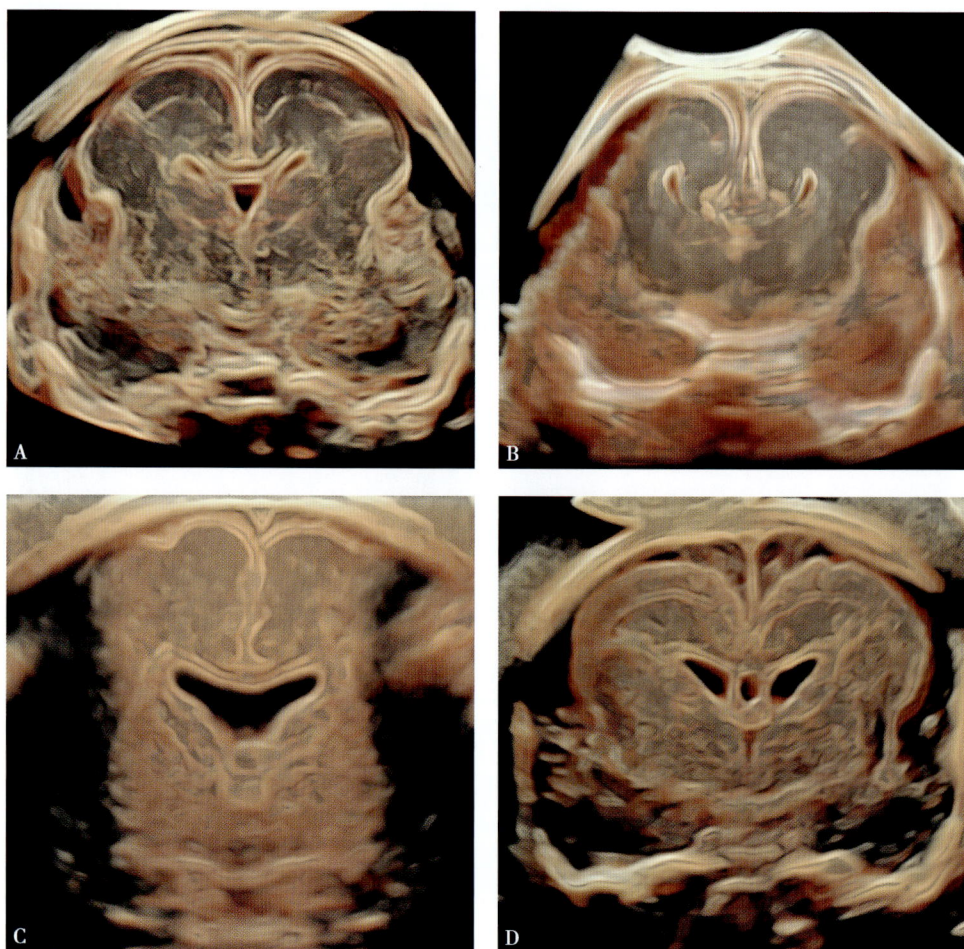

图 16-25　胎儿颅脑冠状面轮廓剪影模式成像。A. 正常胎儿。B. 胼胝体发育不全。C. 透明隔缺失。D. 无脑回畸形＋多微小脑回畸形。

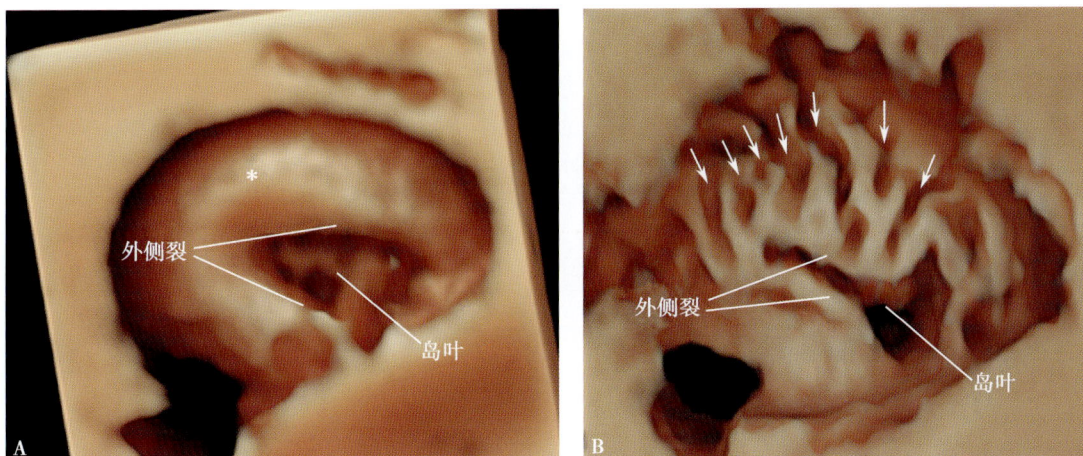

图 16-26 同一例胎儿在 23 周（A）和 31 周（B）的远场大脑表面的反转模式成像。A. 显示大脑表面平滑（*），外侧裂较宽，岛叶清晰可见。B. 显示胎儿大脑发育较成熟，表面可见皮质沟回（箭头），外侧裂变窄，岛叶被岛盖皮质覆盖即所谓岛叶盖化（见图 10-12）。

16.5 颅内血管 3D 玻璃体模式成像

采用彩色多普勒三维超声玻璃体模式成像，无论是头颅横切面还是矢状切面，都可以很好地显示颅内主要的动脉和静脉（图 16-27），包括左右颈内动脉及基底动脉从颅底进入后形成的 Willis 环，后者在头颅横切面上很容易观察（图 16-27A）。在正中矢状切面看到的主要动脉之一为大脑前动脉，其走行于胼胝体上方，形成胼周动脉和扣带回动脉（图 16-27B）。部分或完全性胼胝体发育不全的胎儿可见上述动脉走行异常，见图 16-27、图 16-28。最近有研究注意到颅内静脉系统，其关注点不仅限于上矢状窦和下矢状窦、直窦和横窦（图 16-27B），还关注到其他静脉，如 Galen 静脉、大脑内静脉和深髓静脉，由此检测出累及 Galen 静脉（图 16-29）及其他静脉的动静脉畸形等。还有一项较新的、有趣的功能可将 3D 玻璃体模式与灰阶轮廓剪影模式相结合，使大脑结构呈现轻微透明效果，从而优化血管成像（图 16-27）。此外，玻璃体模式还可联合单色渲染及特殊光照效果成像（图 16-28）。另一项利于临床的工具是在彩色多普勒上叠加容积对比成像 VCI 技术，能够增强感兴趣区域的厚度达数毫米，产生类似于玻璃体模式的成像效果（图 16-28B）。图 16-27～图 16-30 展示了一些典型的颅内血管异常病例。

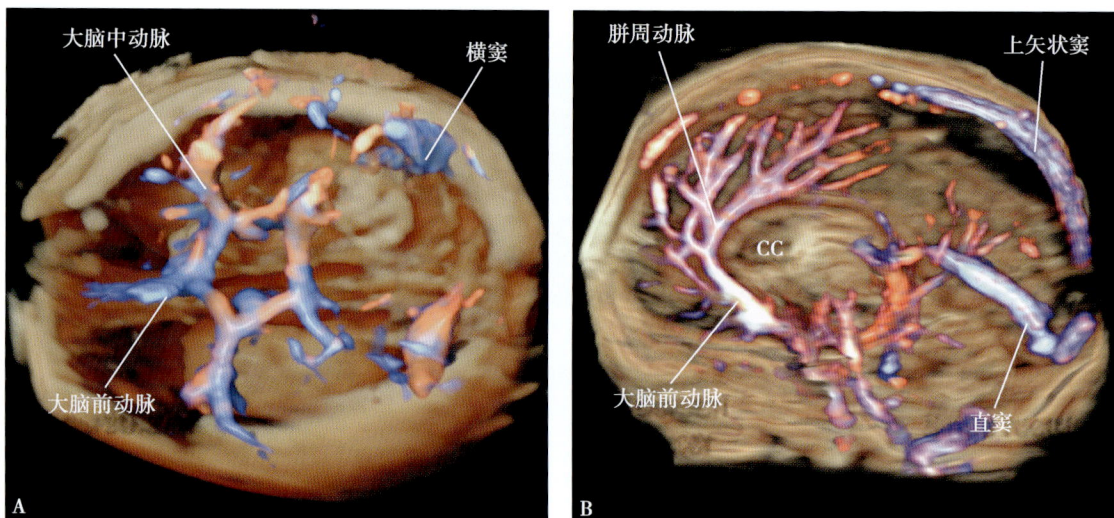

图 16-27 彩色多普勒玻璃体模式显示两个正常胎儿颅内动脉和静脉系统。A. 横切面,Willis 环清晰可见,包括大脑中动脉和大脑前动脉及横窦。B. 矢状切面,前部可见大脑前动脉与胼周动脉,后部可见上矢状窦和直窦。胼周动脉下方可见胼胝体(CC)。

胼胝体发育不全

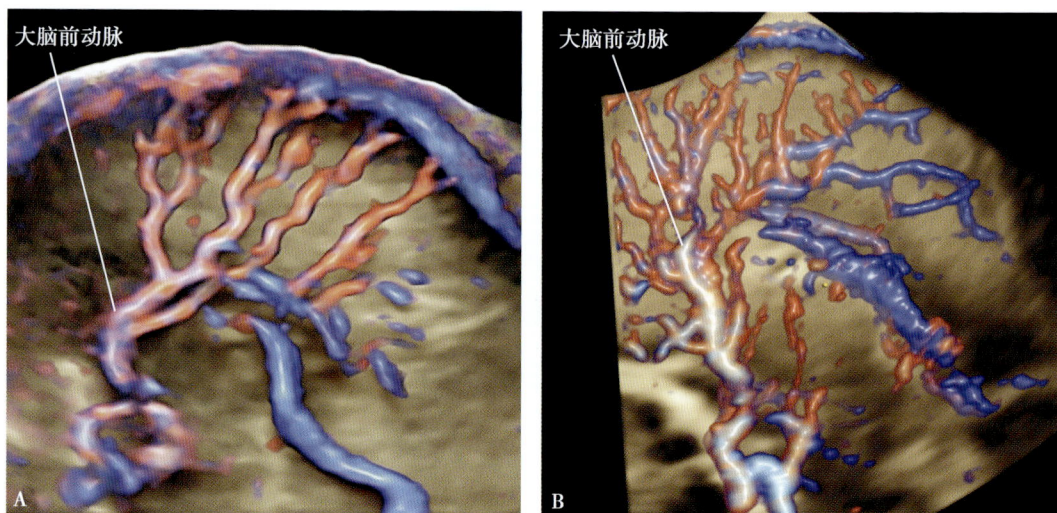

图 16-28 3D 玻璃体模式显示 2 个胼胝体完全发育不全胎儿颅内动静脉结构,两例均可见大脑前动脉走行异常。与图 16-27B 对比。

Galen静脉瘤畸形

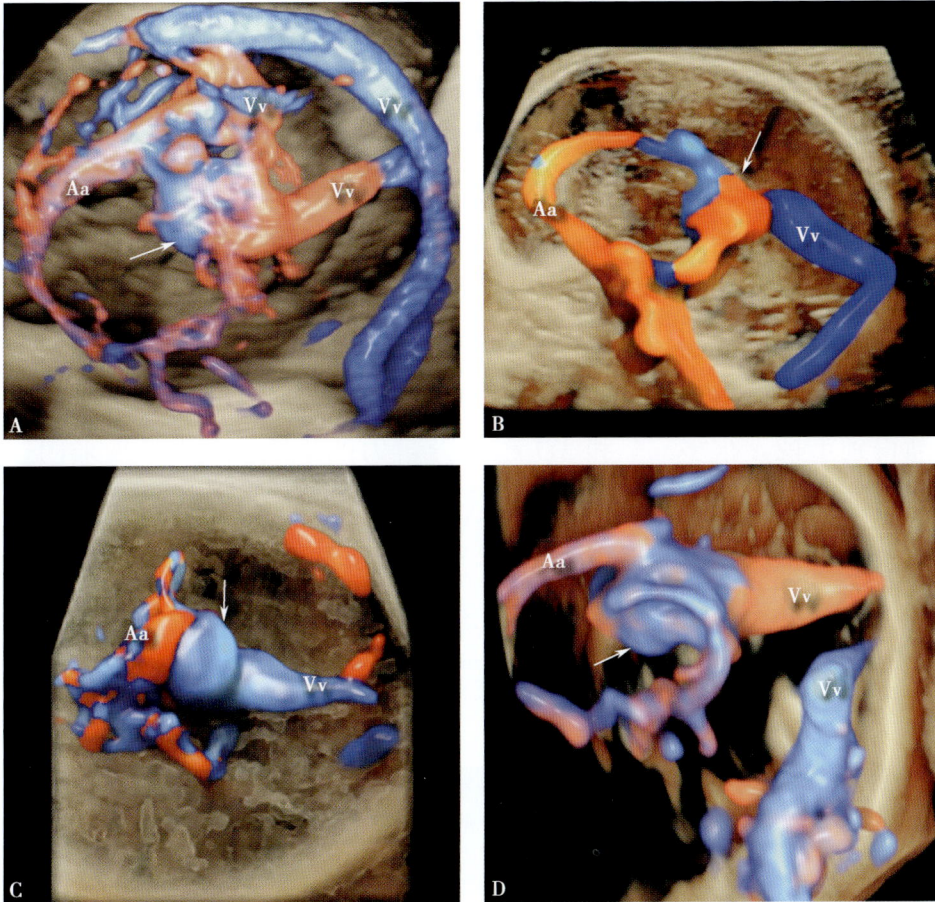

图 16-29　3D 玻璃体模式显示 4 例 Galen 静脉瘤畸形胎儿颅内血管结构，头颅矢状切面图像可见极度扩张的 Galen 静脉（箭头），还有异常连接的动脉（Aa）和静脉（Vv）。

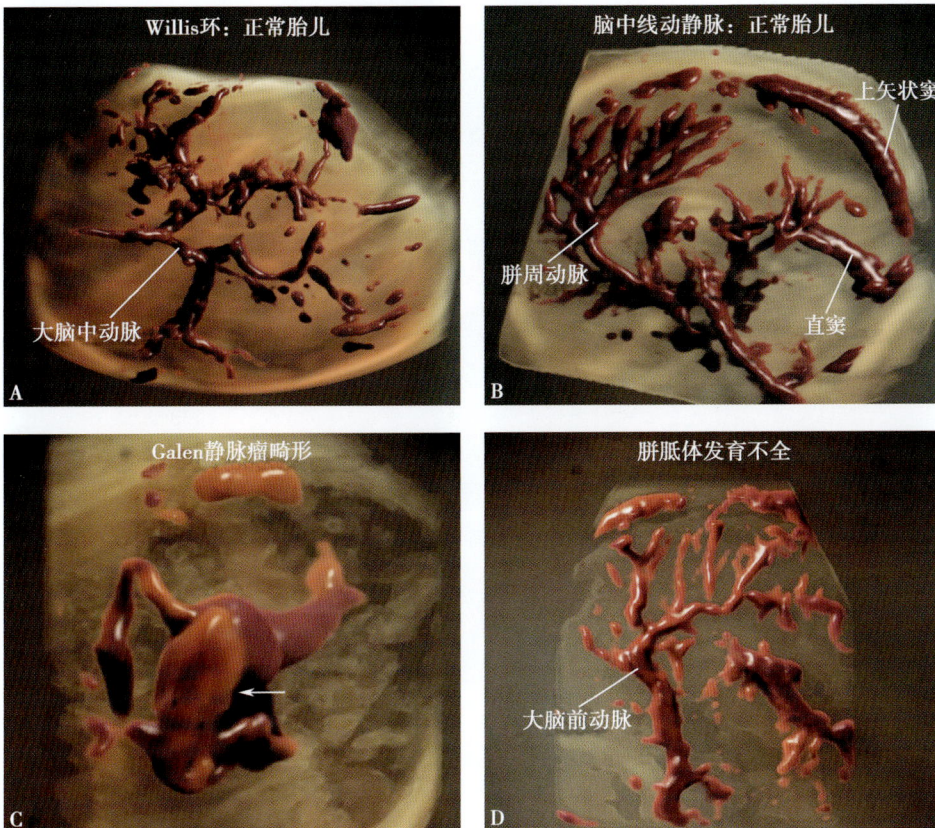

图 16-30　采用单色 3D 玻璃体模式显示颅内动静脉系统。A、B. 2 例正常胎儿头颅横切面（A）和矢状切面（B）三维成像。C. 胎儿 Galen 静脉瘤。D. 完全性胼胝体发育不全。

16.6 14孕周前胎儿大脑3D成像

随着胎儿颈项透明层厚度筛查的引入和常规应用,对14周以前胎儿的正常和异常结构的观察日益引人注目。以往对早孕期胎儿头颅仅限于观察颅骨以排除无脑畸形和观察大脑镰以排除全前脑畸形。随着颅内透明层与开放性脊柱裂关系研究的开展,对早孕期脑发育解剖结构的观察逐渐得到重视。很多情况下3D超声断层模式可提供全面的颅内结构信息(图16-31、图16-32),有助于鉴别正常与异常声像(图16-33~图16-35)。图16-33

和图16-34分别展示了12和13周开放性脊柱裂胎儿颅内结构改变的声像;图16-35和图16-36为应用3D成像显示全前脑畸形。

为数不多的研究采用3D超声进一步观察11周以前的胚胎脑的发育(图16-37、图16-38)。此时间段可采用前述多平面模式观察脑室系统及其相邻结构。有趣的是,有一些容积成像模式也可以用于显示脑室系统,例如轮廓剪影模式和反转模式(图16-38)。随着2D和3D超声分辨力的不断提高,未来采用这些辅助技术有望对早期胎儿脑发育有更多的了解,以尽早对高危病例进行筛查。

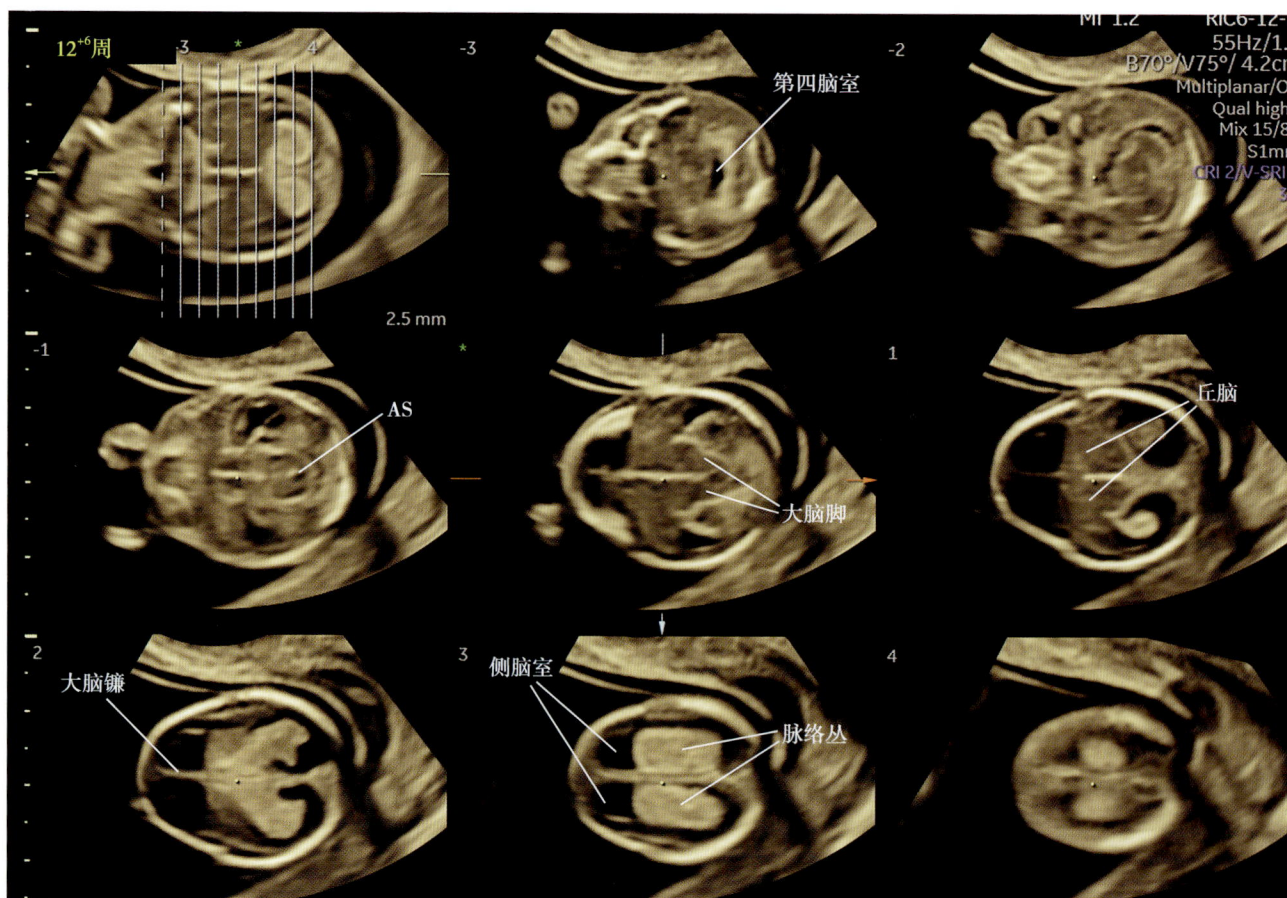

图16-31 12周胎儿头颅横切面断层模式成像。此发育阶段可观察到胎儿颅内主要标志性结构,包括侧脑室内较大的脉络丛,大脑镰,双侧侧脑室、丘脑、中脑导水管(AS)、大脑脚和第四脑室。

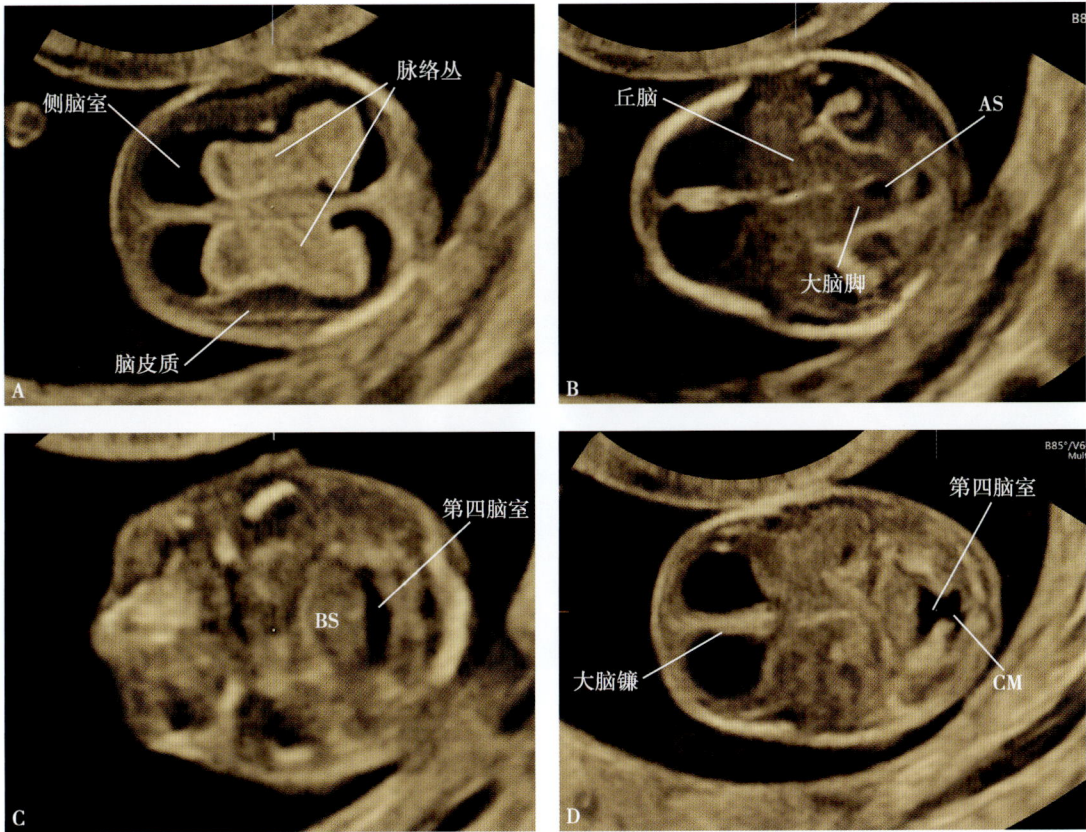

图 16-32 从 12 周胎儿大脑 3D 超声容积中获取的各基本平面可显示的结构。A. 侧脑室平面，显示侧脑室、脑实质和双侧脉络丛。B. 丘脑平面，显示丘脑、大脑脚和中脑导水管（AS）。C. 显示脑干（BS）和第四脑室平面。D. 后颅窝池稍低平面，显示第四脑室与后颅窝池（CM）相连。

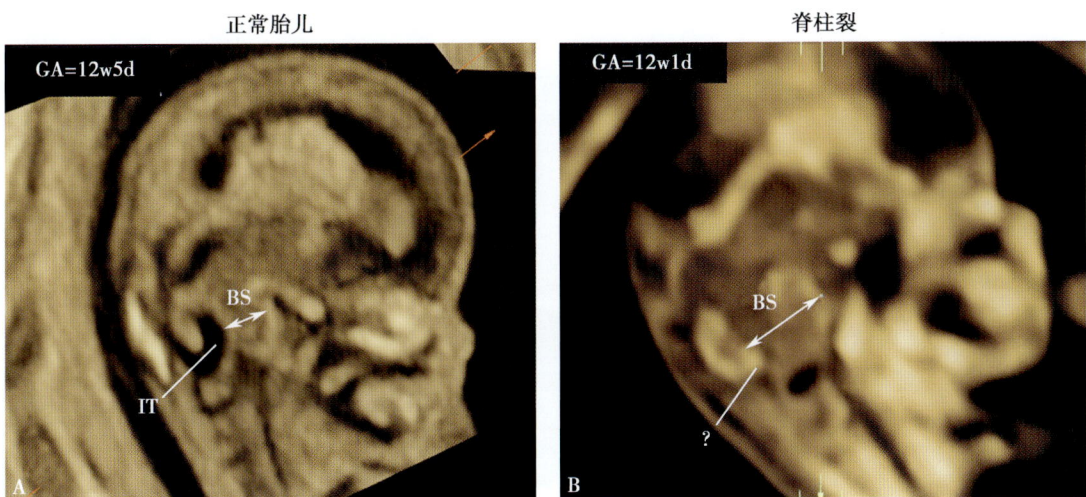

图 16-33 对 12 周 5 天的正常胎儿（A）和 12 周 1 天的脊柱裂胎儿（B）的 3D 容积数据进行颅后窝平面图像重建。在 A 中，第四脑室的颅内透明层（IT）清晰可见，而在 B 中则未能观察到该结构（?）。脑干（BS，双向箭头）在 A 中较薄，在 B 中则显示增厚、受压。

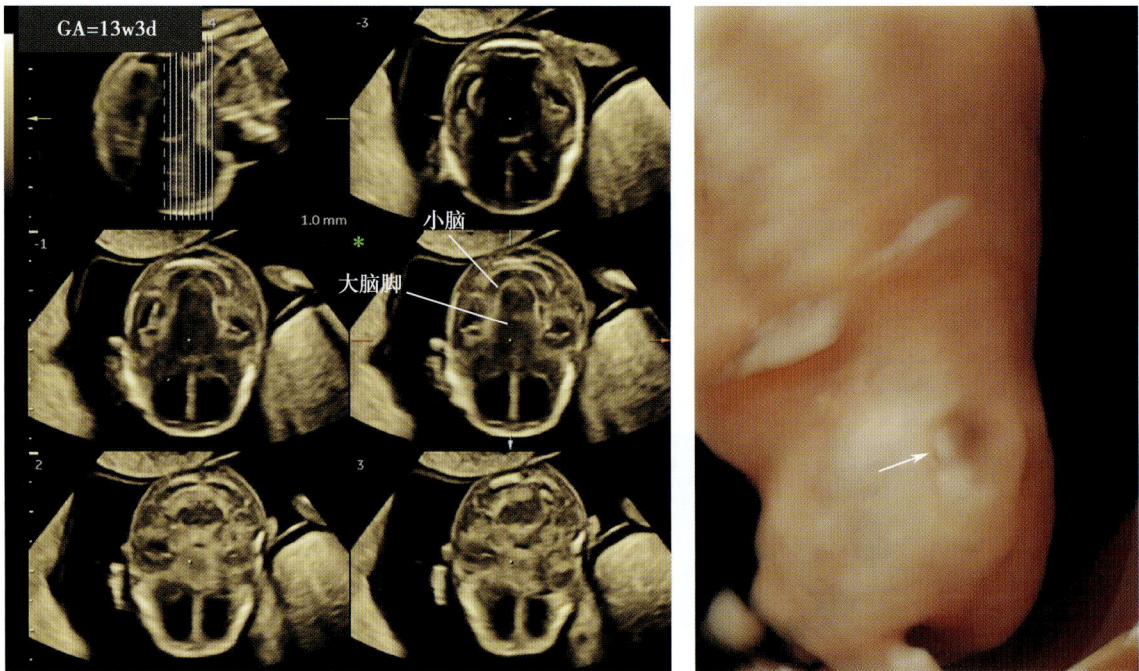

图 16-34 断层模式显示 13 周脊柱裂(右图)胎儿大脑横切面(左图)。左图可见小脑已突入后颅窝使后颅窝池消失,右图为表面模式成像显示下段脊柱的病变部位(箭头)。

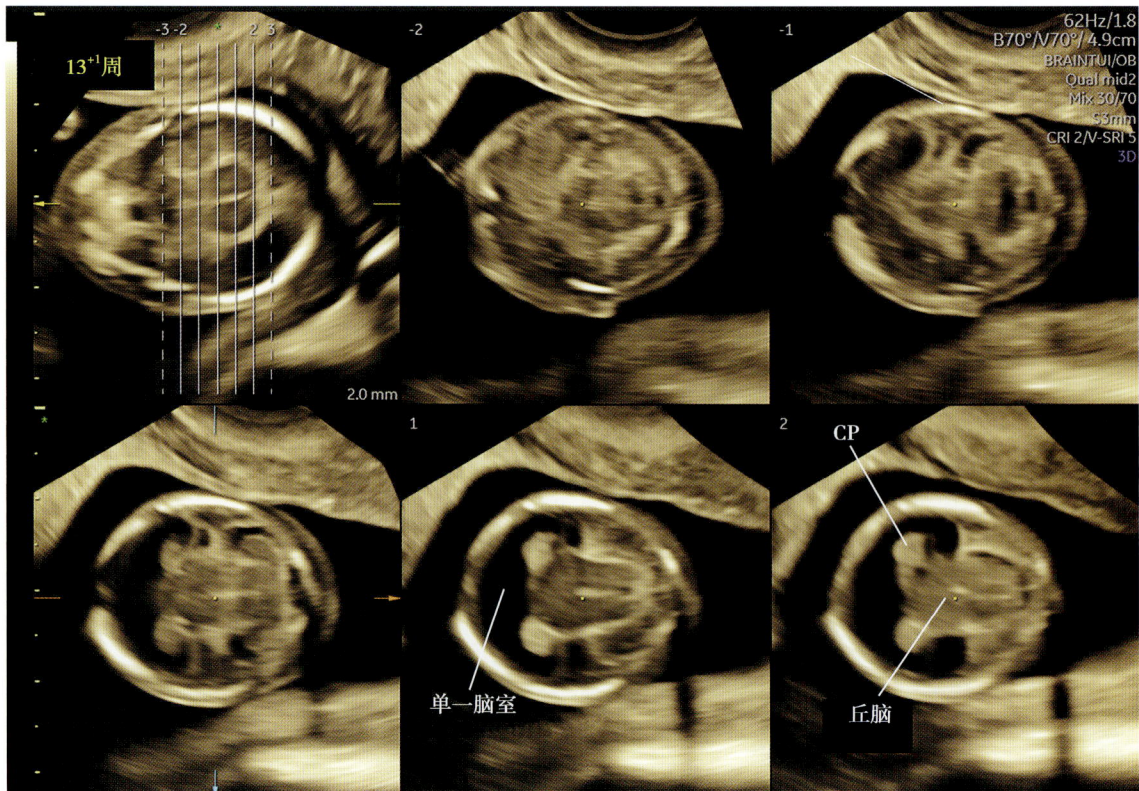

图 16-35 13 周 1 天无叶全前脑胎儿头颅断层模式成像,显示丘脑和脉络丛(CP)融合,单一脑室,没有大脑镰。

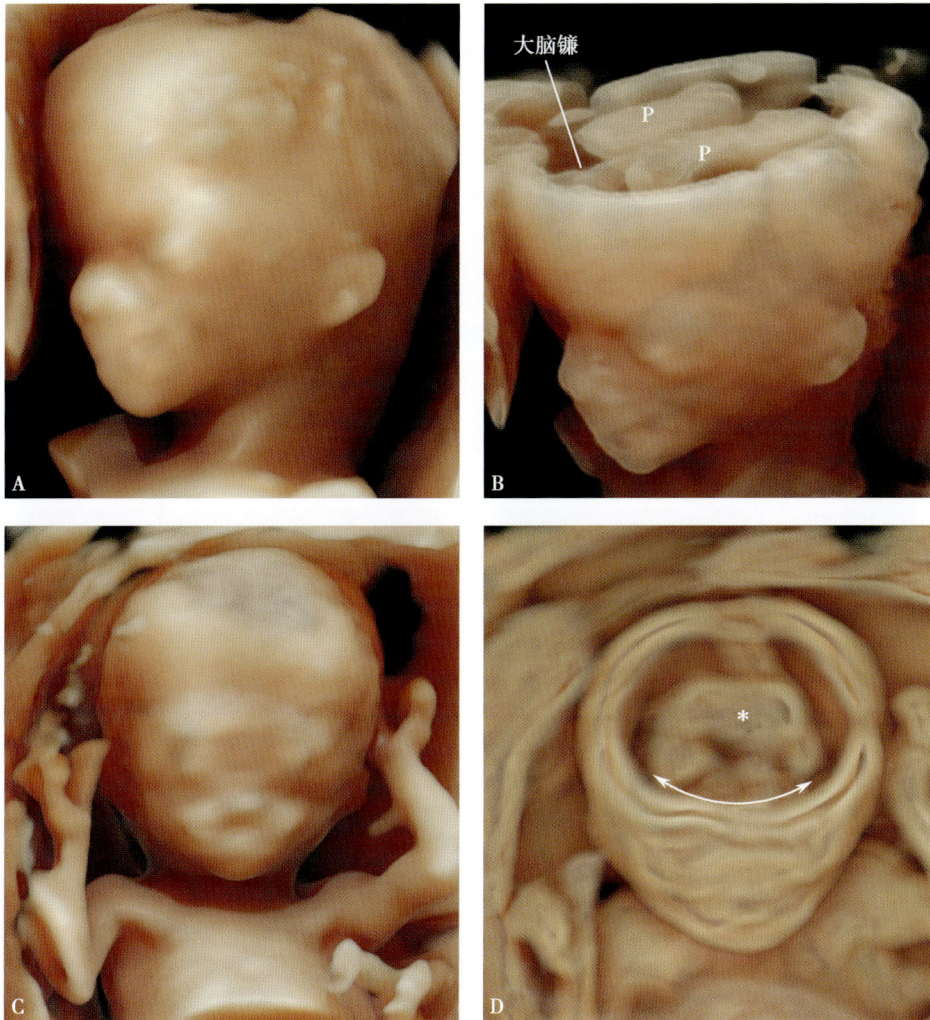

图 16-36　12 周胎儿面部及头颅 3D 表面模式成像。A、B 为正常胎儿，C、D 为 13 三体综合征伴正中面裂、全前脑畸形胎儿。两者面部特征差异显著。B. 可见大脑镰分隔两侧大脑半球和脉络丛（P）。D. 显示典型的单一脑室（双向箭头）和脉络丛融合（*）的全前脑特征。

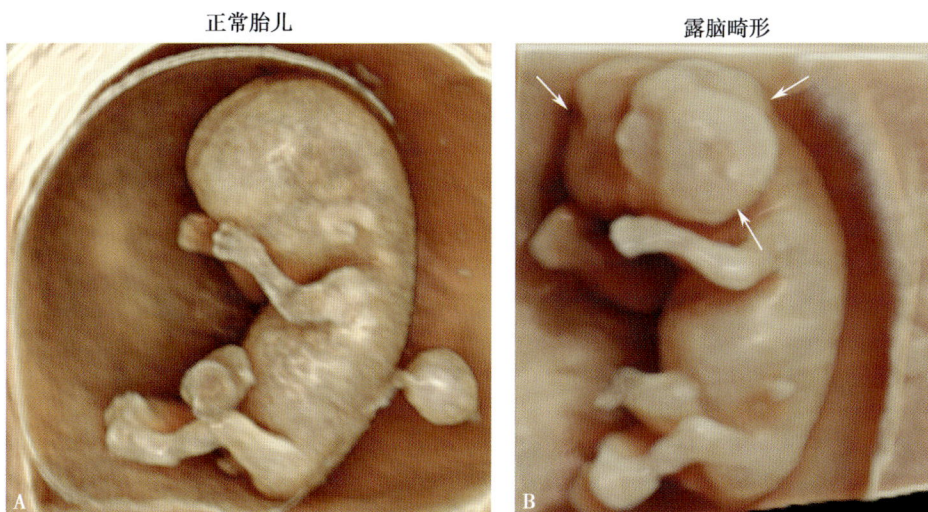

图 16-37　两个 10 周胚胎的 3D 表面模式成像。A. 正常头部。B. 露脑畸形（箭头），3D 表面模式直观显示了病变的严重程度。

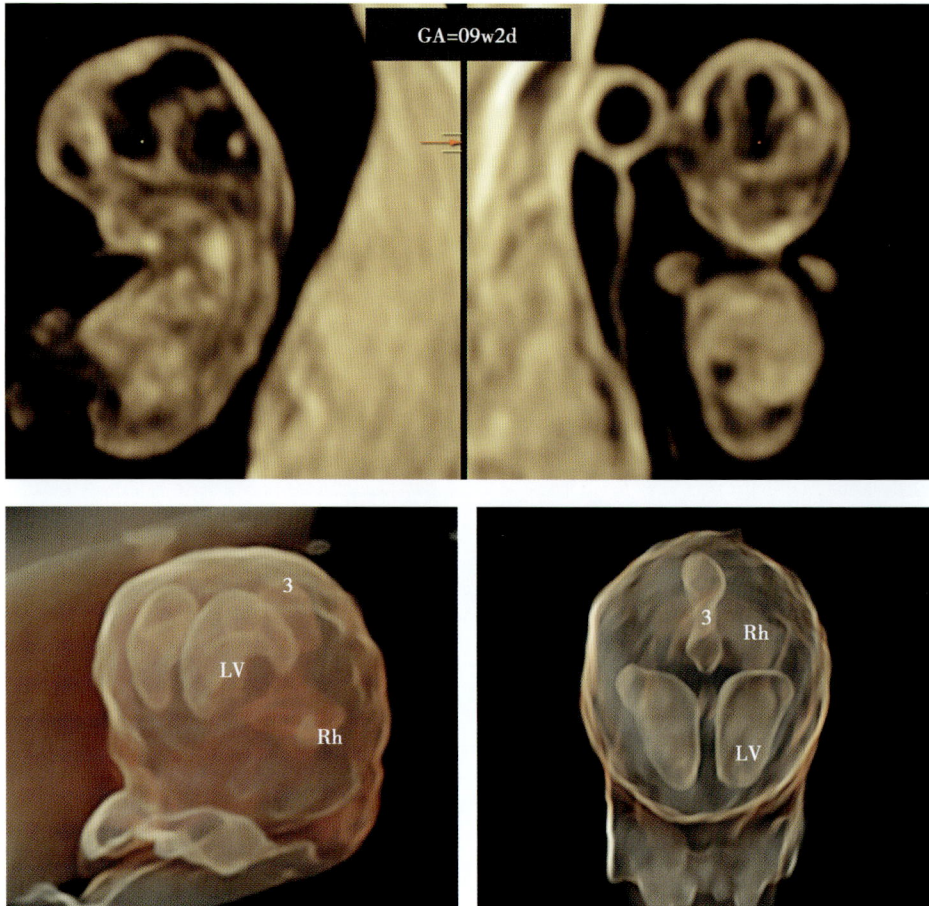

图 16-38　9 周 2 天胎儿头颅 3D 超声容积数据正交平面成像，多平面成像模式能够很好地评估脑室系统（上图），而两侧侧脑室（LV）、第三脑室（3）及菱脑（Rh）在轮廓剪影模式下显示更加清晰（下图）。

16.7　结语

　　胎儿神经系统超声学检查是产前超声筛查颅脑畸形的重要一环，尤其在妊娠的后半阶段。2D 超声联合 3D 超声可重建常规二维扫查难以获得的平面，有利于胎儿脑发育的评估。3D 图像重建、离线分析及应用多平面模式详细观察颅内结构是 3D 超声的主要优势。断层模式重建平面也可获得类似其他诊断技术如 MRI 的可靠信息。3D 超声为正常和异常早期胚胎脑发育的研究提供了可能。

17 胎儿颅骨、脊柱和四肢三维超声成像

17.1 胎儿骨骼的二维超声检查

二维超声检查胎儿骨骼系统（包括颅骨、脊柱和四肢）常常只能观察容易扫查到的结构，常规检查需测量长骨、观察脊柱、尽可能显示手和脚。二维超声对胎儿颅骨、肋骨或其他一些骨骼结构显示能力有限，观察胎儿骨骼系统的较好的途径是结合三维超声，可采用 3D 的最大模式、表面模式或轮廓剪影模式成像。通过采集静态三维容积，结合多平面模式或三维渲染模式（如表面模式或透明模式），有助于获取目标骨骼结构的典型图像。本章将介绍不同部位的正常和异常骨骼（如颅骨、脊柱和四肢）的三维超声成像。

17.2 胎儿面骨和颅骨三维成像

面骨和颅骨及其相应的骨缝在 3D 最大模式下，或骨骼预设的轮廓剪影模式下渲染效果最佳（见第 8、11 章）。容积采集可通过静态 3D、4D、VCI-A 或 VCI Omniview 模式下进行。获取最佳骨骼 3D 容积数据的预设包括降低二维灰阶的增益和增加对比度。容积采集方式取决于目标成像区域，可选择从面部矢状面或头骨和下颌的侧面进行扫查采集。为了在最大模式下更好地突出骨骼细节，还可选择层厚为 15～20mm 的 VCI-Omniview 模式。

面骨和颅骨 从正面对面骨进行成像，可显示双侧额骨及之间的额缝、两侧眼眶、鼻骨、上颌骨和下颌骨（图 17-1、图 17-2A）。图 17-1 展示了妊娠早期至中期额缝骨化的过程，这些图像有助于评估额缝、眼眶、鼻骨、上颌骨及下颌骨。图 17-1～图 17-6 展示了正常和各种异常病例的正面成像的图像特征，颅骨及颅缝显示得最为清晰。异常的特征包括额缝增宽，其常出现在典型 Apert 综合征（图 17-2B）或其他与冠状缝早闭相关的综合征中。另外在额缝或囟门上偶尔可见额外的骨成分，即所谓的 Wormian 骨。Wormian 骨常见于综合征性疾病，但其确切临床意义尚未明确（图 17-2C）。此外，无叶全前脑畸形胎儿可出现额缝融合（图 17-3）。从正面成像较易显示鼻骨缺失（图 17-4）以及唇腭裂累及前牙槽嵴（图 17-5、图 17-6）。通过对头部进行侧面或颅顶扫查成像，可以显示颅骨及其相应的骨缝（见第 8 章）。相比单纯采用二维超声扫查，3D 成像能更清楚地显示颅缝早闭中已融合的缝隙（图 17-7B）。颅骨骨化减少可见于成骨不全和锁骨颅骨发育不全（图 17-8B）。

上颌骨和下颌骨 正面三维成像可清晰显示颌骨，但从侧面扫查获取的三维容积成像可以更为清晰地显示上颌骨和下颌骨（图 17-8）。

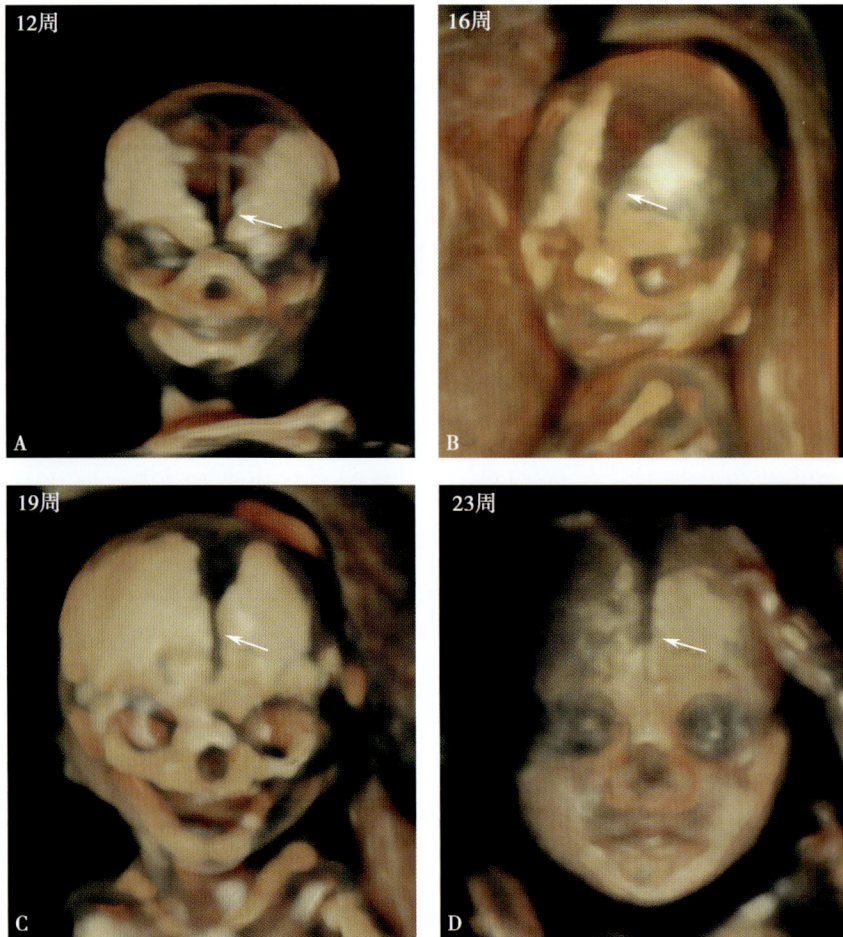

图 17-1　轮廓剪影模式显示 12 周（A）、16 周（B）、19 周（C）和 23 周（D）胎儿额缝（箭头）的发育过程。注意随孕周增加，自鼻部到前囟的额缝逐渐变窄。

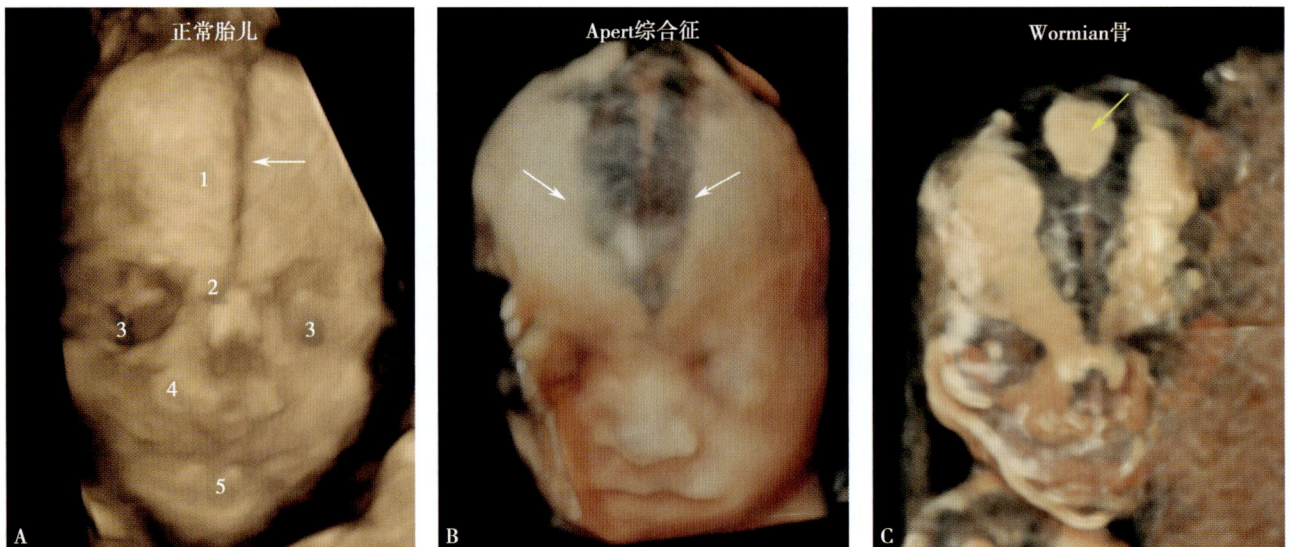

图 17-2　最大模式联合轮廓剪影模式成像观察 23 周胎儿面部骨性结构。A. 正常胎儿，显示典型的骨性标志，包括额骨（1）、鼻骨（2）、眼眶（3）、上颌骨（4）和下颌骨（5）。相较于 A 中的正常额缝（短箭头），另外两个冠状缝早闭胎儿，一个为 B 中的 Apert 综合征，表现为额缝增宽（两个箭头），另一个为 C 中的病因不明的严重面部综合征，除了额缝增宽外，还显示前囟 Wormian 骨（黄色箭头）。

前脑无裂畸形

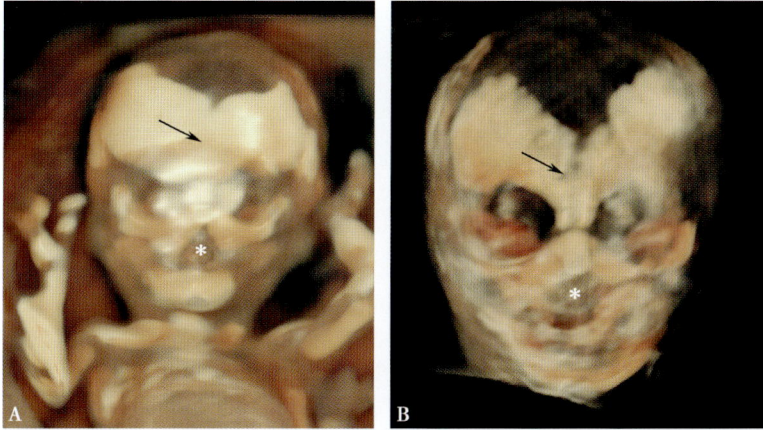

图 17-3　两例前脑无裂畸形，A 为 12 周，B 为 17 周，均表现为额缝早闭（箭头），这是该类中线异常的特征，可与图 17-1 中的正常额缝相比较。注意这两例胎儿均存在正中腭裂（*）。B 中的胎儿还存在眼距过窄。

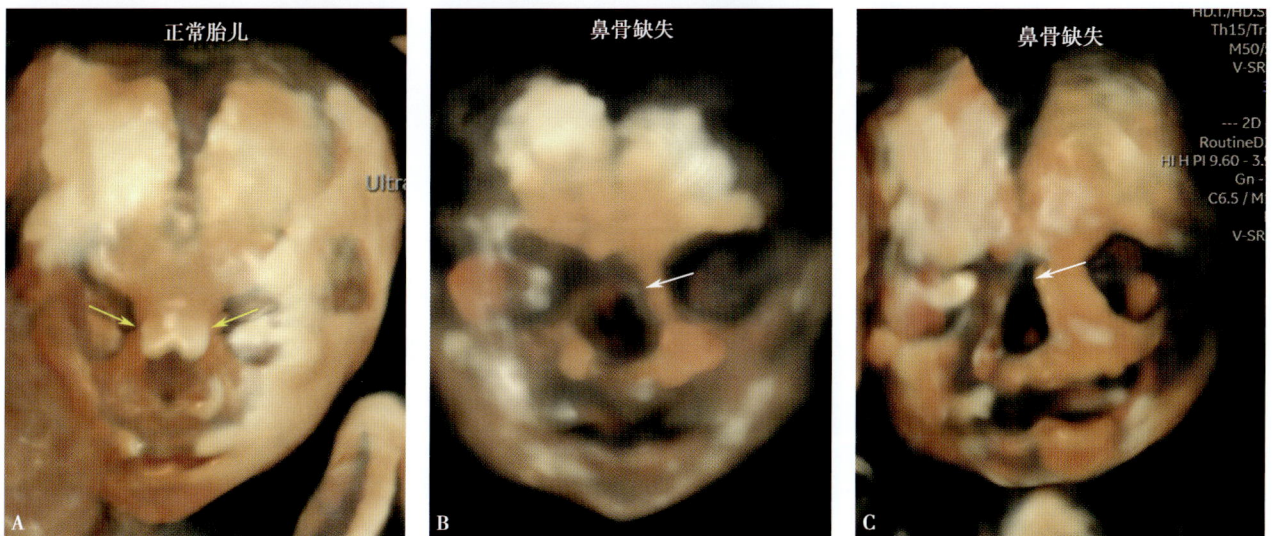

图 17-4　采用轮廓剪影模式从正面对面骨进行成像。A 中胎儿鼻骨骨化正常。B 和 C 中胎儿鼻骨无骨化。B 为 21 三体综合征。C 为 Cornelia de Lange 综合征。

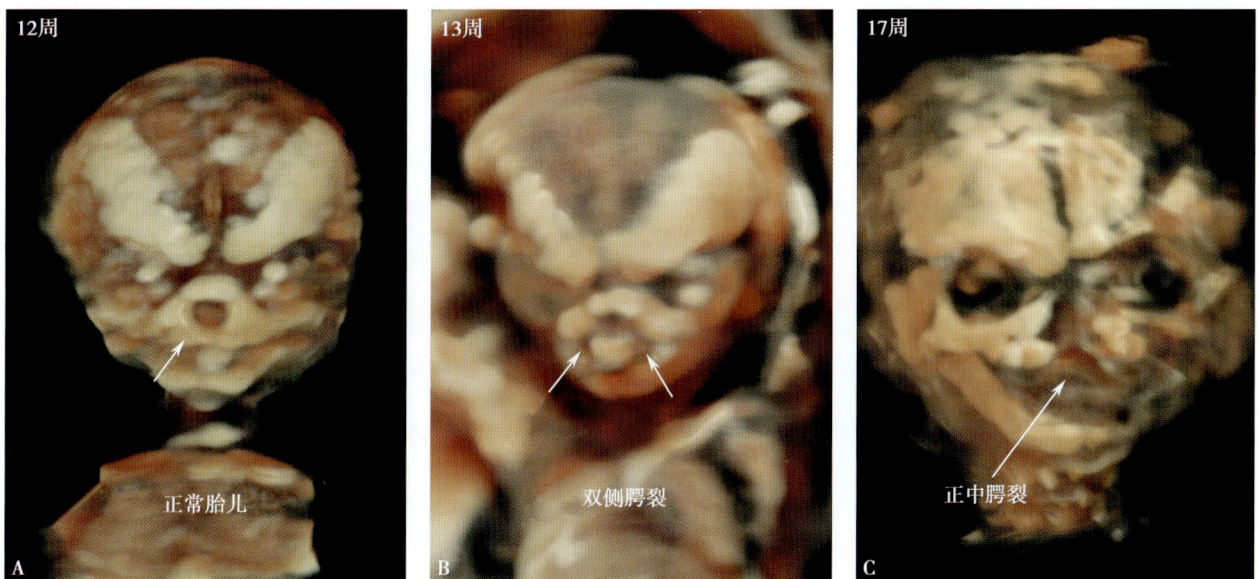

图 17-5　采用轮廓剪影模式对 12、13 和 17 周胎儿的面骨进行三维成像，突出显示面骨。A. 正常胎儿，上颌骨完整显示（短箭头）。B. 显示双侧腭裂裂隙（两个箭头）。C. 正中腭裂裂隙（长箭头）。

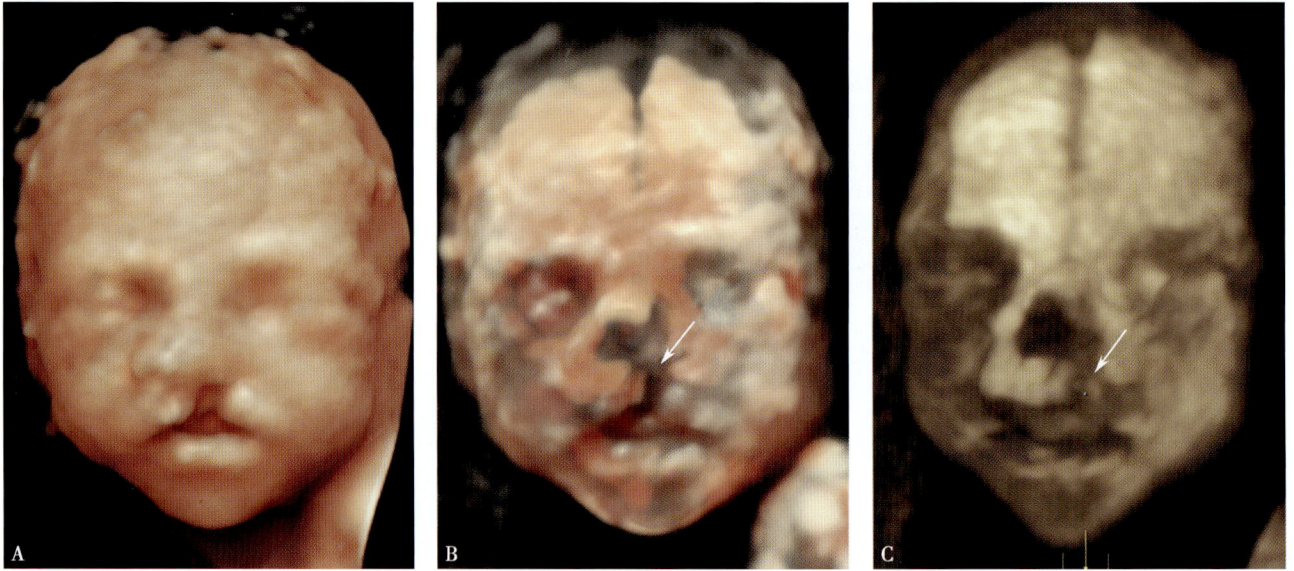

图 17-6　以表面模式（A）、轮廓剪影模式（B）和最大模式（C）显示单侧唇裂并腭裂。

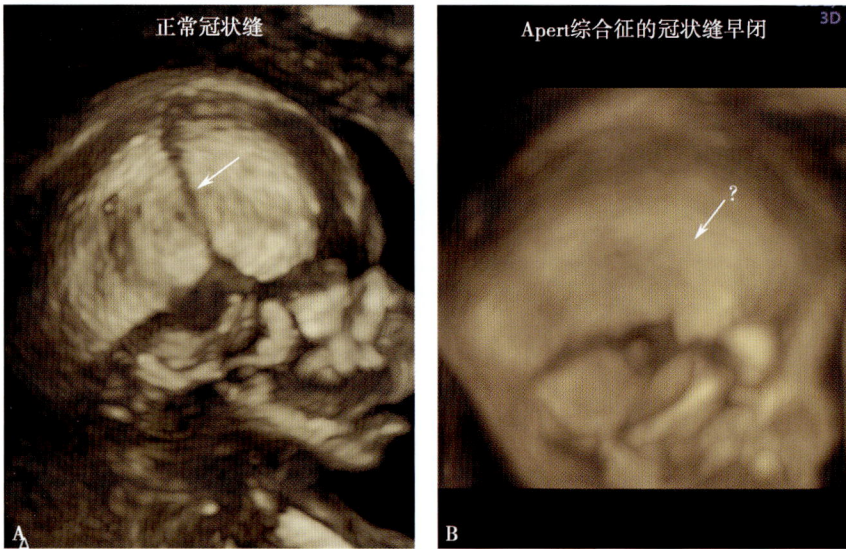

图 17-7　正常胎儿（A）和 Apert 综合征冠状缝早闭胎儿（B）的颅骨侧面的最大模式成像。A. 图中冠状缝可显示（箭头）。B. 图中冠状缝消失（? 箭头）。

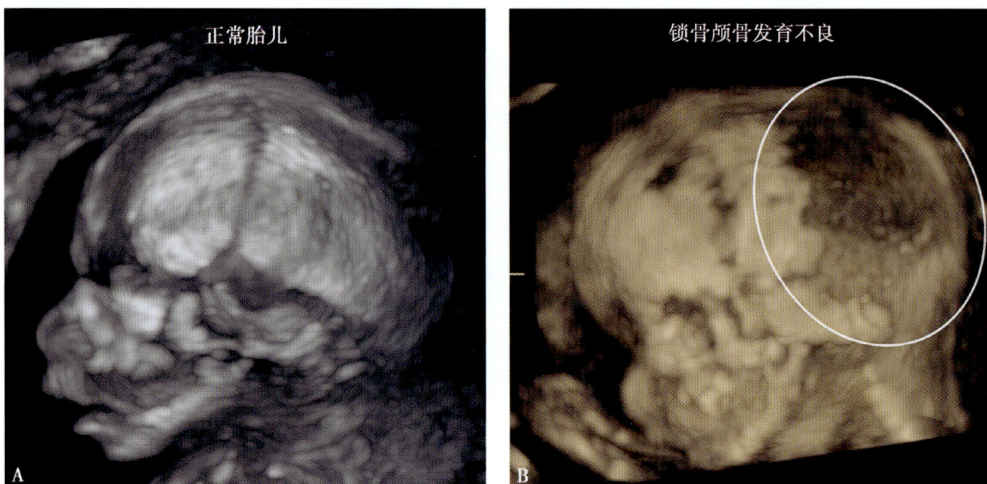

图 17-8　A. 颅骨正常骨化的胎儿。B. 不明原因的家族性锁骨颅骨发育不良胎儿，局部颅骨可见典型的钙化异常（圈）。

17.3 胎儿脊柱和肋骨三维成像

胎儿脊柱可以采用多种 3D 模式成像，如第 8 章所述及图 17-9～图 17-11 所示。采用这些成像方法可获得脊柱椎体、椎弓的不同钙化时期的图像。容积数据导航分析结合最大模式和轮廓剪影模式可全面观察脊柱结构，包括所有椎体及相应椎间盘（图 17-10、图 17-11），还可以应用"魔术剪"或多平面模式分别显示各个椎体（图 17-12），从脊柱前方观察脊柱可显示肋骨的对称性和数量。可运用 3D 成像评价不同类型的典型脊柱异常，例如各类开放性脊柱裂（图 17-13～图 17-17）、半椎体（图 17-18）或其他脊柱畸形（图 17-19、图 17-20）。对于开放性脊柱裂，首先可使用表面模式评估缺损的大小和类型，如脊髓脊膜膨出（图 17-15）或脊髓裂（图 17-16），进而可使用突出显示骨骼的透明模式，更好地显示骨缺损和病变节段（图 17-17）。更严重的异常如脊柱侧后凸畸形、骶骨发育不全或节段性脊柱发育不良通过二维扫查常常可以获得诊断，但应用具有透明效果的 3D 模式可以反映其异常程度的全貌，如图 17-19 和图 17-20 所示。

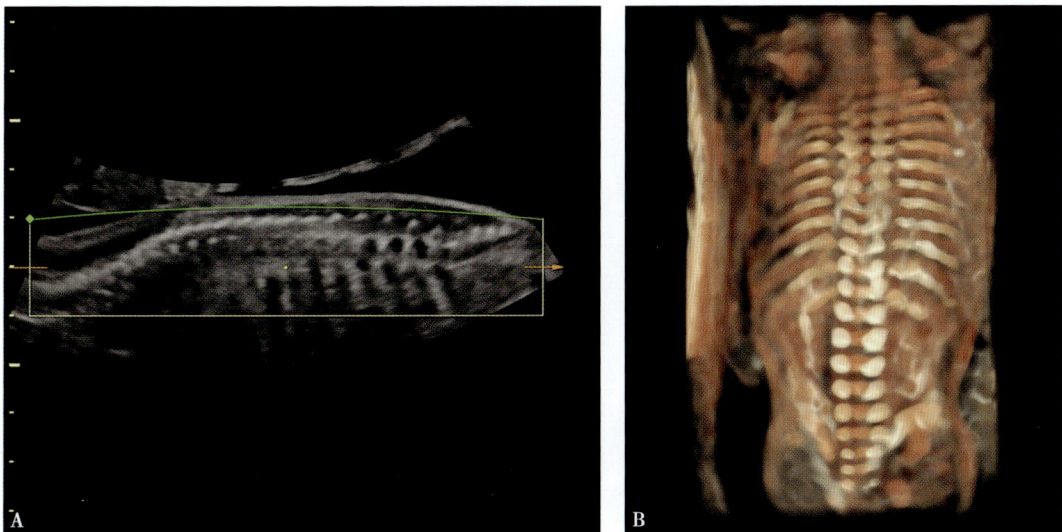

图 17-9　包含脊柱和肋骨的三维容积数据中，采用轮廓剪影模式突出显示骨骼结构（B）。注意 A 中容积框选择了较浅的深度范围。

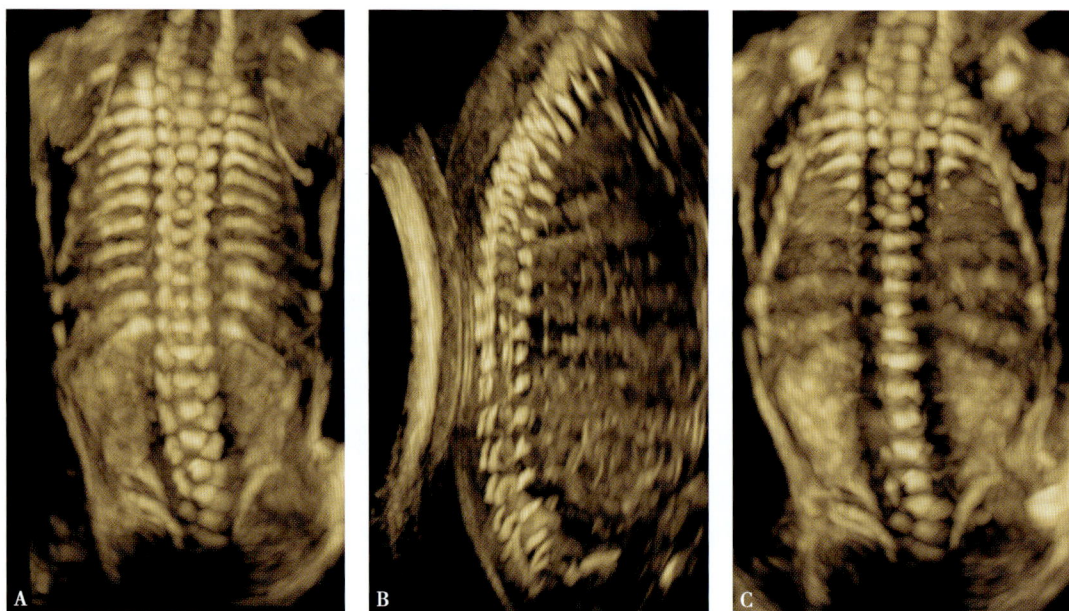

图 17-10　3D 容积最大模式成像，可以旋转或改变观察的目标。A. 从背面观察脊柱和肋骨。B. 从侧面观察显示脊柱背部皮肤完整性。C. 从背面直接观察深部的椎体。

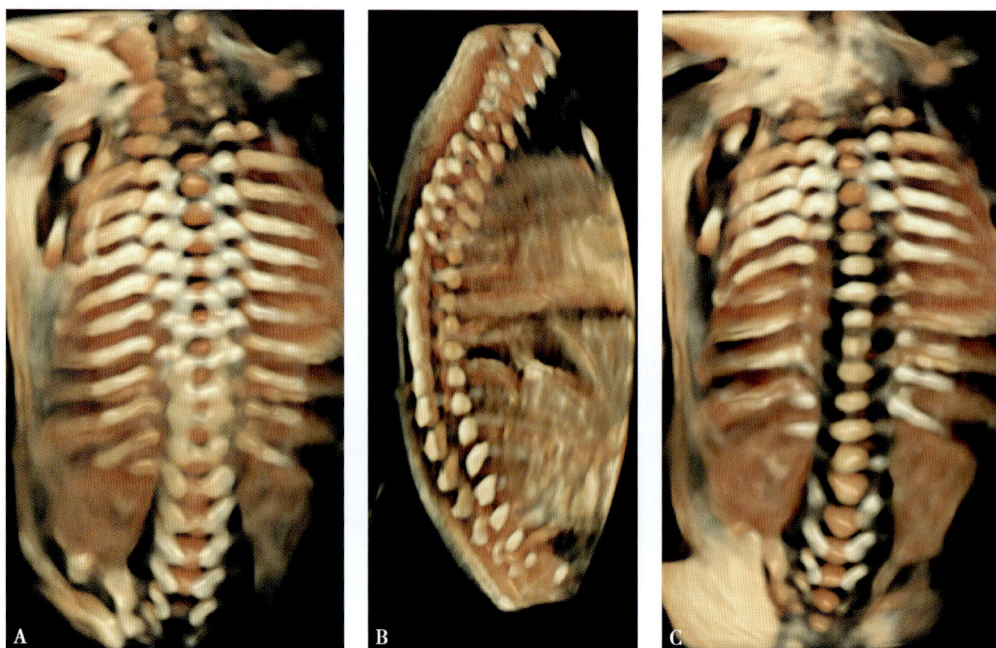

图 17-11　此容积与图 17-10 类似，激活轮廓剪影模式显示骨骼。A. 从背面观察脊柱和肋骨。B. 从侧面观察显示脊柱背部皮肤完整性。C. 从背面直接观察深部的椎体。

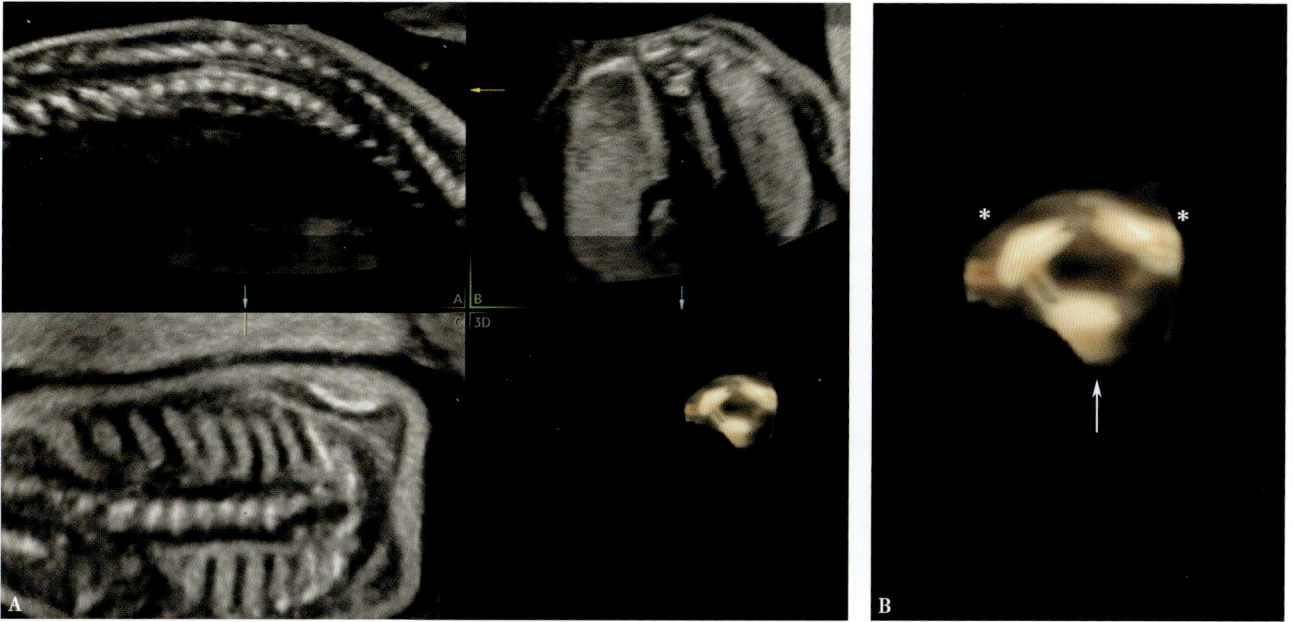

图 17-12 可以采用裁剪方法选择性去除容积数据中的解剖结构，此例为剪出（A）和放大（B）一个椎体结构。在横切面上，可以显示椎体（箭头）和两个椎弓（*），可与图 17-13 进行对比。

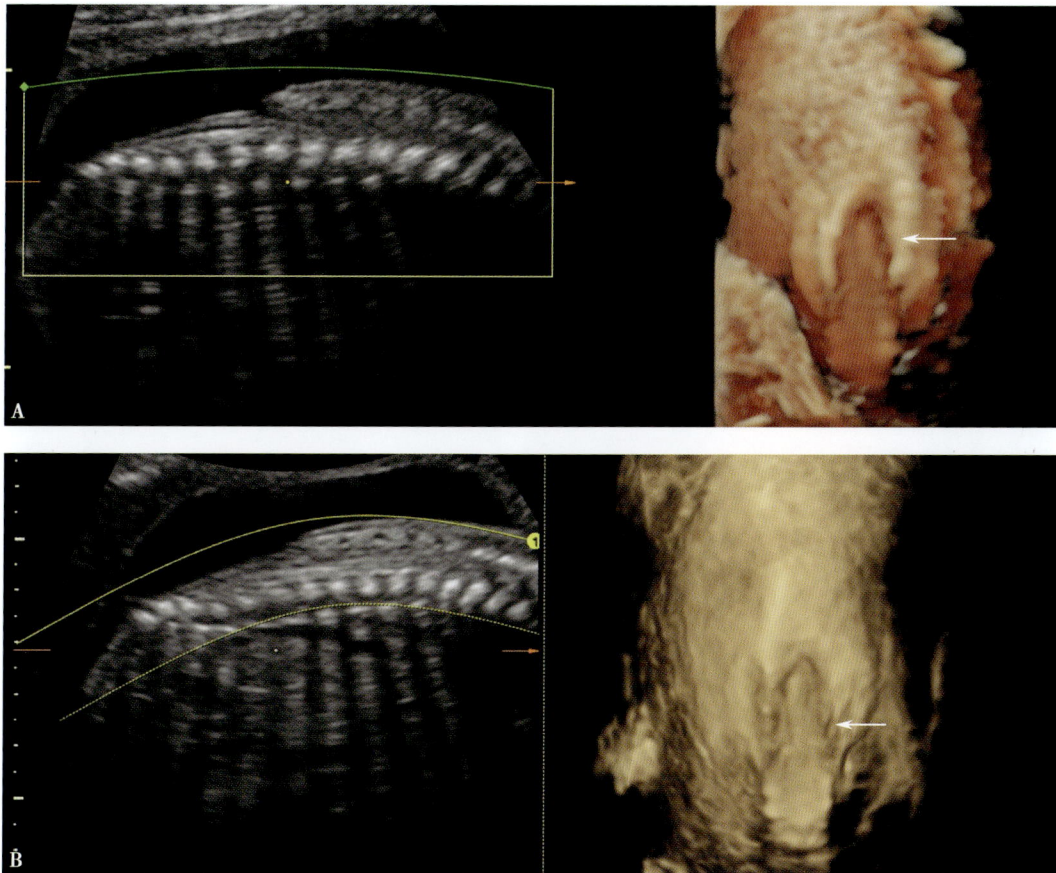

图 17-13 此例为开放性脊柱裂，以 3D 表面模式（A）、以 Omniview 联合层厚 17mm 的 VCI 表面模式（B），直观显示脊柱裂胎儿背部的缺损部位（箭头）。

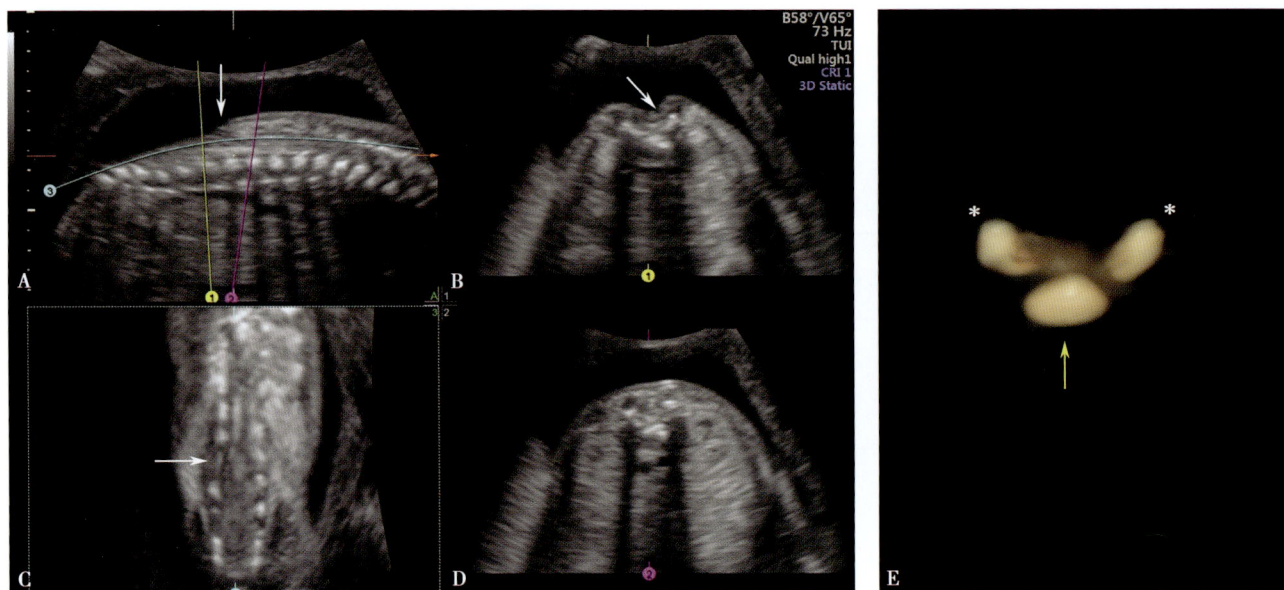

图 17-14　A. Omniview 模式显示胎儿脊髓裂（箭头）。B. 病灶水平的脊柱横切面。C. 直接显示病灶（箭头）的冠状面。D. 病灶上方的椎体横切面。E. 容积中提取的单个椎骨，可见椎骨背侧缺损，椎体（黄色箭头）和开放的椎弓（*），类似于图 17-13。

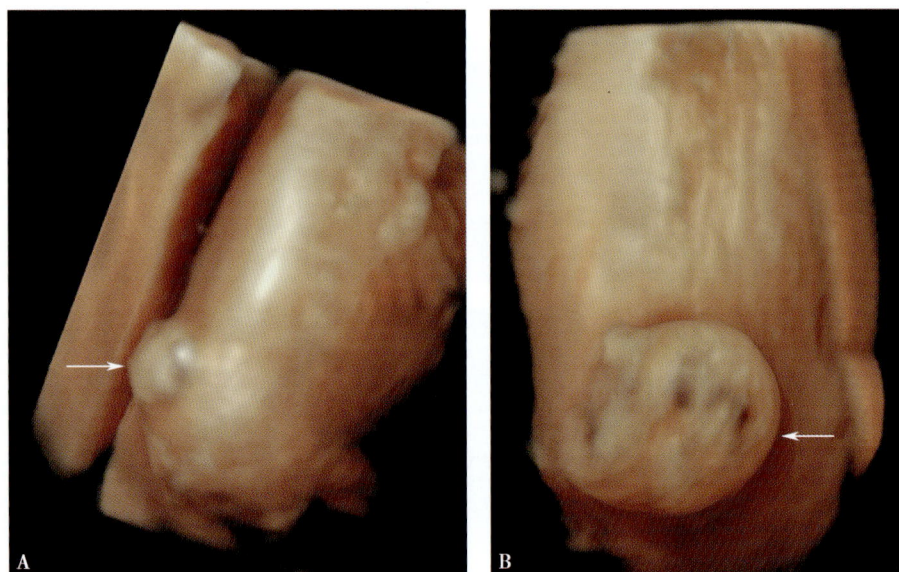

图 17-15　表面模式显示胎儿小型（A）和大型（B）腰骶部脊髓脊膜膨出。A. 背部侧面观。B. 背部正面观。

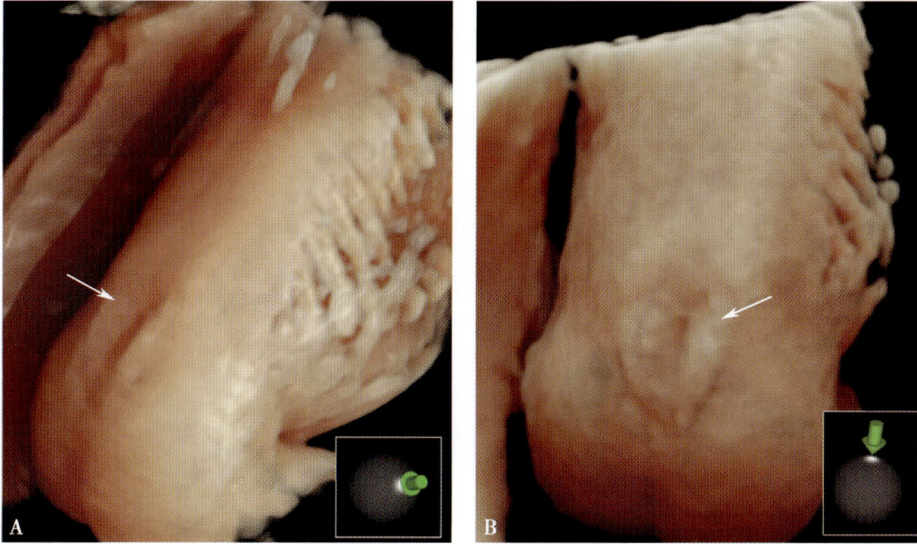

图 17-16 表面模式显示胎儿腰骶部脊髓裂（箭头）的背部侧面观（A）和正面观（B）。三维表面模式成像的病变不突出，此时可调整光源的方向（右下角）使病灶更清晰。

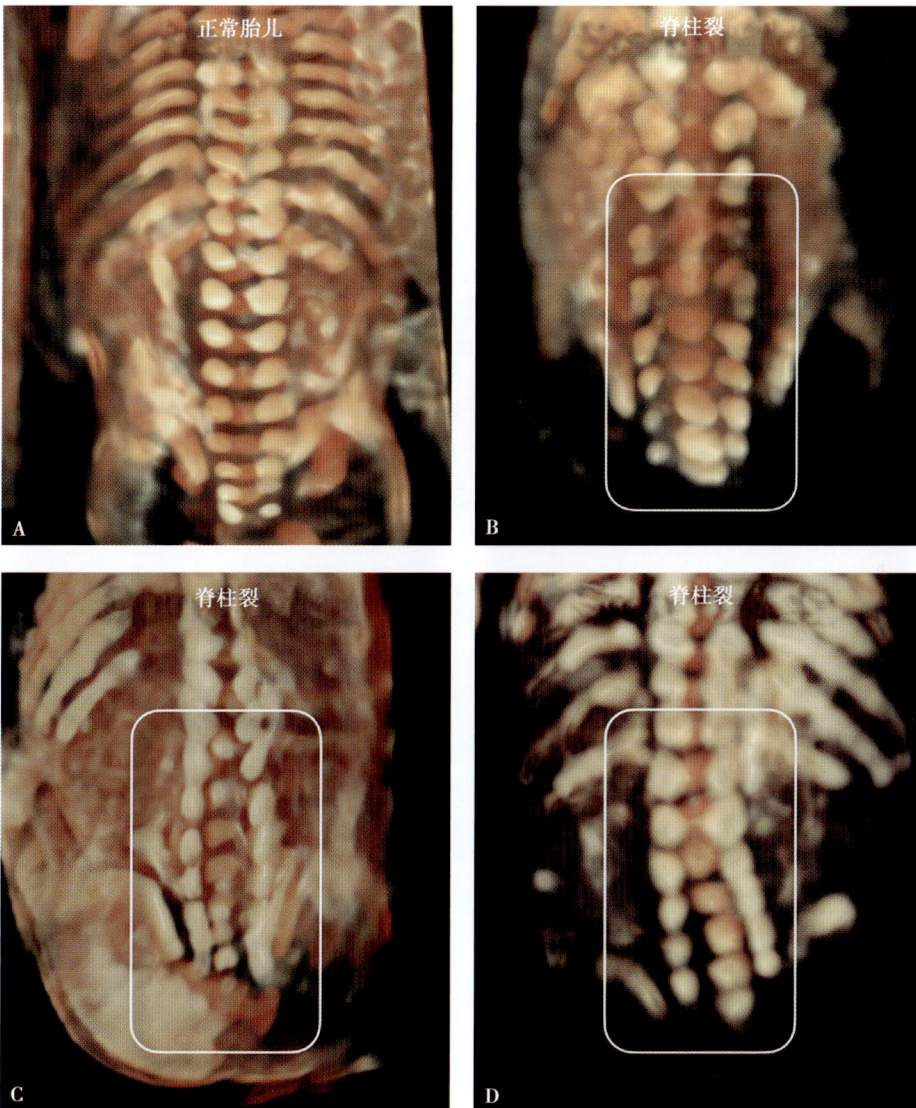

图 17-17 采用 3D 容积数据的骨骼轮廓剪影模式成像，显示正常胎儿（A）和 3 例开放性脊柱裂胎儿（B、C 和 D）的背部（方框）。正常胎儿（A）的椎弓闭合且平行排列，而脊柱裂胎儿（B、C、D）可见椎弓打开、间距增宽。

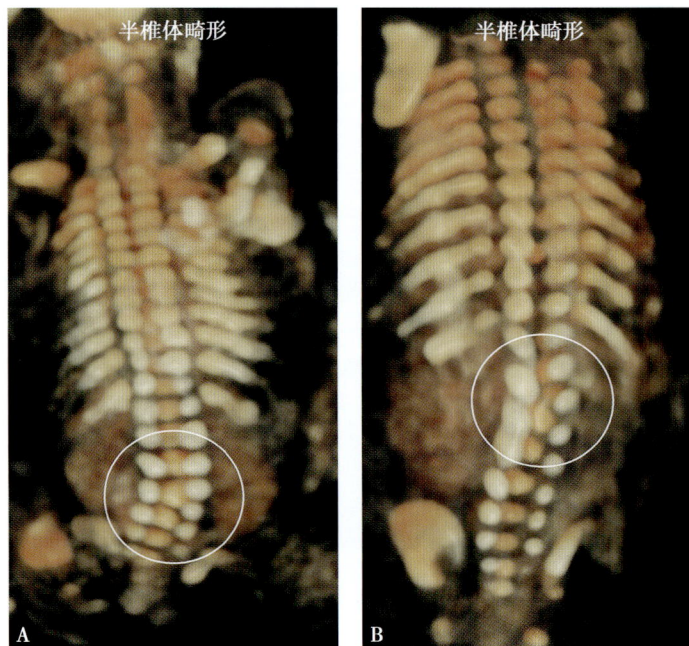

图 17-18 采用 3D 轮廓剪影模式成像显示 2 例半椎体畸形（圆圈）胎儿的脊柱侧弯。3D 透明模式成像可以很清楚地展示病变的程度。

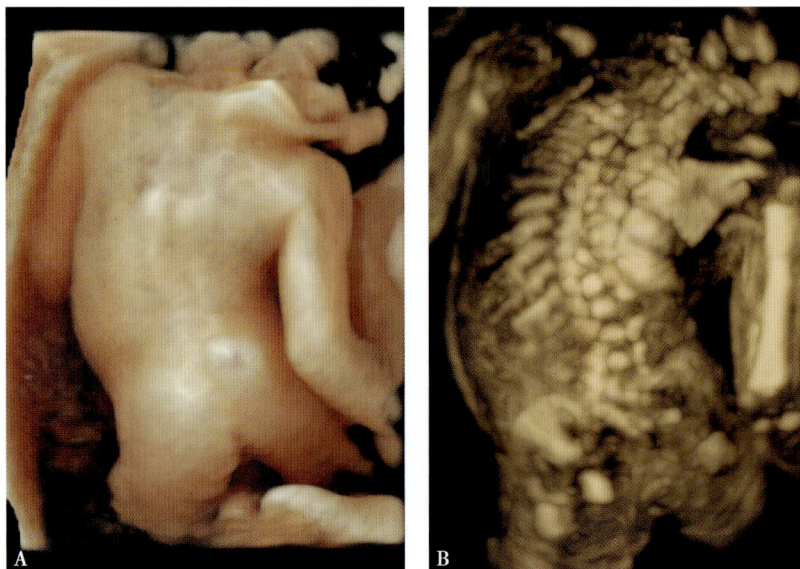

图 17-19 胎儿严重脊柱肋骨发育不全合并闭合性脊柱裂，从表面模式（A）切换到最大模式（B）可以更清晰显示病变。

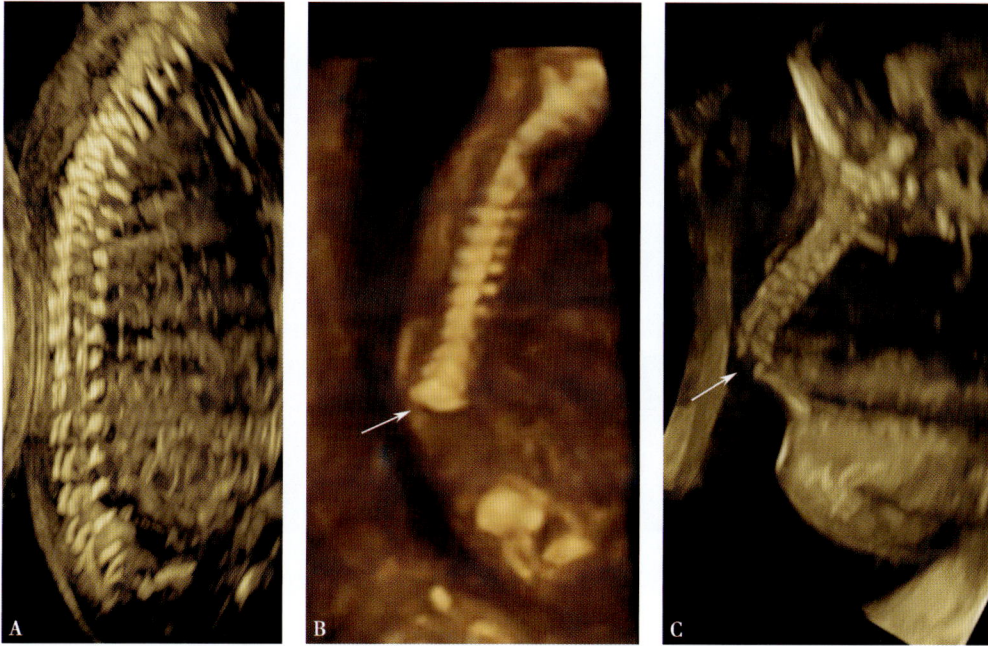

图 17-20　脊柱最大模式成像侧面观。A. 正常胎儿。B 和 C 为 2 例严重脊柱畸形胎儿，可以看到腰骶椎中断（箭头）。B. 节段性脊柱发育不全。C. 严重的尾椎退化综合征，孕妇有糖尿病。

17.4 胎儿肢体三维成像

　　超声检查胎儿的四肢（包括手臂、手、腿和脚）是产前超声筛查的常规内容，其结果也是准父母们所非常期待知晓的。胎儿肢体 3D 成像不但可以采用表面模式，还可以启动最大模式或轮廓剪影模式显示其内骨性结构（图 17-21）。以垂直上臂或腿的长轴的切面为采集三维容积的初始切面，可获得较好的效果。理想的条件是在 3D 扫查时整个上臂或下肢呈水平位（见第 7 章），这样可获得好的容积数据，有时虽很困难，但一旦扫查成功，即可完整显示肢体，据此可以有把握地明确正常或明确异常的程度。累及上下肢的异常可能是复杂的，且表现多样，良好的 3D 图像对于潜在的病变可以提供全面的观察信息。图 17-22 展示了三维表面模式下胎儿手的各种姿势，图 17-23 记录了早孕期胎儿肢体发育的过程。图 17-24～图 17-29 展示了表面模式和透明模式下前臂、手和手指的多种异常，这些异常可能为染色体非整倍体（图 17-24）以及综合征（图 17-25～图 17-29）的手部异常，或者是孤立性手异常。腿部和足部可以从侧面或下方进行成像，还可显示足趾，图 17-30 和图 17-31 展示了使用表面模式和轮廓剪影模式（必要时）成像的腿部和足部的 3D 图像。报道中采用 3D 成像的典型异常通常为马蹄内翻足（图 17-32），可孤立出现，也可能是包括脊柱裂在内的复杂胎儿畸形的一部分。其他下肢异常较为少见，部分示例见图 17-33～图 17-35。

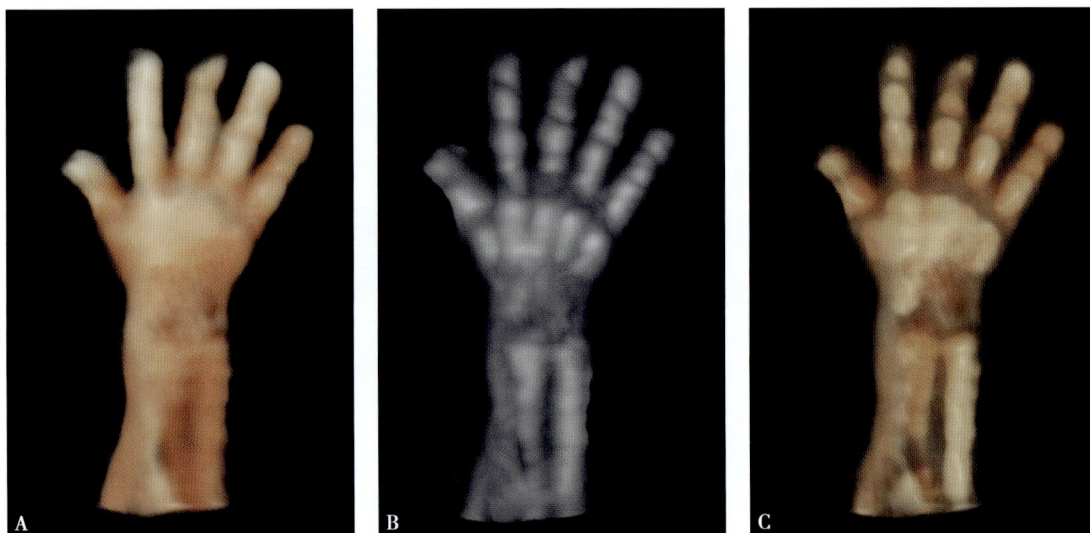

图 17-21　胎儿前臂和手的三维表面模式（A）、最大模式（B）和 / 或轮廓剪影模式（C）成像。

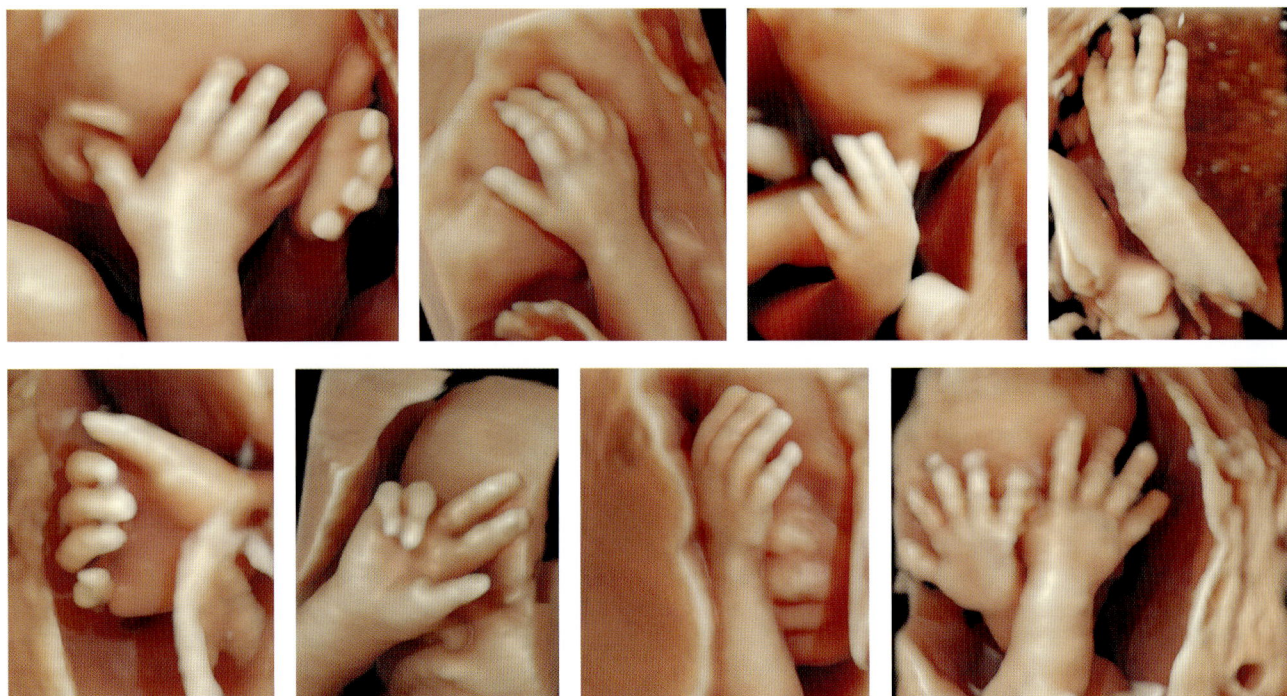

图 17-22　如图所示，采用三维表面模式可以很好地显示胎儿手的各种姿势。

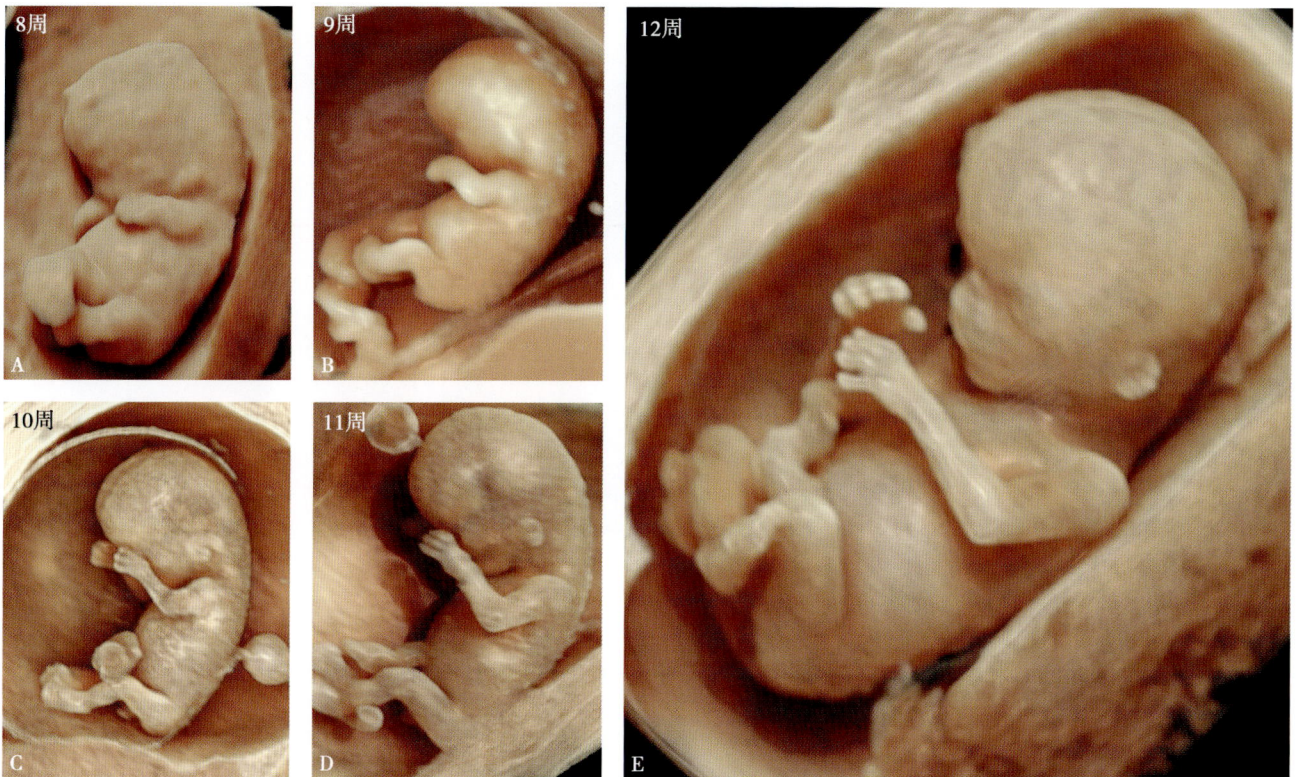

图 17-23　采用三维表面模式成像显示 8～12 周胎儿四肢发育，尤其是手臂。从最初的肢芽逐渐分成两节（A），再逐步发展为三节分明的手臂（B），最终形成具有明确手指结构的上肢（C、D、E），这些图像展示了通过 3D 超声技术追踪宫内胎儿四肢发育的胚胎学过程。

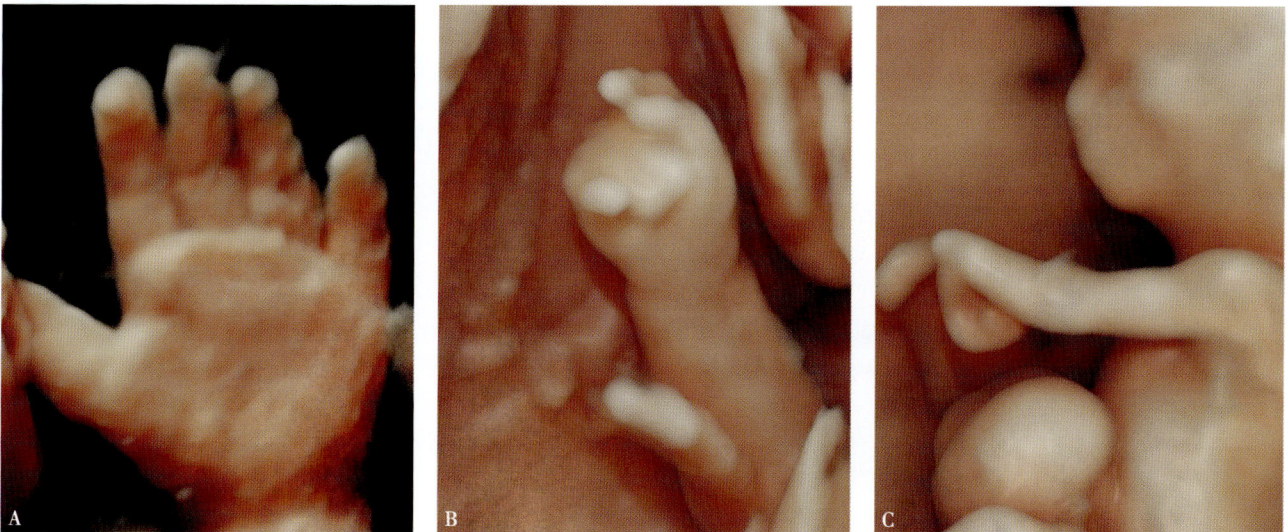

图 17-24　染色体非整倍体异常的胎儿手部成像。A. 21 三体综合征胎儿，手指较短。B、C. 18 三体综合征胎儿，分别可见重叠指（B）和桡骨发育不全（C）。

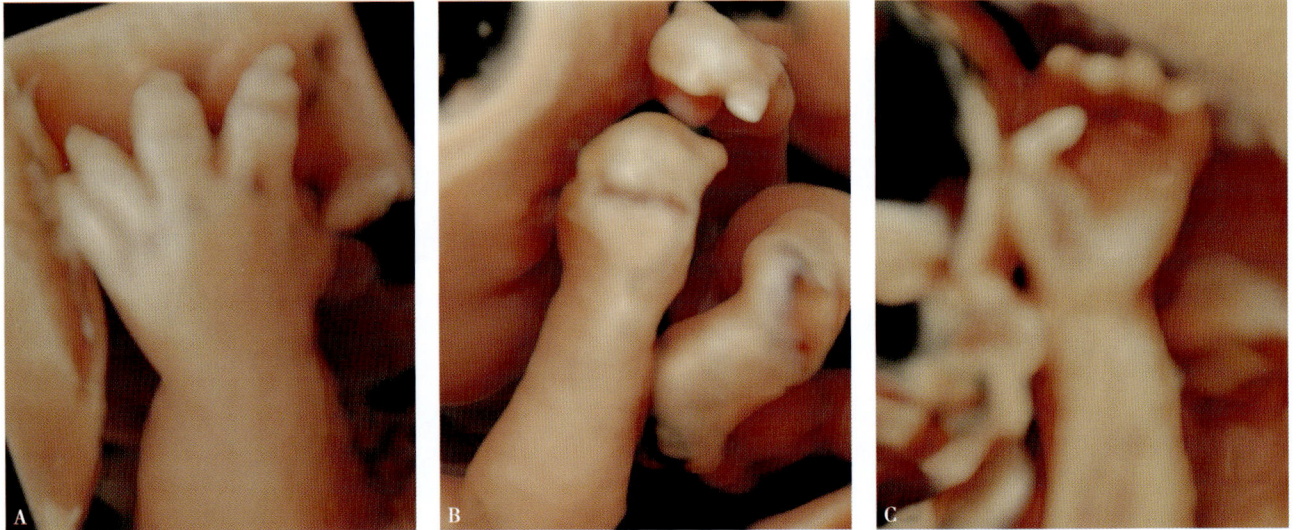

图 17-25　综合征性疾病胎儿的手部成像。A. 软骨发育不全胎儿的三叉戟手。B. Apert 综合征胎儿的并指畸形。C. 神经系统异常综合征胎儿，可见拇指内收。

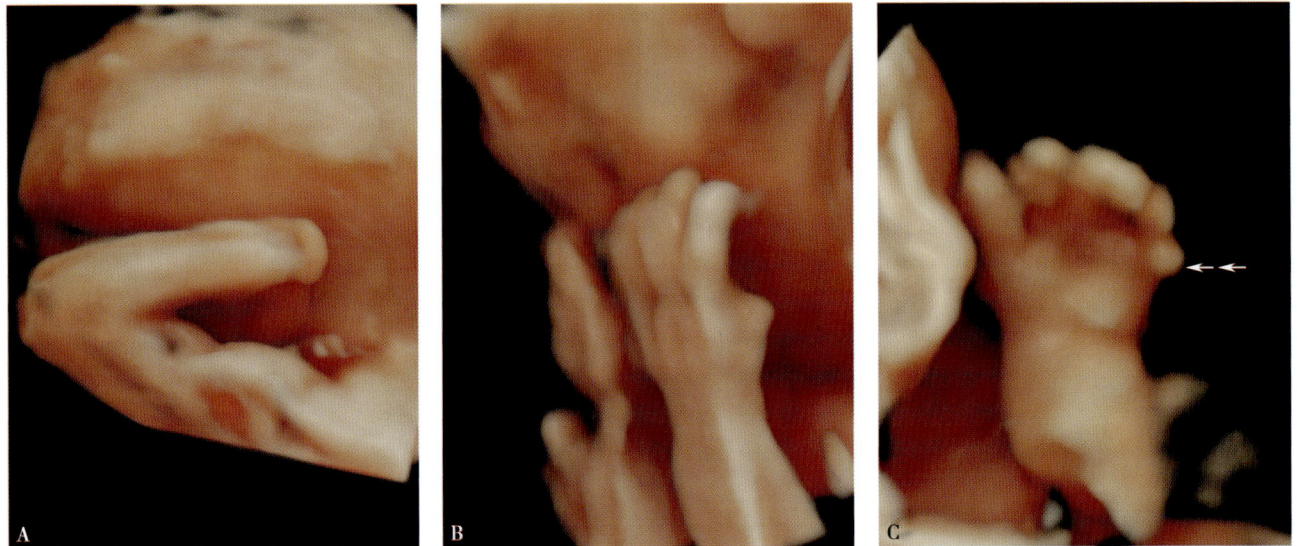

图 17-26　胎儿手部异常。A. 手缺失。B. 拇指缺失。C. 轴后多指畸形。

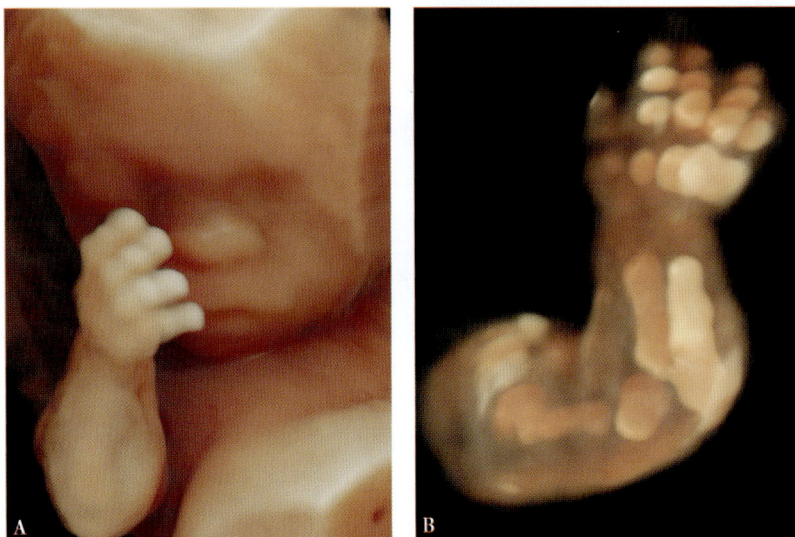

图 17-27　表面模式（A）和骨骼轮廓剪影模式（B）显示致死性骨发育不良胎儿的典型短手和短手指，即短指畸形。

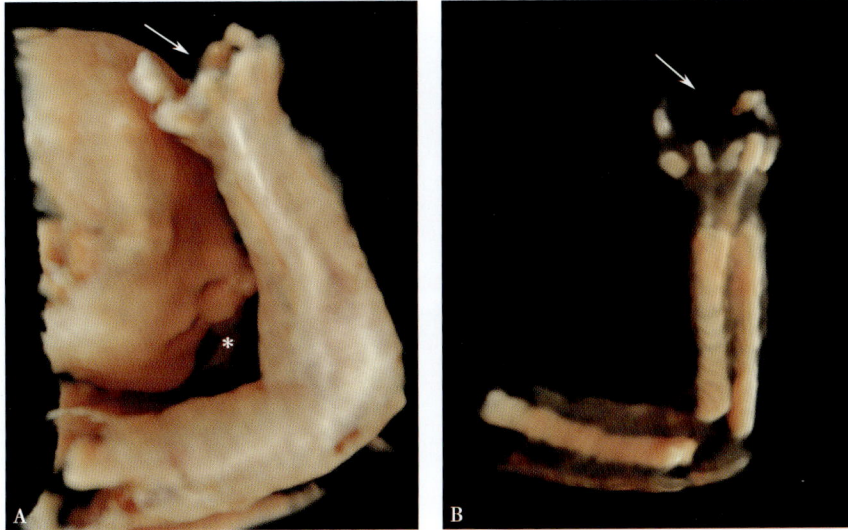

图 17-28 缺指（趾）- 外胚层发育不良 - 唇腭裂综合征（EEC）胎儿，其典型特征是裂手畸形（箭头）和面裂（*）。

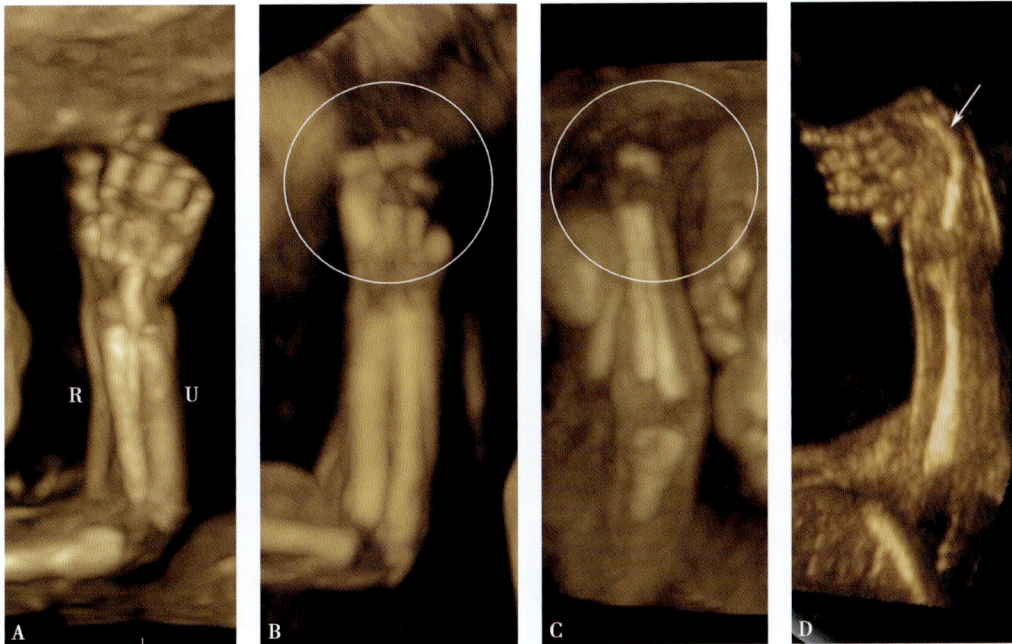

图 17-29 胎儿前臂最大模式成像，显示桡骨（R）、尺骨（U）和手。A. 正常胎儿。B. Apert 综合征的并指畸形。C. 缺手畸形。D. 桡骨缺失、尺骨短（箭头）以及相应的手姿势异常。

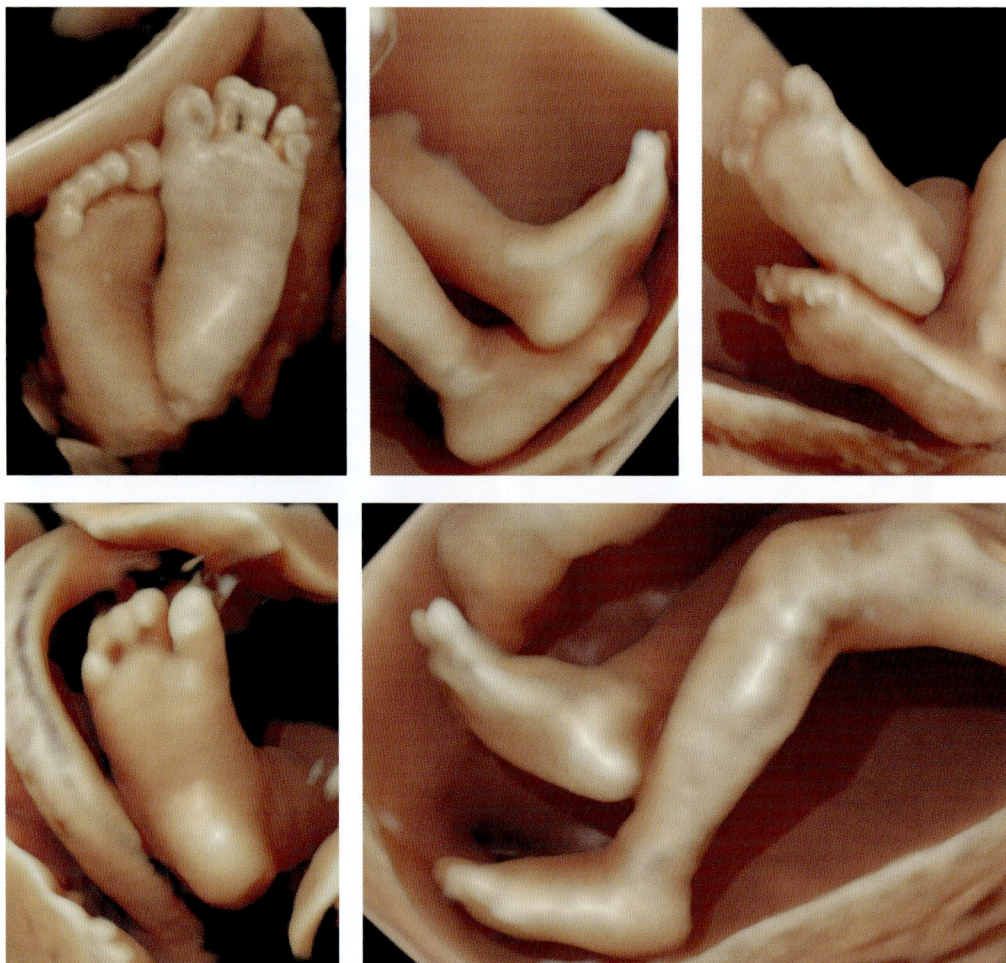

图 17-30　表面模式可从侧面或下方对胎儿腿和足部进行成像，从下方成像能显示出每一个足趾。

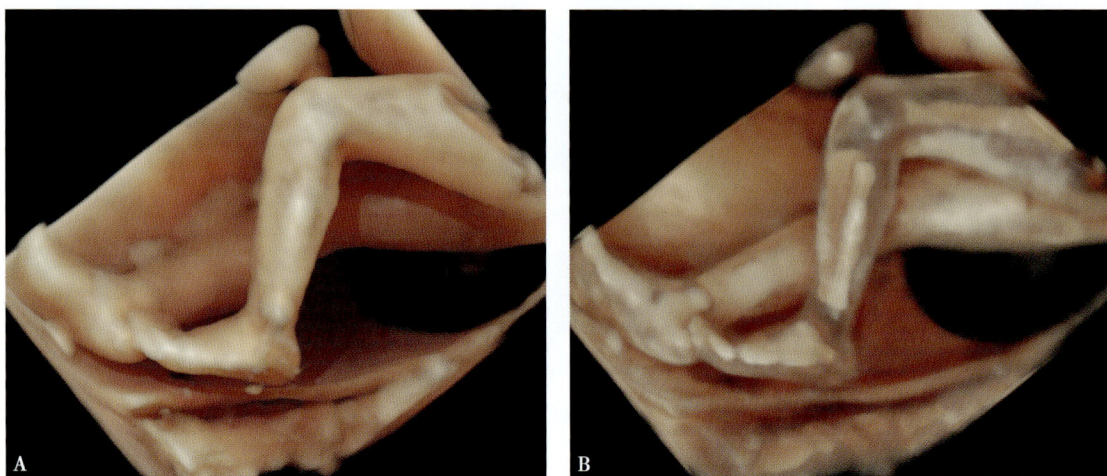

图 17-31　采用 3D 表面模式（A）和骨骼轮廓模式（B）均可获得胎儿腿部和足部的清晰图像。

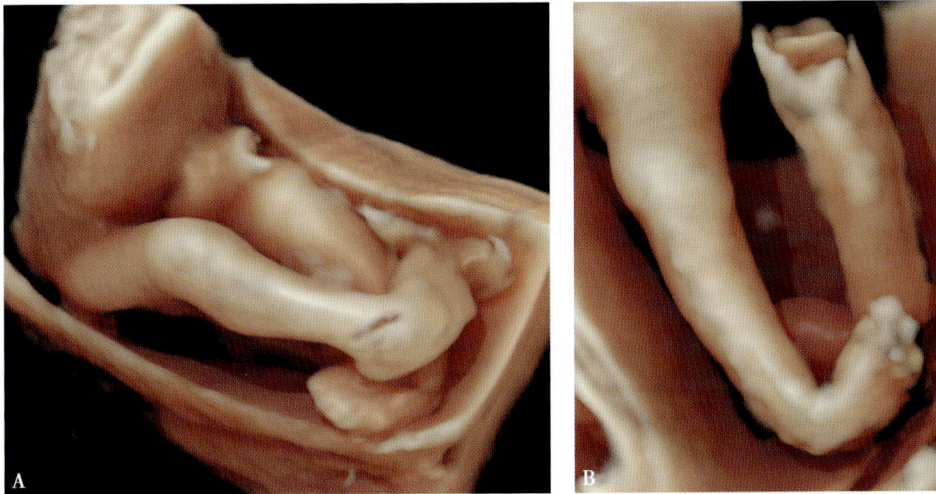

图 17-32　2 例胎儿双侧足内翻的表面模式成像。A. 孤立性双足内翻。B. 双侧足内翻为开放性脊柱裂的并发表现。

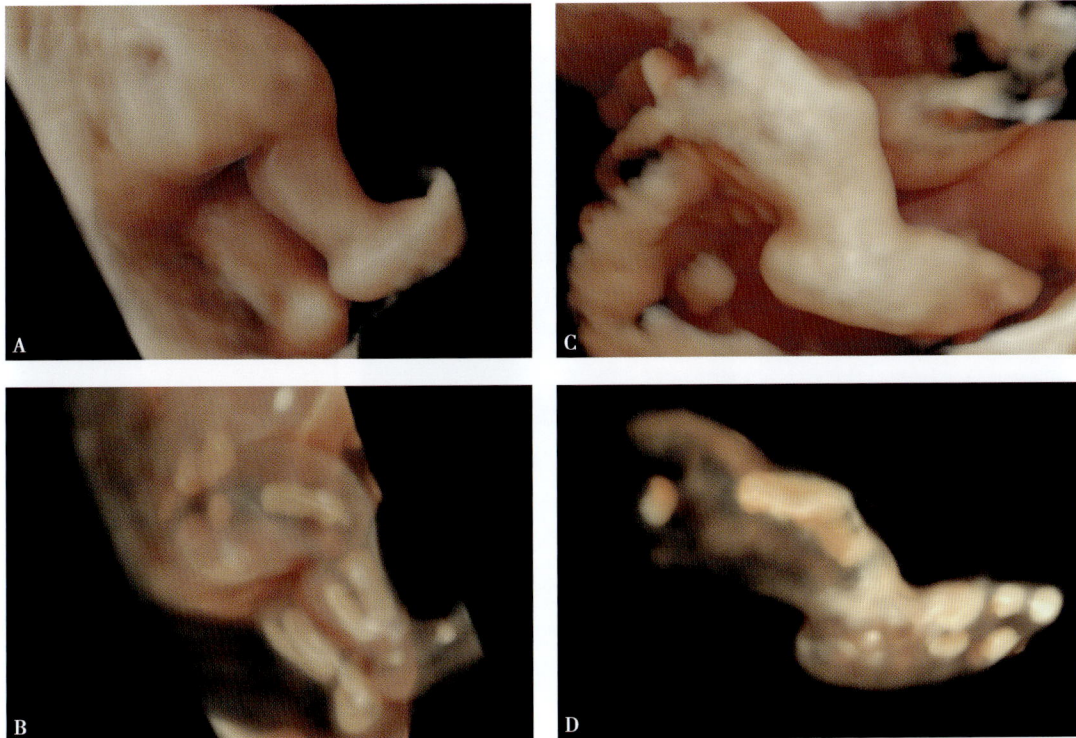

图 17-33　3D 表面模式（上图）和轮廓剪影模式（下图）显示致死性骨发育不良胎儿的下肢缩短（A、B），以及股骨近端局灶性缺损（C、D）。

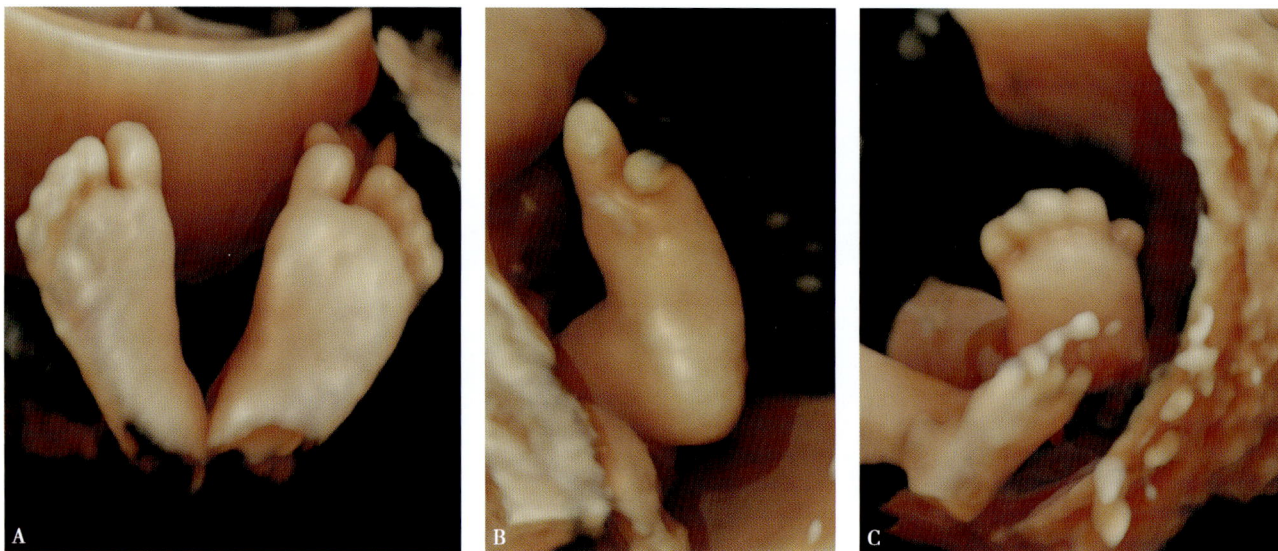

图 17-34　胎儿足部表面模式成像。A. 正常足和脚趾。B. 缺趾畸形。C. 胎儿异常综合征(耳 - 腭 - 指综合征)中足趾缩短和外展。

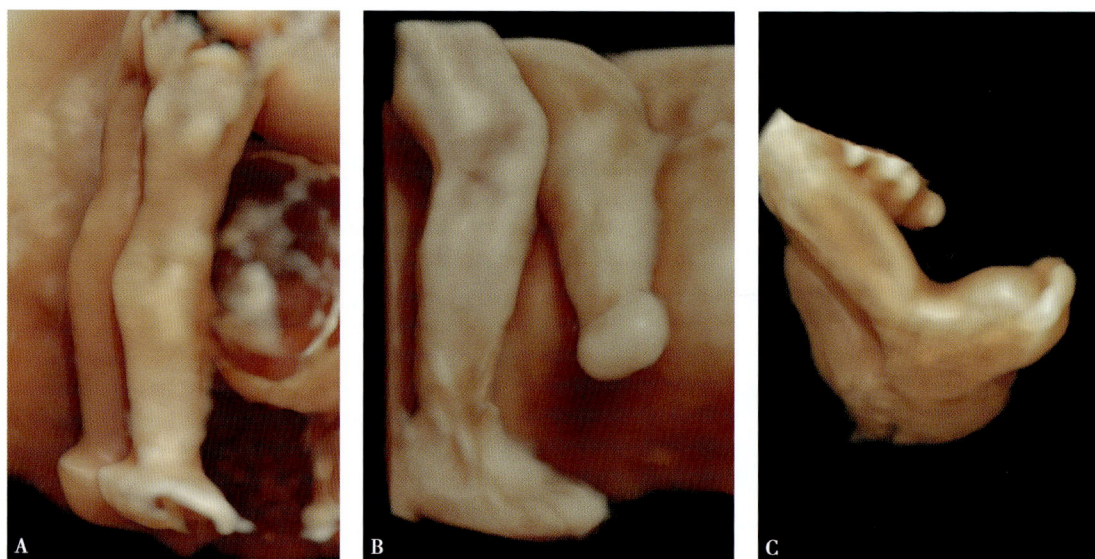

图 17-35　腿和足发育异常的 3D 表面模式成像。A. 双下肢持续性背伸。B. 单侧足缺失。C. Turner 综合征胎儿的足部水肿。

17.5　结语

最大模式和新近引入的轮廓剪影模式是应用 3D 容积成像准确观察胎儿骨骼的最佳方法。针对大多数骨骼形态不规整的情况，三维超声比二维超声具有更大优势，与脊柱和肋骨、上下肢、面骨和颅骨有关的正常与异常结构很容易被识别出来。初始扫查的条件预设，要有良好的声束角度和高对比度图像。对于肢体和脊柱的异常，无论是孤立性的还是全身骨骼发育不良的一部分，均可采用最大模式清晰显示。在判断综合征性异常时，分析面骨和颅骨可能有重要帮助，但是要获得可靠的图像还需要学习并积累经验。

18 胎儿胸腔和腹腔脏器的三维超声成像

18.1 简介

应用二维超声对胎儿胸部和腹部的系统检查包括获取一系列的平行横切面，以观察胎儿的肺、心脏、膈肌、胃、肝脏、胆囊、肠管、前腹壁、膀胱及肾脏等结构。此外，还可通过矢状切面和旁矢状切面从不同视角观察膈肌及其他脏器。这一扫查过程可评估器官的有无、位置及内部结构，并逐步排除胎儿异常。而采用 3D 超声的多种成像模式可简化此检查过程，如本书前述。一般认为，断层模式显示的信息比单一或单组图像所提供的信息更为丰富，如图 18-1 所示。3D 容积成像往往比二维图像更能显示异常结构的程度。胸腔和腹腔器官 3D 透明成像可进一步补充所需要的图像信息，更清晰地展现病变的范围。本章将结合具体案例，阐述 3D 超声不同成像模式对于检查胎儿胸腔（不包括心脏）、腹腔脏器的可能应用价值，将以表格和举例形式归纳总结。所使用的成像模式已

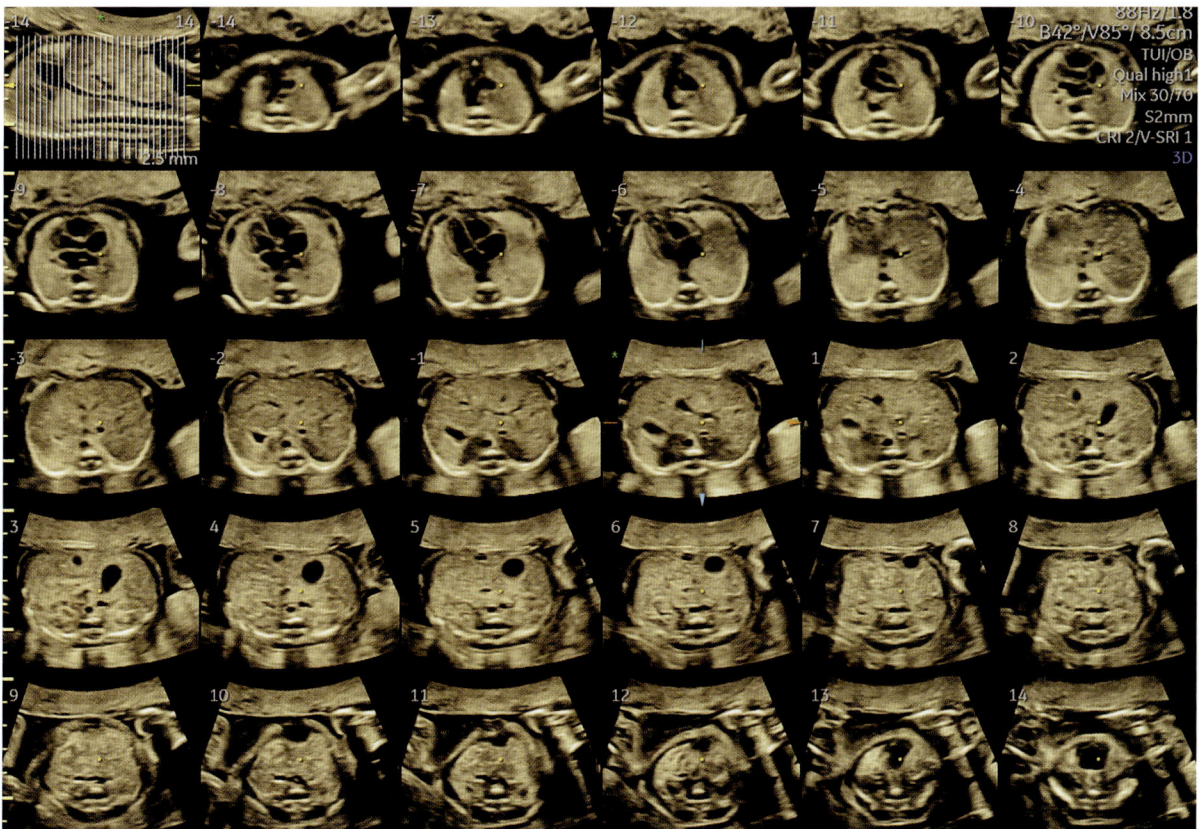

图 18-1 胎儿胸部和腹部 3D 断层模式成像。此例显示 30 幅图像，包括上两行的胸部和心脏、第三行和第四行的中腹部以及最下行的下腹部，展示了产前超声检查中所有需检查的切面及其细节。

241

在相应章节中介绍，包括断层模式、VCI 或轮廓剪影模式。心脏和大血管的内容在第 19 章中单独介绍。

18.2 胎儿胸腔脏器

累及胸腔脏器的典型异常包括先天性膈疝，主要表现为胸腔脏器移位（图 18-2）和同侧肺发育不良。肺的发育异常如先天性肺气道畸形（CPAM）（图 18-3）、支气管肺隔离症（图 18-4）以及其他肺的囊性病变也可以应用 3D 超声观察，评估其病变范围，及辨别正常和异常肺组织的界限。还可以通过 3D 超声很好地判断胸腔积液的程度（图 18-5、图 18-6），必要时还可以计算其积液量。断层模式是 3D 超声显示病灶及其邻近器官的最佳方法，轮廓剪影模式可以基于图像生成观察目标的 3D 投影。表 18-1 总结了不同的常见胸腔脏器发育异常可采用的 3D 容积成像模式的建议。图 18-2～图 18-6 展示了断层模式和各种渲染模式下胸腔内病变的 3D 成像实例。

表 18-1 不同类型胸腔异常可选用的 3D 容积成像模式

异常类型	3D 技术
先天性膈疝	断层模式
	最小模式
	轮廓剪影模式
	表面模式
	VOCAL 肺体积测量
先天性肺气道畸形（CPAM）	断层模式
	最小模式
	轮廓剪影模式
	Sono-AVC（囊肿体积计算）
肺隔离症	断层模式
	最小模式
	轮廓剪影模式
	显示供血血管的玻璃体模式
胸腔积液	断层模式
	最小模式
	轮廓剪影模式
	表面模式
	Sono-AVC（液体容积计算）

先天性隔疝

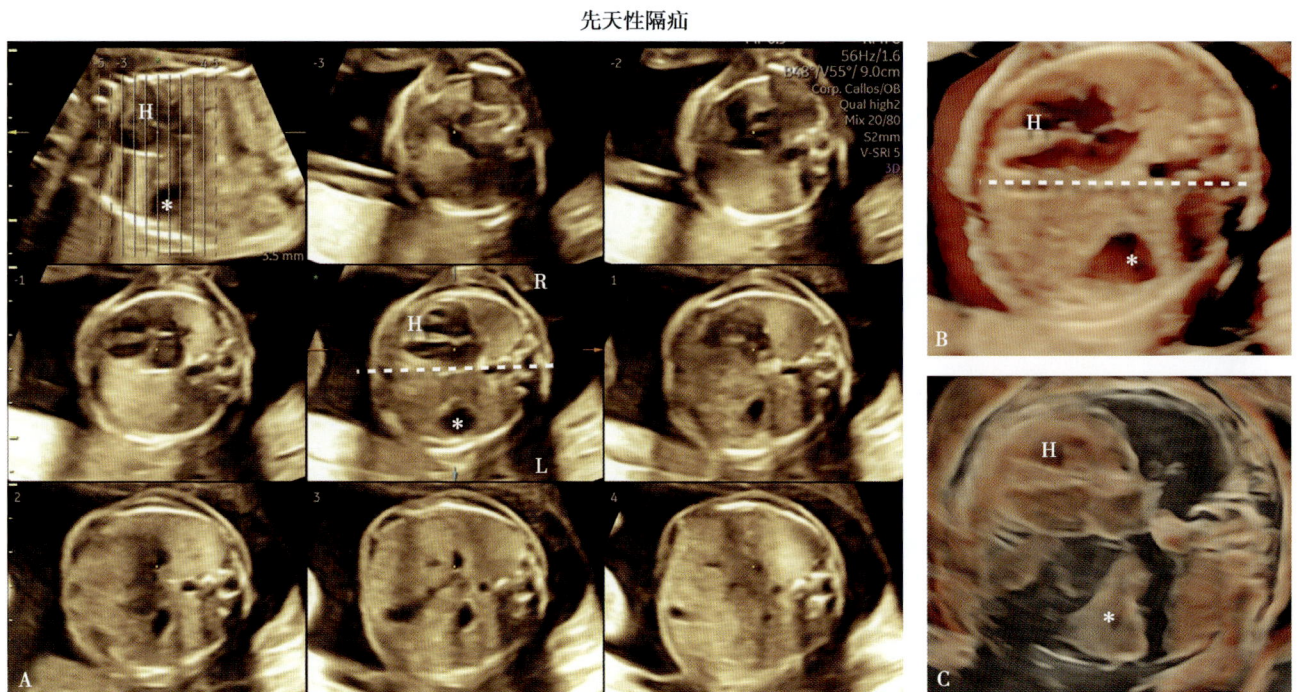

图 18-2 胎儿左侧膈疝的 3D 断层模式成像（A）、表面模式成像（B）和轮廓剪影模式成像（C）。胃泡（*）位于左侧（L）胸腔内、心脏（H）旁。A 最中间的平面及 B 中的虚线将胸腔分为两侧，心脏完全移位到右侧（R），但在 C 中，由于透明度较高，难以评估胃的空间位置。

先天性肺气道畸形

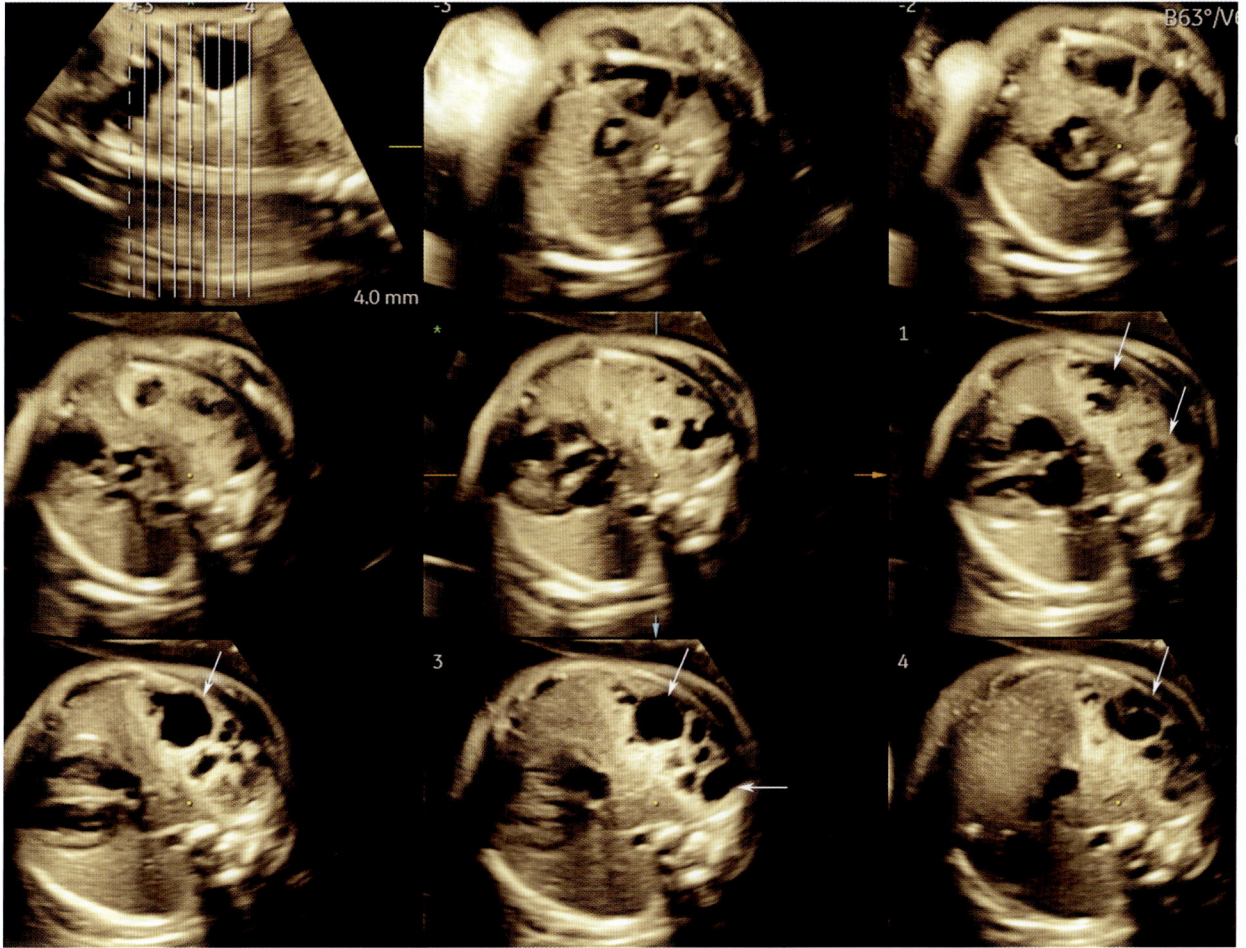

图 18-3　胎儿先天性肺气道畸形(CPAM)的断层模式成像。箭头所指为右肺叶多发中等大小的囊泡。

支气管肺隔离症

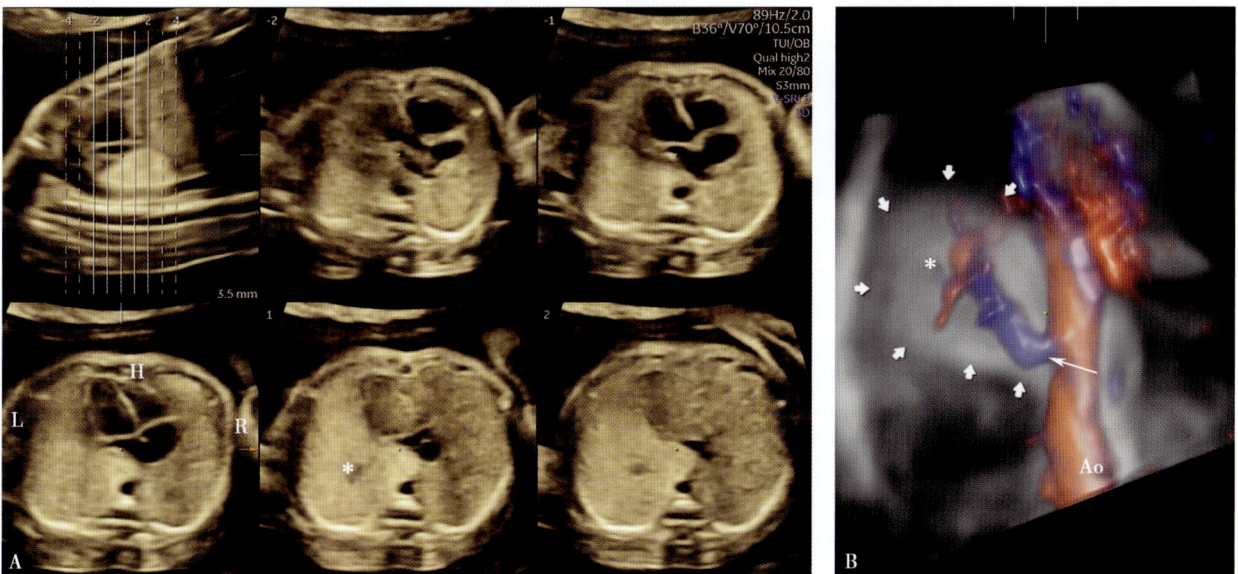

图 18-4　A. 胎儿胸部断层模式成像,显示左肺回声增强(*)疑似支气管肺隔离症,心脏(H)向右侧(R)移位。B. 彩色多普勒结合 VCI 的断层模式成像,显示肺部病变(短箭头)和从降主动脉(Ao)发出的供血动脉(长箭头),这是肺隔离症的典型表现。L:左侧。

胸腔积液

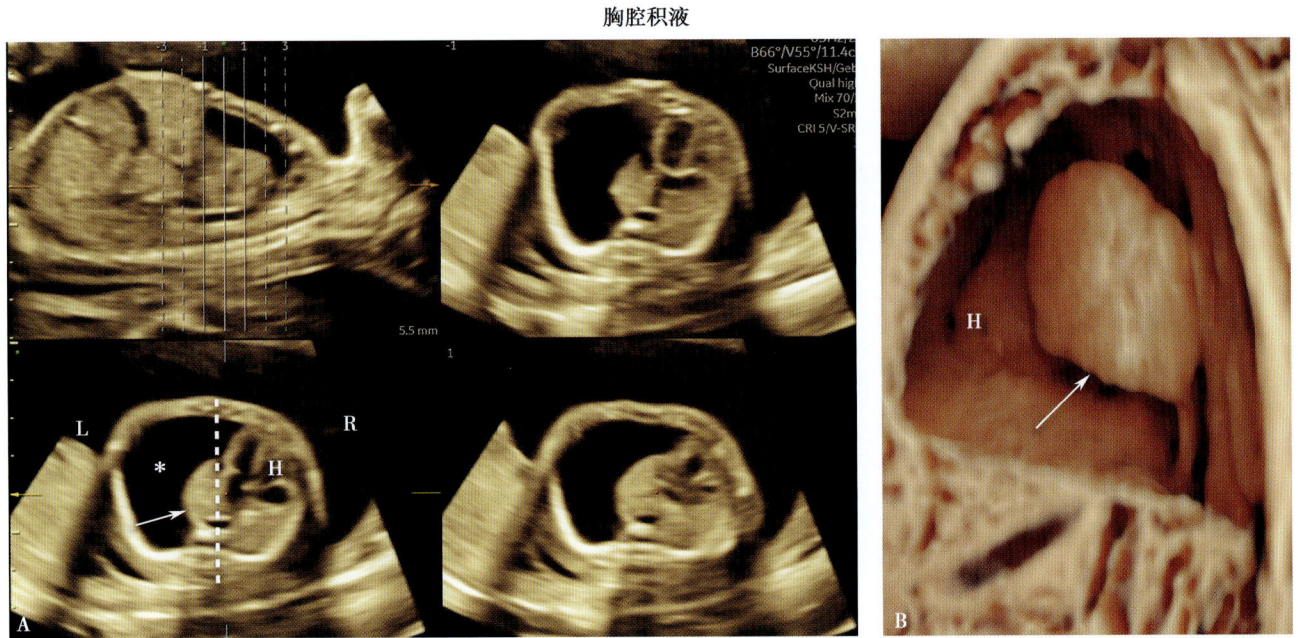

图 18-5　A．左侧胸腔积液（*），心脏移位到右侧（R），左肺受压（箭头）。B．从胸腔左侧向右侧观的表面模式成像，可显示左肺（箭头），心脏（H）在其后方。

胸腔积液

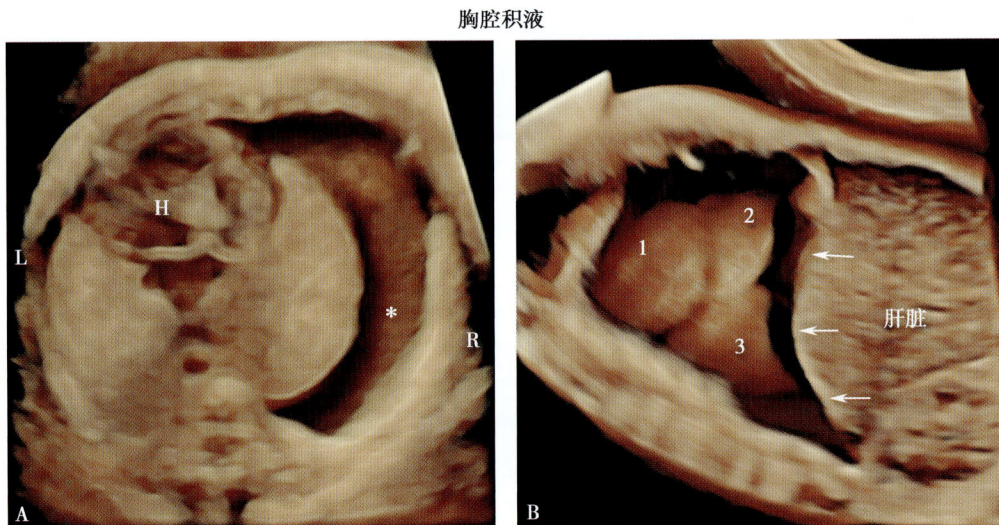

图 18-6　从上向下（A）和从左向右（B）的表面模式成像观察右侧胸腔积液（*），显示心脏（H）向左侧（L）移位。B．图中可见右肺的 3 个肺叶（1、2 和 3），箭头指向横膈。R：右侧。

18.3　胃肠道等消化器官

胃肠道（GIT）异常包括胃泡的位置异常（例如内脏反位），胃肠道梗阻如十二指肠闭锁（图 18-7）、肠梗阻（图 18-8），腹壁缺损如脐膨出（图 18-9）、腹裂（图 18-10）。肝脏异常主要包括肝内血管异常如 DV 缺失或下腔静脉肝内段离断并奇静脉连接，但采用玻璃体模式成像也能够很好地显示此类异常（见第 12 章）。采用 3D 断层模式成像或表面模式成像（图 18-11、图 18-12）都能够很好地显示孤立性或合并全身水肿的腹水征。有腹水时采用表面模式成像可以获得"腹腔镜视野"

的效果，见图 18-11B、图 18-12。还可以通过 3D 成像清晰显示腹腔囊性病变（图 18-13），如第 18.2 节胸腔病变中所述。表 18-2 总结了涉及胃肠道异常的常用 3D 容积成像模式的应用建议。图 18-7～图 18-13 列举了胃肠道异常的 3D 超声成像案例。

表 18-2 胃肠道等消化系统异常可选用的 3D 容积成像模式

异常类型	3D 技术
内脏反位	断层模式
	轮廓剪影模式
	最小模式
十二指肠闭锁	断层模式
	轮廓剪影模式
	最小模式
	反转模式
	表面模式
	Sono-AVC（胃 - 十二指肠容积计算）

续表

异常类型	3D 技术
脐膨出 / 腹裂	断层模式
	表面模式
肠梗阻	断层模式
	轮廓剪影模式
	最小模式
肝内血管病变	玻璃体模式
	轮廓剪影模式
	最小模式
腹水征	断层模式
	轮廓剪影模式
	最小模式
	表面模式

十二指肠闭锁"双泡征"

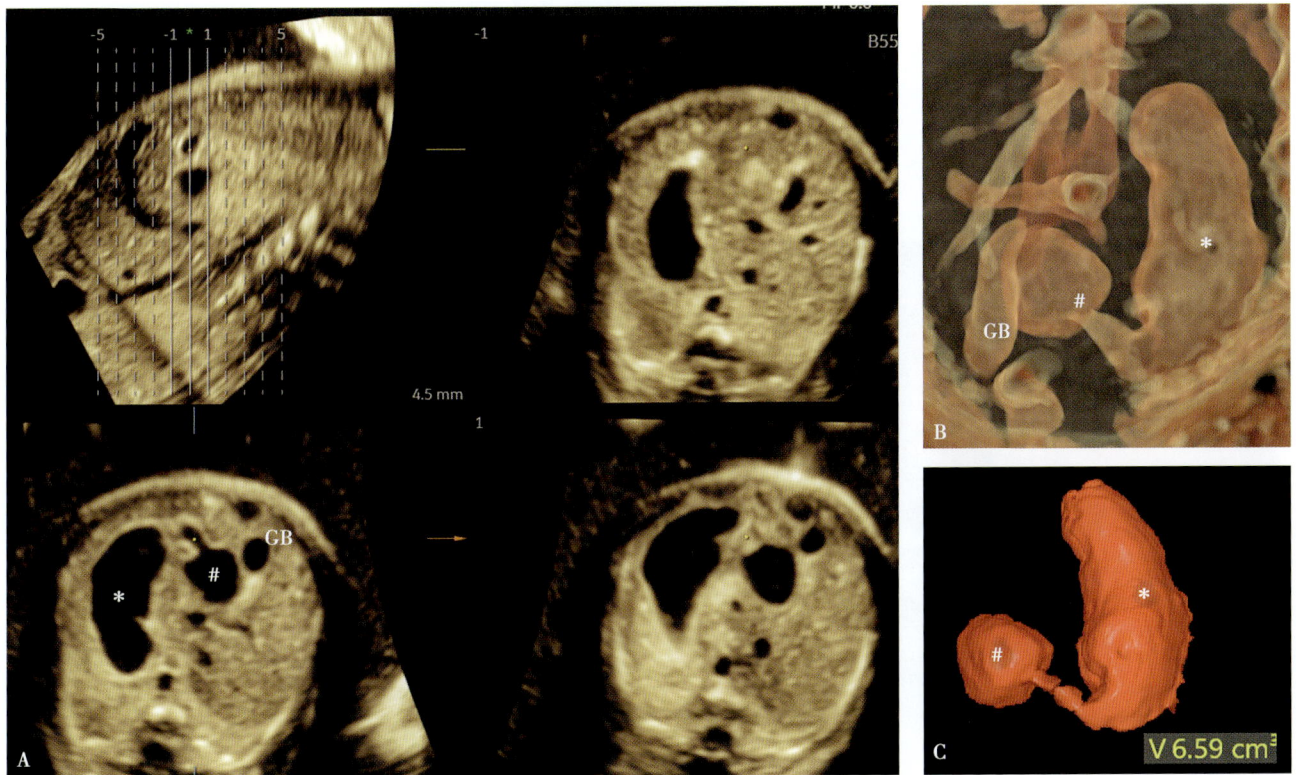

图 18-7　A. 断层模式成像显示 21 三体综合征胎儿的上腹部"双泡征"，疑诊十二指肠闭锁。B. 从前向后的轮廓剪影模式成像，显示腹腔内扩张的胃泡（*）和十二指肠扩张（#）。C. 采用 Sono-AVC 显示胃泡和十二指肠，还可计算其体积。GB：胆囊。

肠梗阻

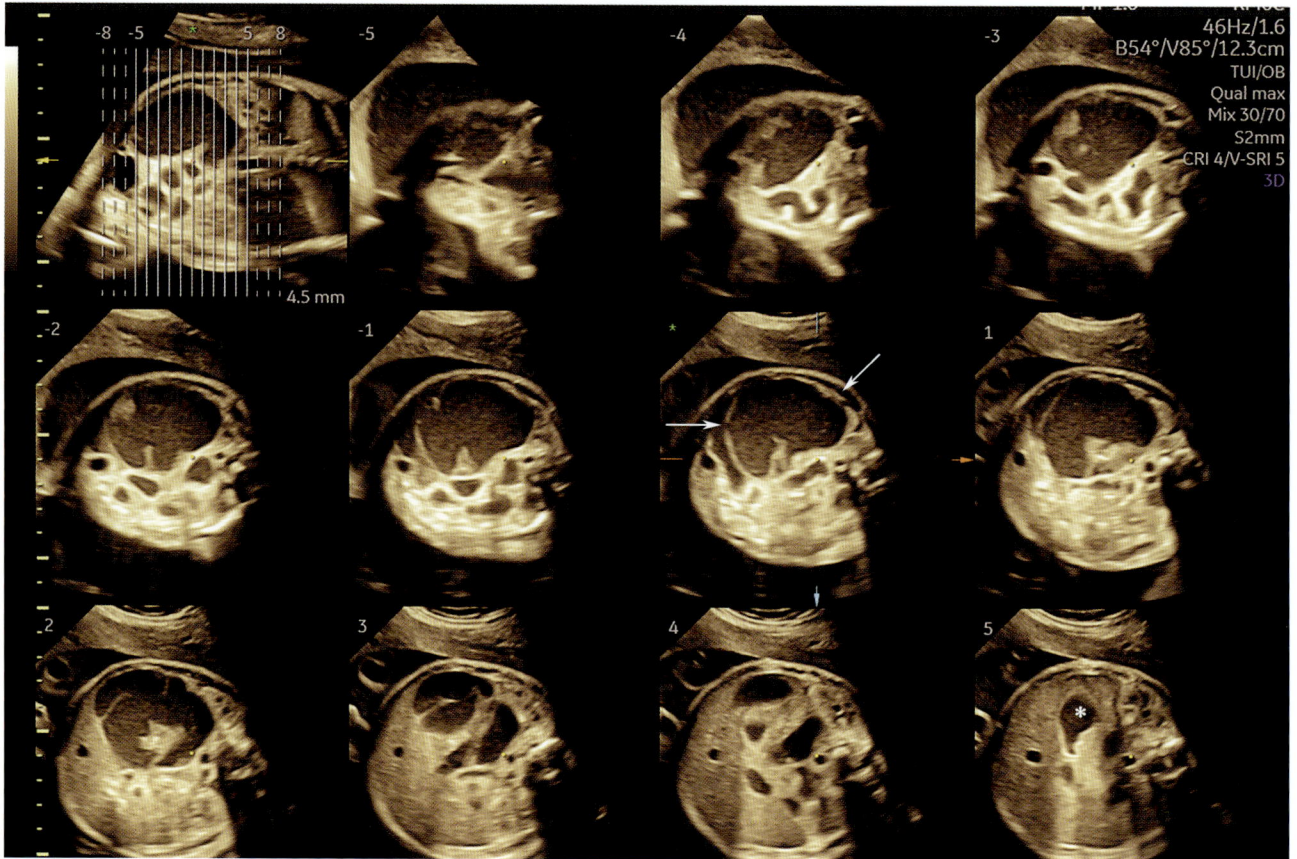

图 18-8 胎儿肠梗阻合并肠穿孔的断层模式成像。右侧最下方图像可见胃泡(*),内含弱回声的囊腔(箭头)是肠穿孔的典型特征。

脐膨出

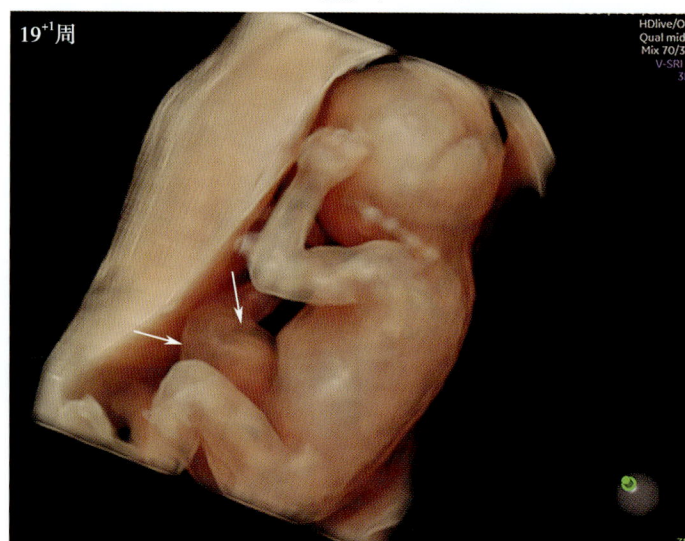

图 18-9 表面模式和轮廓剪影模式显示 19 周胎儿的小型脐膨出,膨出物为肠管(箭头)。此例为 Beckwith-Wiedemann 综合征

腹裂畸形

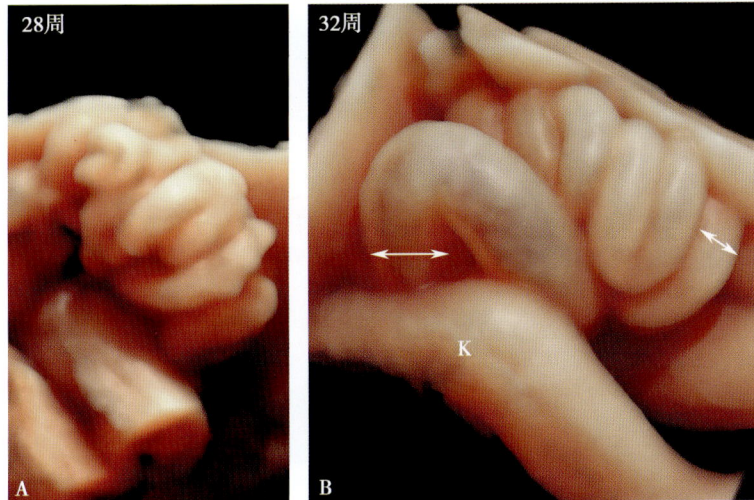

图 18-10　28 周和 32 周的胎儿腹裂畸形表面模式成像。到了晚孕期（B），肠管多数扩张，小肠（短箭头）与结肠（长箭头）容易辨别，特别是可以采用轮廓剪影模式成像突出显示肠管。K：膝部。

腹水

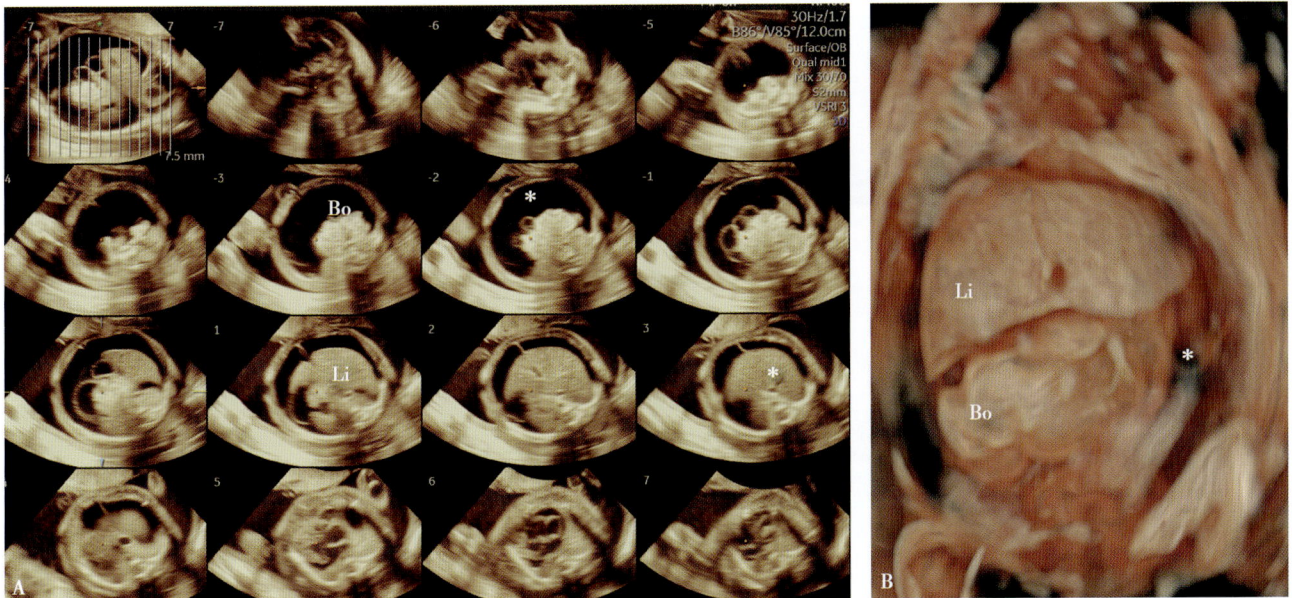

图 18-11　A. 21 周腹水征（*）胎儿的腹部断层模式成像。B. 从正面对腹部行表面模式和轮廓剪影模式成像，获得"腹腔镜视野"效果，图中可以清晰辨认出肝脏（Li）和肠管（Bo）。断层模式成像可明确腹水范围，以便后续追踪对比。

腹水

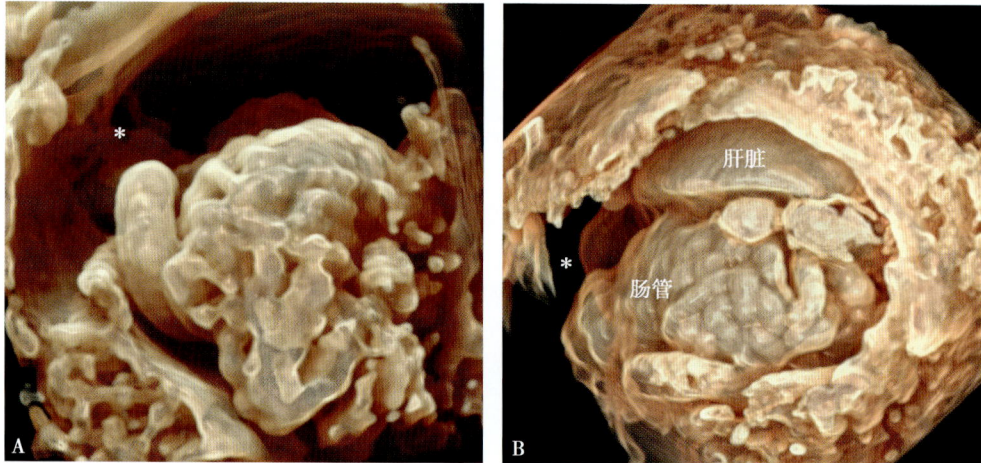

图 18-12　从正面对 32 周腹水征胎儿腹部 3D 表面模式及轮廓剪影模式成像，显示腹水（*），可获得"腹腔镜视野"效果，与图 18-11 类似，可显示肝脏和肠管。

脾囊肿

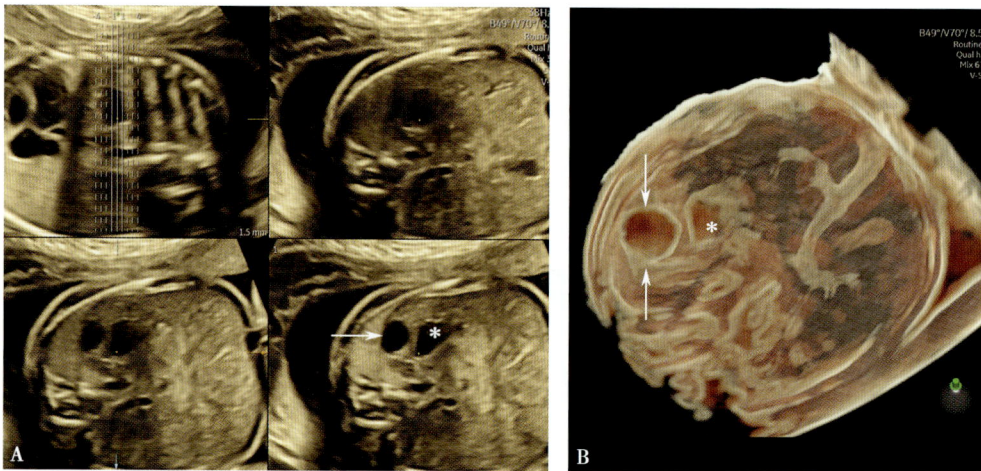

图 18-13　采用断层模式（A）和轮廓剪影模式（B）成像显示表现为上腹部胃（*）后方囊性结构（箭头）的脾囊肿。

18.4　泌尿生殖系统

可采用不同的 3D 超声模式成像展示先天性肾脏和尿路畸形（CAKUT），包括肾发育异常，如盆腔肾、马蹄肾、单侧或双侧肾发育不全，以及各种原因所致的肾盂积液（图 18-14），如膀胱输尿管反流（图 18-15）、重复肾伴输尿管囊肿、肾盂输尿管移行处梗阻等所致肾积水（图 18-14～图 18-16）。囊性肾脏疾病可以是单侧的，如多囊性肾发育不良（图 18-17），也可以是双侧的，通常是遗传性多囊肾。此外，还有肾脏增大并回声增高，断层模式成像可用于显示病变的范围（图 18-18）。

妊娠 30 周后的女性胎儿下腹部可能会出现包括卵巢囊肿在内的盆腔内囊性病变，

表现为较大囊性占位（图 18-19）。表面模式成像可通过显示外生殖器，有效地鉴别正常与异常表现（图 18-20）。

总之，断层模式成像可较为全面地显示肾脏病变。另一方面，在有腹水的情况下，也可以采用表面模式、反转模式、轮廓剪影模式或 Sono-AVC 等方式进行成像。表 18-3 总结了涉及泌尿生殖系统常见异常的 3D 超声适用模式的应用建议。

表 18-3　泌尿系统异常可选用的 3D 容积成像模式

异常类型	3D 技术
肾盂积液，肾积水，输尿管移行处梗阻，膀胱输尿管反流，重复肾并输尿管囊肿	断层模式 轮廓剪影模式 最小模式 反转模式 Sono-AVC

续表

异常类型	3D 技术
巨膀胱	断层模式 轮廓剪影模式 最小模式 反转模式 表面模式
多囊肾或多囊性肾发育不良	断层模式 轮廓剪影模式 最小模式 反转模式 Sono-AVC
马蹄肾，盆腔异位肾	断层模式 Omniview 模式
肾发育不良	断层模式 玻璃体模式
外生殖器异常	表面模式 断层模式

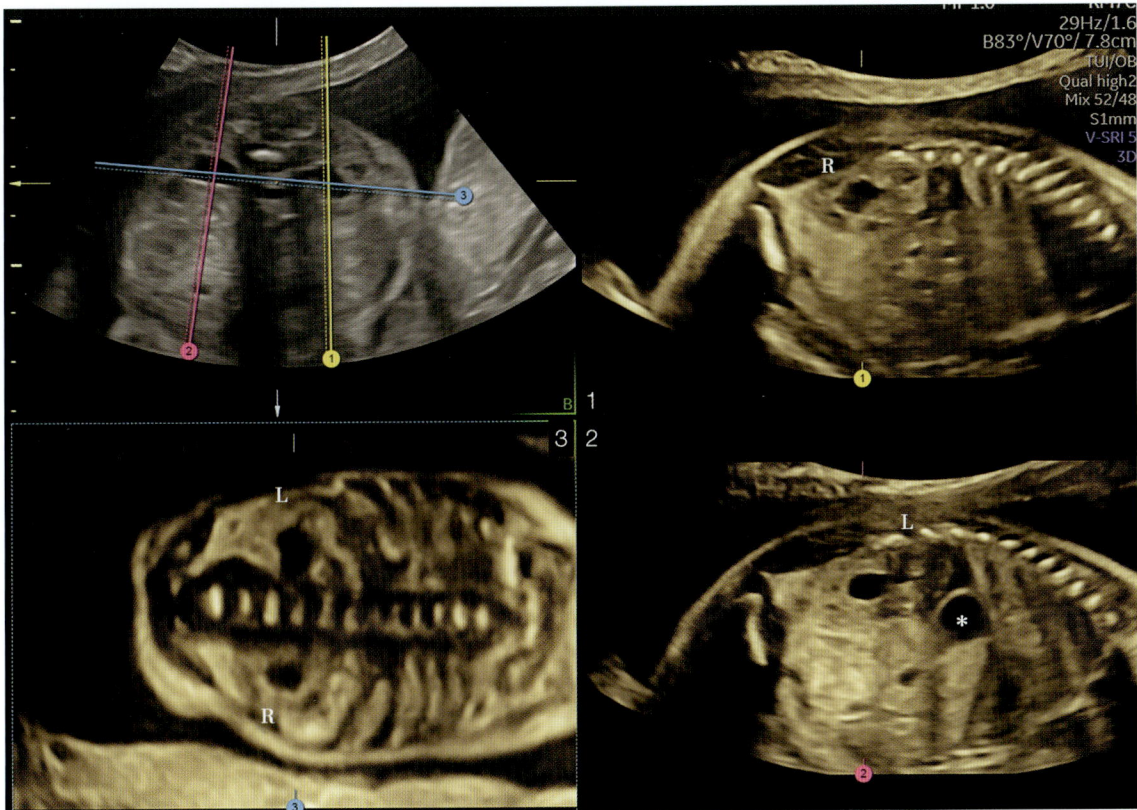

图 18-14　采用 Omniview 多平面模式对双侧肾盂积液进行三维成像。3 条线分别置于可显示右肾（R）和左肾（L）的前 - 后面观，以及冠状面观（左下图）。星号为胃泡。

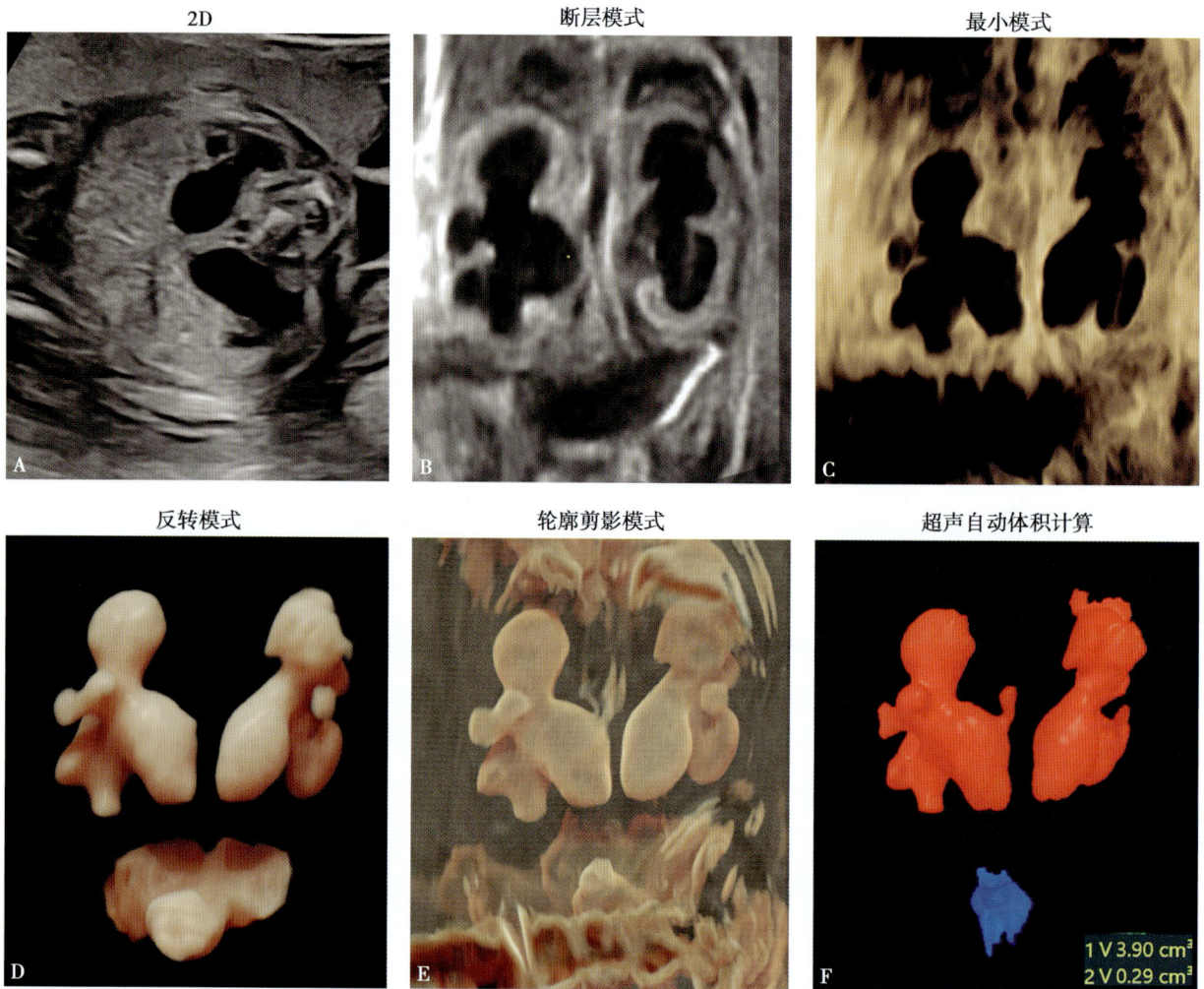

图 18-15　采用不同的成像方式对膀胱输尿管反流、肾积水胎儿进行成像。A. 常规 2D 图像。B. 断层模式成像，显示肾盂扩张的前 - 后面观。C. 与 B 相同视角的最小模式成像。D. 反转模式成像。E. 轮廓剪影模式成像。F. 超声自动体积计算，可计算肾盂和膀胱内液体容积量。

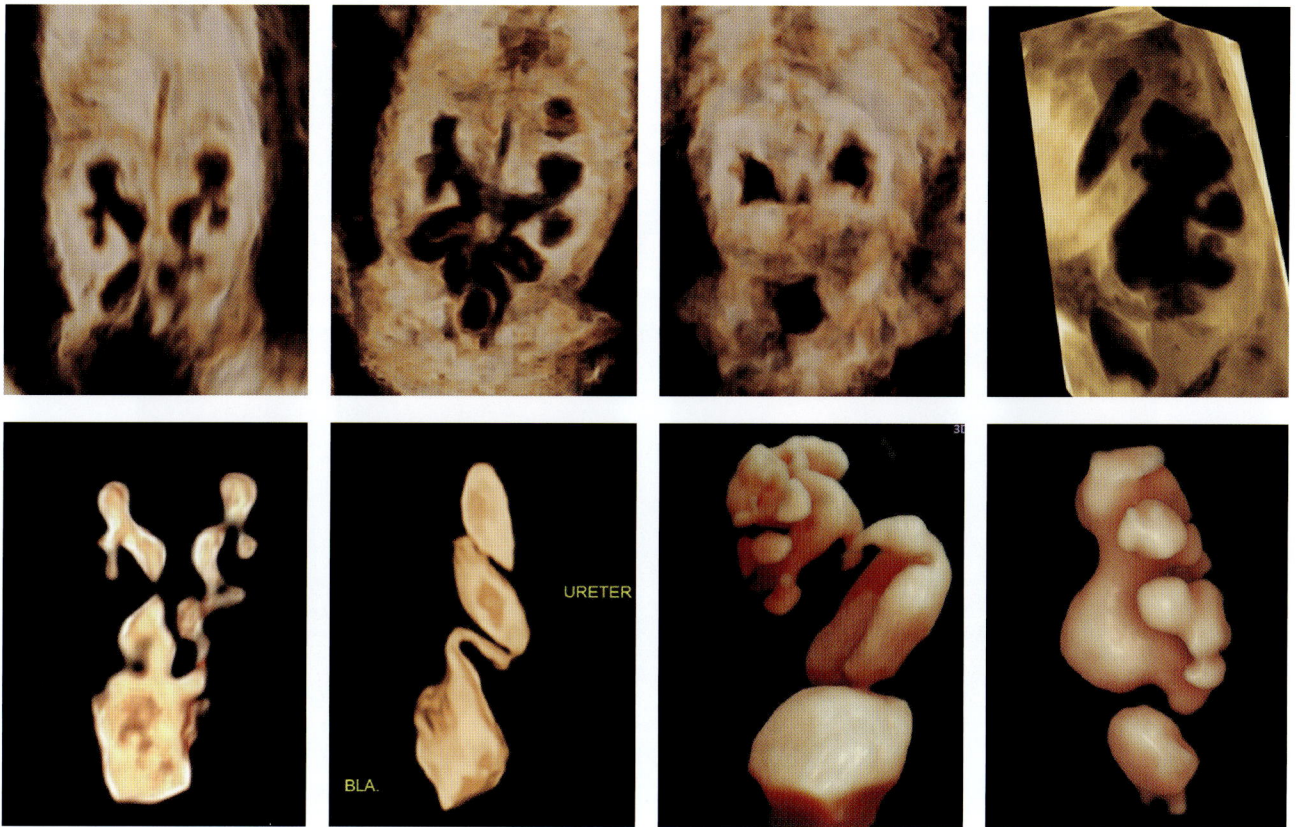

图 18-16　应用最小模式(上排)和反转模式(下排)显示不同胎儿的肾盂和输尿管扩张的前 - 后面观,扩张程度从轻到重。

多囊性肾发育不良

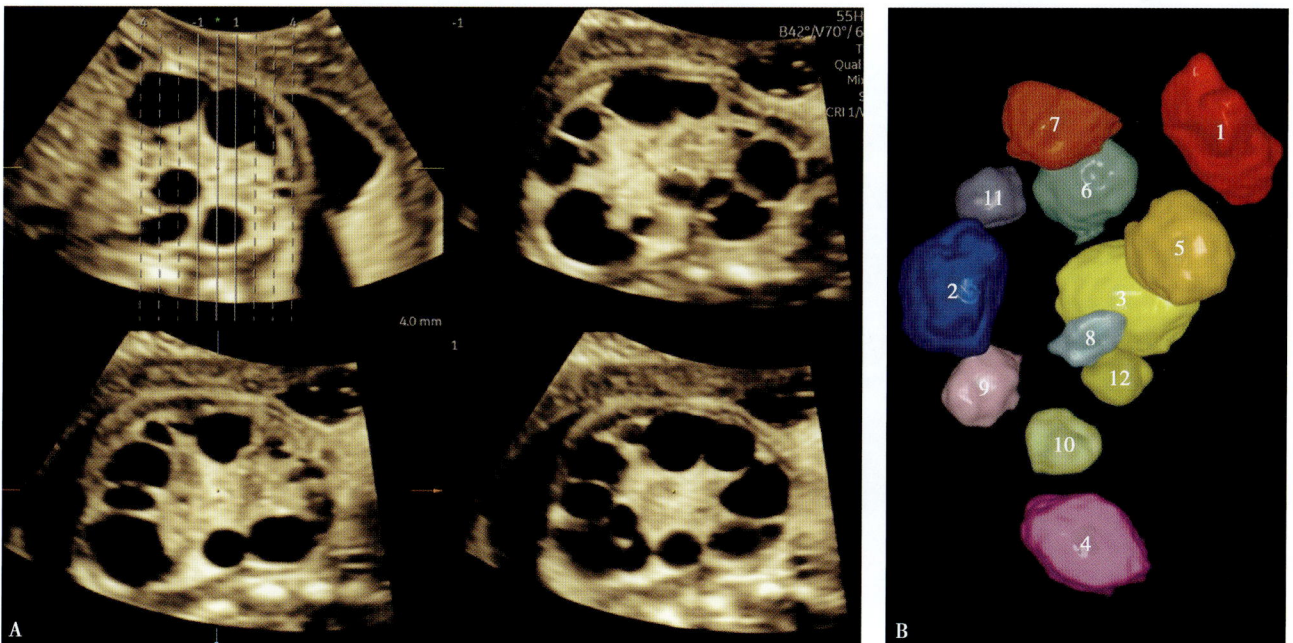

图 18-17　A. 29 周胎儿的多囊性肾发育不良断层模式成像。B. 应用 Sono-AVC 对各个囊泡进行成像并计算(见第 13 章)。

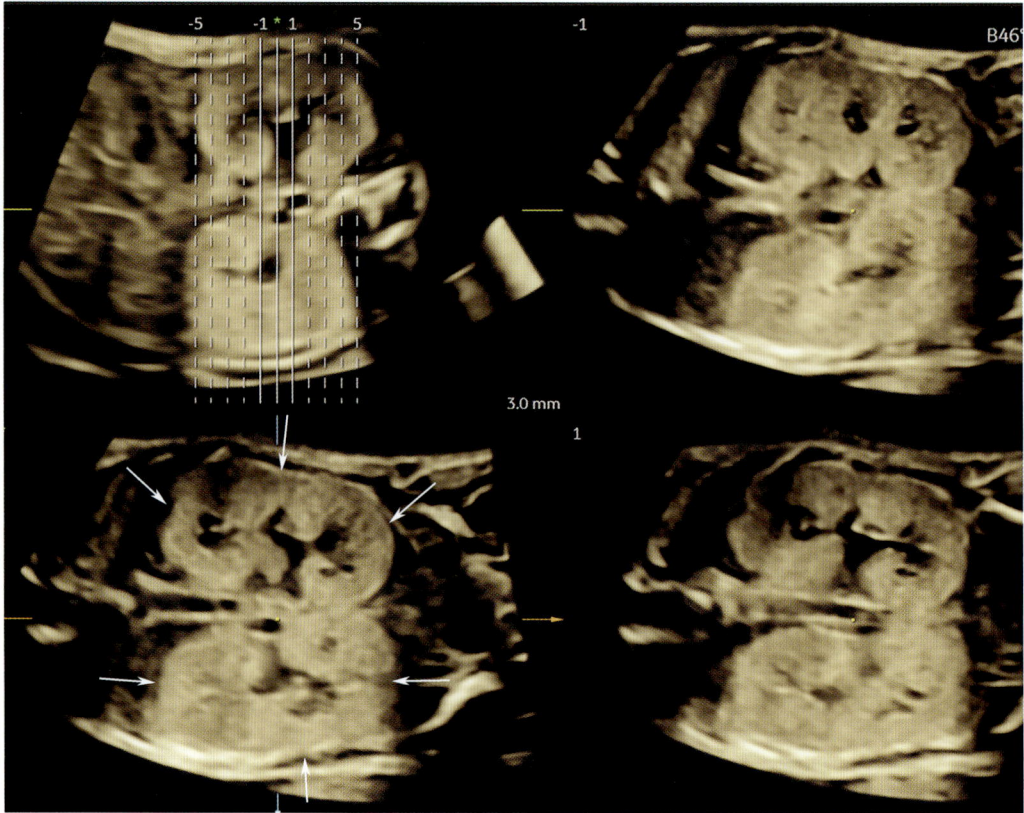

图 18-18　采用断层模式显示常染色体隐性遗传的 Bardet-Biedl 综合征胎儿的双侧肾脏增大（箭头），可提供全面的观察信息。

卵巢囊肿

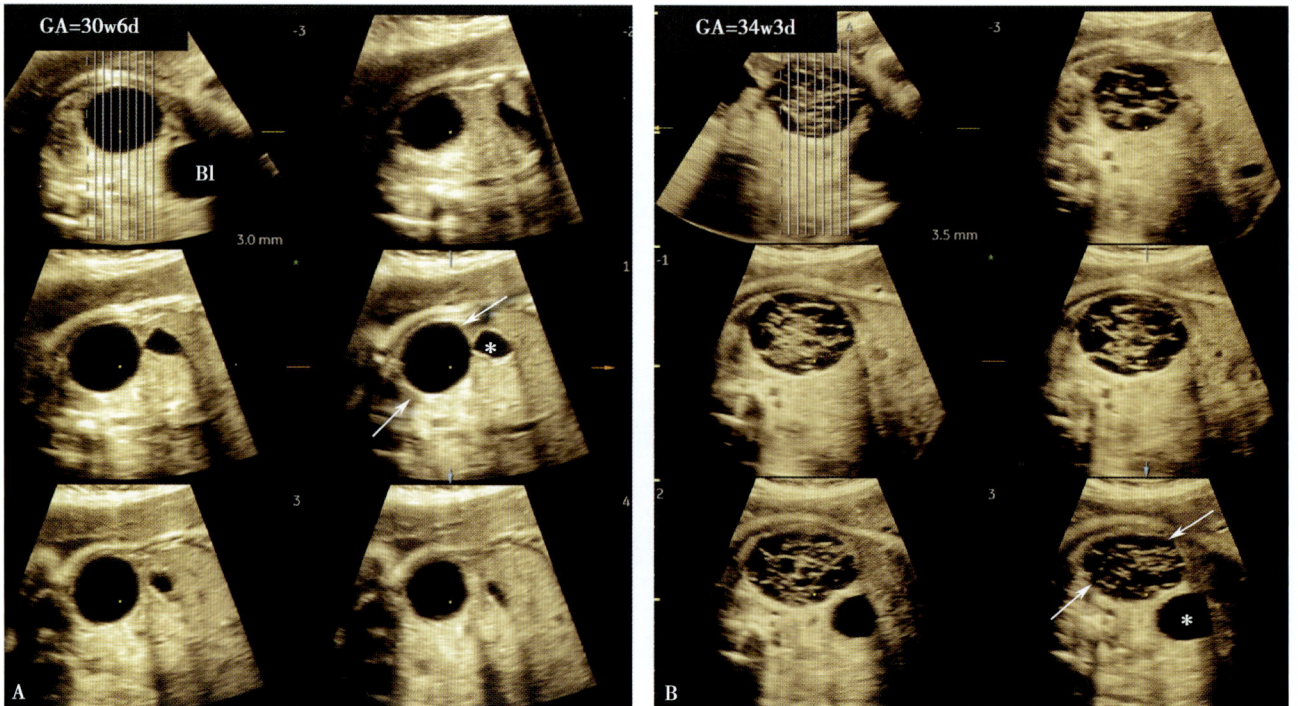

图 18-19　A. 断层模式成像显示 30 周胎儿左下腹、胃泡（*）下方孤立性囊肿（箭头），若为女性胎儿可考虑为卵巢囊肿，表现为囊内无回声的典型特征。B. 同一胎儿，4 周后卵巢囊肿（箭头）发生囊内出血，与 A 相比变化明显。Bl：膀胱。

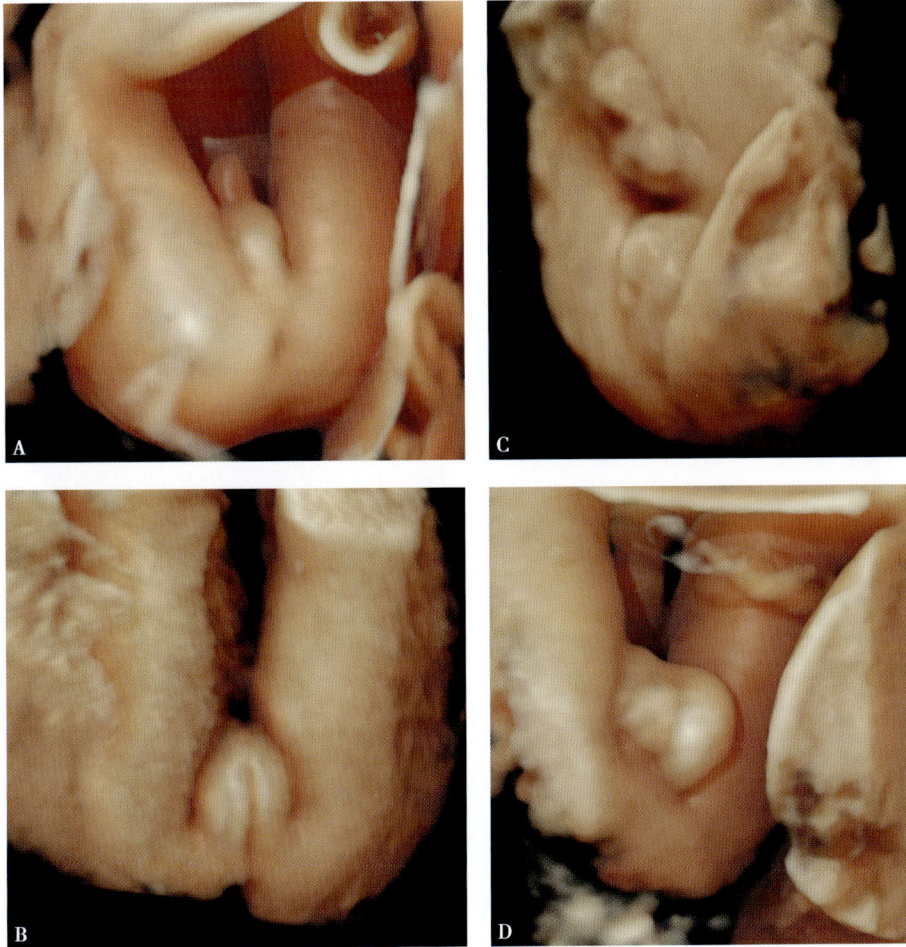

图 18-20　正常男性胎儿（A）、正常女性胎儿（B）和外生殖器异常胎儿（C、D）的外生殖器 3D 表面模式成像。

18.5 结语

胸腹腔脏器包括胃肠、泌尿系统的超声检查中，可以辅以 3D 超声的多平面和容积模式成像。从临床实用性看，展示这些结构异常的最重要的 3D 成像方法是断层模式成像，可以显示病变范围及其比邻结构。另外对于积液性病变，例如胸腔积液、腹水、十二指肠闭锁、肾盂积液或肾囊性病变，或对于体表异常例如脐膨出、腹裂或生殖器异常，容积成像可提供更为完整的病灶立体图像信息。

19 胎儿心脏超声心动图的 3D 成像和 STIC

19.1 胎儿心脏的灰阶和彩色多普勒超声检查

依据国际指南，胎儿心脏超声检查应显示一系列从上腹部到上纵隔的标准切面，包括上腹部横切面、四腔心切面、五腔心切面、肺动脉切面、三血管 - 气管切面，必要时显示主动脉弓、导管弓和上下腔静脉等纵切面。应用灰阶超声结合彩色多普勒超声观察收缩期、舒张期心脏各腔室和血管的血流动力学，可以提高诊断的准确性。心房、心室和房室瓣可以在单一四腔心切面上同时显示，而大血管则需通过倾斜探头，依次显示其起始部和相互的空间关系。在很多医院，胎儿心脏超声检查后需要通过回顾存储的静态或动态图像进行离线分析或会诊，其最大的局限性在于只能分析检查者所看到的异常、所留下的图，而 3D/4D 胎儿超声心动图则可以针对此局限性提供重要的解决方法，将在本章介绍。

19.2 胎儿心脏超声容积数据的不同采集方式

胎儿心脏 3D 容积数据可使用机械或电子探头，采用静态 3D、STIC 或 4D 模式进行采集，已在第 1 章介绍。

19.2.1 静态 3D 容积采集

静态 3D 容积采集方法速度快、分辨力高，

但其在胎儿心脏研究中的主要局限性为室壁和血管搏动可导致运动伪像。尽管如此，对于不受管壁运动和心动周期影响的心腔和大血管解剖结构的观察，其所获取的高分辨力的容积数据大多可以接受。静态 3D 可用于观察心脏结构的大小、位置及周围比邻结构（图 19-1），但用于联合彩色多普勒时则不太可靠，因为血流方向取决于心动周期的时相。笔者倾向于采用静态 3D 结合无方向性的能量多普勒采集容积数据，因为单一色彩的血流特别适用于显示血管的走行，若需结合彩色多普勒，则最好使用 STIC 采集容积数据。

19.2.2 STIC/eSTIC 容积采集

STIC/eSTIC 是最佳的心脏容积数据采集技术，对于胎儿心脏结构和运动的离线分析可获得理想的效果（见第 1 章）。STIC 可以结合灰阶（图 19-2）、彩色多普勒（图 19-3）、能量多普勒、高分辨双向血流多普勒和 B-Flow 模式进行采集。采集容积数据前建议调节彩色多普勒预设条件，以清晰显示心脏和血管内血流（见第 1 章）。采集的初始切面主要取决于感兴趣区域及所期待的图像。若想显示心腔，最佳的初始切面为四腔心或五腔心切面；若要观察大血管位置及其走行，则初始切面应选择上纵隔的横切面；若要显示主动脉弓、导管弓或腹部血管，则初始切面选择纵切面或斜切面。使用电子矩阵探头采集 eSTIC 的方法相类似，其采集时间更短，容积分辨力更高。

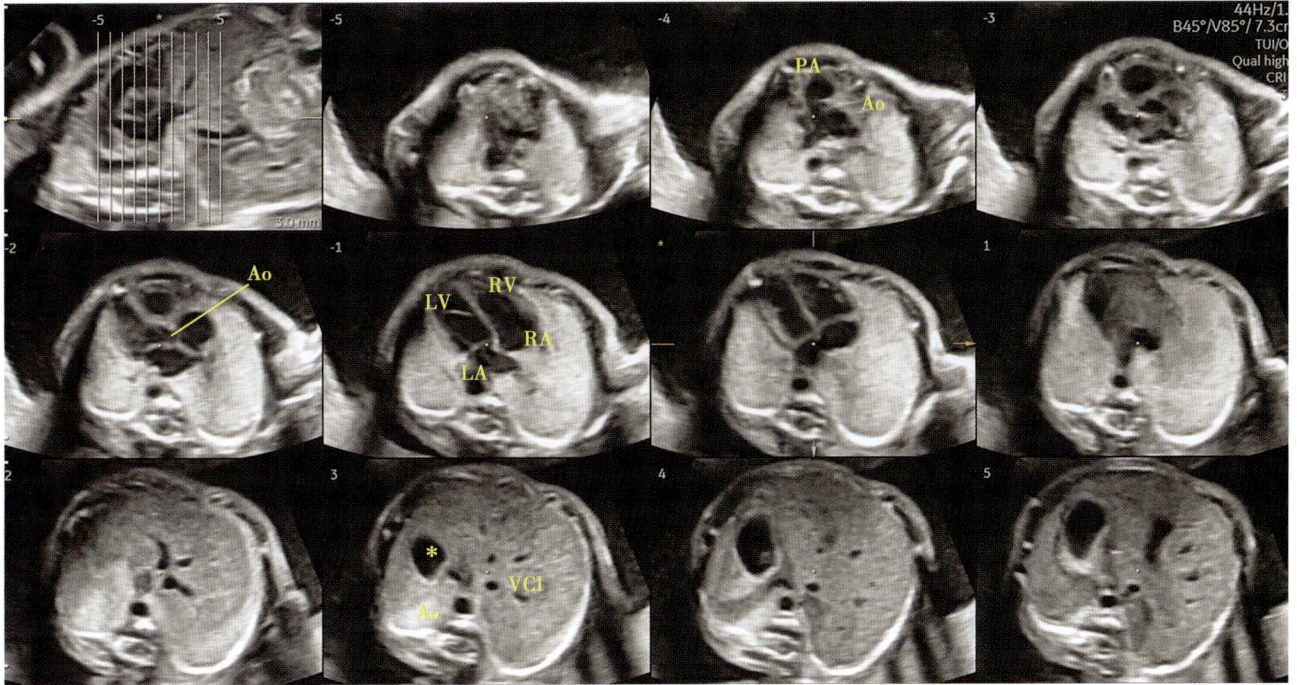

图 19-1 心脏和上腹部静态 3D 容积的断层模式成像，显示心脏和上腹部各切面，一组图可显示所需观察的所有信息，包括内脏正位，胃泡（*）位于左侧，心脏四腔心切面和大血管切面。**Ao**：主动脉；**LA**：左心房、**LV**：左心室、**PA**：肺动脉；**RA**：右心房；**RV**：右心室；**VCI**：下腔静脉。

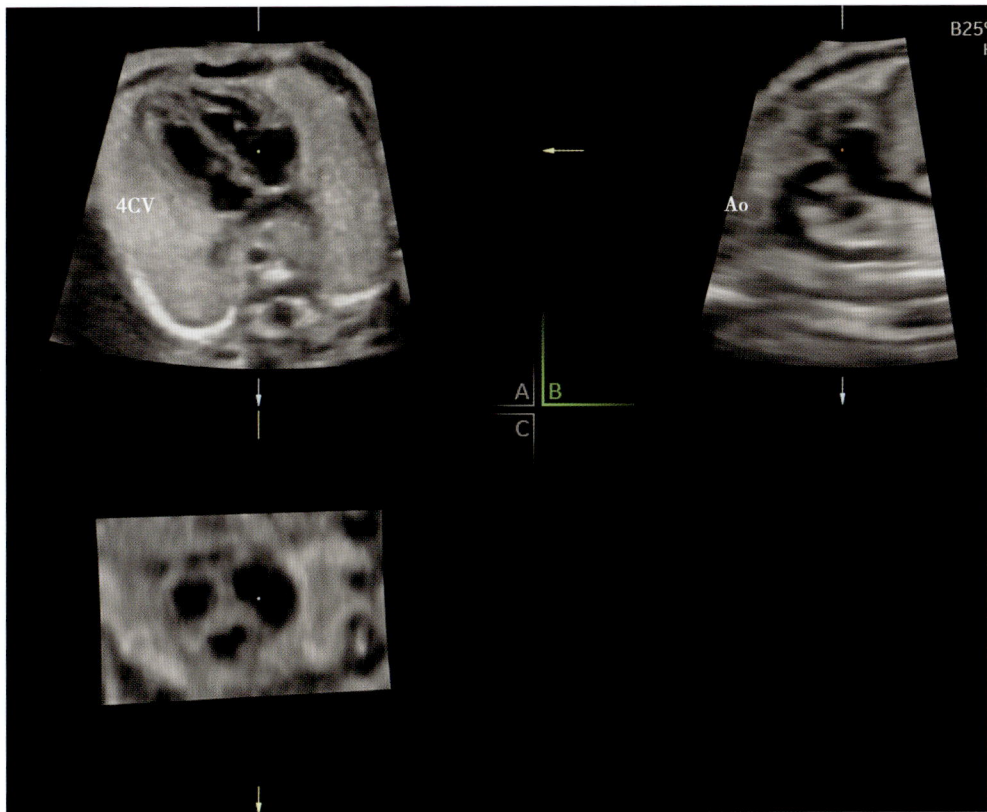

图 19-2 胎儿心脏 STIC 容积数据中同时显示 3 个正交平面 A、B 和 C。A. 舒张期四腔心切面（4CV），可见房室瓣膜打开。B. 从容积数据中重建的主动脉弓（AO）。

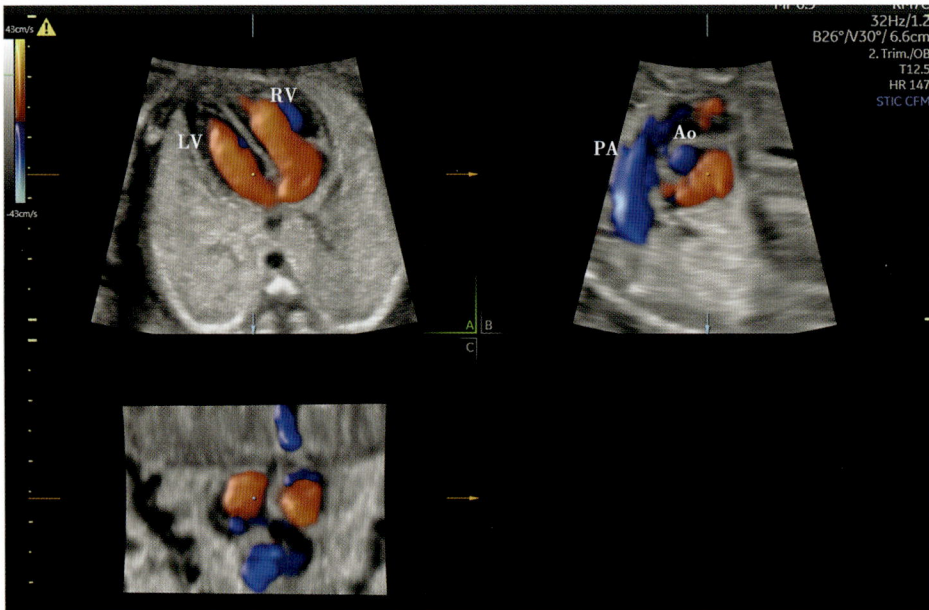

图 19-3 胎儿心脏彩色多普勒 STIC 容积中同时显示 3 个正交平面 A、B 和 C。左上图为舒张期四腔心切面，显示右心室（RV）和左心室（LV）血流充盈；右上方与之垂直的平面显示主动脉（Ao）和肺动脉（PA）的血流。

19.2.3 电子矩阵探头实时 4D 容积数据采集

采用电子矩阵探头，4D 超声以每秒显示 19～30 个容积的速度几近实时立体成像。4D 超声既可以在正交切面和断层切面模式下实时扫查，也可以在 3D 容积渲染模式下实时成像。虽然可以结合彩色多普勒成像，但其帧频通常太低。电子矩阵探头的 4D 超声还可用于检查胎儿心律失常。4D 结合 3D 的不同模式，例如表面模式、彩色多普勒模式、玻璃体模式或反转模式，可能带来更多新的有意思的用途。4D 与 VCI-A 模式联合（图 19-4）（见第 4 章、第 14 章）较有意义，可获得高对比度图像，因为所获得的是薄层容积图像，成像时的层厚可以自由调整。

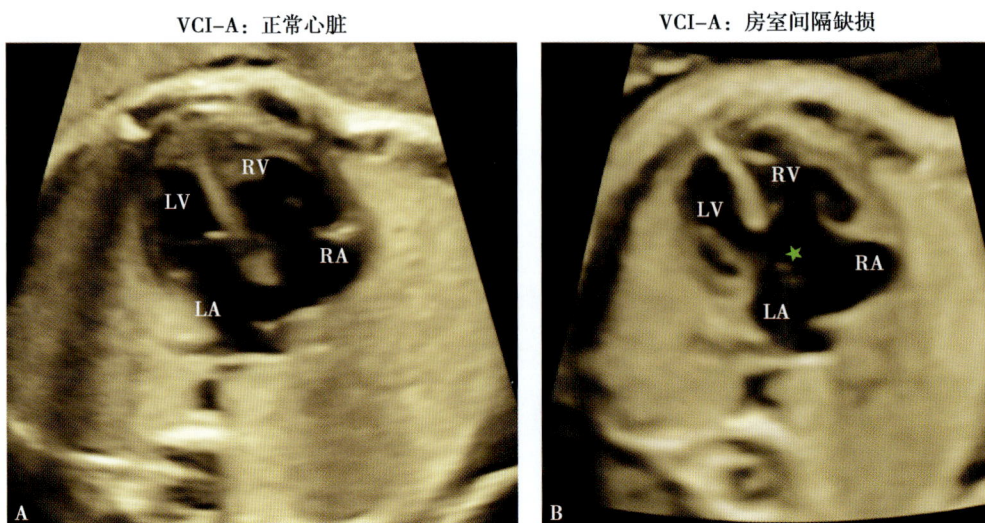

图 19-4 电子矩阵探头可在 VCI-A 模式下进行实时 4D 扫查。VCI-A 通过获取薄层容积数据来提高对比度。A. 正常舒张期四腔心切面，两个开放的房室瓣清晰可见。B. 房室间隔缺损（AVSD）四腔心切面，缺损（星号）清晰可见。LA：左心房；LV：左心室；RA：右心房；RV：右心室。

19.3 胎儿心脏 3D/STIC 多平面重建模式

完整的胎儿心脏超声检查是通过连续扫查系列相邻切面，显示感兴趣区域的典型结构，这些心脏的切面还可以通过对已采集的胎儿心脏容积数据，采用正交平面模式（图 19-2、图 19-3）、断层模式（图 19-5、图 19-6）以及采用可选择性的 Omniview 平面（图 19-7、图 19-8）获取。联合彩色多普勒模式能够评估心室腔和大血管收缩、舒张期情况（图 19-6）。高质量的 STIC 容积数据能够重建出心脏的所有横切面。

STIC 容积数据能够无限次回放一个虚拟心动周期，可以放慢速度回放观察，并可定格于心动周期任一时相，使得心动周期中不同时相的图像信息都可被详细分析（图 19-9）。

启动彩色多普勒超声采集的 STIC 容积数据特别适用于心内血流动力学改变的分析（图 19-6）。由于容积数据包括了整个心脏的信息，可以实现任意平面（感兴趣切面）的离线重建。通过这种方式，所需标准切面或心脏检查的必要切面均可从容积数据中调取出来。可以从正交平面模式（图 19-2）、断层模式（图 19-5、图 19-6）或 Omniview 平面模式（图 19-7、图 19-8）上选出任意单幅图像（图 19-9），所重建的灰阶图像的质量还可以通过增加 VCI 或 SRI 功能进行改善（见第 4 章）。使用最新版软件，还可以将 VCI 应用于彩色多普勒容积，使颜色更具立体感，如图 19-6 所示（见第 4 章）。图 19-10～图 19-16 以不同的多平面模式展示一些正常和异常的心脏病例。

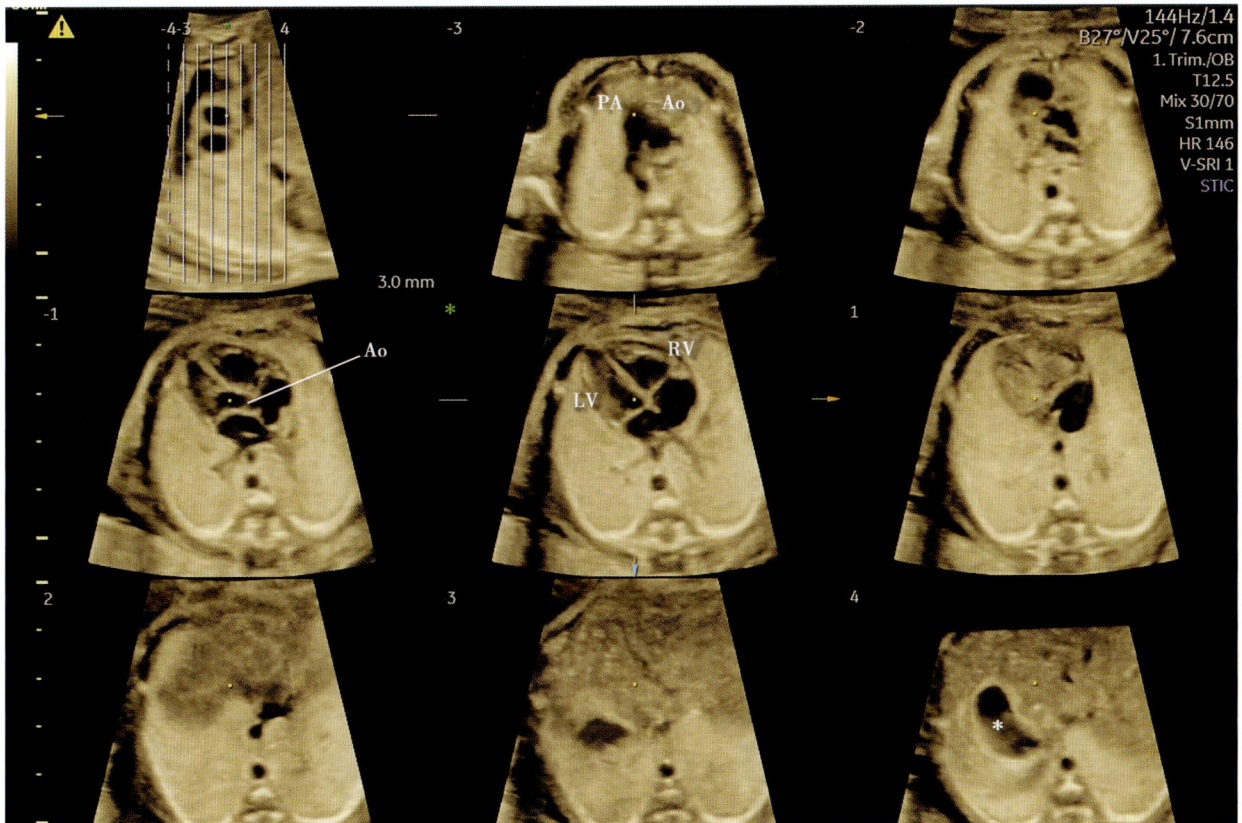

图 19-5　心脏 SITC 容积的断层模式成像同时显示心脏超声检查各切面，例如含胃泡（*）的腹部横切面、四腔心切面、上纵隔的主动脉（Ao）和肺动脉（PA）。LV：左心室；RV：右心室。

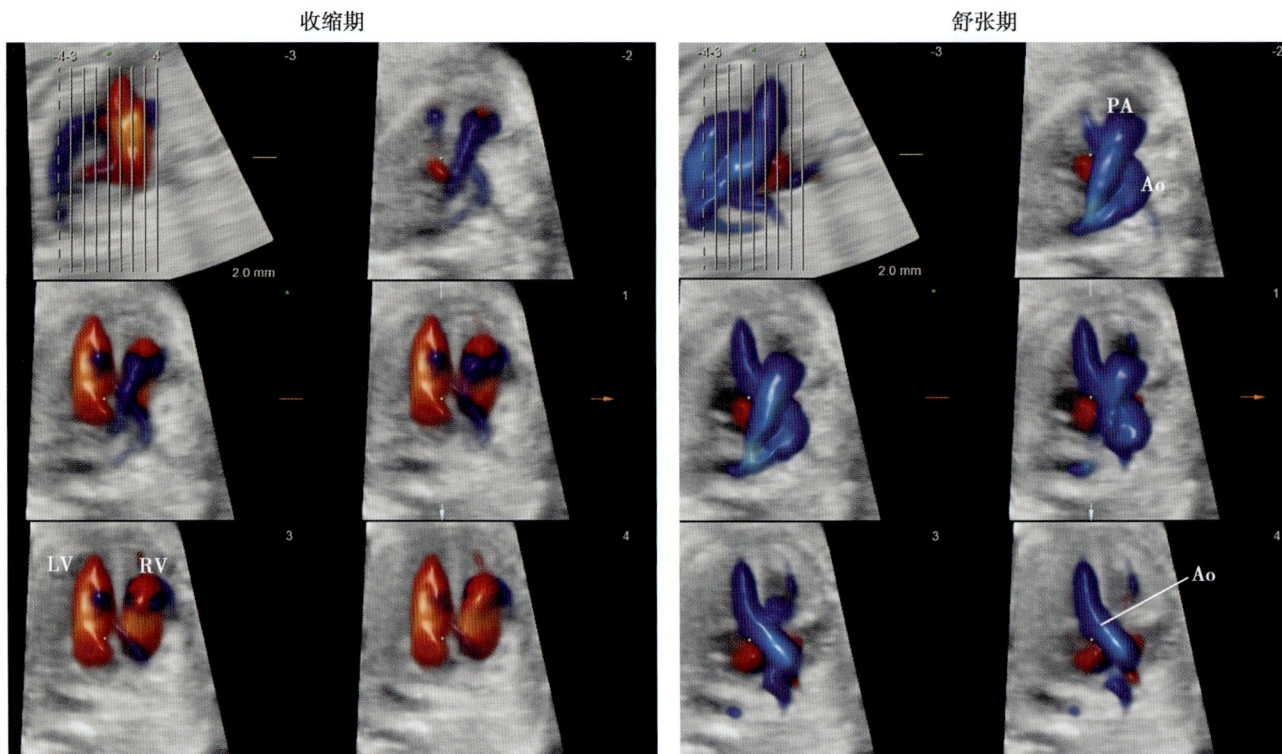

图 19-6 心脏彩色多普勒 STIC 容积断层模式成像。彩色多普勒可清晰显示心脏收缩期和舒张期的血流，但无法在同一幅图像中同时呈现这两个时相的血流，故本例联合层厚为 12mm 的 VCI 技术，同时展示相同心脏切面的舒张期（左侧）和收缩期（右侧）血流，与玻璃体模式相比，彩色多普勒结合 VCI 使血流更显立体。在舒张期（左图），VCI 技术并未提供额外信息，而在收缩期（右图），则可清晰显示相互交叉的肺动脉（PA）和主动脉（Ao）。

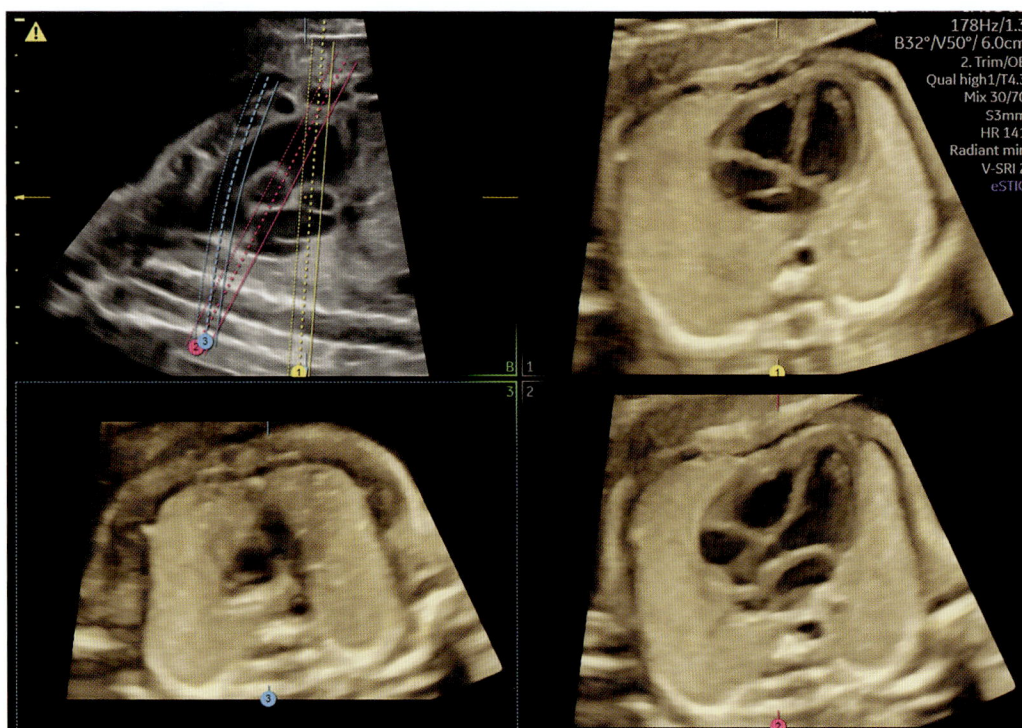

图 19-7 STIC 容积 Omniview 模式成像。左上图的参考平面为心脏的矢状切面，调整取样线的水平，可以获得相应的四腔心切面（右上图的平面 1）、五腔心切面（右下图的平面 2）以及三血管 - 气管切面（左下图的平面 3）。

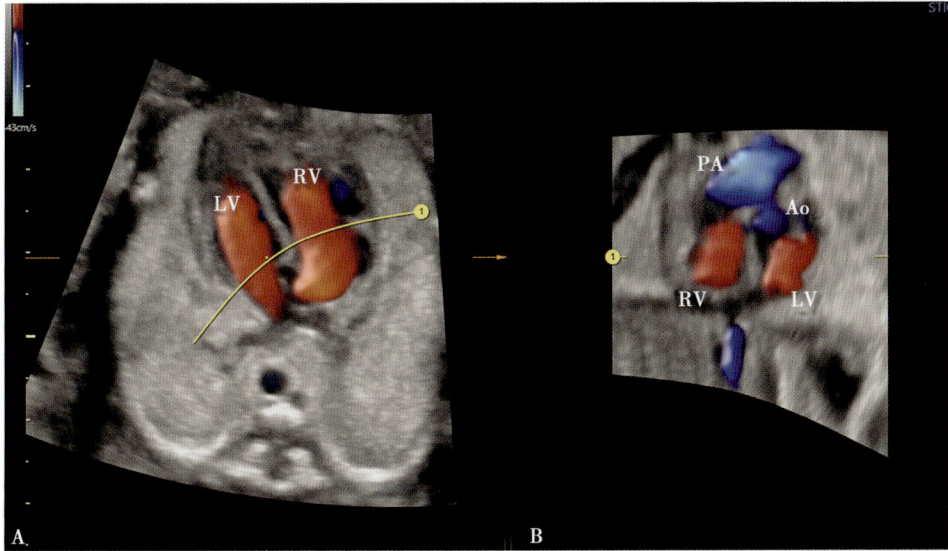

图 19-8 彩色多普勒 STIC 容积的 Omniview 模式成像。A. 图中曲线取样线置于房室瓣（AV）和大血管起始水平前方，可直接获得。B. 显示通过右心室（RV）和左心室（LV）房室瓣的血流信号，并显示大血管根部排列关系，主动脉（Ao）位于房室瓣之间，肺动脉（PA）位于其右前。

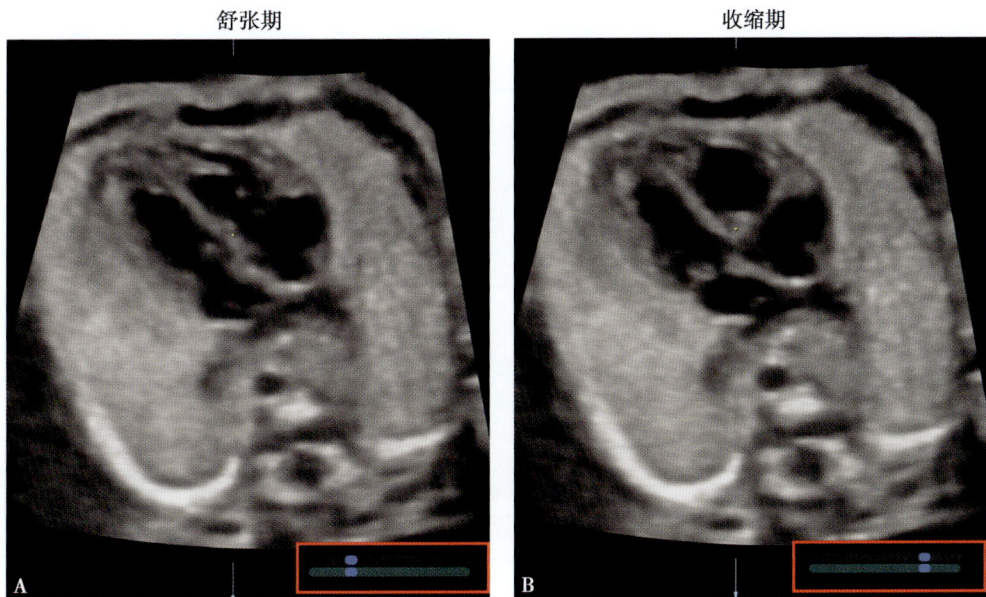

图 19-9 采用 STIC 容积可以选择性显示心动周期的不同时相四腔心切面，此图显示舒张期房室瓣开放（A）和收缩期房室瓣关闭（B）。

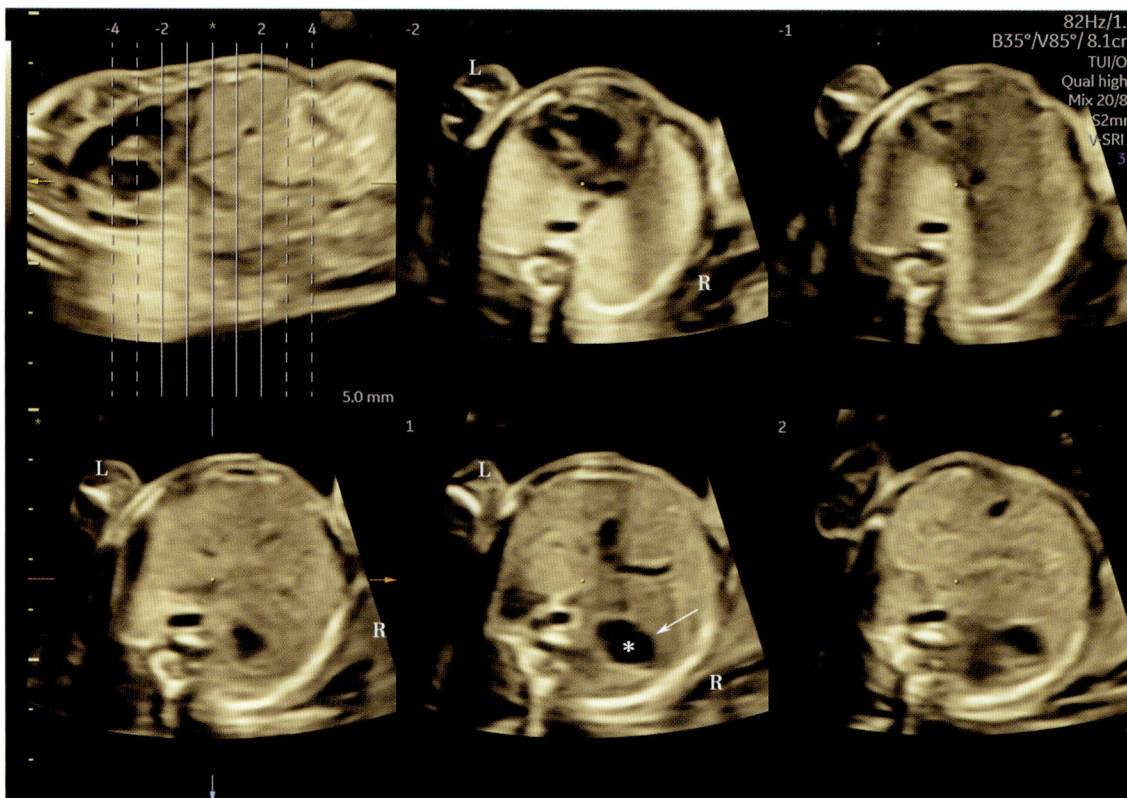

图 19-10　胎儿三维容积的断层模式成像显示内脏反位，胃泡（*）位于右侧（箭头），心脏位于左侧；心轴朝左。L：左；R：右。

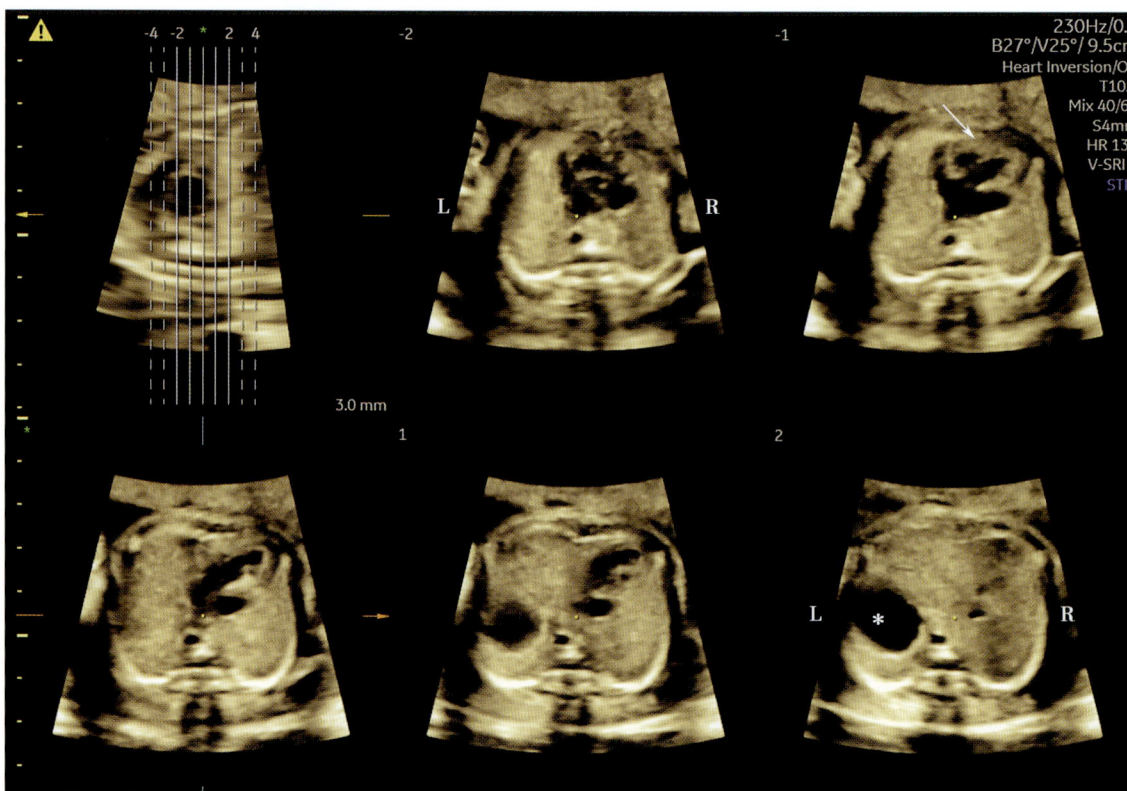

图 19-11　胎儿 STIC 容积的断层模式成像显示右位心，心脏位于右侧（箭头），胃泡（*）位于左侧，心轴朝右。L：左侧；R：右侧。

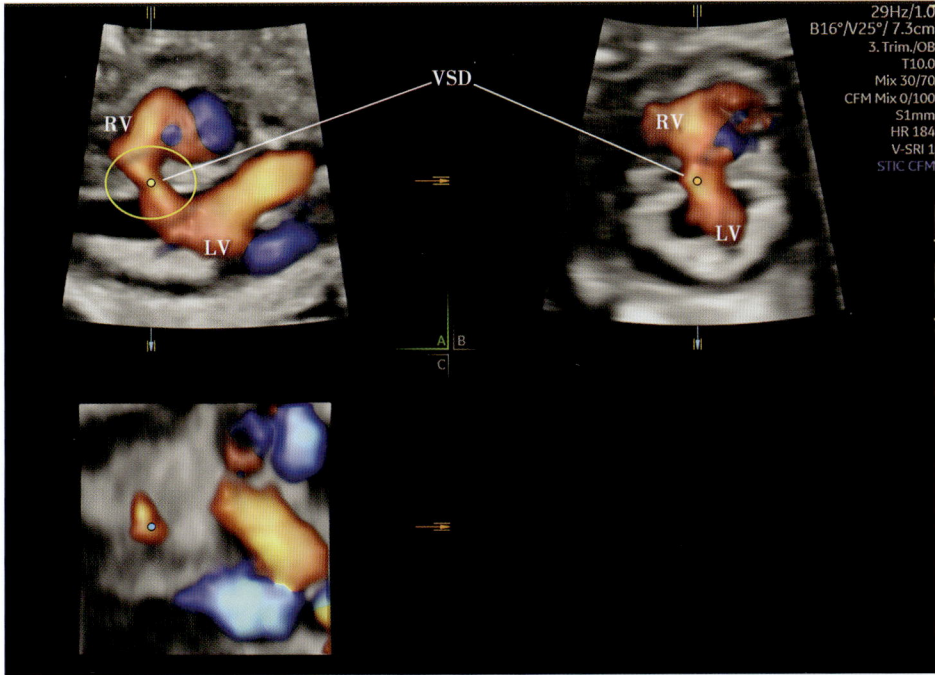

图 19-12 3D 超声结合彩色 VCI（层厚 1mm）的正交模式成像，显示肌部室间隔缺损（VSD）。圆圈内圆点为三个正交平面的交点，交点置于四腔心切面（A 平面）的室间隔缺损上，可以在心室短轴切面（B 平面）和室间隔最大切面（C 平面）的相应位置上同时显示缺损。LV：左心室；RV：右心室。

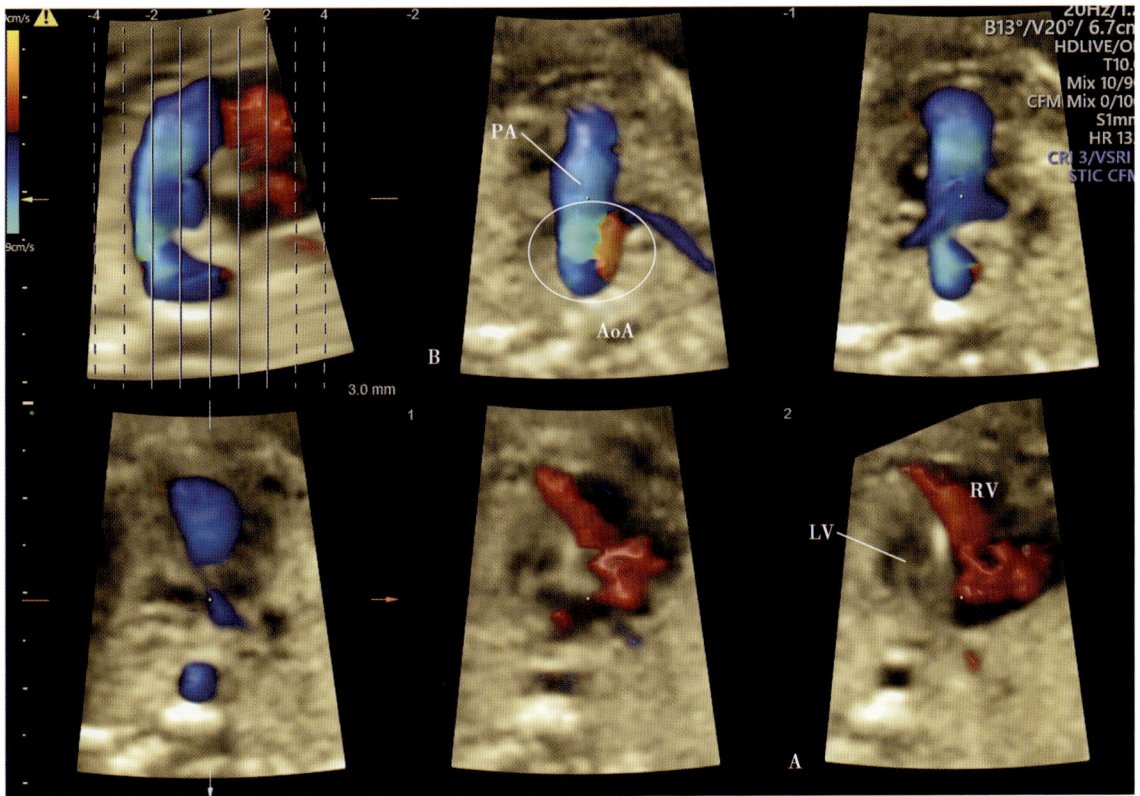

图 19-13 左心发育不良综合征（HLHS）的彩色多普勒 STIC 容积断层模式成像，在一幅图上同时显示 HLHS 的特征。A．四腔心切面，显示左心室（LV）中无血流。B．三血管 - 气管切面，肺动脉（PA）可见前向血流（蓝色），主动脉弓（AoA）内血流反向（红色）。

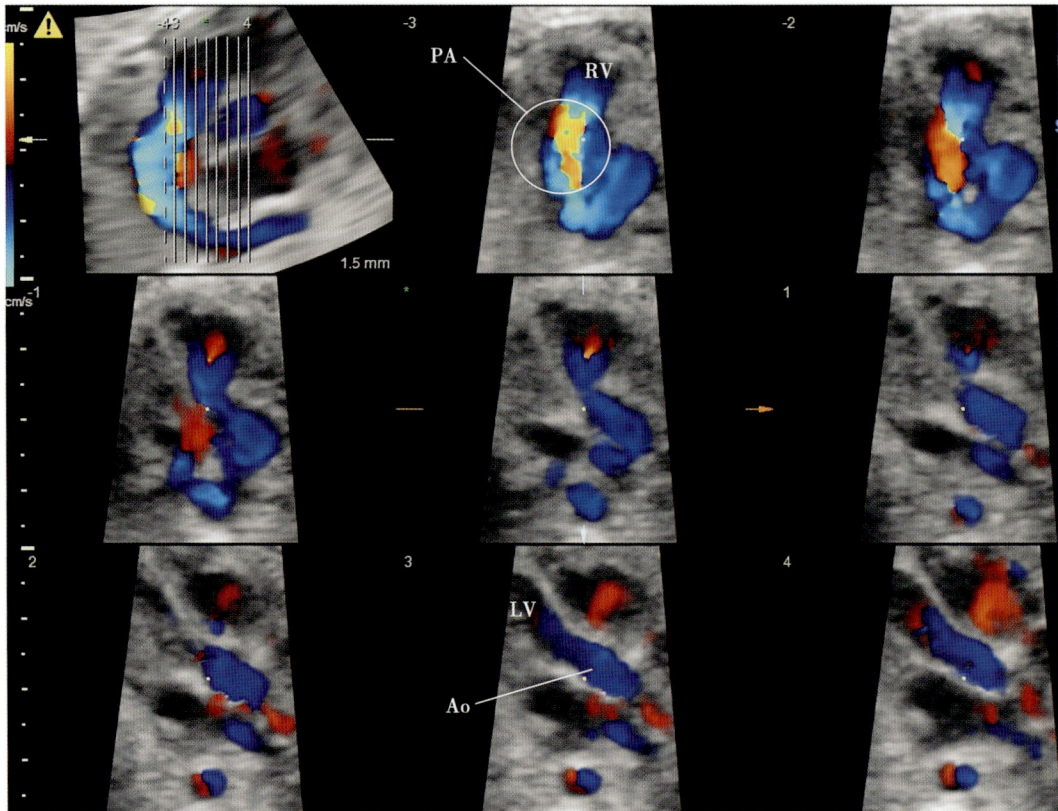

图 19-14 肺动脉狭窄的心脏收缩期彩色多普勒 STIC 容积断层模式成像。起自左心室（LV）的主动脉（Ao）内为层流（蓝色），而起自右心室（RV）的肺动脉（PA）内可见肺动脉狭窄的特征性的湍流混叠血流信号（圈）。

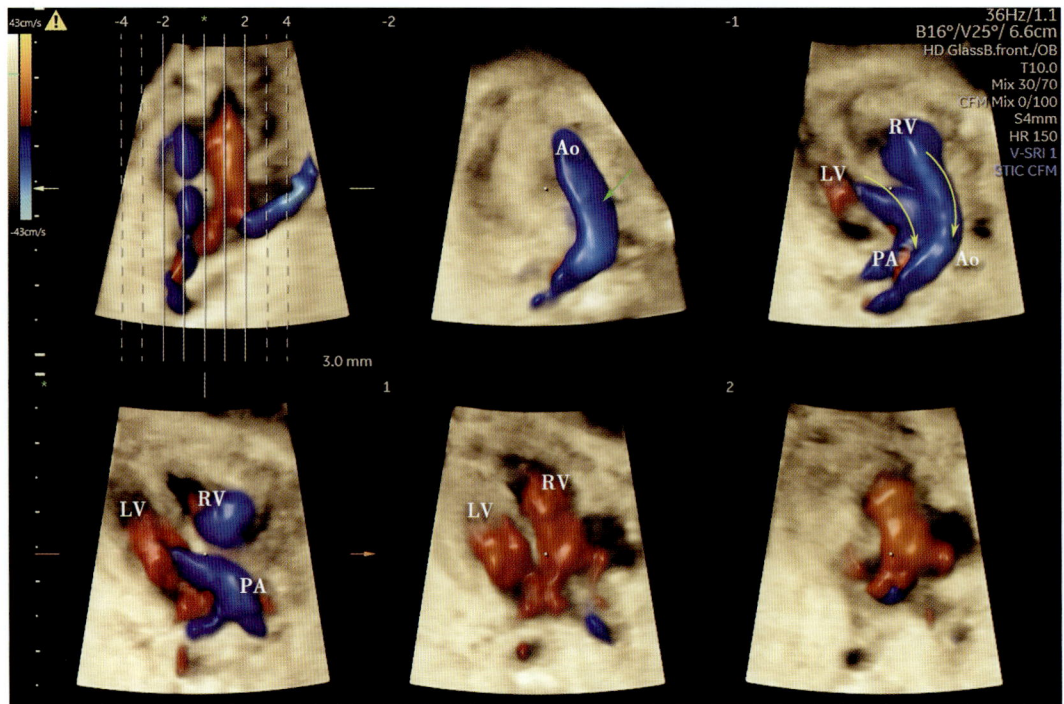

图 19-15 大动脉转位的彩色多普勒 STIC 容积断层模式成像，单幅断层切面展示了所有必要信息，可见肺动脉（PA）起自左心室（LV），主动脉（Ao）起自右心室（RV），主动脉和肺动脉平行走行（弯箭头）。注意，上纵隔平面仅显示单一大动脉（箭头），此为该异常的典型表现。

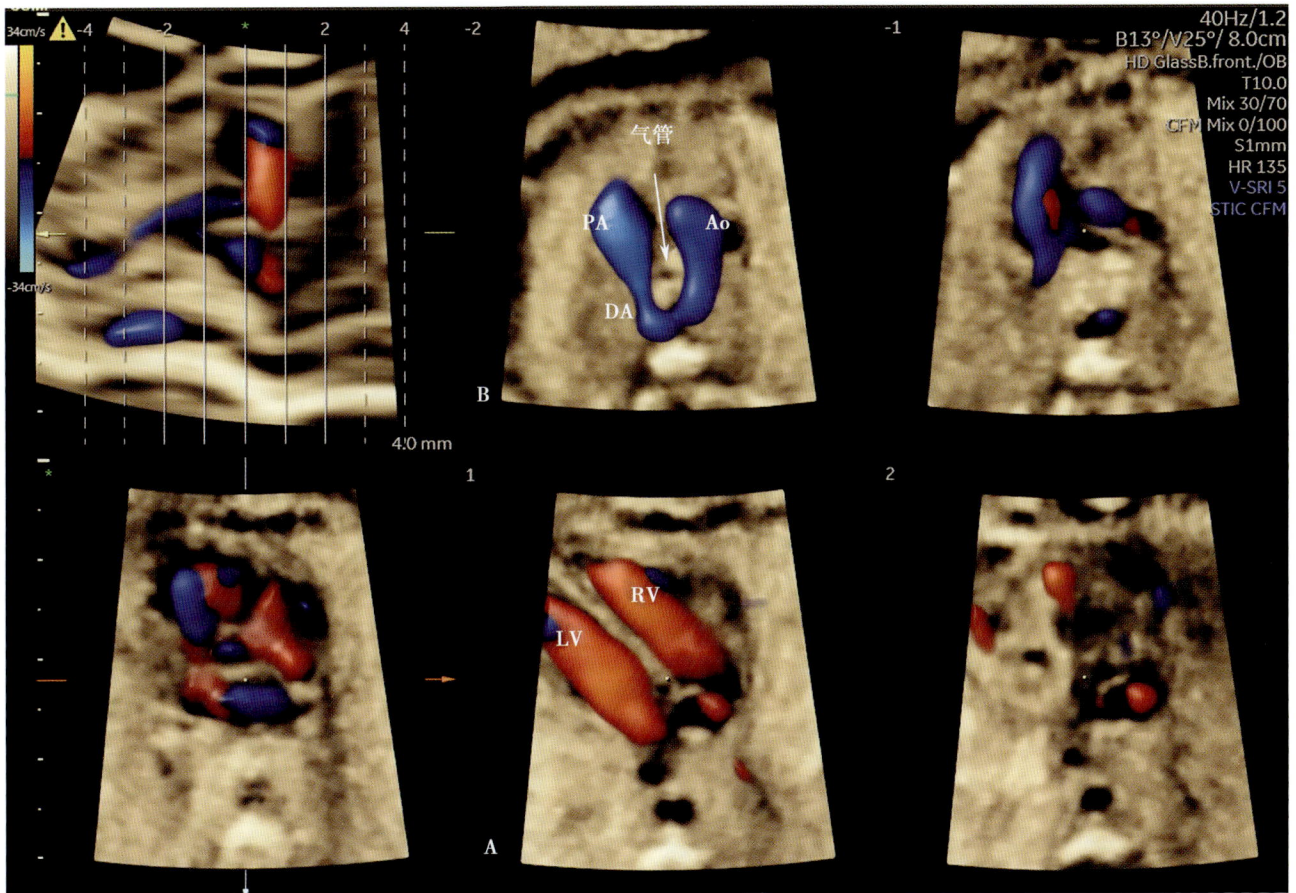

图 19-16　右位主动脉弓的彩色多普勒 STIC 容积断层模式成像。四腔心切面无异常，舒张期右心室（RV）和左心室（LV）均可见血流充盈（A）；三血管 - 气管切面可见右侧的主动脉弓（Ao）、左侧的肺动脉（PA）及动脉导管（DA），气管位于右位主动脉弓与动脉导管之间（B）。

调用 STIC 容积数据可以通过获取典型切面，模仿心脏超声检查的过程。采用这种方法可以离线分析异常心脏的容积数据。多个临床研究显示，STIC 容积数据分析可以获得可靠的心脏畸形离线诊断，还可以通过互联网传输容积数据，重新评估胎儿心脏或从专家处获得远程会诊意见。在胎儿超声心动图教学中，容积数据集的应用价值远超单纯的图像或视频展示。

19.4 胎儿心脏灰阶 STIC 联合不同 3D 模式成像

与胎儿其他部位结构的容积渲染一样（见第 7 章），心脏 3D 容积数据也可以采用不同的 3D 模式成像，例如表面模式、轮廓剪影模式、最小模式、反转模式等。

表面模式 依据所需观察的感兴趣结构，容积渲染成像的重点可能是专门显示心室壁的表面和心室腔，较少显示大血管。完成 STIC 容积采集后，利用心腔与心壁之间的界面，可对胎儿心脏进行表面成像（图 19-17）。为了清晰显示心腔，应将取样线放置在主动脉瓣起始点正下方。图 19-18 和图 19-19 展示了如何应用表面模式对四腔心切面进行成像。一种较少采用的方法是将渲染线置于心房或瓣膜面的心室内，以显示房室瓣的启闭运动（图 19-20）；另一种较少应用的方法是聚焦于主动脉瓣或肺动脉瓣，观察正常或狭窄瓣膜的启闭运动。联合轮廓剪影模式可通过突出心壁和瓣膜的边界，增强心腔表面模式的显示效果（图 19-17D）。因此表面模式成像非常适合展示胎儿心脏的典型切面，显示立体图像效果，识别四腔心切面的异常。图 19-17 为正常心脏，图 19-21～图 19-23 则为异常四腔心病例的 3D 表面模式图像。

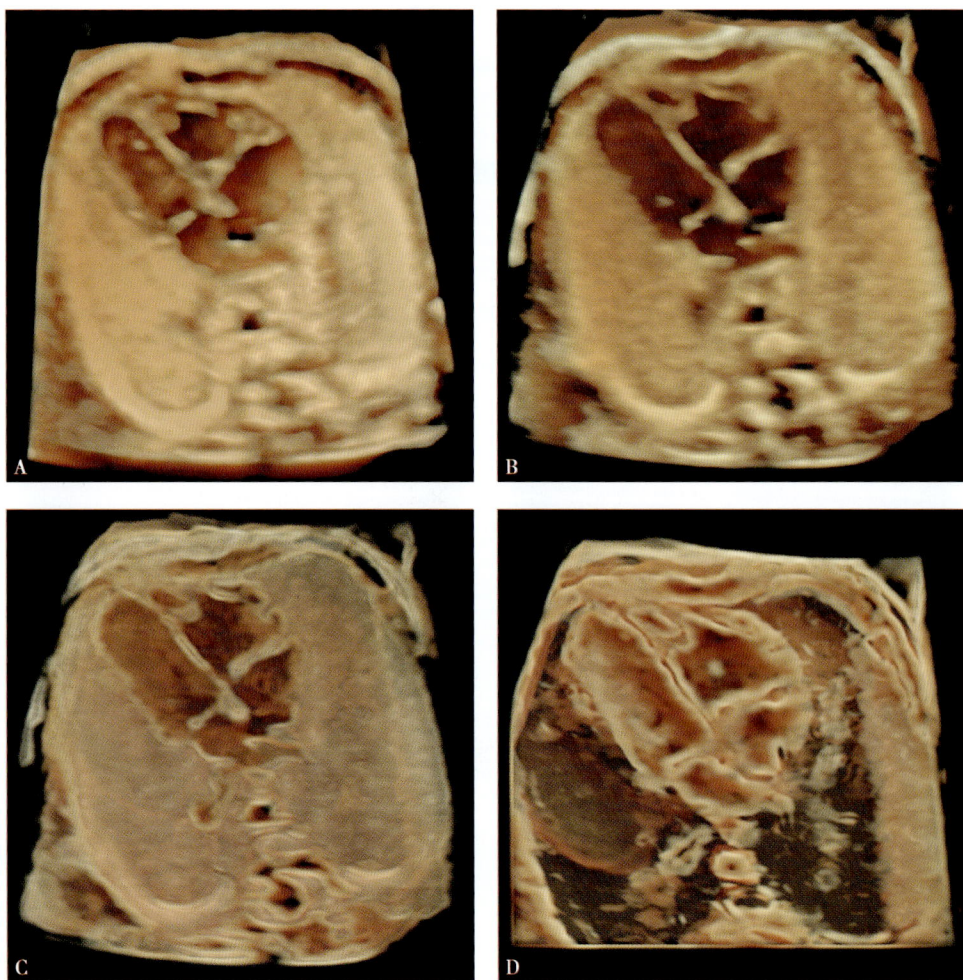

图 19-17 STIC 容积的四腔心切面灰阶表面模式成像的不同形式：A、B. 不同光源条件下的表面模式成像。C、D. 不同透明度的轮廓剪影模式成像。

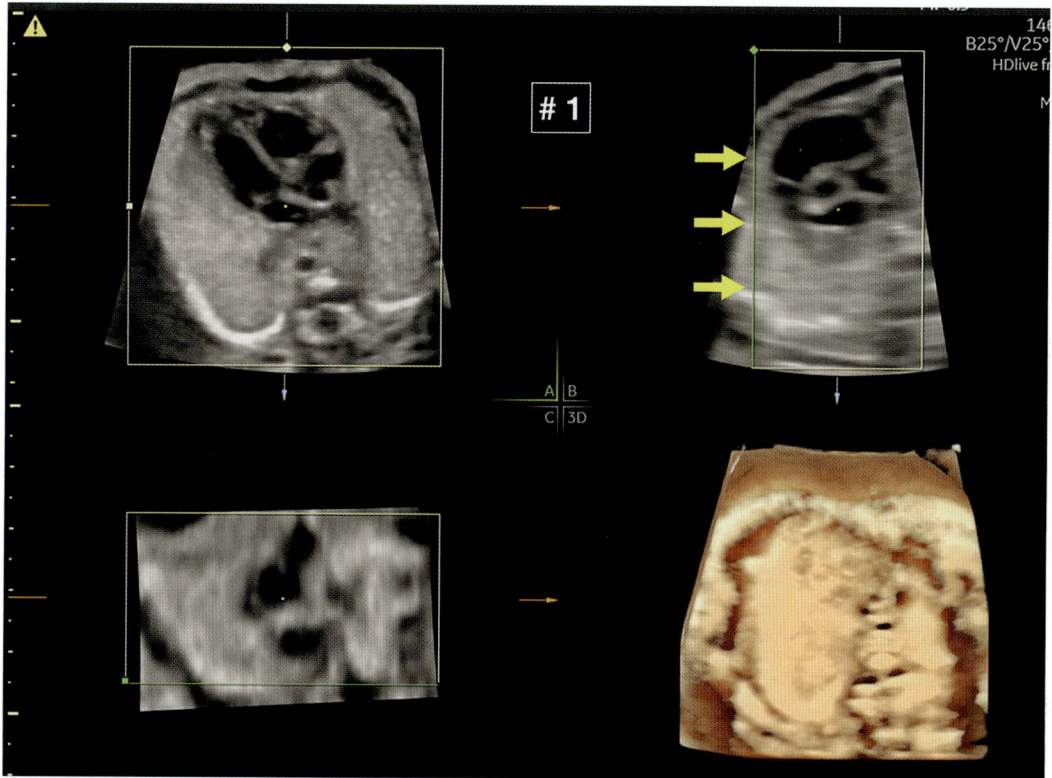

图 19-18 3D 或 STIC 容积的四腔心切面表面模式成像的分步说明。获取容积数据后,启动表面模式,并选择适当的指示线方向(前或后),调整成像方向为上纵隔到心脏方向(短箭头)。

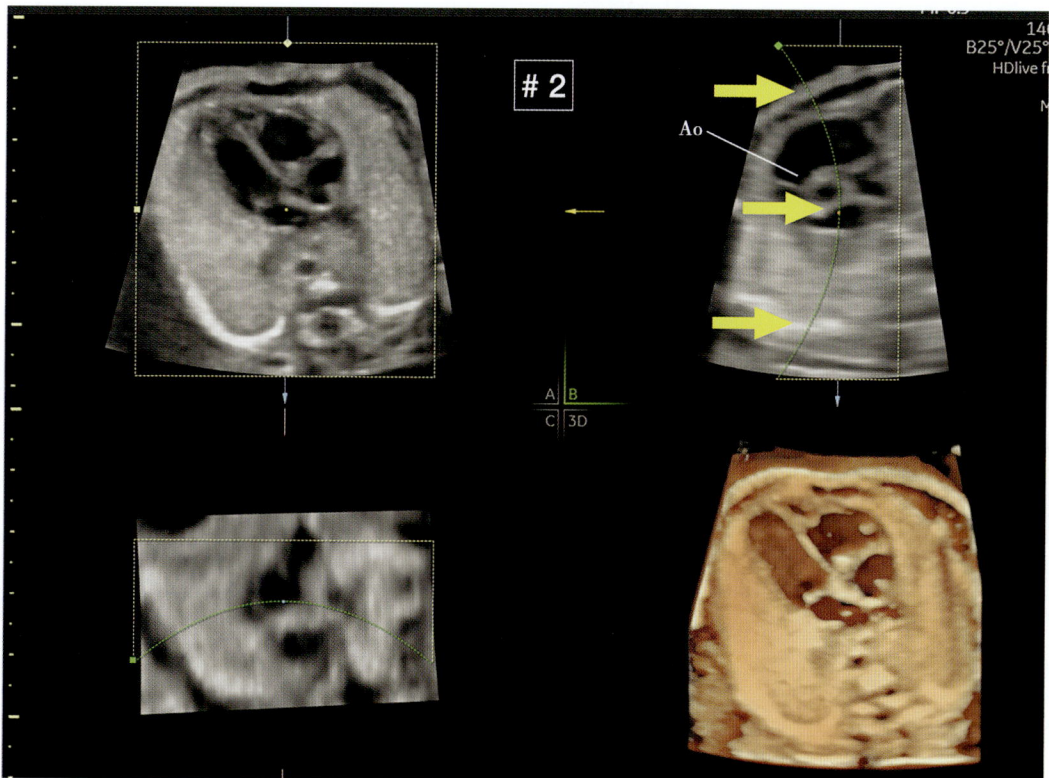

图 19-19 第二步,减小渲染框的大小,将取样框的绿色指示线置于心脏内,理想情况下绿色指示线应置于主动脉根部(Ao)。注意,选择曲线指示线(箭头)可以获得更好的成像效果。参见第3章。

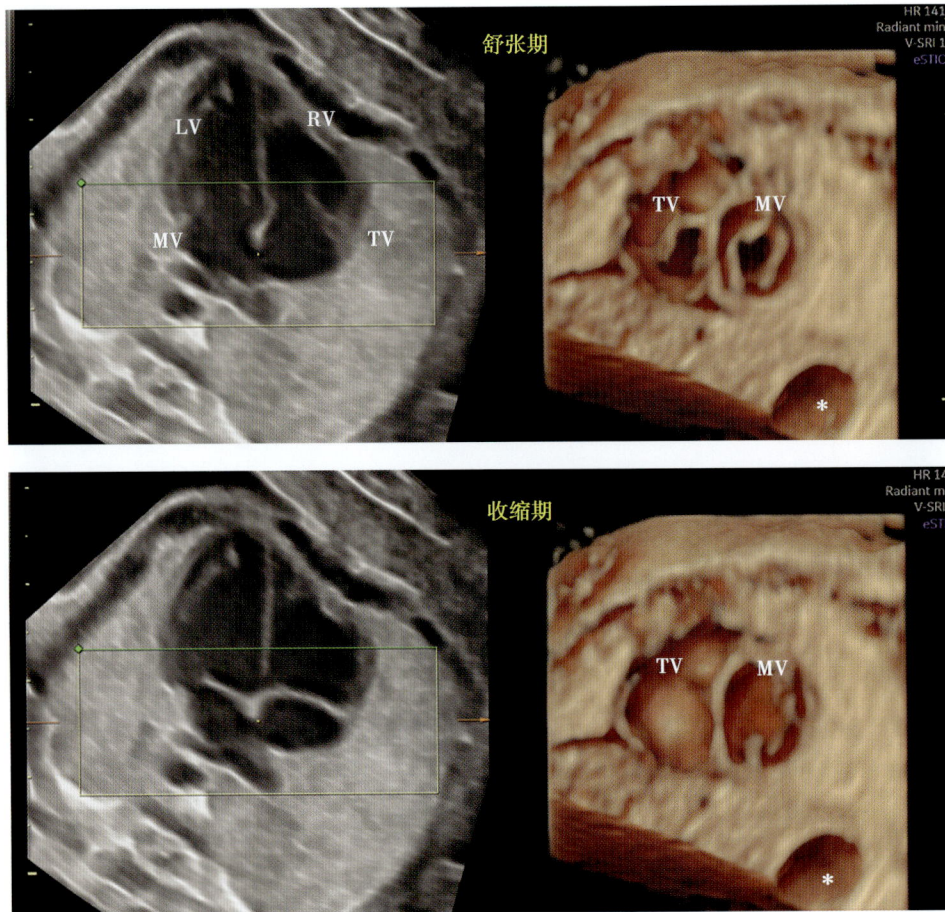

图 19-20 STIC 容积的四腔心切面灰阶表面模式成像。图为从心室方向观察两个房室瓣（AV）。上图为舒张期房室瓣打开，下图为收缩期房室瓣膜关闭。左图为 2D 灰阶图像，右图为 3D 图像。LV：左心室；MV：二尖瓣；RV：右心室；TV：三尖瓣。

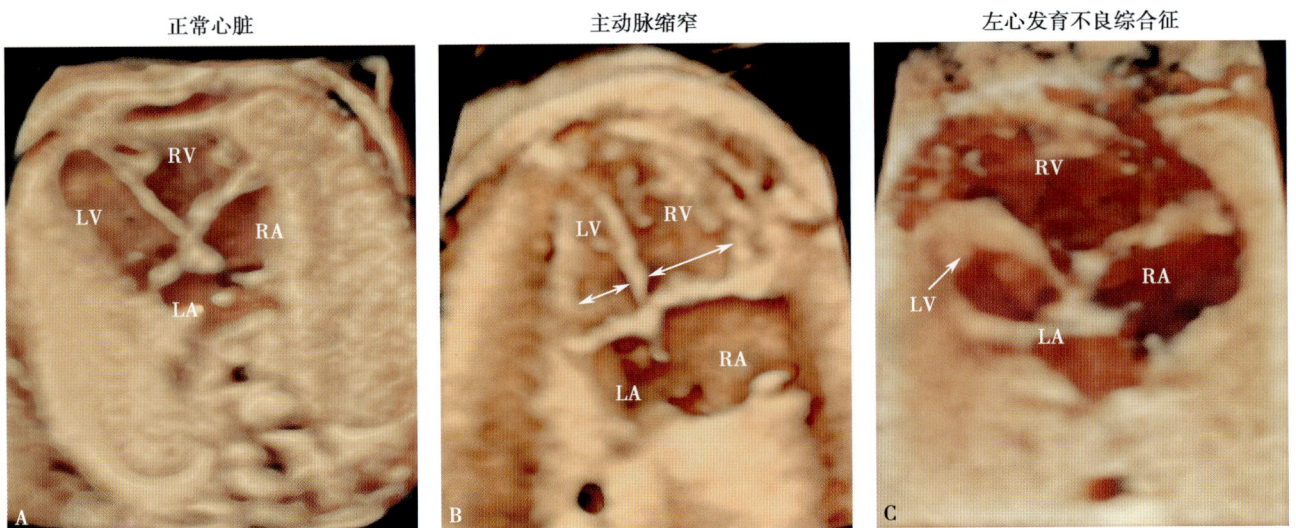

图 19-21 STIC 容积的四腔心切面灰阶表面模式成像。A. 正常胎儿四腔心。B、C. 分别为主动脉缩窄和左心发育不良综合征（HLHS），显示左心室小。LA：左心房；LV：左心室；RA：右心房；RV：右心室。

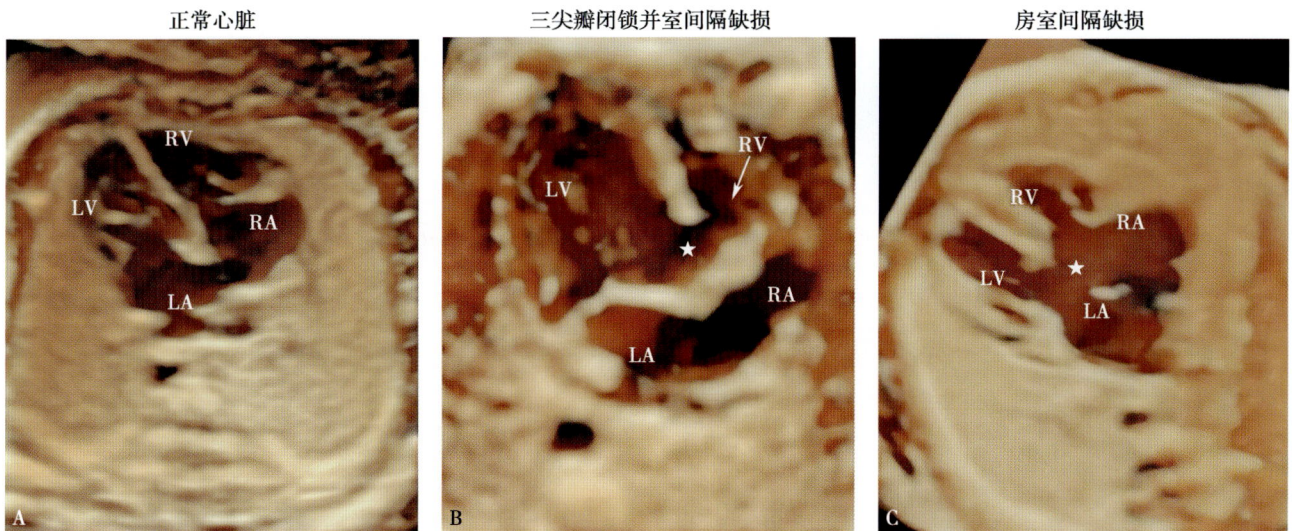

正常心脏　　　　　**三尖瓣闭锁并室间隔缺损**　　　　　**房室间隔缺损**

图 19-22　STIC 容积的四腔心切面灰阶表面模式成像。A. 正常胎儿四腔心。B. 可显示三尖瓣闭锁和室间隔缺损。C. 房室间隔缺损（AVSD）。星号：缺损部位。LA：左心房；LV：左心室；RA：右心房；RV：右心室。

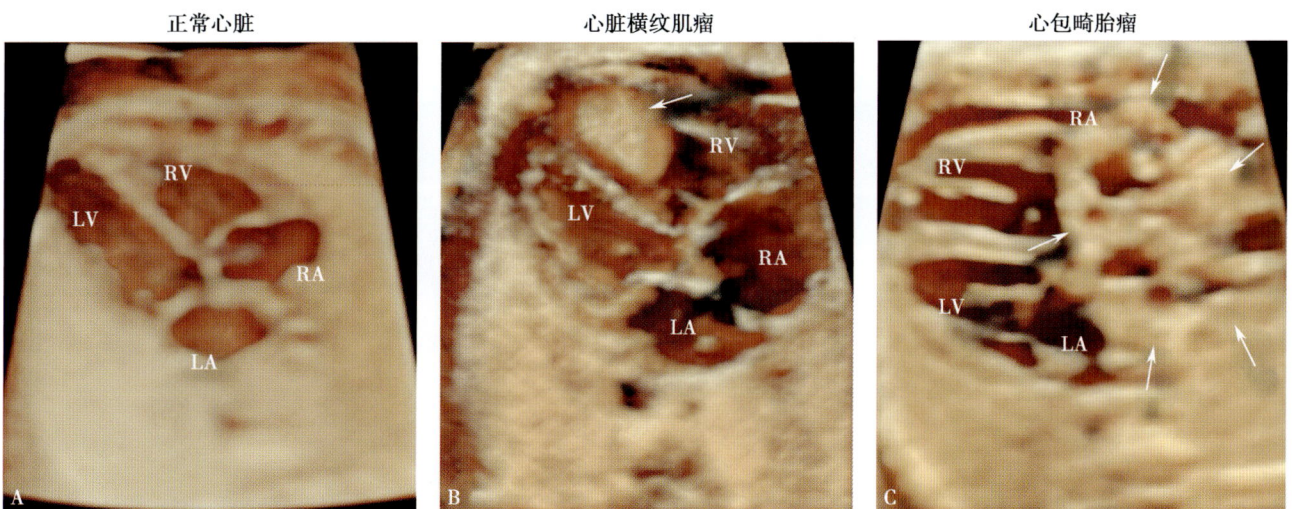

正常心脏　　　　　**心脏横纹肌瘤**　　　　　**心包畸胎瘤**

图 19-23　STIC 容积的四腔心切面灰阶表面模式成像。A. 正常胎儿四腔心。B. 心脏横纹肌瘤（箭头）。C. 心包畸胎瘤（多个短箭头）。

反转模式和轮廓剪影模式　反转模式可获得更具空间感的图像（图 19-24），该模式可在静态容积或 STIC 容积上应用，已在第 10 章详细阐述。应用此模式对胎儿心脏进行成像时，液体充盈的区域（如心室）呈现高亮度，而心室壁、血管壁或肺组织则变暗、不显示。胎儿肋骨和脊柱回声衰减造成的无回声伪影可以使用"魔术剪"去除（图 10-4）。反转模式尤其适用于显示血管的空间走行。第 10 章

的图 10-2～图 10-4 展示了利用反转模式对胎儿心脏容积数据进行解剖学展示的步骤。图 19-24 为两胎儿心脏的正面观：左图显示正常心脏及大血管交叉；右图为大动脉转位，可见主动脉及肺动脉走行平行。其他渲染模式包括最小模式和轮廓剪影模式。最小模式（见第 9 章）现在较少用于心脏，新近推出的轮廓剪影模式，因能够透明地展示心脏和大血管的走向与形态，颇具应用前景（图 19-25）。

正常心脏　　　　　　　　　　　　　　大动脉转位

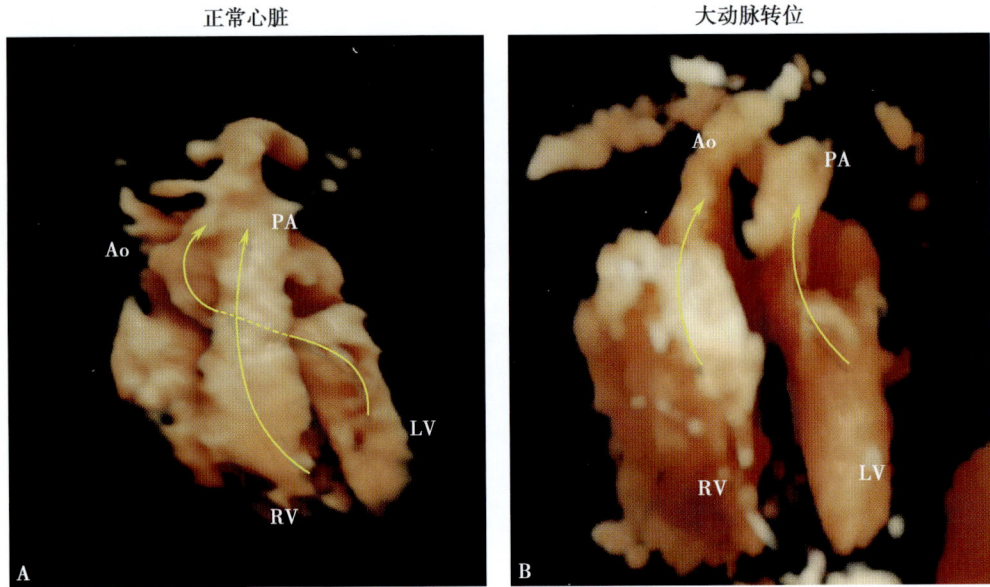

图 19-24　两例胎儿心脏灰阶 STIC 容积反转模式成像。A. 正常胎儿心脏正面观,可见主动脉和肺动脉交叉。B. 显示大动脉转位(TGA)胎儿的主动脉(Ao)和肺动脉(PA)平行走行。Ao:主动脉;LV:左心室;PA:肺动脉;RV:右心室。

正常心脏　　　　　　　　　　　　　　大动脉转位

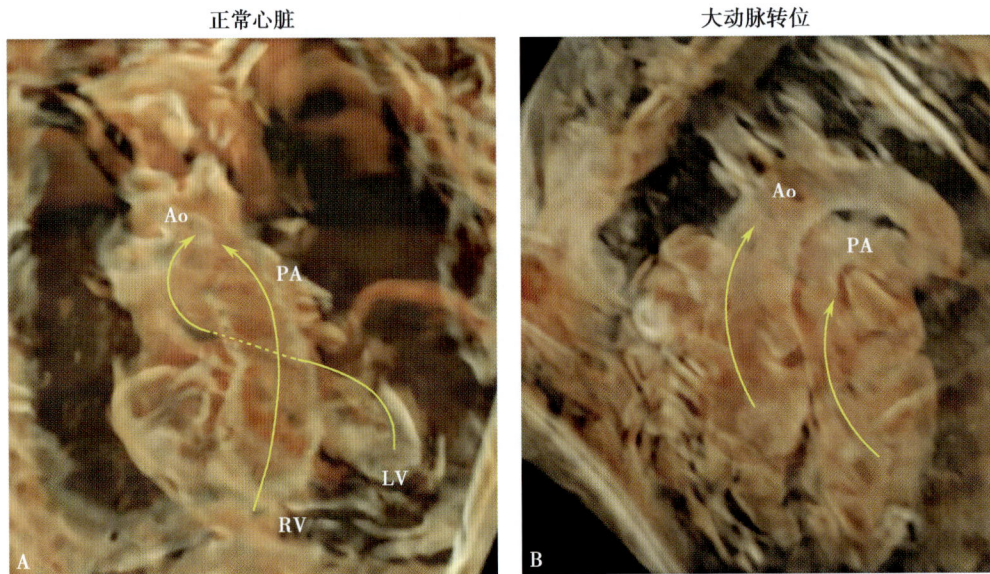

图 19-25　两例胎儿灰阶 STIC 容积轮廓剪影模式成像。A. 正常胎儿心脏正面观,可见大动脉交叉。B. 显示大动脉转位(TGA)胎儿的主动脉(Ao)和肺动脉(PA)平行走行。Ao:主动脉;LV:左心室;PA:肺动脉;RV:右心室。

19.5　胎儿心脏彩色多普勒 STIC 联合玻璃体模式成像

以灰阶和彩色多普勒采集 STIC 容积数据,可以记录心动周期中的血流动力学变化信息。彩色多普勒(或能量多普勒、HD-Flow 或 slow-flow-HD)采集的 STIC 容积可应用玻璃体模式进行渲染成像(见第 12 章)。图 19-26 展示了采用玻璃体模式对四腔心切面和大血管交叉进行成像的步骤。

玻璃体模式成像可清晰显示心脏及血管

中的血流，有助于显示四腔心切面的异常（图 19-27），但其最主要的优势是显示大血管的立体走行及其相互关系（图 19-28、图 19-29）。最佳的成像方向是从上纵隔或心脏侧方进行观察（图 19-30）。

早孕期胎儿心脏的 STIC 容积主要与彩色或高清血流多普勒结合进行成像，如图 19-31所示，因为 2D 分辨力通常不足以提供清晰的灰阶 STIC 图像。

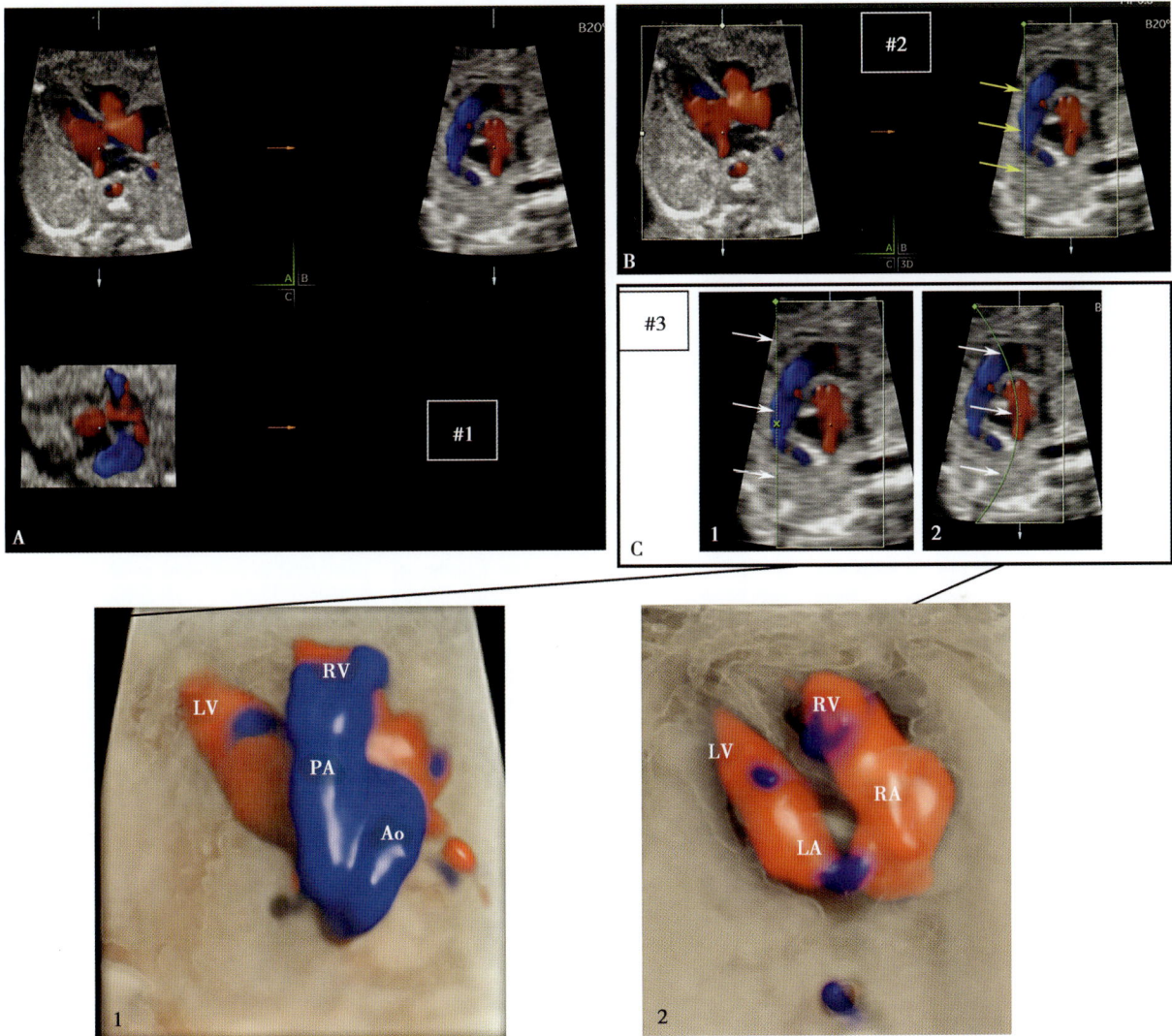

图 19-26 玻璃体模式对彩色多普勒 STIC 容积成像的分步演示。步骤 1，以心尖四腔心切面（4CV）为初始切面获取容积（A）；步骤 2，激活玻璃体模式并选择 HDlive（B），在此步骤中，应选择"前 / 后"渲染方向（黄色箭头），以获得从上纵隔朝向心脏的视角成像；步骤 3，调整最终渲染图像中包含的内容，可选择①包含整个心脏和大血管的 4CV 图像，或②通过将弯曲的渲染线放置在主动脉瓣下获取仅包含 4CV 的图像，最终成像结果分别展示于下方图 1 和图 2 中。图 19-27～图 19-31 展示了心脏异常的成像示例。Ao：主动脉；LA：左心房；LV：左心室；PA：肺动脉；RA：右心房；RV：右心室。

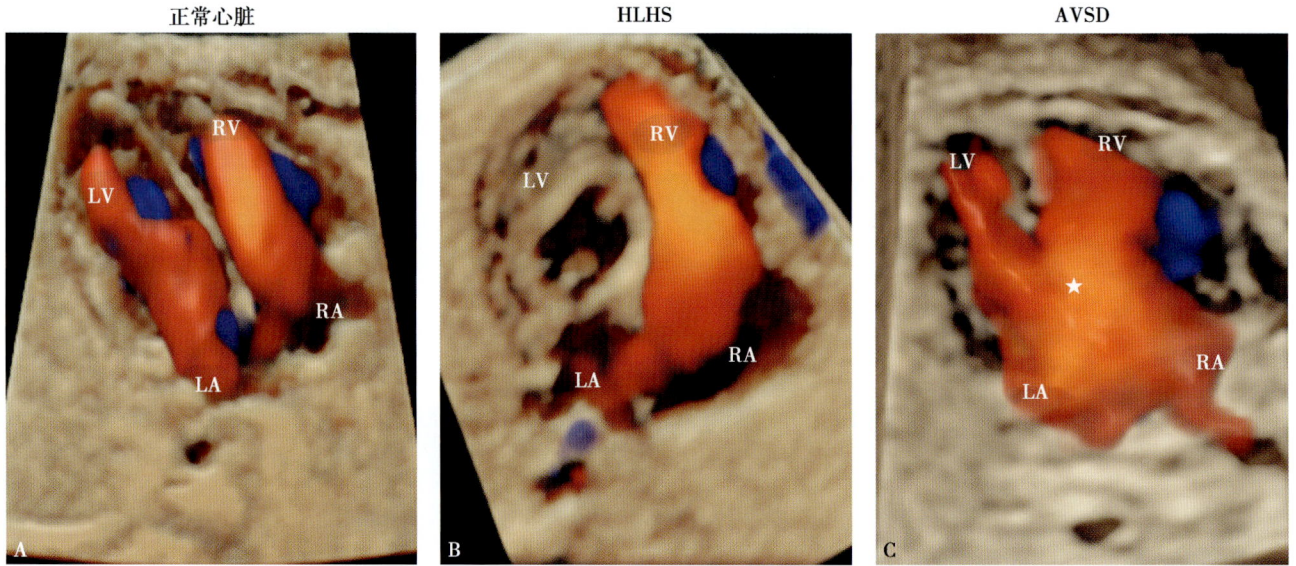

图 19-27 彩色多普勒 STIC 容积的舒张期四腔心切面玻璃体模式成像。A. 正常胎儿心脏。B. 左心发育不良综合征（HLHS）胎儿心脏，显示左心室（LV）舒张期无血流信号。C. 房室间隔缺损（AVSD）胎儿心脏，星号为缺损部位。LA：左心房；RA：右心房；RV：右心室。

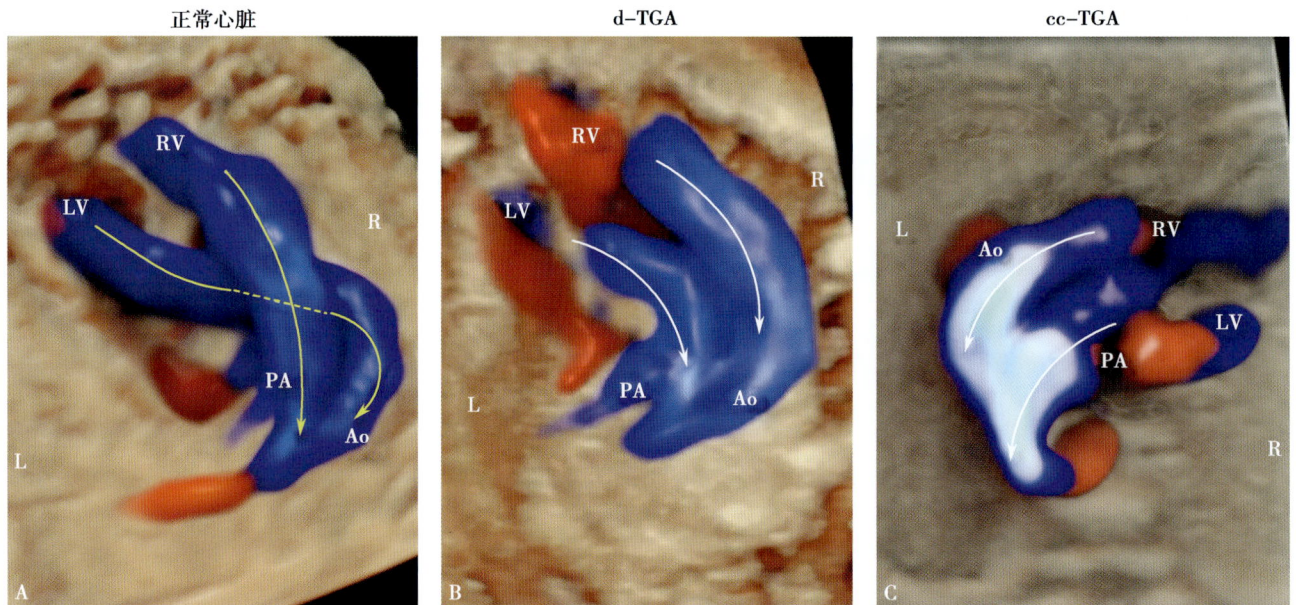

图 19-28 胎儿心脏收缩期大血管彩色多普勒 STIC 容积玻璃体模式成像。A. 正常胎儿心脏，可见主动脉（Ao）和肺动脉（PA）交叉。B 和 C 显示 Ao 和 PA 异常起源且平行走行。B. 完全性大动脉转位，Ao 位于 PA 的右前方。C. 矫正型大动脉转位，Ao 位于 PA 的左前方。cc-TGA：矫正型大动脉转位；d-TGA：完全性大动脉转位；L：左侧；LV：左心室；R：右侧；RV：右心室。

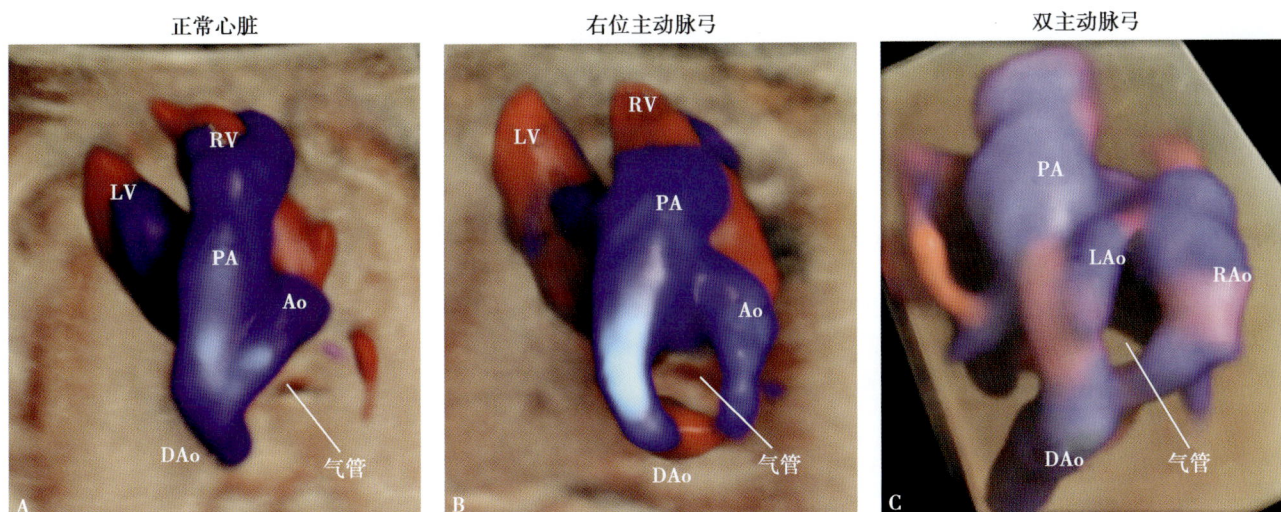

图 19-29 胎儿心脏收缩期大血管彩色多普勒 STIC 容积玻璃体模式成像。A. 正常胎儿心脏，可见主动脉（Ao）和肺动脉（PA）位于气管左侧。B. 右位主动脉弓。C. 双主动脉弓。B 和 C 中可见气管位于主动脉和肺动脉血管环之间。通常在 3D 渲染模式下，气管显示不清。DAo：降主动脉；LAo：左位主动脉弓；RAo：右位主动脉弓；LV：左心室；RV：右心室。

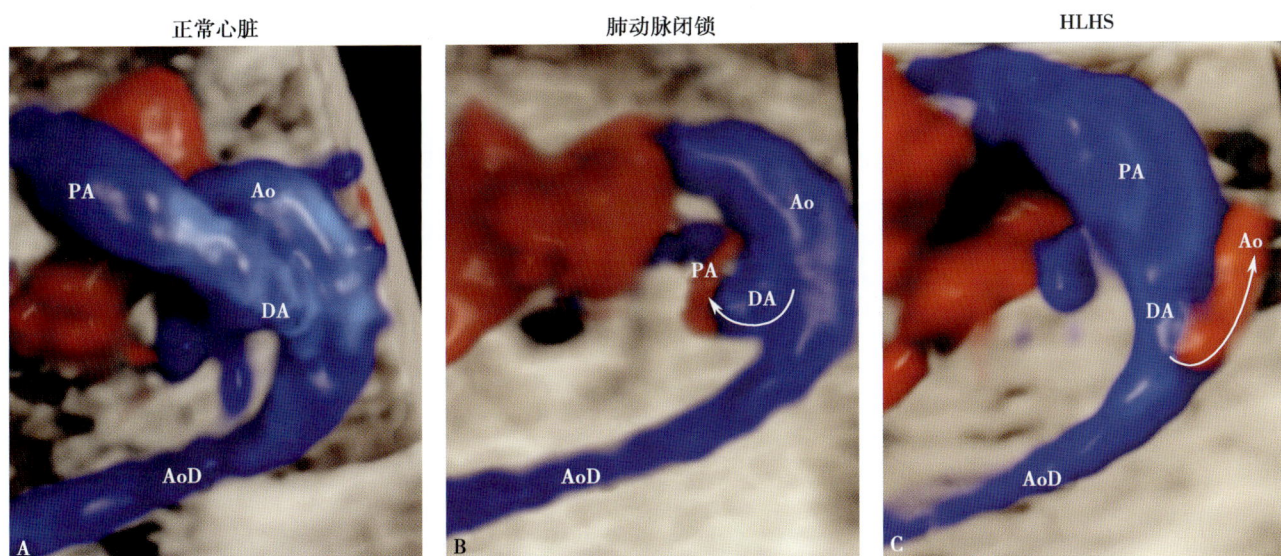

图 19-30 从左侧观的大血管彩色多普勒 STIC 容积的玻璃体模式成像。A. 正常表现，清楚显示主动脉（Ao）与肺动脉（PA）交叉，汇入降主动脉（AoD）。B. 肺动脉闭锁，显示动脉导管（DA）扭曲，血流反向入肺动脉（PA）。C. 左心发育不良综合征（HLHS），清晰显示细窄的主动脉弓反向血流（弯曲箭头）。

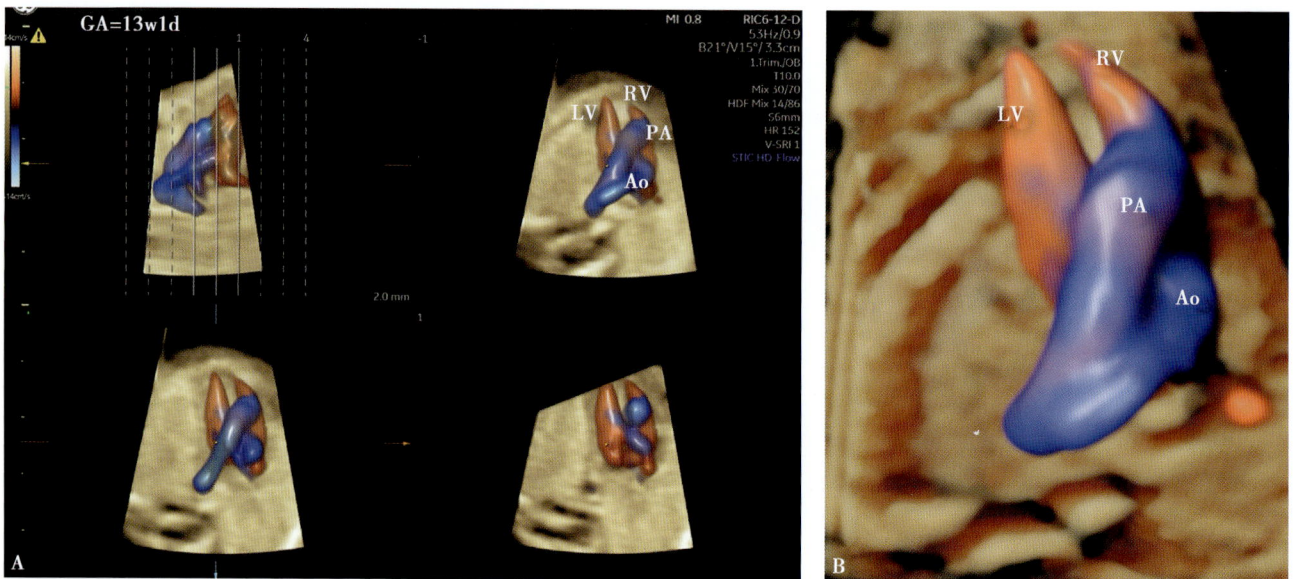

图 19-31 13 周胎儿心脏彩色多普勒 STIC 容积的断层模式成像。(A)中，层厚 6mm 的 VCI 可产生与玻璃体模式类似的效果，背景为四腔心切面，前景显示大血管交叉。(B)为同一 STIC 容积的玻璃体模式成像。主动脉(Ao)、左心室(LV)、肺动脉(PA)、右心室(RV)。

19.6 自动心脏容积评估和 Sono-VCAD

3D/4D 超声的应用潜力远不局限于心脏大血管的空间可视化或心脏容积数据的离线处理。近年来，许多研究致力于实现心脏容积内解剖标志的自动识别，以及从容积数据中自动提取常规心脏检查所需的标准切面。Alfred Abuhamad(美国)是首位提出并描述胎儿三维超声自动化成像方法的学者，该方法最初被称作自动多平面成像。随后，该技术发展成为 Sono-VCAD，即"超声容积计算机辅助诊断技术"，能够提供断层扫描显示的提取平面。此外，另一研究团队引入了相似的技术，命名为"胎儿超声心动图智能导航(FINE)"。这两种系统的原理基本相同。在完成容积采集(三维或 STIC)后，操作者在容积数据集上标记特定结构(如心间隔、降主

动脉等)以确认容积方向，随后自动化软件从容积数据中提取出常规诊断所需的切面。这些技术已被证实能够简化胎儿心脏检查流程，并降低对操作者技能的依赖。尽管目前存在诸多局限性，限制了这些工具在常规检查中的应用，但笔者认为这是向自动化检查迈进的重要一步，未来有望得到人工智能技术的支持。

19.7 胎儿心脏 3D/4D 超声检查的其他应用

本书未深入探讨 3D 超声在胎儿心脏检查中的其他应用。包括应用 VOCAL 或 Sono-AVC 功能计算射血分数或其他容量，STIC 技术还可与 M 型超声相结合，即 STIC-M 模式，既可应用于灰阶容积也可用于彩色多普勒 STIC 容积。

19.8 结语

3D/4D 心脏超声技术是胎儿超声心动图领域的革新，其主要的优势在于既可以获得心脏大血管的立体图像，又可以对容积数据进行离线分析，获得所需的任意重建切面。在发展和应用胎儿心脏 3D 和 STIC 方面，还需努力改善容积数据采集的便捷性、压缩数据所占空间以及增进心脏内标志性结构的自动辨识功能。

20 早期妊娠中三维超声的应用

20.1 简介

随着孕 11～14 周早孕期超声检测 NT 的广泛应用，早孕期超声筛查逐步得到重视。经腹和经阴道高频探头的应用为 14 周前胎儿畸形筛查打开了一扇窗口。3D 超声检查可采用经腹方式（图 20-1A），也可采用分辨力更高的经阴道检查方式（图 20-1B）。

在早孕期采用表面模式或其他容积模式对胎儿全身进行 3D 成像（图 20-2～图 20-4）提供了更多图像信息，具体内容将在本章介绍。从早期超声证实有胎心搏动开始直到 14 周，胚胎和胎儿结构均可清晰成像，如图 20-3 和图 20-4 所示。采用高分辨率探头，可以对胎儿特定器官（如脑、心脏、面部、四肢等）进行详细检查。其他章节中所介绍的不同容积成像模式都可以应用于早孕期。本章的图像均为采用经阴道 3D 超声获取，这是获得高分辨率的 2D 和 3D 图像的先决条件。

经腹 经阴道

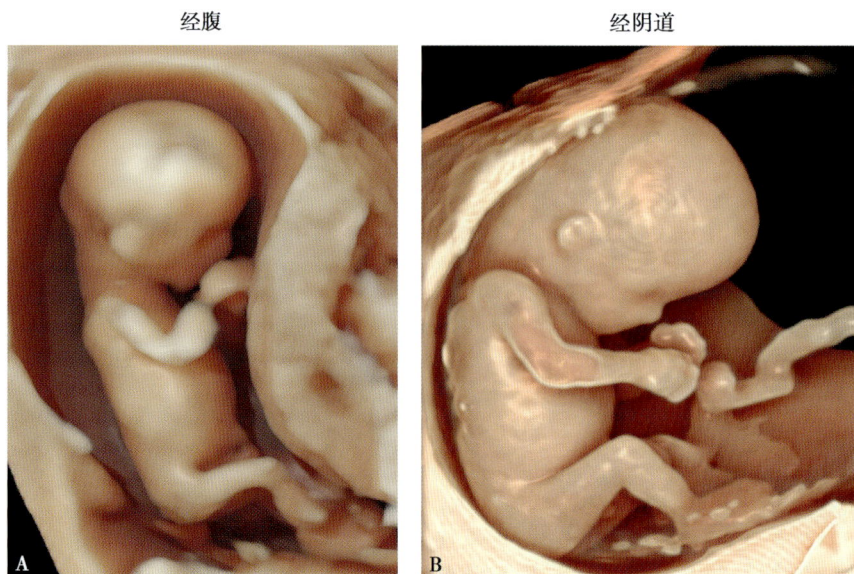

图 20-1 12 周胎儿 3D 表面模式成像，完整显示胎儿全貌。A. 经腹扫查。B. 经阴道扫查，分辨力更高。

20.2 早孕期三维容积成像模式

早孕期的三维容积渲染模式中，表面模式最为常用，可观察胚胎和胎儿发育的全貌（图20-3），应用3D表面模式获取的胚胎图像类似照相获得的相片和胚胎学的绘图（图20-4）。

早自妊娠第11周，胎儿全身及头部、躯干、四肢和其他结构的比例即可清晰显示出来。图20-2和图20-3显示从11周到13周的胎儿三维成像图。对于涉及胎儿体表的严重畸形，医患双方均可从3D图像上辨识出来，但是需特别提请注意，在3D成像之前，应先进行详细的二维超声检查，不应仅仅相信三维图像。图20-3～图20-14显示正常和NT增厚（图20-5）、脐膨出（图20-6）、脊柱裂（图20-7）、无脑儿（图20-8）、面部异常（图20-9～图20-11）以及上下肢异常（图20-12、图20-13）等胎儿的3D成像。对于体腔积液的胎儿（图20-14），如囊肿或巨膀胱，3D表面模式还可以结合轮廓剪影模式更好地显示病变的程度。总之，3D超声成像在早孕期排除胎儿重大畸形中起到重要的作用，尤其是对于曾有严重胎儿畸形孕产史者。

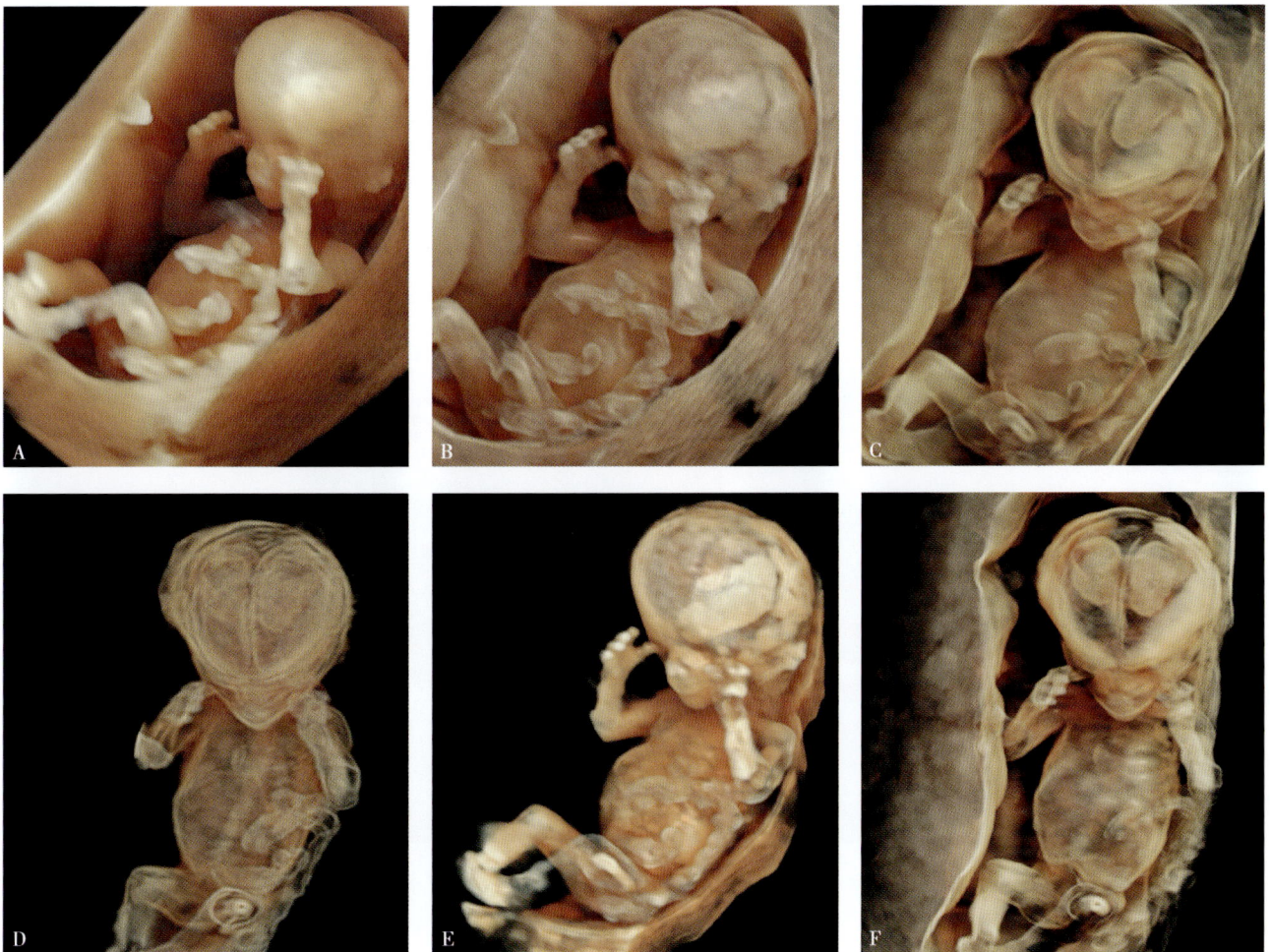

图20-2 经阴道扫查获取的3D容积数据的表面成像（A）和不同程度的轮廓剪影模式成像（B～F），采用不同的预设条件突出显示骨骼、内脏或大脑结构。

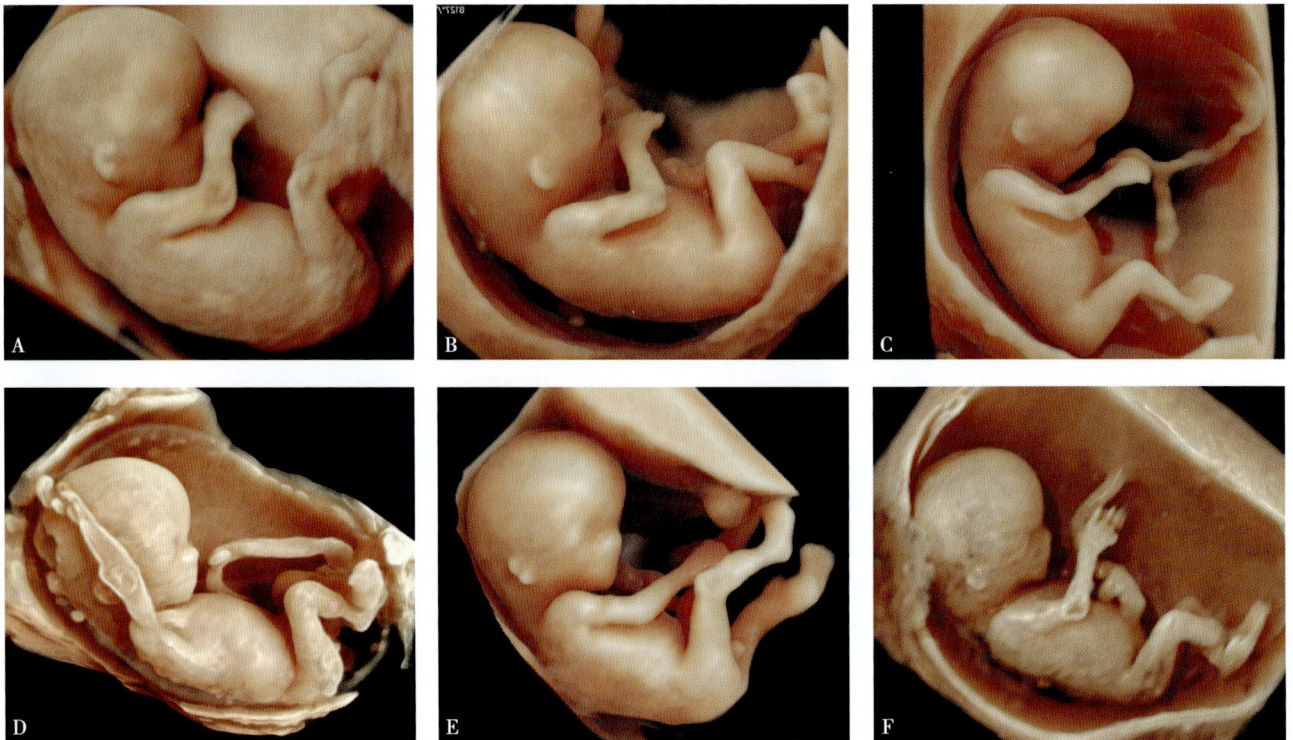

图 20-3　经阴道扫查获得的 11～13 周不同胎儿的 3D 容积数据的表面成像，显示早孕期胎儿的典型姿势，其手臂常位于面部前方。

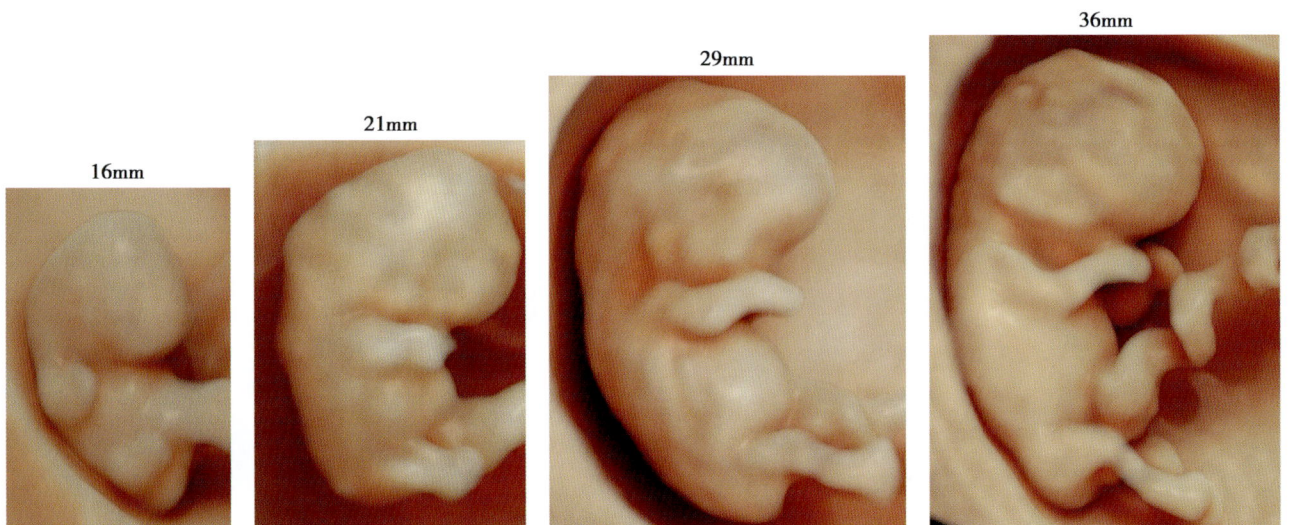

图 20-4　3D 超声表面模式成像显示从 7 周到 10 周胚胎的发育过程，头臀长从 16mm、21mm、29mm 到 36mm。

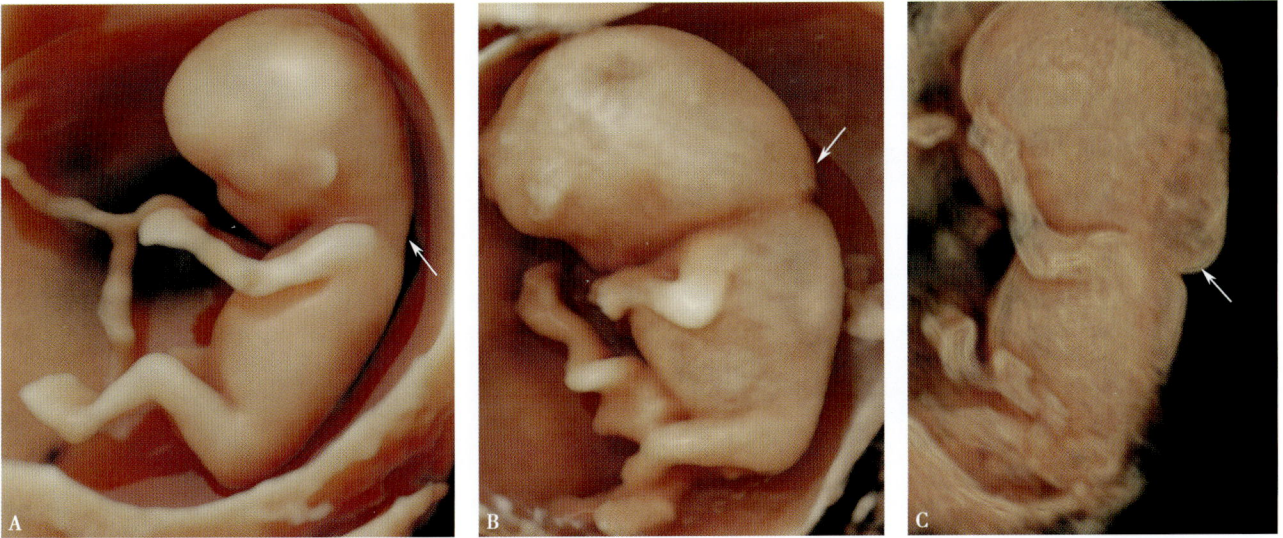

图 20-5　胎儿颈部区域（箭头）3D 超声表面模式成像。A. 正常胎儿。B、C. 颈后透明层增厚。

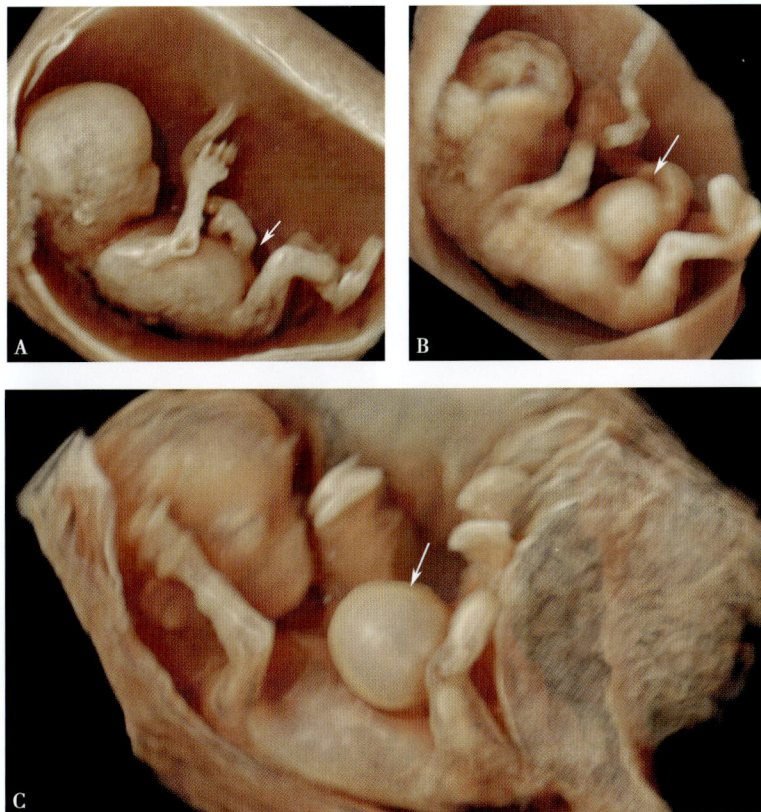

图 20-6　胎儿 3D 超声表面模式成像。A. 前腹壁完整（短箭头）。B、C. 脐膨出（长箭头）。

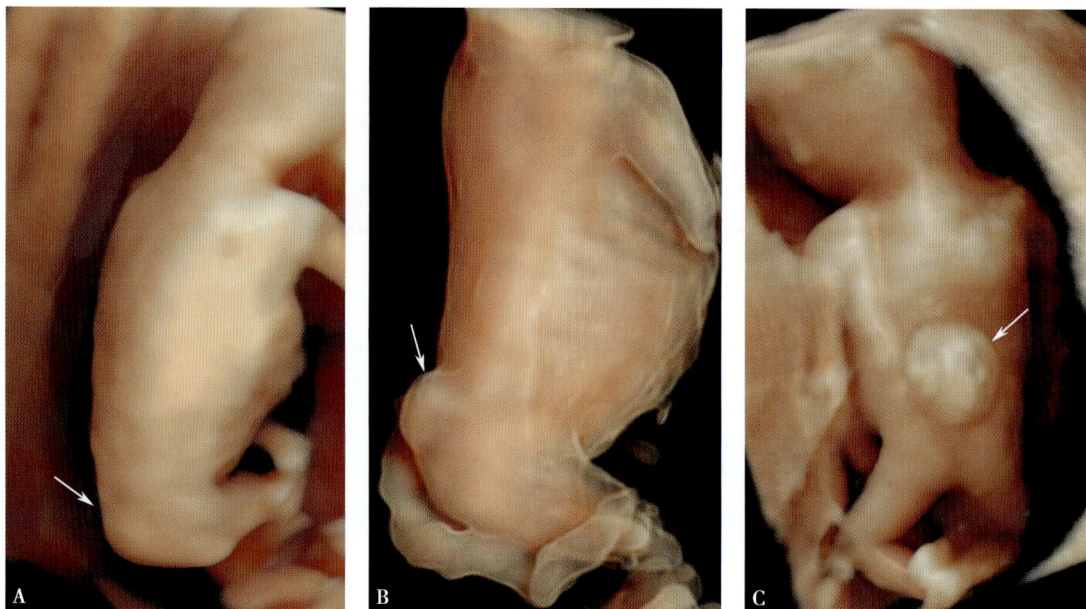

图 20-7 胎儿背部 3D 超声表面模式成像。A. 正常胎儿背部。B、C. 开放性脊柱裂脊髓脊膜膨出，B 中膨出物较小，C 中膨出物较大。

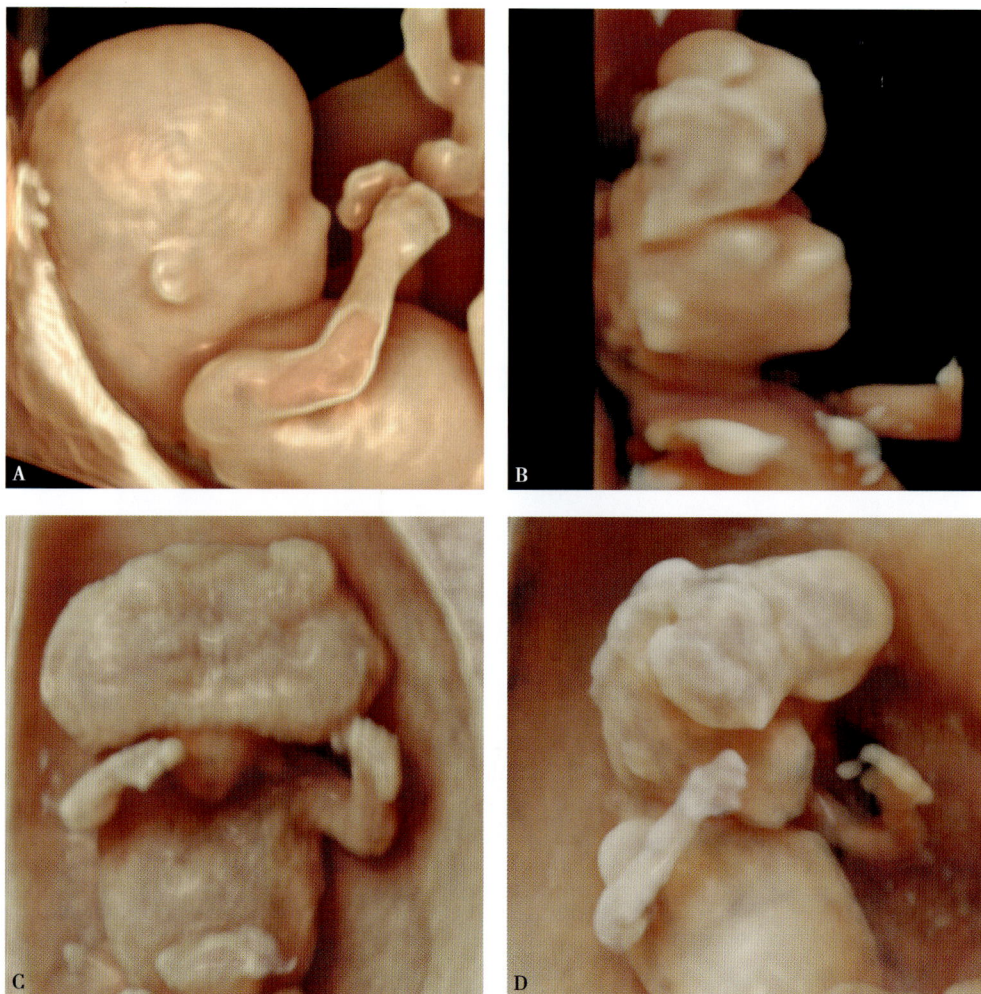

图 20-8 胎儿头部 3D 超声表面模式成像。A. 正常胎儿头部。B～D. 不同程度的无脑 - 露脑序列畸形。

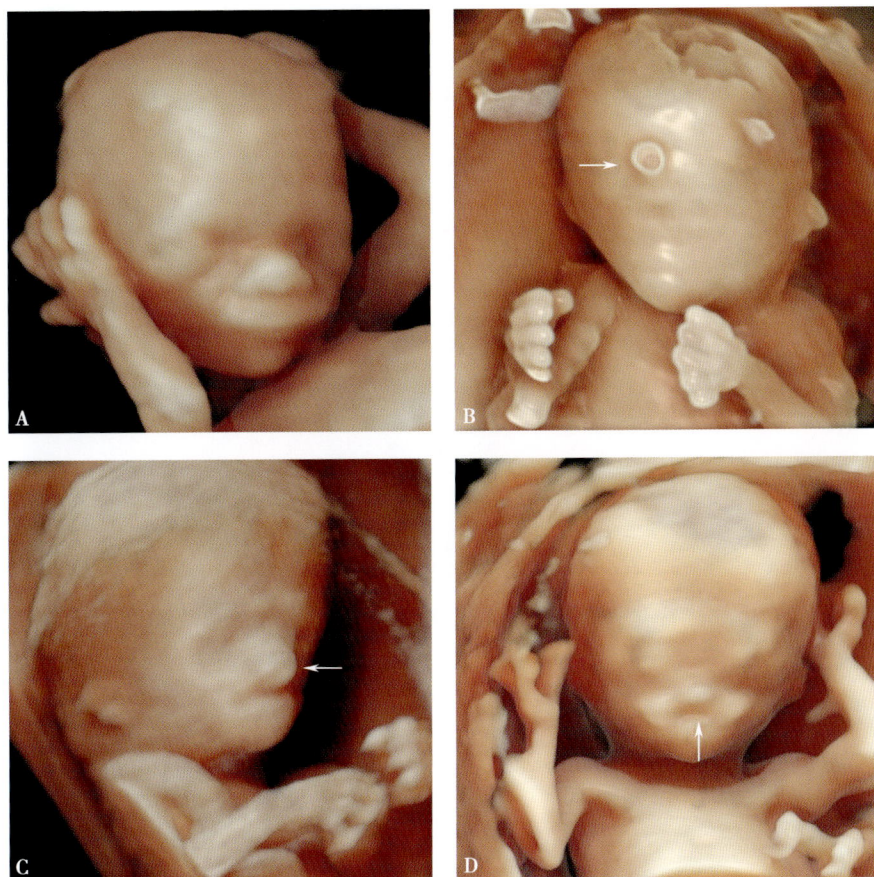

图 20-9　胎儿面部 3D 超声表面模式成像。A. 正常胎儿。B～D. 全前脑畸形胎儿。可见不同类型的面部异常：B 中可见喙鼻（箭头），C 中可见猴头畸形（箭头），D 中可见中央型唇腭裂（箭头）和眼距过短。

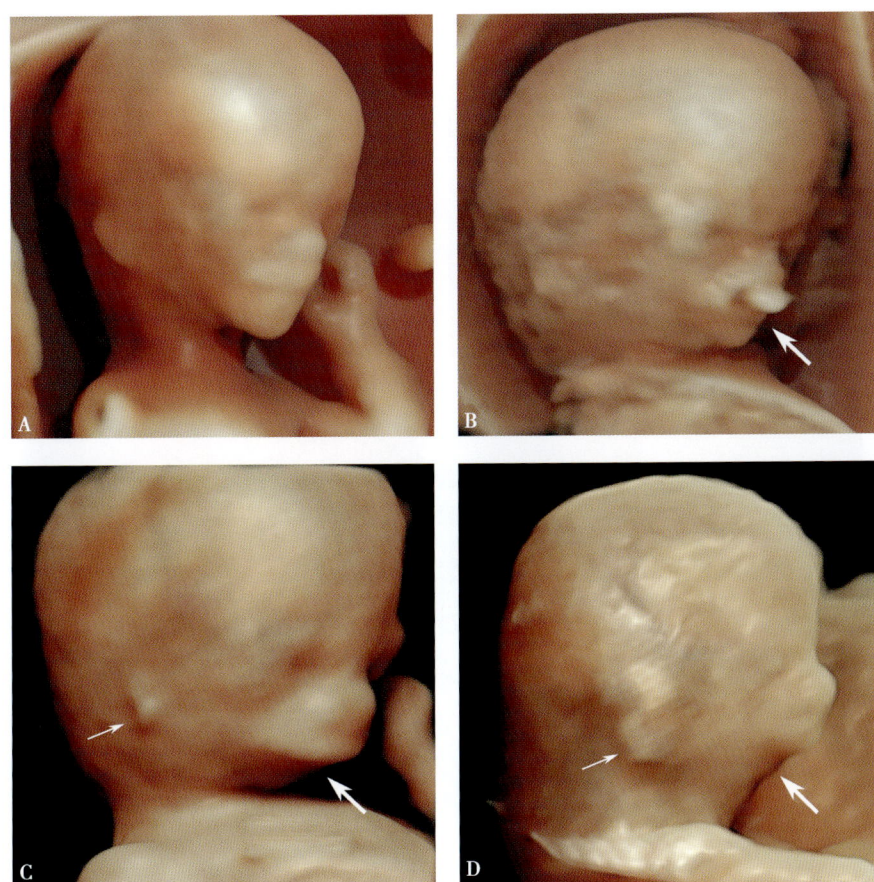

图 20-10　胎儿面部 3D 超声表面模式成像。A. 正常胎儿。B. 双侧唇裂。C、D. 分别为 Treacher-Collins 综合征和 18 三体综合征，均可见小下颌和耳异常。

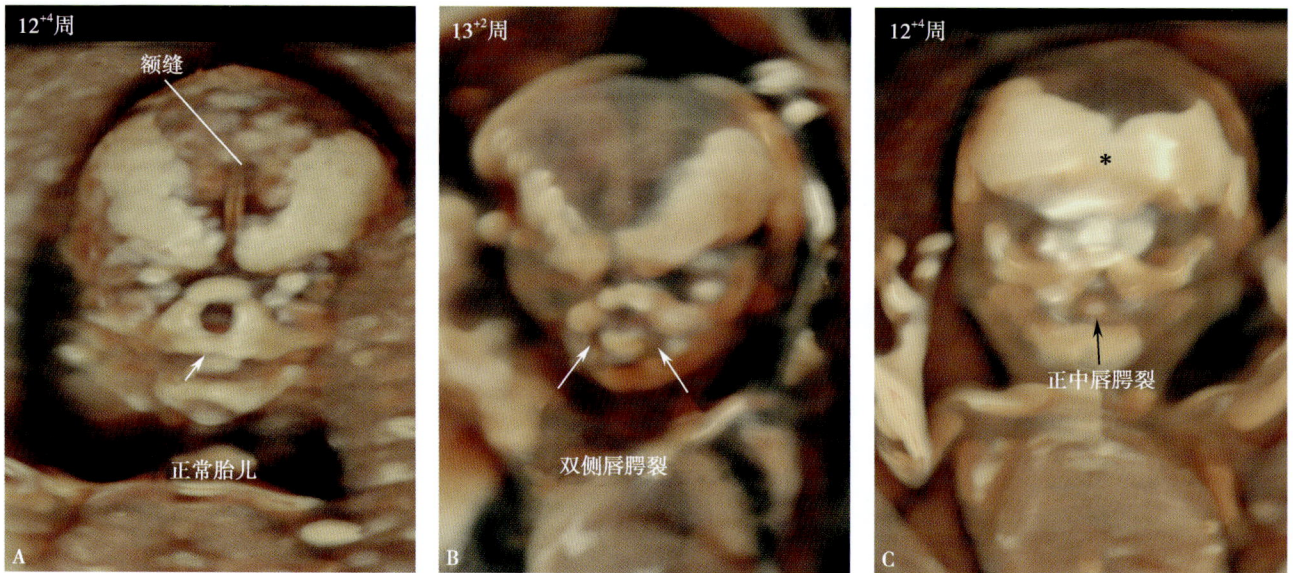

图 20-11　12～13 周胎儿面部 3D 超声轮廓剪影模式成像，突出显示面部骨骼。A. 正常胎儿，上颌骨显示完整（短箭头）。B. 双侧唇腭裂（长箭头）。C. 正中唇腭裂（黑色箭头）。注意，A 和 B 中均可见未闭合的额缝，而 C 中额缝融合（*），是全前脑畸形的常见表现。

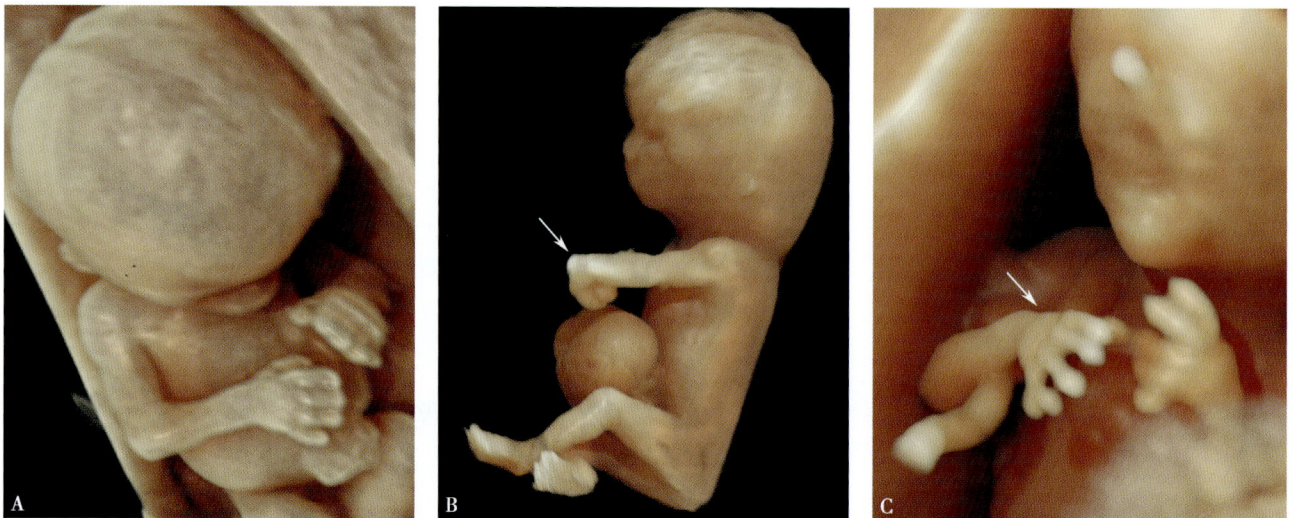

图 20-12　胎儿手部 3D 超声表面模式成像。A. 正常胎儿的手部。B、C. 图中胎儿均可见手部异常（箭头）。B. 胎儿为 18 三体综合征伴桡骨发育不全。C. 胎儿为 13 三体综合征伴多指畸形。

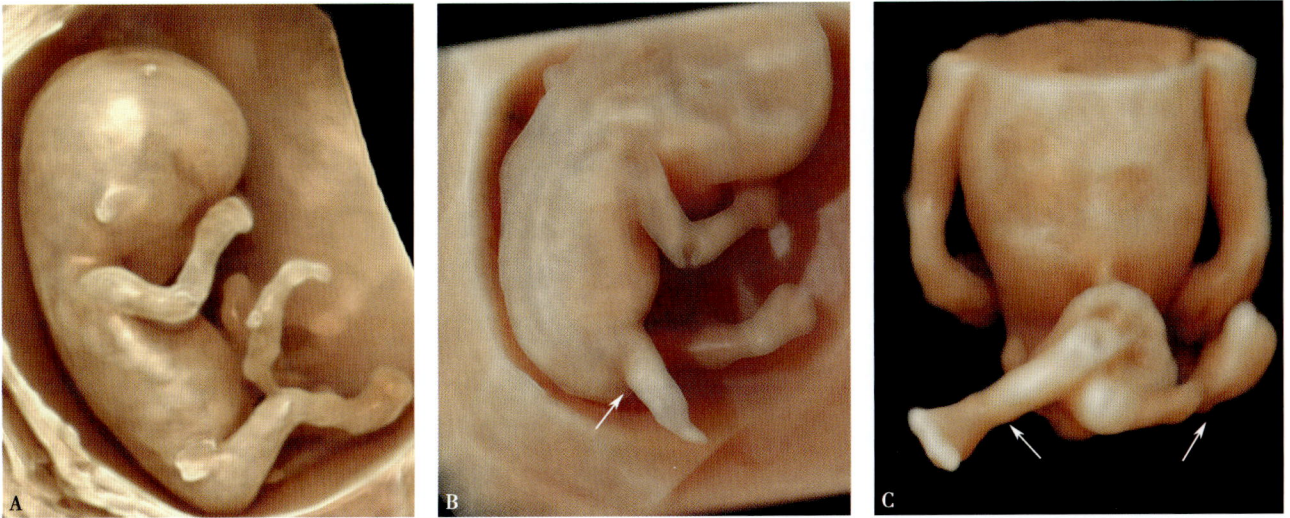

图 20-13 胎儿下肢 3D 超声表面模式成像。A. 正常胎儿下肢。B. 骶尾发育不全（尾部退化综合征）相关的下肢畸形（箭头）。C. 关节屈曲症的下肢姿势异常（箭头）。

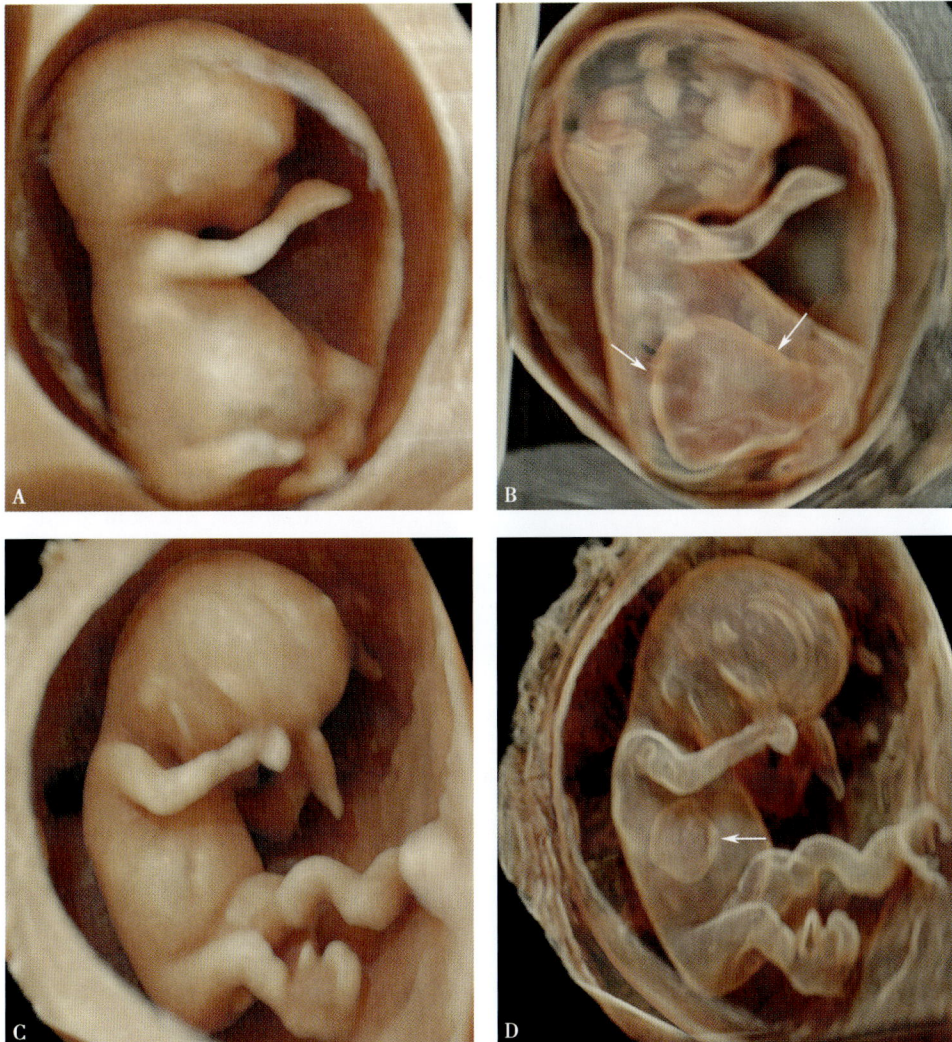

图 20-14 A、B 为因巨膀胱而腹部增大的胎儿。A. 表面模式成像。B. 轮廓剪影模式成像，其透明的效果使扩张的膀胱得以显示（两个箭头）。C. 以表面模式成像显示正常的胎儿。D. 以轮廓剪影模式成像显示肝内囊肿。

在多胎妊娠中，3D超声可显示胎儿及其周围结构，还可以显示单绒毛膜和双绒毛膜双胎妊娠的羊膜隔厚度不同（图20-15、图20-16），但是通过二维超声显示羊膜隔是"Y"形还是"T"形判断绒毛膜性更加可信。对于准父母们而言，同时显示两个双胎的3D立体图像更为重要。除此之外，3D超声还可评估双胎大小比例，尤其在发生双胎选择性生长受限的情况下。3D超声还可显示异常双胎，如图20-17所示的脐动脉反向灌注序列征或联体双胎的立体图像，一眼即可诊断出来。

在早孕期，最大模式成像并不常用，因为早孕期胎儿骨骼骨化程度低，很少诊断骨骼畸形。图20-18显示正常和异常胎儿脊柱的最大模式成像的案例。相反，轮廓剪影模式可以突出显示骨骼（例如颅骨），为观察骨骼骨化过程提供有价值的信息，见图20-11。

3D超声对胚胎和早孕期胎儿检查的一个有意义的应用是用于显示正常和异常的脑结构（图20-19）。这些情况下很少用到最小模式，可以用反转模式（图20-20）或轮廓剪影模式对早孕期的侧脑室进行成像（图20-19）（见第11章）。未来这类成像模式将有更多潜在的应用价值。

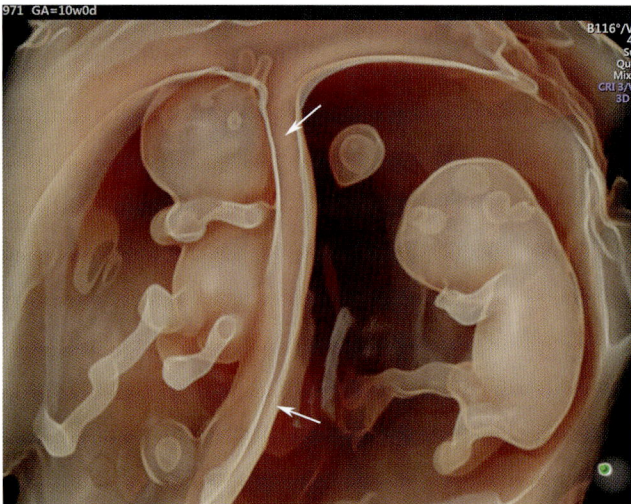

图20-15 10周双绒毛膜双胎胎儿的3D轮廓剪影模式成像，显示两个妊娠囊腔之间较厚的隔膜（箭头）。

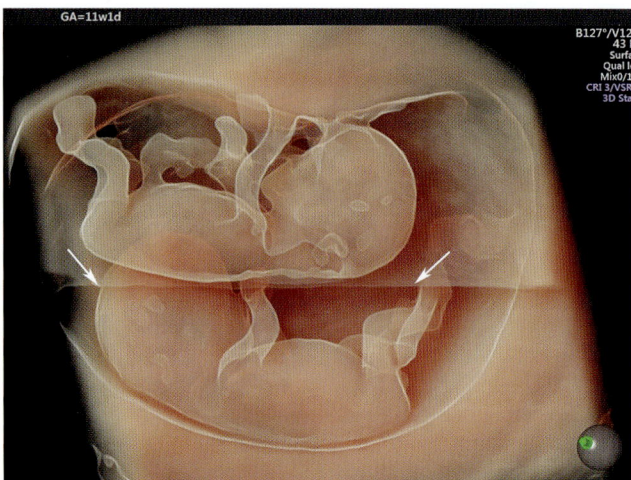

图20-16 11周单绒毛膜双胎胎儿的3D轮廓剪影模式成像，显示两个妊娠囊腔之间较薄的隔膜（箭头）。

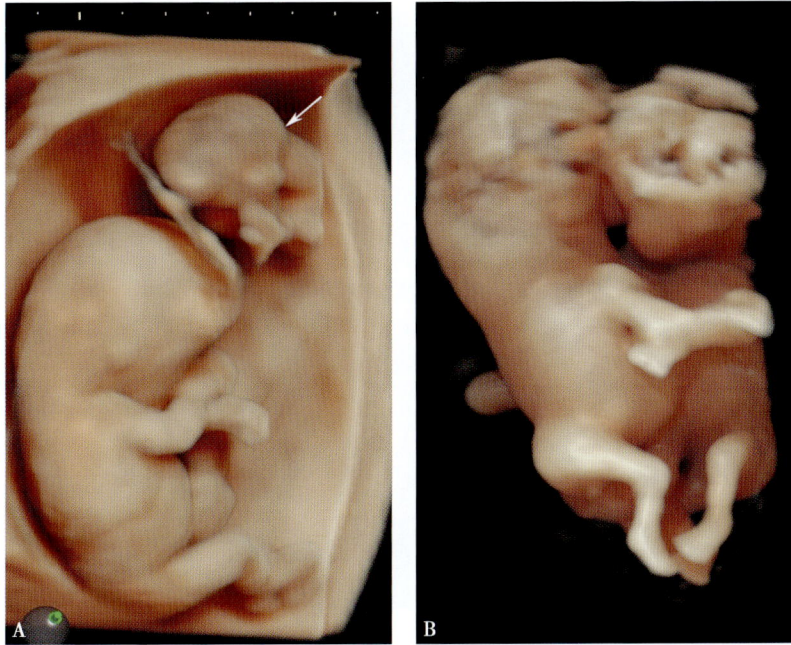

图 20-17 11 周单绒毛膜双胎胎儿发育不一致的 3D 表面模式成像。A. 脐动脉反向灌注序列征的正常胎儿和无脑无心胎儿（箭头）。B. 联体双胎畸形胸腹相连的典型图像特征。

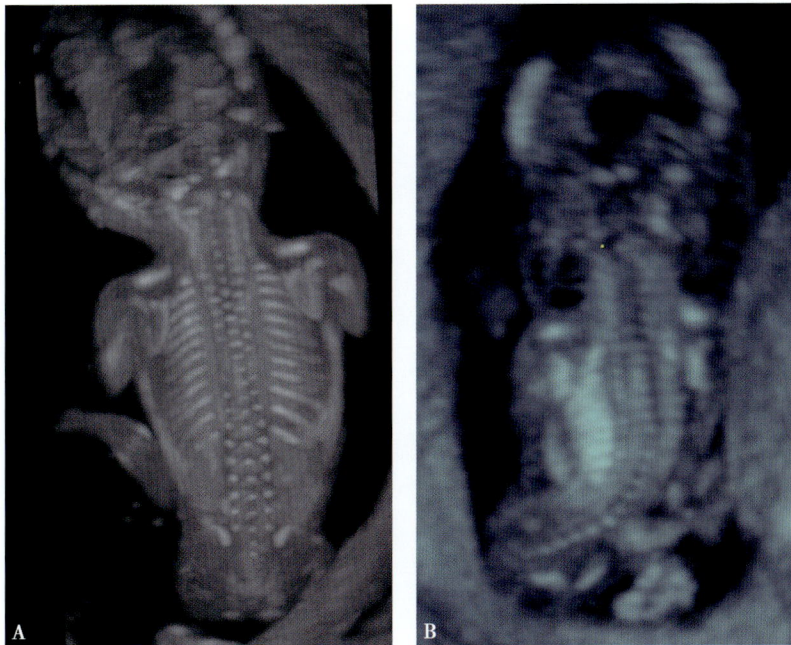

图 20-18 胎儿脊柱 3D 超声最大模式成像。A. 13 周正常胎儿。B. 12 周体蒂异常、脊柱侧弯的胎儿。

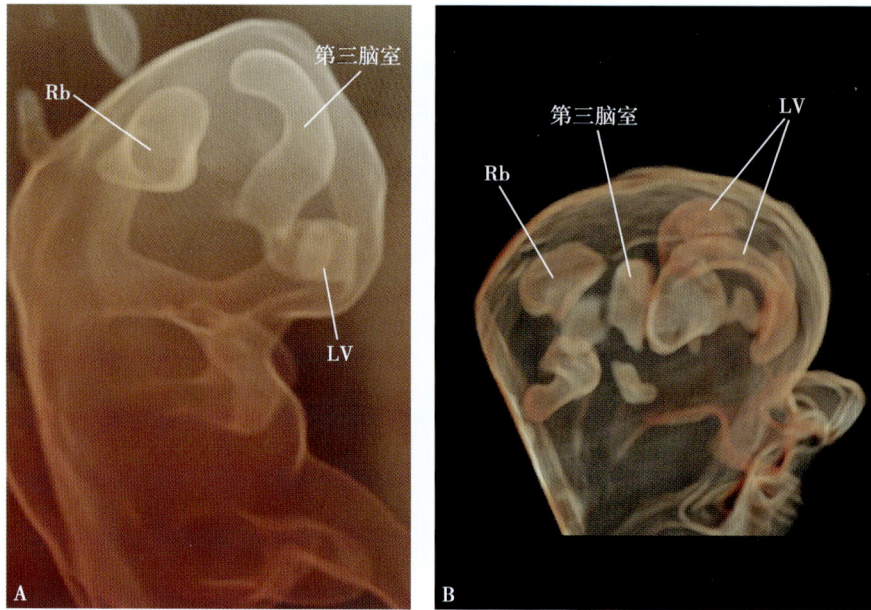

图 20-19 轮廓剪影模式显示 8 周胎儿（A）和 9 周胎儿（B）的颅内脑室系统。LV：侧脑室；Rb：菱脑。

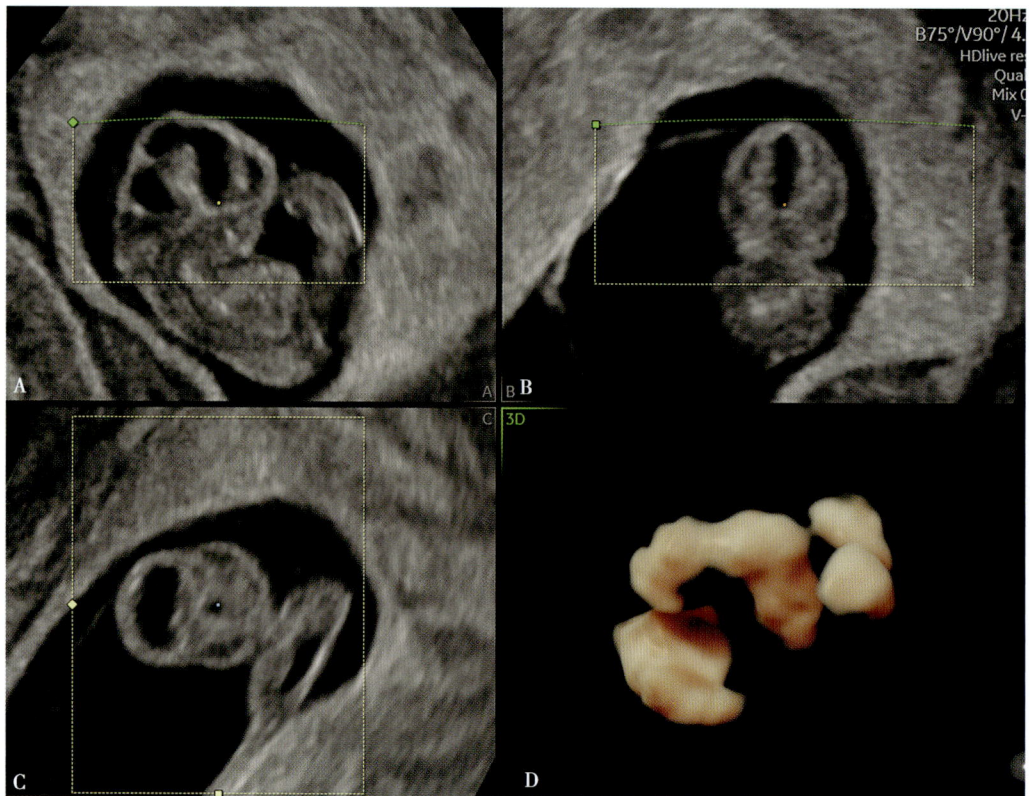

图 20-20 3D 超声三个正交平面模式（A、B、C）和反转模式（D）显示 9 周胎儿颅内脑室系统。

20.3 早孕期多平面成像

若要获得高分辨率的早孕期胎儿图像，特别是 3D 多平面重建图像，推荐通过经阴道扫查采集 3D 容积数据。由于二维扫查很难获得理想的包含所有解剖结构的信息，采集三维容积数据并进行切面重建可能会有很大帮助。通过对静态 3D 采集容积数据进行多平面、断层或 Omniview 重建模式成像可获得正常切面图像，此方法在前面章节已介绍。

应用断层模式可以在一张图上同时获得完整的胎儿解剖结构信息，与中孕期断层模式成像的应用相类似，还可以重点观察特定的解剖区域，包括图 20-21 所示的颅内结构，或包含眼睛、鼻子以及上颌骨和下颌骨的面部区域。图 20-22 展示了正常胎儿和全前脑畸形胎儿断层模式成像的案例。另一个观察重点为胎儿胸腹部，可评估心脏方位及腹部器官，例如胃、肝脏和肾脏（图 20-23）。图 20-24 为正常胎儿和膈疝胎儿的多平面模式成像。单平面图像重建也适用于评估正常和异常的后颅窝结构（图 20-25～图 20-27），或评估胎儿面部区域的正常上颌骨或面裂（图 20-28）。另外在出现 NT 增厚或淋巴水囊瘤时，多平面重建可以提供可靠的正中矢状切面显示其增厚的程度。

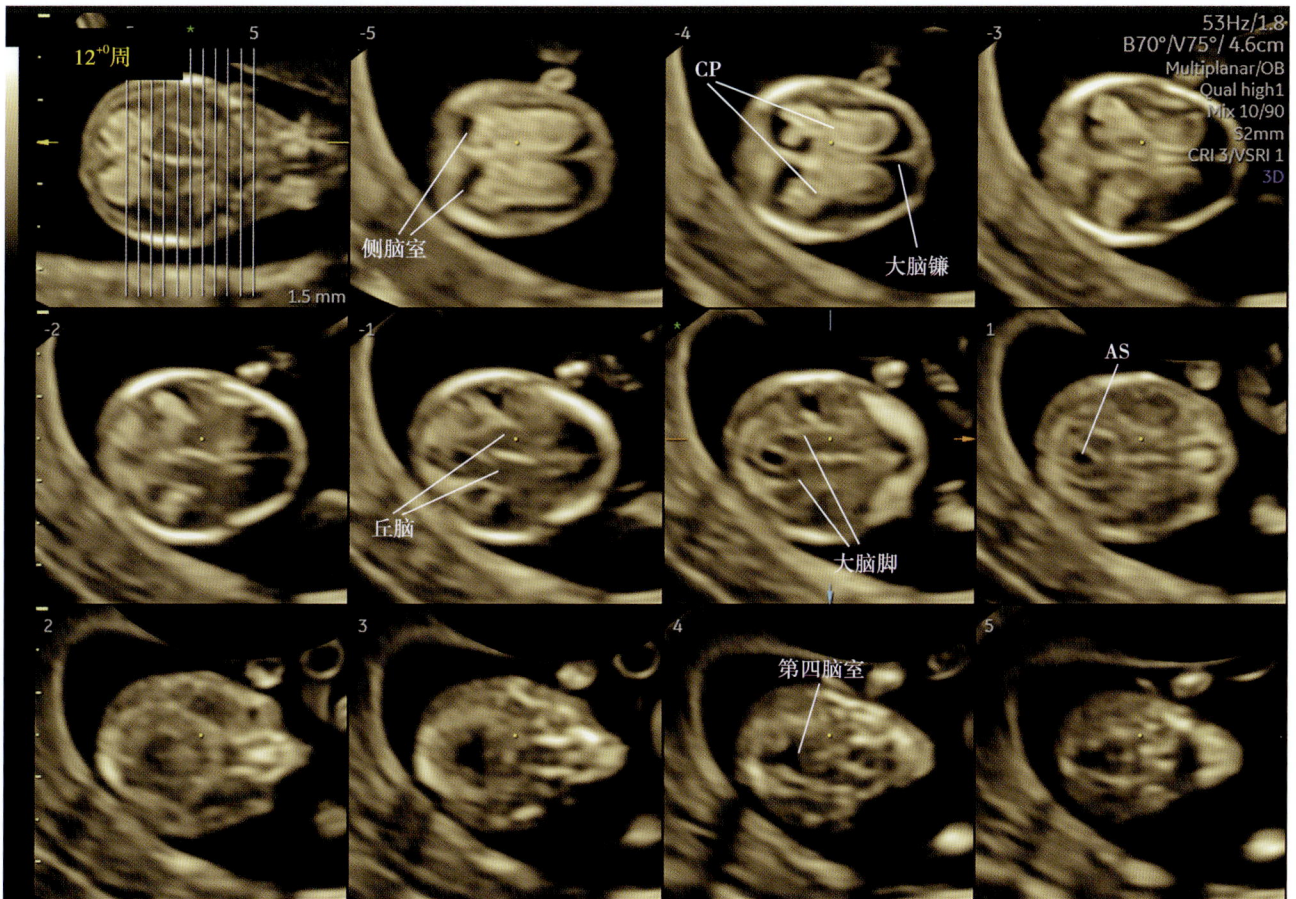

图 20-21 12 周胎儿头颅横切面扫查采集的 3D 容积的断层模式成像，显示此发育阶段脑部的主要标志：双侧较大的脉络丛（CP）、大脑镰、两侧侧脑室、丘脑、大脑脚、中脑导水管（AS）和第四脑室。

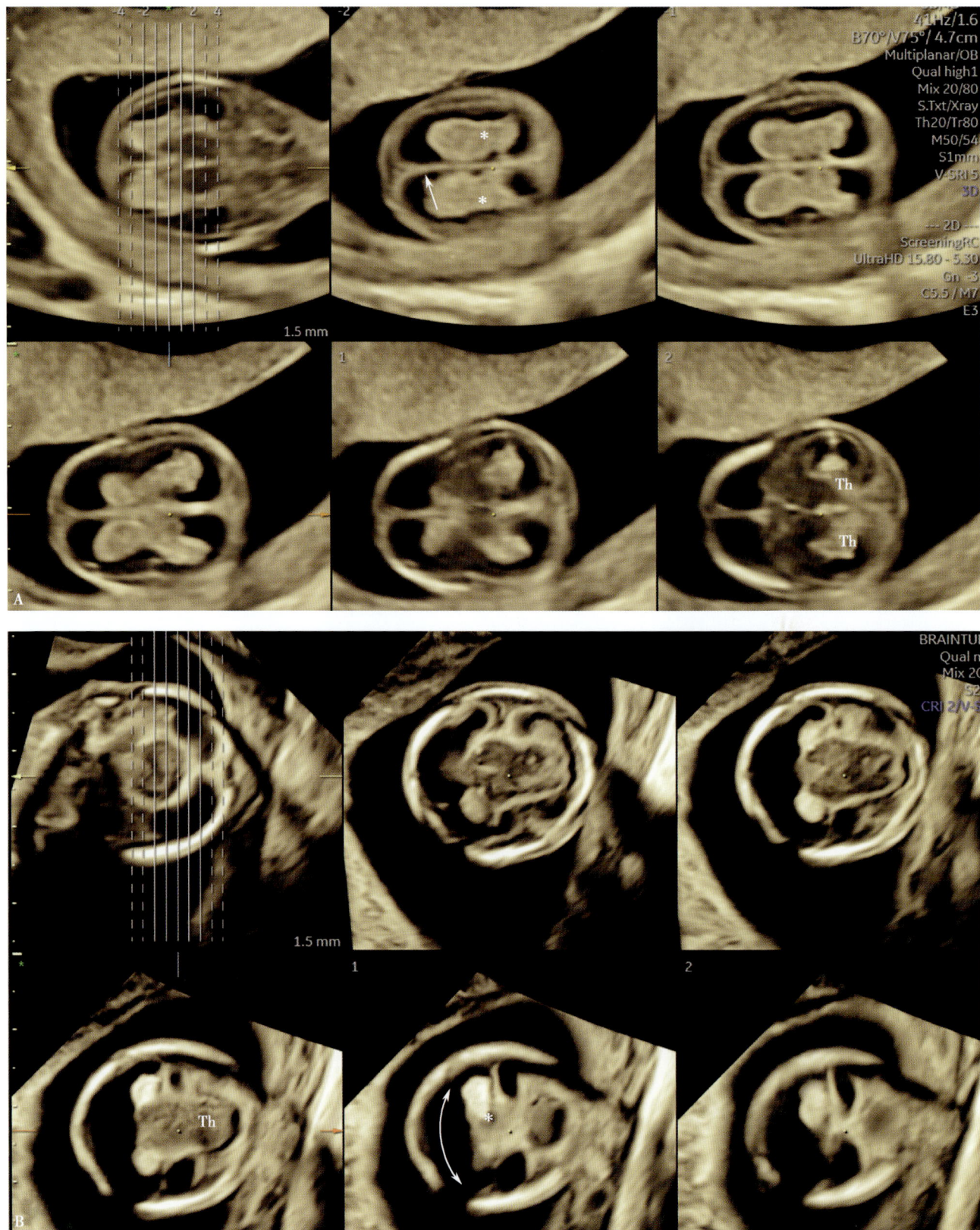

图 20-22　断层模式成像显示正常胎儿（A）的大脑镰将两侧大脑半球分开。B. 全前脑胎儿大脑镰缺失，脑室（双箭头）、丘脑（Th）和脉络丛（*）融合。

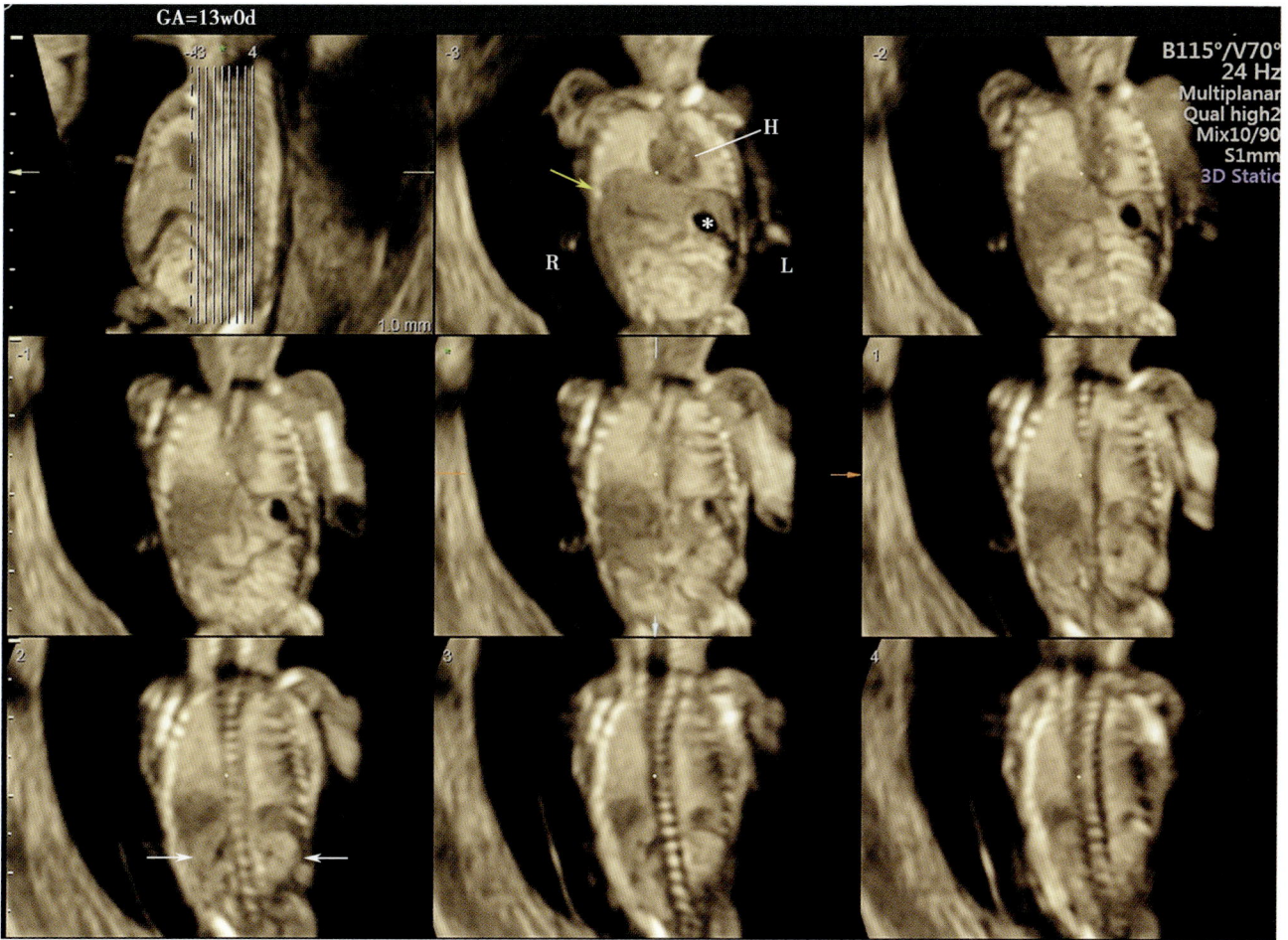

图 20-23 13 周胎儿胸腹部 3D 超声断层模式成像，显示横膈（黄色箭头）、肺、肝、胃（*）、肾（箭头）和位于左侧胸腔的心脏（H）。L：左；R：右。

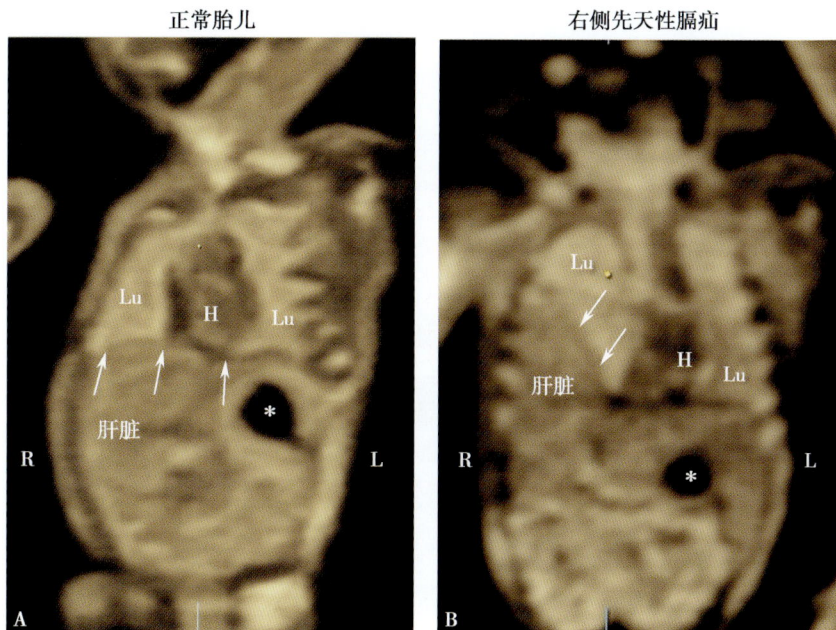

图 20-24 胎儿胸腹部多平面模式重建图像。A. 正常胎儿，可见膈肌（箭头）将肝脏与肺（Lu）分开，心脏（H）位于中部。B. 右侧先天性膈疝，可见肝脏突入右侧胸腔，心脏受压稍向左移。*：胃泡。

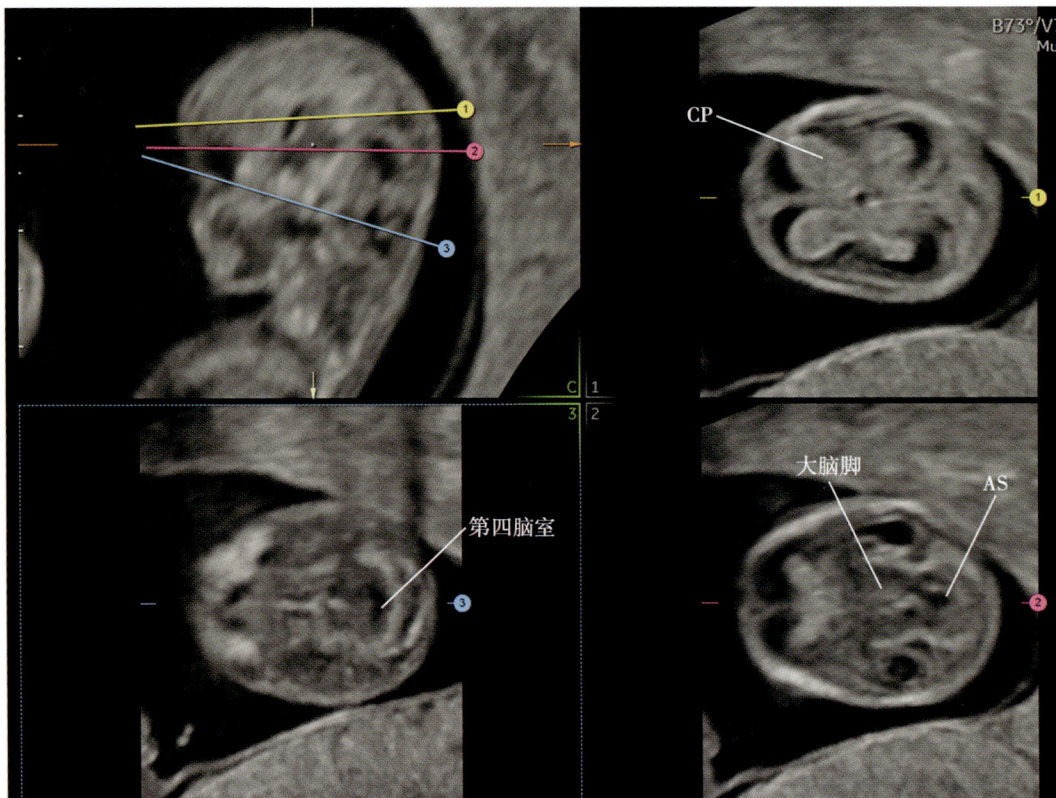

图 20-25　经 11 周胎儿头部侧面行静态 3D 容积采集，并绘制 3 条 Omniview 线以显示三个头颅横切面：线 1（黄色）为经侧脑室横切面，显示双侧脉络丛（CP），线 2（洋红色）为经大脑脚和中脑导水管（AS）水平切面，线 3（青色）为经后颅窝横切面，显示第四脑室。

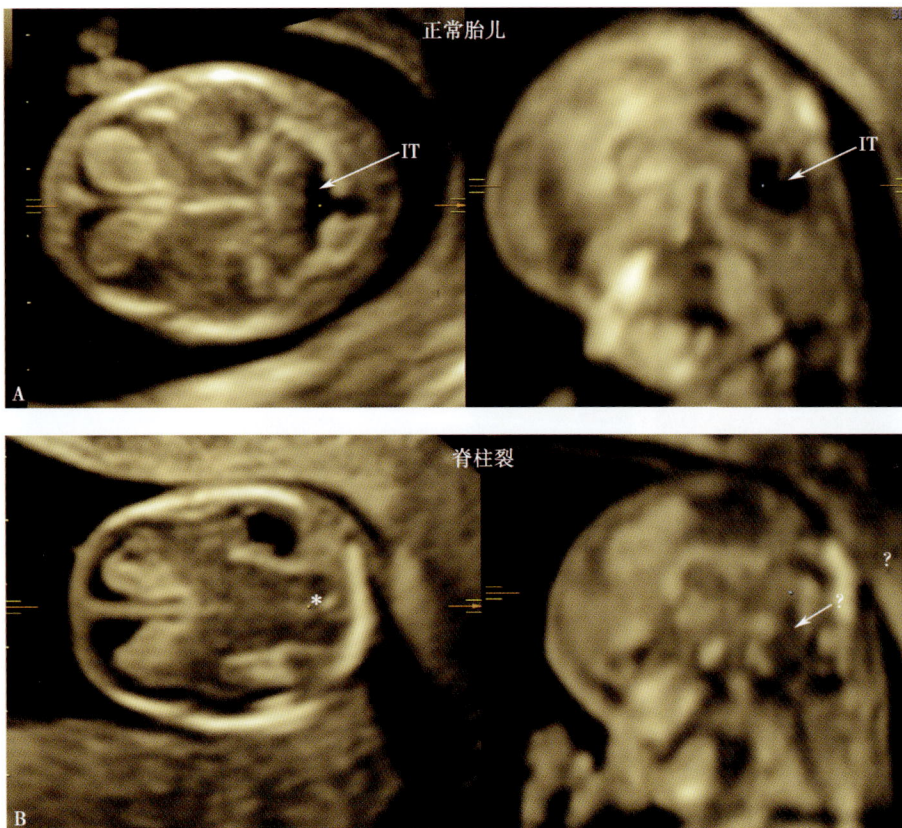

图 20-26　多平面模式重建图像。A. 显示正常胎儿后颅窝结构和颅内透明层（IT）。B. 显示开放性脊柱裂胎儿因颅内后颅窝受压呈撞击征（*）和颅内透明层 IT 消失（?）。

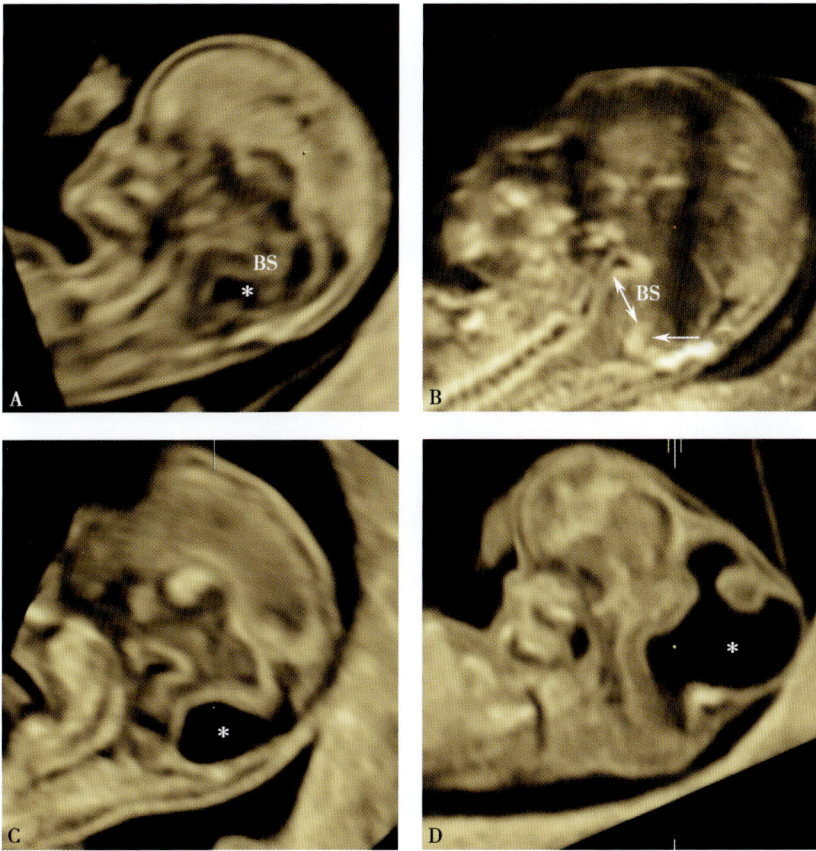

图 20-27 正常胎儿（A）和 3 个后颅窝异常胎儿（B、C 和 D）的后颅窝脑中线结构的多平面重建图像。A. 颅内透明层（*）和脑干（BS）清晰可见。B. 开放性脊柱裂，后颅窝内无液体（箭头），BS 增厚（双箭头）。C. 染色体异常胎儿，可见第四脑室扩张（*），类似 Blake 窝囊肿。D. Meckel-Gruber 综合征胎儿，可见第四脑室严重扩张（*）及进行性加重的脑膜膨出。

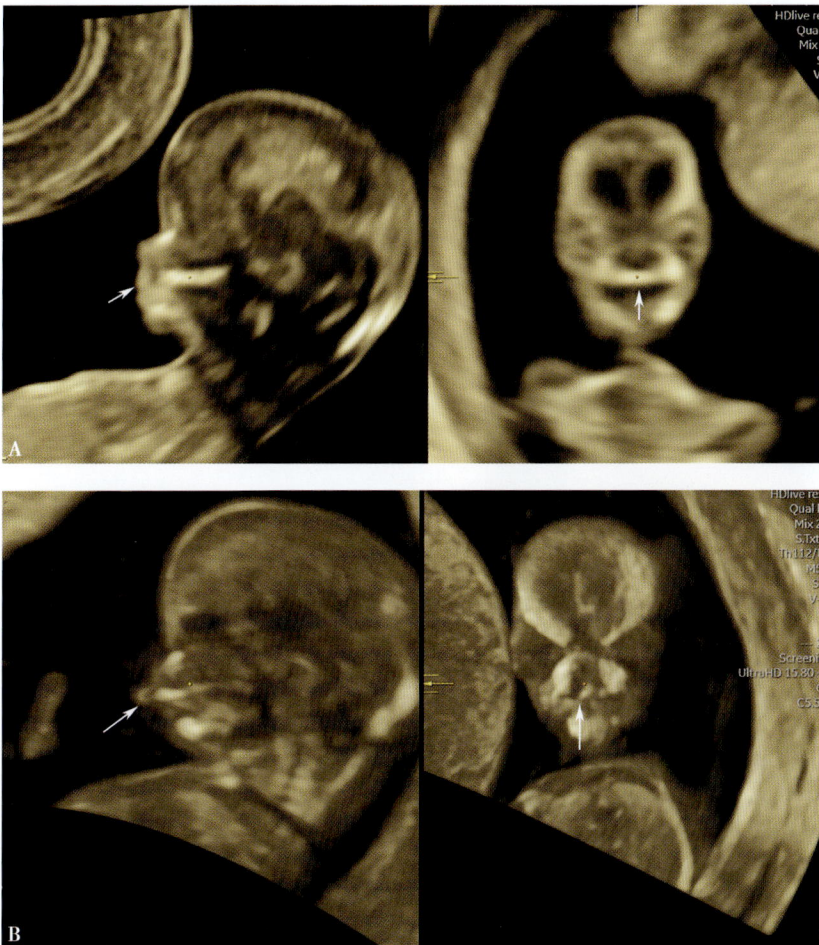

图 20-28 正交平面模式显示 12 周正常胎儿（A）上颌（短箭头）和唇腭裂胎儿（B）的双侧裂隙（长箭头）及上颌额突。

20.4　早孕期 3D 彩色多普勒成像

与中孕期一样，早孕期也可使用彩色多普勒评估相应的解剖结构。将静态 3D 和 STIC 与彩色多普勒结合，可以在多平面模式或容积渲染模式下对容积数据进行成像。早孕期胎儿心脏和血管评估的难点在于容积采集期间胎儿的运动。使用彩色多普勒的采集时间通常比常规灰阶采集时间稍长，这也是该方法较少被采用的原因之一。早孕期心脏和大血管评估的重点在于显示心脏结构和大血管的交叉，图 20-29 展示了正常胎儿心脏舒张期心室充盈和收缩期大血管交叉的图像。与之相比，图 20-30 则显示一异常胎儿心脏，两条大动脉均起自单一心室，且走行平行。3D 彩色多普勒另一应用领域在于评估腹部血管（图 20-31），特别是观察肝内循环（图 20-32A）以及最近关注的颅内循环（图 20-32B）。早孕期玻璃体模式成像的应用尚未达到其应用潜能。尽管对于早孕期应用彩色多普勒超声仍有人持谨慎态度，但我们建议，在有明确的临床指征时，遵循 ALARA（尽可能低剂量）原则，应考虑使用彩色多普勒超声。

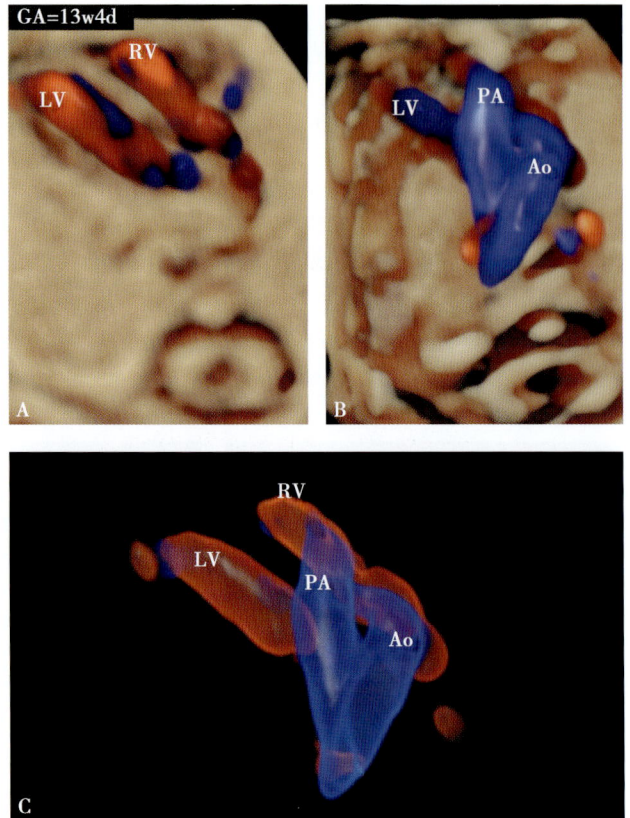

图 20-29　13 周胎儿心脏 STIC 容积玻璃体模式成像。A. 四腔心切面显示舒张期右心室（RV）和左心室（LV）充盈。B. 上纵隔视角显示收缩期肺动脉（PA）和主动脉（Ao）的交叉。C. 删除灰阶信息并激活彩色轮廓剪影模式，显示心室充盈和大动脉交叉。

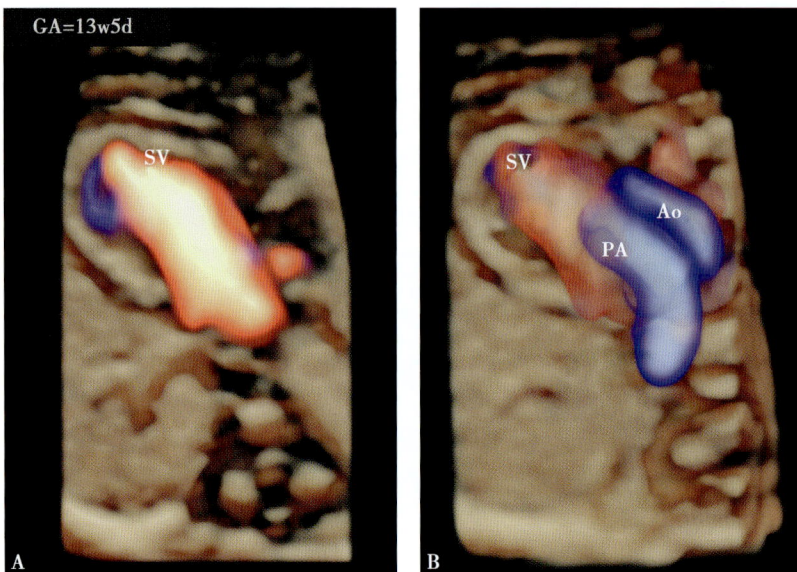

图 20-30　胎儿心脏异常 STIC 容积玻璃体模式成像。A. 显示舒张期单一心室。B. 显示主动脉（Ao）和肺动脉（PA）异常的平行走行。

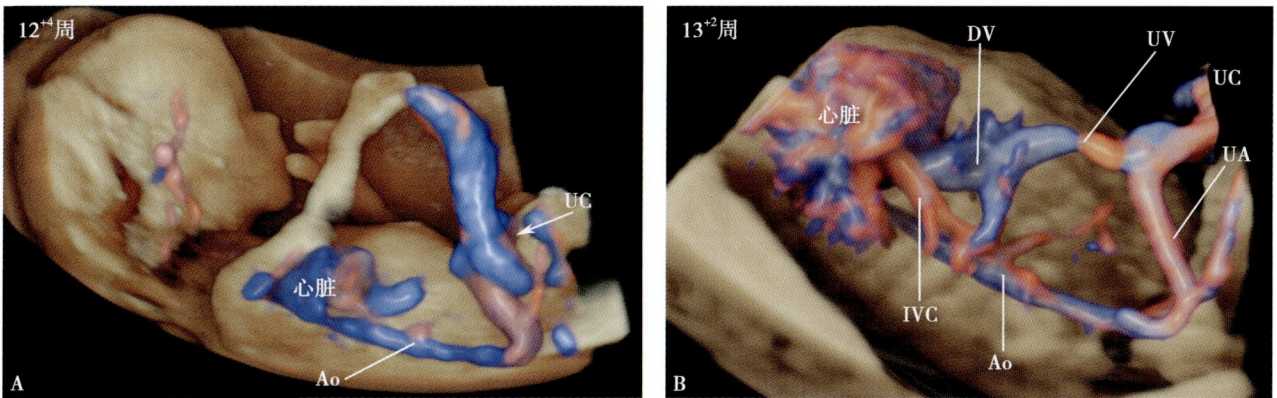

图 20-31 胎体 3D 彩色多普勒玻璃体模式侧面成像。A. 清晰显示整个胎儿，可见腹壁、脐带（UC），以及心脏和降主动脉（Ao）。B. 另一个胎儿，腹部区域放大，可见脐带（UC）、脐动脉（UA）和脐静脉（UV）。UV 通过静脉导管（DV）和下腔静脉（IVC）回流至心脏。

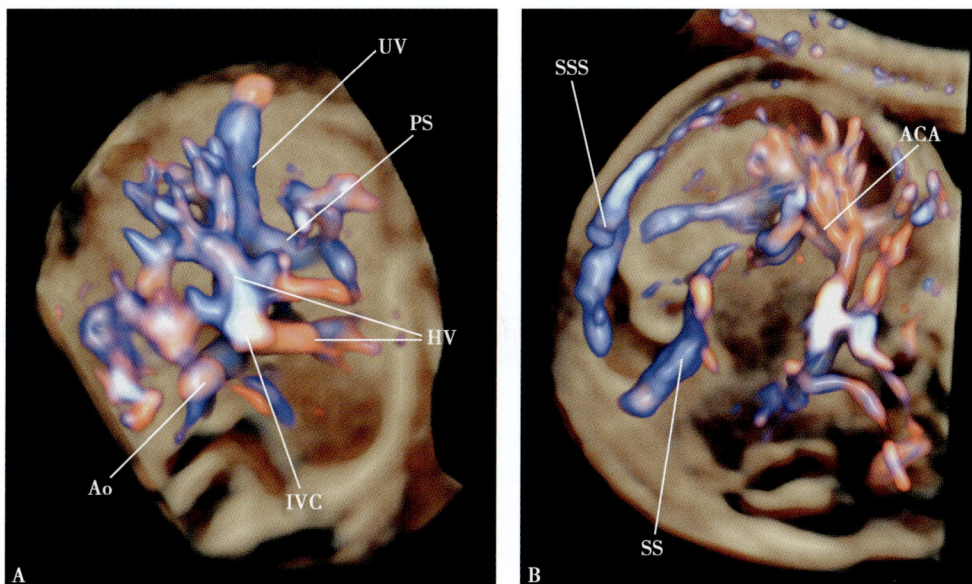

图 20-32 12 周和 13 周胎儿不同部位 3D 彩色多普勒玻璃体模式成像。A. 肝脏冠状面成像，背景部分为脐静脉（UV）和门静脉窦（PS），近景为肝静脉（HV）。B. 早孕期头颅正中矢状面成像，显示大脑前动脉（ACA）、宽大的上矢状窦（SSS）和直窦（SS）。IVC：下腔静脉；Ao：主动脉。

20.5 结语

3D 超声的引入使早孕期胚胎和胎儿的超声检查产生了革命性的改变，经阴道 3D 超声可以具有重建平面获取标准切面的主要的优势。3D 超声多种成像模式可以克服经阴道探头操作受限的局限性，获得的高分辨率的图像，对于了解胚胎和胎儿的发育过程提供有价值的信息，特别是可以了解胚胎期颅内结构的发育。正常和异常胎儿的外表可以通过表面模式获得可靠的立体图像，很好地显示诸如面部、四肢、前腹壁、背部和其他部位的体表结构。3D 超声的引进已极大地促进了胚胎和胎儿的精准检查。

21 参考数据与文献来源

以关键词"fetal，3D，ultrasound"在PubMed搜索2023年以前的资料，结果有1 800篇左右相关研究内容，本书无法列出全部文献，特别是本书定位于应用指导。这里只提供了部分参考资料来源，包括了一些部分或全面介绍三维技术和临床应用的书籍和杂志文章。

推荐阅读

Abu-Rustum RS. A Practical Guide to 3 D Ultrasound. London: CRC Press, Taylor & Francis Group, 2014.

Abuhamad A, Chaoui R. First Trimester Ultrasound Diagnosis of Fetal Abnormalities. Philadelphia, Lippincott Wilkins; 2017.

Abuhamad A, Chaoui R. A Practical Guide to Fetal Echocardiography: Normal and Abnormal Hearts. 4th ed. Philadelphia: Lippincott-Williams Wilkins, 2022.

Gembruch U, Hecher K, Steiner H. Ultraschalldiagnostik in Geburtshilfe und Gynäkologie, 3. Auflage, Heidelberg, Springer-Verlag, 2024.

Khurana A, Dahiya N. 3D and 4D Ultrasound: A text and atlas, Jaypee-JPB Delhi, 2004.

Kurjak A, Azumendi G. The Fetus in Three Dimensions: Imaging, Embryology and Fetoscopy. London: Taylor & Francis, 2007.

Lakshmy RS, Thasleem Z. First and mid trimester ultrasound diagnosis of orofacial clefts. An atlas and guide. Heidelberg, Springer, 2021.

Levaillant JM, Bault J-P, Benoit B. Pratique de l'échographie volumique-Echographie obstetricale. Paris: Sauramps Medical, 2008.

Levaillant JM, Bault J-P, Benoit B, Couly G. Normal and abnormal fetal face atlas. Ultrasonographic features. Heidelberg, Springer, 2017.

Malinger G, Monteagudo A, Pilu G, Paladini D, Timor-Tritsch I: Timor's Ultrasonography of the Prenatal Brain, New York, McGraw-Hill, 2023.

Paladini D, Volpe P. Ultrasound of Congenital Fetal Anomalies: Differential Diagnosis and Prognostic Indicators. London, 2023.

Rama Murthy BS. Imaging of fetal brain and spine. An atlas and guide. Heidelberg, Springer, 2019.

Tonni G, Sepulveda W, Wong A. Prenatal Diagnosis of Orofacial Malformations. Heidelberg, Springer, 2017.

Werner H, Tonni G, Lopes J. 3 D Physical and Virtual Models in Fetal Medicine: Applications and Procedures. Heidelberg, Springer, 2023.

参考文献

Abuhamad A, Falkensammer P, Reichartseder F, Zhao Y. Automated retrieval of standard diagnostic fetal cardiac ultrasound planes in the second trimester of pregnancy: a prospective evaluation of software. Ultrasound Obstet Gynecol. 2008;31:30–36.

Abuhamad AZ. Standardization of 3-dimensional volumes in obstetric sonography: a required step for training and automation. J Ultrasound Med. 2005;24:397–401.

Acar P, Dulac Y, Taktak A, Abadir S. Real-time three-dimensional fetal echocardiography using matrix probe. Prenat Diagn. 2005;25:370–375.

Acar P, Hadeed K, Dulac Y. Advances in 3 D echocardiography: from foetus to printing. Arch Cardiovasc Dis. 2016;109:84–86.

Achiron R, Gindes L, Zalel Y, Lipitz S, Weisz B. Three- and four-dimensional ultrasound: new methods for evaluating fetal thoracic anomalies. Ultrasound Obstet Gynecol. 2008;32:36–43.

Benacerraf BR, Shipp TD, Bromley B. How sonographic tomography will change the face of obstetric sonography: a pilot study. J Ultrasound Med. 2005;24:371–378.

Benacerraf BR. Inversion mode display of 3 D sonography: applications in obstetric and gynecologic imaging. AJR Am J Roentgenol. 2006;187:965–971.

Benoit B, Chaoui R. Three-dimensional ultrasound with maximal mode rendering : a novel technique for the diagnosis of bilateral or unilateral absence or hypoplasia of nasal bones in second-trimester screening for Down syndrome. Ultrasound Obstet Gynecol. 2005;25:19–24.

Benoit B. The value of three-dimensional ultrasonography in the screening of the fetal skeleton. Childs Nerv Syst. 2003;19:403–409.

Campbell S, Lees C, Moscoso G, Hall P. Ultrasound antenatal diagnosis of cleft palate by a new technique: the 3 D "reverse face" view. Ultrasound Obstet Gynecol. 2005;25:12–18.

Carvalho JS, Axt-Fliedner R, Chaoui R, et al. ISUOG Practice Guidelines (updated): fetal cardiac screening. Ultrasound Obstet Gynecol. 2023;61:788–803.

Caspi Y, de Zwarte SMC, Iemenschot IJ, et al. Automatic measurements of fetal intracranial volume from 3 D ultrasound scans. Front. Neuroimaging. 2022;1:991–998.

Chaoui R, Kalache KD, Hartung J. Application of three-dimensional power Doppler ultrasound in prenatal diagnosis. Ultrasound Obstet Gynecol. 2001;17: 22–29.

Chaoui R, Heling KS, Karl K. Ultrasound of the fetal veins part 2: Veins at the cardiac level. Ultraschall Med. 2014;35:302–18–quiz319–21.

Chaoui R, Levaillant JM, Benoit B, et al. Three-dimensional sonographic description of abnormal metopic suture in second-and third-trimester fetuses. Ultrasound Obstet Gynecol. 2005;26:761–764.

Chaoui R, Heling KS, Kainer F, Karl K. (Fetal Neurosonography using 3-dimensional Multiplanar Sonography) (German). Z Geburtsh Neonatol. 2012;216:54–62.

Chaoui R, Heling K, Karl K. Ultrasound of the Fetal Veins Part 1: The Intrahepatic Venous System. Ultraschall Med. 2014;35:208–228.

Chaoui R, Hoffmann J, Heling KS. Three-dimensional (3 D) and 4 D color Doppler fetal echocardiography using spatio-temporal image correlation (STIC). Ultrasound Obstet Gynecol. 2004;23:535–545.

Chaoui R, Nicolaides KH. From nuchal translucency to intracranial translucency: towards the early detection of spina bifida. Ultrasound Obstet Gynecol. 2010;35:133–138.

Chaoui R, Heling KS. Grundlagen der 3D- und 4D-Echokardiographie beim Fetus unter Nutzung der Spatio-Temporal-Image-Correlation(STIC)-Software. Ultraschall Med. 2006;27:1–7.

Chaoui R, Heling KS. Three-dimensional ultrasound in prenatal diagnosis. Curr Opin Obstet Gynecol. 2006;18:192–202.

Chaoui R, Rake A, Heling KS. Drei- und vierdimensionale fetale Echokardiographie. Gynäkologe. 2006;39:15–24.

Chaoui R, Heling KS. New developments in fetal heart scanning: Three- and four-dimensional fetal echocardiography. Semin Fetal Neonatal Med. 2005;10:567–577.

Chaoui R, Abuhamad A, Martins J, Heling KS. Recent Development in Three and Four Dimension Fetal Echocardiography. Fetal Diagn Ther. 2020;47:345–353.

Chen SA, Ong CS, Hibino N, et al. 3 D printing of fetal heart using 3 D ultrasound imaging data, Ultrasound Obstet Gynecol. 2018;52:808–809.

Chen Z, Ma Y, Wen H, Liao Y, Li S . Sonographic demonstration of sulci and gyri on the convex surface in normal fetus using 3D-ICRV rendering technology Ultraschall Med. 2023;44:123–132.

Conturso R, Contro E, Bellussi F. Demonstration of the pericallosal artery at 11–13 weeks of gestation using 3 D ultrasound. Fetal Diagn Ther. 2015;37:305–309.

Dall'Asta A, Paramasivam G, Basheer SN, et al. How to obtain diagnostic planes of the fetal central nervous system using three-dimensional ultrasound and a context-preserving rendering technology. Am J Obstet Gynecol. 2019;220:215–229.

DeVore GR, Falkensammer P, Sklansky MS, Platt LD. Spatio-temporal image correlation (STIC): new technology for evaluation of the fetal heart. Ultrasound Obstet Gynecol. 2003;22:380–387.

DeVore GR, Polanco B, Sklansky MS, Platt LD. The "spin" technique: a new method for examination of the fetal outflow tracts using three-dimensional ultrasound. Ultrasound Obstet Gynecol. 2004;24:72–82.

Deng J. Terminology of three-dimensional and four-dimensional ultrasound imaging of the fetal heart and other moving body parts. Ultrasound Obstet Gynecol. 2003;22:336–344.

Espinoza J, Kusanovic JP, Goncalves LF, et al. A novel algorithm for comprehensive fetal echocardiography using 4-dimensional ultrasonography and tomographic imaging. J Ultrasound Med. 2006;25:947–956.

Espinoza J, Goncalves LF, Lee W, et al. The use of the minimum projection mode in 4-dimensional examination of the fetal heart with spatiotemporal image correlation. J Ultrasound Med. 2004;23:1337–1348.

Espinoza J, Lee W, Comstock C, et al. Collaborative study on 4-dimensional echocardiography for the diagnosis of fetal heart defects: the COFEHD study. J Ultrasound Med. 2010;29:1573–1580.

Frisova V, Srutova M, Hyett J. 3-D Volume Assessment of the Corpus Callosum and Cerebellar Vermis Using Various Volume Acquisition and Post-Processing Protocols. Fetal Diagn Ther. 2018;43:199–207.

Goncalves LF, Espinoza J, Romero R, et al. Four-dimensional ultrasonography of the fetal heart using a novel Tomographic Ultrasound Imaging display. J PerinatMed. 2006;34:39–55.

Goncalves LF, Romero R, Espinoza J, et al. Four-dimensional ultrasonography of the fetal heart using color Doppler spatiotemporal image correlation. J Ultrasound Med. 2004;23:473–481.

Heling KS, Chaoui R. The Use of the Minimum Mode in Prenatal Ultrasound Diagnostics – Possibilities and Limitations. J Turkish-German Gynecol Assoc. 2008;9:212–216.

Karl K, Heling KS, Chaoui R. Ultrasound of the Fetal Veins Part 3: The Fetal Intracerebral Venous System. Ultraschall Med. 2016;37:6–26.

Kim MS, Jeanty P, Turner C, Benoit B. Three-dimensional sonographic evaluations of embryonic brain development. J Ultrasound Med. 2008;27:119–124.

Kusanovic JP, Nien J, Goncalves, L, et al. The use of inversion mode and 3 D manual segmentation in volume measurement of fetal fluid-filled structures: Comparison with Virtual Organ Computer-aided AnaLysis (VOCAL). Ultrasound Obstet. Gynecol. 2008;31:177–186.

Lee W, Chaiworapongsa T, Romero R, et al. A diagnostic approach for the evaluation of spina bifida by three-dimensional ultrasonography. J Ultrasound Med. 2002;21:619–626.

Lee W, Goncalves LF, Espinoza J, Romero R. Inversion mode: a new volume analysis tool for 3-dimensional ultrasonography. J Ultrasound Med. 2005;24:201–207.

Leibovitz Z, Haratz KK, Malinger G, Shapiro I, Pressman C. Fetal posterior fossa dimensions: normal and anomalous development assessed in mid-sagittal cranial plane by three-dimensional multiplanar sonography. Ultrasound Obstet Gynecol. 2014;43:147–153.

Malho AS, Bravo-Valenzuela NJ, Ximenes R, Peixoto AB, Araujo Júnior E. Antenatal diagnosis of congenital heart disease by 3 D ultrasonography using spatiotemporal image correlation with HDlive Flow and HDlive Flow silhouette rendering modes. Ultrasonography. 2022;41:578–596.

Malinger G, Paladini D, Haratz KK, et al. ISUOG Practice Guidelines (updated): sonographic examination of the fetal central nervous system. Part 1: performance of screening examination and indications for targeted neurosonography. Ultrasound Obstet Gynecol. 2020;56:476–484.

Martinez-Ten P, Perez-Pedregosa J, Santacruz B, et al. Three-dimensional ultrasound diagnosis of cleft palate: "reverse face", "flipped face" or "oblique face" which method is best? Ultrasound Obstet Gynecol. 2009;33:399–406.

Merz E, Abramowicz J, Blaas HG, et al. 3 D imaging of the fetal face – Recommendations from the International 3 D Focus Group. Ultraschall Med. 2012;33:175–182.

Merz E, Pashaj S. Advantages of 3 D ultrasound in the assessment of fetal abnormalities. J Perinat Med. 2017;45:643–650.

Merz E, Welter C. 2 D and 3 D Ultrasound in the evaluation of normal and abnormal fetal anatomy in the second and third trimesters in a level III center. Ultraschall Med. 2005;26:9–16.

Michailidis GD, Papageorgiou P, Economides DL. Assessment of fetal anatomy in the first trimester using two- and three-dimensional ultrasound. The British journal of radiology. 2002;75:215–219.

Moeglin D, Talmant C, Duyme M, Lopez AC. Fetal lung volumetry using two- and three-dimensional ultrasound. Ultrasound Obstet Gynecol. 2005;25:119–127.

Paladini D, Vassallo M, Sglavo G, Lapadula C, Martinelli P. The role of spatio-temporal image correlation (STIC) with tomographic ultrasound imaging (TUI) in the sequential analysis of fetal congenital heart disease. Ultrasound Obstet Gynecol. 2006;27:555–561.

Paladini D, Volpe P, Sglavo G, et al. Transposition of the great arteries in the fetus: assessment of the spatial relationships of the arterial trunks by four-dimensional echocardiography. Ultrasound Obstet Gynecol. 2008;31:271–276.

Paladini D, Giovanna Russo M, Vassallo M, Tartaglione A. The "in-plane" view of the inter-ventricular septum. A new approach to the characterization of ventricular septal defects in the fetus. Prenat Diagn. 2003;23:1052–1055.

Paladini D, Sglavo G, Masucci A, Pastore G, Nappi C. Role of four-dimensional ultrasound (spatio- temporal image correlation and Sonography-based Automated Volume Count) in prenatal assessment of atrial morphology in cardiosplenic syndromes. Ultrasound Obstet Gynecol. 2011;38:337–343.

Paladini D, Malinger G, Birnbaum R, et al. ISUOG Practice Guidelines (updated): sonographic examination of the fetal central nervous system. Part 2: performance of targeted neurosonography. Ultrasound Obstet Gynecol. 2021;57:661–671.

Pashaj S, Merz E. Prenatal Demonstration of Normal Variants of the Pericallosal Artery by 3 D Ultrasound. Ultraschall Med. 2014;35:129–133.

Pilu G, Segata M, Ghi T, et al. Diagnosis of midline anomalies of the fetal brain with the three-dimensional median view. Ultrasound Obstet Gynecol. 2006;27:522–529.

Pilu G, Ghi T, Carletti A, et al. Three-dimensional ultrasound examination of the fetal central nervous system. Ultrasound Obstet Gynecol. 2007;30:233–245.

Platt LD, Devore GR, Pretorius DH. Improving cleft palate/cleft lip antenatal diagnosis by 3-dimensional sonography: the "flipped face" view. Journal of Ultrasound in Medicine. 2006;25:1423–1430.

Pooh RK. Neurosonoembryology by three-dimensional ultrasound. Semin Fetal Neonatal Med. 2012;17: 261–268.

Pooh RK, Kurjak A. Novel application of three-dimensional HDlive imaging in prenatal diagnosis from the first trimester. J Perinat Med. 2015;43:147–58.

Pooh, RK: Sonoembryology by 3 D HDlive silhouette ultrasound – what is added by the "see-through fashion"? J Perinat Med. 2016;44:139–48.

Ruano R, Benachi A, Aubry MC, Dumez Y, Dommergues M. Volume contrast imaging: A new approach to identify fetal thoracic structures. J Ultrasound Med. 2004;23:403–408.

Tonni G, Grisolia G, Sepulveda W. Second trimester fetal neurosonography: reconstructing cerebral midline anatomy and anomalies using a novel three-dimensional ultrasound technique. Prenat Diagn. 2014;34:75–83.

Tonni G, Pinto A, Bianchi A, Pisello M, Grisolia G: 3 D ultrasound angioscan with MV-Flow™: Enhancing fetal brain low-flow microvascular neuroimaging. J Clin Ultrasound. 2023;20:1–5.

Veronese P, Bogana G, Cerutti A, et al. A propective study of the use of fetal intelligent navigation echocardiography (FINE) to obtain standard fetal echocardiography views. Fetal Diagn Ther. 2017;41:89–99.

Vinals F, Munoz M, Naveas R, Giuliano A. Transfrontal three-dimensional visualization of midline cerebral structures. Ultrasound Obstet Gynecol. 2007;30:162–168.

Volpe P, Campobasso G, Stanziano A, et al. Novel application of 4 D sonography with B-flow imaging and spatio-temporal image correlation (STIC) in the assessment of the anatomy of pulmonary arteries in fetuses with pulmonary atresia and ventricular septal defect. Ultrasound Obstet Gynecol. 2006;28:40–46.

Wataganara T, Rekhawasin T , Sompagdee N, et al. A 10-Year Retrospective Review of Prenatal Applications, Current Challenges and Future Prospects of Three-Dimensional Sonoangiography. Diagnostics. 2021;11:1511–1526.

Werner H, Lopes J, Ribeiro G, et al. Three-dimensional virtual traveling navigation and three-dimensional printing models of a normal fetal heart using ultrasonography data. Prenat Diagn. 2019;39:175–177.

Xiong Y, Chen M, Chan LW, et al. Scan the fetal heart by real-time three-dimensional echocardiography with live xPlane imaging. Journal of Maternal-Fetal and Neonatal Medicine. 2012;25:324–328.

Yeo L, Romero R, Jodicke C, et al. Four-chamber view and "swing technique" (FAST) echo: a novel and simple algorithm to visualize standard fetal echocardiographic planes. Ultrasound Obstet Gynecol. 2011;37:423–431.

Yeo L, Romero R. Intelligent navigation to improve obstetrical sonography. Ultrasound Obstet Gynecol. 2015;47:403–409.

Yeo L, Luewan S, Romero R. Fetal intelligent navigation echocardiography (FINE) detects 98 % of congenital heart disease. J Ultrasound Med. 2018;37:2577–2593.

86检